中医药畅销书选粹·名医传薪

当代名医肾病验案精华

主编 傅文录

中国中医药出版社·北京

图书在版编目（CIP）数据

当代名医肾病验案精华/傅文录主编. —2 版. —北京：中国中医药出版社，2012.1（2019.12重印）
（中医药畅销书选粹·名医传薪）
ISBN 978 – 7 – 5132 – 0569 – 6

Ⅰ.①当… Ⅱ.①傅… Ⅲ.①肾病（中医）– 医案 – 汇编 – 中国 – 现代 Ⅳ.①R256.5

中国版本图书馆 CIP 数据核字（2011）第 178058 号

中国中医药出版社出版
北京经济技术开发区科创十三街31号院二区8号楼
邮政编码 100176
传真 010 64405750
保定市中画美凯印刷有限公司印刷
各地新华书店经销

*

开本880×1230 1/32 印张18.375 字数489千字
2012年1月第2版 2019年12月第3次印刷
书 号 ISBN 978 – 7 – 5132 – 0569 – 6

*

定价 55.00 元
网址 www.cptcm.com

当代名医肾病验案精华

主　　编　傅文录

副 主 编　王暴魁　韩赞友

书名题字　胡世魁

当代名医

收月病

验案精华

内容提要

本书是迄今第一部汇聚当代名家肾病医案的专著，书中荟萃了新中国成立以来国家颁布的数批国家级名老中医，以及当代中医肾病界的主任医师、教授、博士生导师的肾病验案。在编著体例上，以现代肾脏病病名为纲，以中医的辨证论治分型为目，在各个证型之下分别汇聚了众多名家肾病之验案，每案之后均有按语，画龙点睛地总结了名家诊治肾病的立法方药及临床思维结晶，是我们提高肾病辨证论治水准技艺的最佳读物。本书融汇了诸位肾病名医之验案精粹，切合临床实用，针对同一证型，不同的诊疗遣方用药特色，犹如专家面诊，精粹毕现，异彩纷呈，其实用价值，则不言而喻。本书不仅是中西医肾病专科医师提高技艺的良师益友，也是广大临床内科中医医生提高肾病诊疗技能的重要参考，同时对中医肾病科研、教学也有重要的参考价值。

出版者的话

　　中国中医药出版社作为直属于国家中医药管理局的唯一国家级中医药专业出版社，自创办以来，始终定位于"弘扬中医药文化的窗口，交流中医药学术的阵地，传播中医药文化的载体，培养中医药人才的摇篮"，不断锐意进取，实现了由小到大、由弱到强、由稚嫩到成熟的跨越式发展，短短的 20 多年间累计出版图书 3600 余种，出书范围涉及全国各级各类中医药教材和教学参考书；中医药理论、临床著作，科普读物；中医药古籍点校、注释、语译；中医药译著和少数民族文本；中医药政策法规汇编、年鉴等。基本实现了"只要是中医药书我社最多，只要是中医药教材我社最全，只要是中医药书我社最有权威性"的目标，在中医药界和社会上产生了广泛的影响。2009 年我社被国家新闻出版总署评为"全国百佳图书出版单位"。

　　为了进一步扩大我社中医药图书的传播效应，充分利用优秀中医药图书的价值，满足更多读者，尤其是一线中医药工作者的需求，我们在努力策划、出版更多更好新书的同时，从早期出版的专业学术图书中精心挑选了一批读者喜欢、篇幅适中、至今仍有很高实用价值和指导意义的品种，以"中医药畅销书选粹"系列图书的形式重新统一修订、刊印。整套图书约 100 种，根据内容大致分为七个专辑："入门进阶"主要是中医入门、启蒙进阶类基础读物；"医经索微"是对中医经典的体悟、阐释；"名医传薪"记录、传承名医大家宝贵的临证经验；"针推精华"精选针灸、推拿临床经验；"特技绝活"展现传统中医丰富多样的特色疗法；"方药存真"则是中药、方剂的精编和临床应用；"临证精华"汇集临床各科精妙之法。可以说基本涵盖了中医各主要学科领域，对于广大读者学习中医、认识中医和应用中医大有裨益。

今年是"十二五计划"的开局之年，我们将牢牢抓住机遇，迎接挑战，不断创新，不辱中医药出版人的使命，出版更多、更好的中医药图书，为弘扬、传播中医药文化知识作出更大的贡献。

中国中医药出版社

2011 年 12 月

石 序

近代中医大家章太炎谓："中医之成绩，医案最著，欲求前人之经验心得，医案最有线索可寻。循此钻研，事半功倍。"吾崇仰章先生高论，喜研医案。近读傅文录新作《当代名医肾病验案精华》，受益匪浅。观书激情，感慨由生。

忆往昔，明代嘉靖年间，江瓘父子辑《名医类案》，所采录内容，上自秦越人、淳于意，下至元明诸家，凡论治卓越、辨证精详而足以示范者，皆收入案中。全书十二卷，共分二百零五门。本书贵在前创，起到了"宣明往范，昭示来学，既不诡于圣经，复易通乎平俗"之作用。发前人之未发，补前人之未足，完善中医理论，丰富临床经验，对后世影响甚大。至清代乾隆年间，浙江人魏之琇复对《名医类案》重订，益将其后之医案予以续撰，名曰《续名医类案》，其篇帙浩博，囊括三百家，计八千则医案。其体例与《名医类案》相似，所不同之处是该书以明代以后各家医案为主，因于明清以来温病学日益发展，故本书涉及温病医案颇丰。后人誉此书为"岐黄之功臣，青囊之盛业"。

看今朝，傅文录撰《当代名医肾病验案精华》。文录者，乃偏居医坛一隅之杏林小将，风华正茂，英年有为，济人千计，著作宏富：公开发表学术论文一百五十多篇，著作八部。二〇〇二年，人民卫生出版社付梓刊其代表著作《专科专病名医临证经验丛书·肾脏病》，是一部荟萃中医专家治疗肾病经验之专著。其体例，以肾病为纲，以医案为目，纲举目张，井然有序，设有概述，加注按语，评述各家经验精华，以助师法。文录新作《当代名医肾病验案精华》，是迄今第一部汇聚当代名医肾病医案之专著，洋洋四十余万字，蔚为可观。书中囊括共和国成立以来国家级名老中医验案，兼摭中青年主任医师、教授及博导之病案精华。编著体例，以病名为纲，证型为目，证型下撷辑名家医案，并附按语，旨在以画龙点睛之笔法，评注医案精髓，以冀读者易于理解，受到启迪，借鉴师法，提高疗效。本书是《专科专病名医临证经验丛书·肾脏病》之姊妹篇。若阅读时，能将两本书参相对照，结合医家之学术观点研析医案，再用归纳、对比法剖析医案，定能取得珠联璧合、相得益彰之效果。

嗟乎！"山不在高，有仙则名，水不在深，有龙则灵"，"桃李不言，下自成蹊"。功在文录，福荫杏林。中医同仁，若皆如此，振兴中医，指日可待也。

有感于一代英才笃爱中医，宅心仁厚，乐为本书作序，聊表敬慕之忱。

第二批国家级名老中医主任医师、教授

石景亮

二〇〇四年仲春于山阳淡泊斋

编写说明

医案是中医临床实践的记录，它不仅叙述了疾病过程的表现，更是一个医家临床诊疗思维活动的写照及辨证论治过程的记录，是中医理、法、方、药综合应用的具体反映形式，确切地体现了一个高明的医家临床思维智慧的结晶。

笔者早年临床多重视系统的理论学习，更多地接触了多学科的理论知识，自以为只要有丰富的理论就能有高水平的临床技能，近二十年的反思与省悟，才发现自己虽然是"满腹经纶"，可一到临床上疗效并没有提高。后来通过细心阅读名家医案，不仅使自己临床辨证论治思维能力大大提高，同时临床疗效也有了很大的进步，从中受益匪浅。通俗地说，读医案就像是吃自助餐，我们所面对的是许多半成品，需要根据自己的胃口去挑选，并且加工成自己喜爱的美味佳肴。读医案也就像书法家读帖碑、画家赏画一样，需要用心揣摩，细细体会，理出头绪，抽出要旨，得到自己想要得到的东西。因为中医常说的工巧神圣、圆机活法、存乎一心，都能从这些名家医案中受到启迪，这些医案中蕴含着名医的学术思想和经验，对于我们开拓思路、提高临床辨证论治技能、理解中医博大精深的内涵都具有重要的临床意义。通过学习当代名家的医案，分析了解其辨证论治方法，巧妙地应用中医理论到临床实践中去，这是中医临床者最难掌握的问题，所以前人常有"熟读王叔和，不如临证多"，"尽信书，不如无书"的警语告诫我们。怎么才能临证多？第一就是多临床，第二就是多学习前人的临床实践。学习前人及名家的成功经验，读病案是最为重要的，因为从名家验案中我们可以学习到成功的经验，只有这样我们才能学到巧，才能真正地学会应用辨证论治的方法，以进一步提高肾脏疾病的中医诊疗技艺和水平。

在编著体例上，以现代肾脏疾病病名为纲，以证型为目，在每一个证型的下面选取众位当代名家的肾病医案，目的是想通过不同名家对同一证型的不同治疗经验，使我们更进一步了解中医肾病治疗上的辨证论治灵活性，以提高我们临床对多种肾病辨证论治的水平和技能。每则肾病医案，由于名家诊疗的时间跨度较大，因此，笔者对每则医案进行了规范化的加工，同时每则医案后的按语，多数取之原医案的原作者自按，同时也进行了规范化的修改，部分按语是作者的重新加工，目的是能从按语中画龙点睛地总结出名家验案精髓，使读者易于理解，便于师法，对名医的辨证思维、遣方用药心得进行挖掘、归纳、提炼，进一步让读者能够从这些肾病医案中学习到他们的学术思想和经验精华，这是作者多年的学习感受和体会，相信您读后也一定会有很大的收获。

2004 年 7 月　作者

目　录

第一章　急性肾小球肾炎 ……………………………… 1

一、风水证 ……………………………………………… 1

  邹云翔医案 …………………………………………… 1

  刘茂甫医案 …………………………………………… 2

  赵清理医案 …………………………………………… 2

  余瀛鳌医案 …………………………………………… 3

  李今庸医案 …………………………………………… 4

  何炎燊医案 …………………………………………… 5

二、风寒证 ……………………………………………… 6

  马骥医案 ……………………………………………… 6

  李玉奇医案 …………………………………………… 7

  章真如医案 …………………………………………… 8

  郭继一医案 …………………………………………… 8

  李今庸医案 …………………………………………… 9

  陈瑞春医案 …………………………………………… 10

  柴浩然医案 …………………………………………… 10

三、风热证 ……………………………………………… 11

  施今墨医案 …………………………………………… 11

  邹云翔医案 …………………………………………… 13

  徐嵩年医案 …………………………………………… 15

  时振声医案 …………………………………………… 16

  叶景华医案 …………………………………………… 16

  肖俊逸医案 …………………………………………… 18

刘弼臣医案 …………………………………………… 18

马骥医案 ………………………………………………… 19

廖浚泉医案 …………………………………………… 20

章真如医案 …………………………………………… 22

潘澄濂医案 …………………………………………… 22

梁贻俊医案 …………………………………………… 23

朱进忠医案 …………………………………………… 24

于己百医案 …………………………………………… 25

柴浩然医案 …………………………………………… 26

四、湿（毒）热证 …………………………………… 27

蒲辅周医案 …………………………………………… 27

邹云翔医案 …………………………………………… 28

徐嵩年医案 …………………………………………… 33

赵绍琴医案 …………………………………………… 34

张琪医案 ………………………………………………… 35

刘弼臣医案 …………………………………………… 37

曹旭医案 ………………………………………………… 38

马骥医案 ………………………………………………… 39

洪用森医案 …………………………………………… 39

周仲瑛医案 …………………………………………… 40

盛国荣医案 …………………………………………… 42

潘澄濂医案 …………………………………………… 43

宋祚民医案 …………………………………………… 43

赵清理医案 …………………………………………… 45

五、阴虚证 …………………………………………… 45

张沛虬医案 …………………………………………… 45

马骥医案 ………………………………………………… 47

杜雨茂医案 …………………………………………… 47

董漱六医案 …………………………………………… 48

六、气虚证 …………………………………………… 49

史寿之医案 …………………………………………… 49

　　李今庸医案 ……………………………………… 50

七、脾虚证 …………………………………………… 51
　　岳美中医案 ……………………………………… 51
　　邹云翔医案 ……………………………………… 52
　　李少川医案 ……………………………………… 53
　　李浚川医案 ……………………………………… 54
　　马光亚医案 ……………………………………… 55

八、阳虚证 …………………………………………… 56
　　马骥医案 ………………………………………… 56

九、脾肾亏虚证 ……………………………………… 56
　　王任之医案 ……………………………………… 56

十、虚实夹杂证 ……………………………………… 59
　　刘志明医案 ……………………………………… 59
　　林鹤和医案 ……………………………………… 59
　　乔保钧医案 ……………………………………… 60
　　颜德馨医案 ……………………………………… 62

第二章　慢性肾小球肾炎 …………………………… 63
一、风热外袭证 ……………………………………… 63
　　邹云翔医案 ……………………………………… 63
　　姜春华医案 ……………………………………… 64
　　叶景华医案 ……………………………………… 64
　　赵棻医案 ………………………………………… 67
　　朱进忠医案 ……………………………………… 68
　　李寿山医案 ……………………………………… 69
　　马光亚医案 ……………………………………… 70
　　管竞环医案 ……………………………………… 71

二、湿热蕴结证 ……………………………………… 72
　　徐嵩年医案 ……………………………………… 72
　　赵绍琴医案 ……………………………………… 74
　　叶传蕙医案 ……………………………………… 77

　　杜雨茂医案 ……………………………………………… 78

三、阴虚湿（瘀）热证 ………………………………………… 80

　　姜春华医案 ……………………………………………… 80

　　徐嵩年医案 ……………………………………………… 81

　　马莲湘医案 ……………………………………………… 82

　　何炎燊医案 ……………………………………………… 83

　　李丹初医案 ……………………………………………… 84

　　欧阳锜医案 ……………………………………………… 85

　　颜德馨医案 ……………………………………………… 86

　　周仲瑛医案 ……………………………………………… 88

　　梁贻俊医案 ……………………………………………… 89

　　刘渡舟医案 ……………………………………………… 90

　　邹燕勤医案 ……………………………………………… 91

　　管竞环医案 ……………………………………………… 92

四、脾（气、阳）胃虚弱证 ………………………………… 93

　　邹云翔医案 ……………………………………………… 93

　　徐嵩年医案 ……………………………………………… 96

　　时振声医案 ……………………………………………… 97

　　刘渡舟医案 ……………………………………………… 98

　　刘仕昌医案 …………………………………………… 100

　　章真如医案 …………………………………………… 100

　　张镜人医案 …………………………………………… 101

　　单兆伟医案 …………………………………………… 102

　　朱进忠医案 …………………………………………… 103

　　姚树锦医案 …………………………………………… 104

　　马光亚医案 …………………………………………… 105

　　郭维一医案 …………………………………………… 106

五、肾阳亏虚证 …………………………………………… 107

　　施今墨医案 …………………………………………… 107

　　邹云翔医案 …………………………………………… 108

　　徐嵩年医案 …………………………………………… 109

岳美中医案 …………………………………… 110

颜德馨医案 …………………………………… 110

李寿山医案 …………………………………… 111

于己百医案 …………………………………… 112

王任之医案 …………………………………… 112

柴浩然医案 …………………………………… 115

董漱六医案 …………………………………… 116

六、脾肾两虚证 ……………………………… 118

邹云翔医案 …………………………………… 118

姜春华医案 …………………………………… 119

徐嵩年医案 …………………………………… 121

马骥医案 ……………………………………… 122

李寿山医案 …………………………………… 124

丁光迪医案 …………………………………… 125

张镜人医案 …………………………………… 126

俞长荣医案 …………………………………… 127

邢子亨医案 …………………………………… 128

盛国荣医案 …………………………………… 129

颜德馨医案 …………………………………… 132

刘炳凡医案 …………………………………… 133

潘澄濂医案 …………………………………… 134

何炎燊医案 …………………………………… 135

高辉远医案 …………………………………… 137

史沛棠医案 …………………………………… 138

叶传蕙医案 …………………………………… 139

于己百医案 …………………………………… 140

姚树锦医案 …………………………………… 141

赵清理医案 …………………………………… 142

七、阴阳两虚证 ……………………………… 143

邹云翔医案 …………………………………… 143

张琪医案 ……………………………………… 145

朱进忠医案 …………………………………………… 146
于己百医案 …………………………………………… 147

八、瘀水互结证 ……………………………………… 148
邹云翔医案 …………………………………………… 148
徐嵩年医案 …………………………………………… 150
颜德馨医案 …………………………………………… 151
何炎燊医案 …………………………………………… 152
高辉远医案 …………………………………………… 154
姚树锦医案 …………………………………………… 154

九、虚实夹杂证 ……………………………………… 155
姜春华医案 …………………………………………… 155
陈苏生医案 …………………………………………… 156
叶景华医案 …………………………………………… 157
邓铁涛医案 …………………………………………… 158
李浚川医案 …………………………………………… 159
张镜人医案 …………………………………………… 160
盛国荣医案 …………………………………………… 162
张琪医案 ……………………………………………… 163
朱进忠医案 …………………………………………… 165
李寿山医案 …………………………………………… 167
万友生医案 …………………………………………… 168
梁贻俊医案 …………………………………………… 170
高辉远医案 …………………………………………… 171
史沛棠医案 …………………………………………… 171
陈以平医案 …………………………………………… 172
邹燕勤医案 …………………………………………… 173
管竞环医案 …………………………………………… 174
郑平东医案 …………………………………………… 175

第三章 隐匿性肾小球肾炎 …………………………… 177
一、上焦风热证 ……………………………………… 177

朱进忠医案 ………………………………… 177

吕仁和医案 ………………………………… 177

二、湿热（毒）蕴结证 …………………… 178

张琪医案 …………………………………… 178

三、气阴两虚证 …………………………… 179

朱进忠医案 ………………………………… 179

吕仁和医案 ………………………………… 180

四、脾肾两虚证 …………………………… 181

邹云翔医案 ………………………………… 181

吕仁和医案 ………………………………… 182

第四章　肾病综合征 ……………………… 184

一、风邪外袭证 …………………………… 184

张琪医案 …………………………………… 184

朱进忠医案 ………………………………… 184

石景亮医案 ………………………………… 186

张志坚医案 ………………………………… 188

马光亚医案 ………………………………… 189

郑苏谋医案 ………………………………… 190

二、脾气虚弱证 …………………………… 192

时振声医案 ………………………………… 192

张琪医案 …………………………………… 192

姚树锦医案 ………………………………… 193

李少川医案 ………………………………… 194

高辉远医案 ………………………………… 195

徐小洲医案 ………………………………… 196

刘炳凡医案 ………………………………… 197

三、脾阳亏虚证 …………………………… 198

赵绍琴医案 ………………………………… 198

高辉远医案 ………………………………… 200

张志坚医案 ………………………………… 201

四、肾阳亏虚证 …………………………………………… 202
　　张琪医案 ……………………………………………… 202
　　杜雨茂医案 …………………………………………… 203
　　马骥医案 ……………………………………………… 203
　　张志坚医案 …………………………………………… 204
　　徐小洲医案 …………………………………………… 205
　　汪承柏医案 …………………………………………… 206
　　龚惠芬医案 …………………………………………… 208
　　高辉远医案 …………………………………………… 209
五、脾肾两虚证 …………………………………………… 211
　　刘炳凡医案 …………………………………………… 211
　　宋祚民医案 …………………………………………… 212
六、脾肾亏虚证 …………………………………………… 213
　　邹云翔医案 …………………………………………… 213
　　祝谌予医案 …………………………………………… 214
　　邓铁涛医案 …………………………………………… 215
　　杜雨茂医案 …………………………………………… 216
　　曹永康医案 …………………………………………… 218
　　颜德馨医案 …………………………………………… 220
　　李丹初医案 …………………………………………… 222
　　徐小洲医案 …………………………………………… 223
　　沈自尹医案 …………………………………………… 224
　　裴学义医案 …………………………………………… 225
　　李文浦医案 …………………………………………… 227
　　陈以平医案 …………………………………………… 228
　　姚树锦医案 …………………………………………… 229
　　龚去非医案 …………………………………………… 230
　　何世东医案 …………………………………………… 231
七、湿热蕴结证 …………………………………………… 232
　　赵绍琴医案 …………………………………………… 232
　　张琪医案 ……………………………………………… 234

黄中柱医案…………………………………… 236

周仲瑛医案…………………………………… 237

何炎燊医案…………………………………… 239

叶传蕙医案…………………………………… 241

杨霓芝医案…………………………………… 242

八、阴虚火旺证………………………………… 243

马骥医案……………………………………… 243

马光亚医案…………………………………… 244

吴生元医案…………………………………… 245

九、瘀血内阻证………………………………… 247

张琪医案……………………………………… 247

邹治文医案…………………………………… 248

十、气机郁滞证………………………………… 250

邹云翔医案…………………………………… 250

张琪医案……………………………………… 253

石景亮医案…………………………………… 254

十一、虚实夹杂证……………………………… 256

徐嵩年医案…………………………………… 256

张琪医案……………………………………… 258

杜雨茂医案…………………………………… 261

叶景华医案…………………………………… 262

李晏龄医案…………………………………… 264

周仲瑛医案…………………………………… 265

朱进忠医案…………………………………… 266

石景亮医案…………………………………… 267

姚树锦医案…………………………………… 268

第五章 IgA 肾病……………………………… 270

一、风热外袭证………………………………… 270

时振声医案…………………………………… 270

刘弼臣医案…………………………………… 270

二、肝郁血热证………………………… 272

　赵绍琴医案………………………… 272

三、心火亢盛证………………………… 273

　何炎燊医案………………………… 273

四、气阴两虚证………………………… 274

　时振声医案………………………… 274

　杜雨茂医案………………………… 275

　聂莉芳医案………………………… 277

五、虚实夹杂证………………………… 278

　时振声医案………………………… 278

　梁贻俊医案………………………… 280

　陈以平医案………………………… 281

第六章　糖尿病肾病…………………… 283

一、血分郁热证………………………… 283

　赵绍琴医案………………………… 283

　叶景华医案………………………… 285

二、湿热蕴结证………………………… 286

　赵绍琴医案………………………… 286

三、气阴两虚证………………………… 287

　叶景华医案………………………… 287

　万铭医案…………………………… 288

四、阴阳两虚证………………………… 290

　祝谌予医案………………………… 290

　朱进忠医案………………………… 291

第七章　紫癜性肾炎…………………… 294

一、血热灼络证………………………… 294

　张琪医案…………………………… 294

　周仲瑛医案………………………… 296

　张志坚医案………………………… 298

孔昭遐医案 …………………………………………… 299
孟澍江医案 …………………………………………… 301
朱良春医案 …………………………………………… 301
杜雨茂医案 …………………………………………… 303
于己百医案 …………………………………………… 304
二、湿热内蕴证 ……………………………………… 305
张琪医案 ……………………………………………… 305
朱进忠医案 …………………………………………… 306
宋祚民医案 …………………………………………… 307
何炎燊医案 …………………………………………… 308
三、气阴两亏证 ……………………………………… 309
张琪医案 ……………………………………………… 309
朱进忠医案 …………………………………………… 311
杜雨茂医案 …………………………………………… 311
四、虚实夹杂证 ……………………………………… 313
宋祚民医案 …………………………………………… 313
梁贻俊医案 …………………………………………… 314

第八章　狼疮性肾炎 ………………………………… 316
一、热郁血分证 ……………………………………… 316
赵绍琴医案 …………………………………………… 316
朱进忠医案 …………………………………………… 317
钟嘉熙医案 …………………………………………… 318
二、阴虚内热证 ……………………………………… 319
周仲瑛医案 …………………………………………… 319
钟嘉熙医案 …………………………………………… 321
秦万章医案 …………………………………………… 322
何炎燊医案 …………………………………………… 324
三、阴阳两虚证 ……………………………………… 326
徐宜厚医案 …………………………………………… 326
马光亚医案 …………………………………………… 327

四、虚实夹杂证 …………………………………… 329

　　赵炳南医案 ………………………………………… 329

　　李浚川医案 ………………………………………… 332

　　周仲瑛医案 ………………………………………… 333

　　朱进忠医案 ………………………………………… 334

　　杜雨茂医案 ………………………………………… 335

第九章　尿酸性肾病 …………………………………… 338

一、瘀浊痹阻证 …………………………………… 338

　　朱良春医案 ………………………………………… 338

二、湿热（浊毒）蕴结证 ……………………… 339

　　叶景华医案 ………………………………………… 339

三、气阴两虚证 …………………………………… 340

　　时振声医案 ………………………………………… 340

四、肾虚湿浊证 …………………………………… 341

　　陈苏生医案 ………………………………………… 341

第十章　良性小动脉性肾硬化 ……………………… 343

一、阴虚阳亢证 …………………………………… 343

　　祝谌予医案 ………………………………………… 343

二、脾肾两虚证 …………………………………… 344

　　黄春林医案 ………………………………………… 344

第十一章　尿路感染 …………………………………… 345

一、湿热蕴结证 …………………………………… 345

　　蒲辅周医案 ………………………………………… 345

　　徐嵩年医案 ………………………………………… 346

　　赵绍琴医案 ………………………………………… 347

　　叶景华医案 ………………………………………… 349

　　李文浦医案 ………………………………………… 351

　　丁蔚然医案 ………………………………………… 352

朱良春医案 …………………………………… 353

何任医案 ……………………………………… 353

盛国荣医案 …………………………………… 354

宋祚民医案 …………………………………… 355

董建华医案 …………………………………… 355

二、肝胆郁热证 ………………………………… 357

董建华医案 …………………………………… 357

任继学医案 …………………………………… 358

龚志贤医案 …………………………………… 358

章真如医案 …………………………………… 359

盛国荣医案 …………………………………… 360

朱进忠医案 …………………………………… 361

李寿山医案 …………………………………… 363

三、肾虚湿热证 ………………………………… 364

岳美中医案 …………………………………… 364

邹云翔医案 …………………………………… 365

张琪医案 ……………………………………… 366

祝谌予医案 …………………………………… 369

田玉美医案 …………………………………… 371

任继学医案 …………………………………… 371

宋祚民医案 …………………………………… 373

梁贻俊医案 …………………………………… 374

高辉远医案 …………………………………… 375

董建华医案 …………………………………… 377

朱进忠医案 …………………………………… 377

杜雨茂医案 …………………………………… 378

李寿山医案 …………………………………… 379

万友生医案 …………………………………… 380

张泽生医案 …………………………………… 381

四、虚实夹杂证 ………………………………… 382

邹云翔医案 …………………………………… 382

岳美中医案 ……………………………………………… 383

邓铁涛医案 ……………………………………………… 385

张琪医案 ………………………………………………… 386

朱进忠医案 ……………………………………………… 389

任继学医案 ……………………………………………… 390

李振华医案 ……………………………………………… 391

龚志贤医案 ……………………………………………… 392

肖俊逸医案 ……………………………………………… 393

印会河医案 ……………………………………………… 394

宋祚民医案 ……………………………………………… 394

高辉远医案 ……………………………………………… 395

董建华医案 ……………………………………………… 396

第十二章　尿路结石 …………………………………… 398

一、湿热蕴结证 ………………………………………… 398

施今墨医案 ……………………………………………… 398

邹云翔医案 ……………………………………………… 399

徐嵩年医案 ……………………………………………… 400

叶景华医案 ……………………………………………… 401

方致和医案 ……………………………………………… 402

周仲瑛医案 ……………………………………………… 405

张镜人医案 ……………………………………………… 405

俞慎初医案 ……………………………………………… 406

焦树德医案 ……………………………………………… 407

查玉明医案 ……………………………………………… 408

于己百医案 ……………………………………………… 409

二、肾虚湿热证 ………………………………………… 410

邹云翔医案 ……………………………………………… 410

岳美中医案 ……………………………………………… 412

张琪医案 ………………………………………………… 413

乔保钧医案 ……………………………………………… 415

丁光迪医案…………………………………… 416
周凤悟医案…………………………………… 417
傅宗翰医案…………………………………… 419
张镜人医案…………………………………… 420
吕仁和医案…………………………………… 421
朱进忠医案…………………………………… 422
杜雨茂医案…………………………………… 423
石景亮医案…………………………………… 424
万文漠医案…………………………………… 425
三、虚实夹杂证…………………………………… 426
刘炳凡医案…………………………………… 426
俞慎初医案…………………………………… 431
李今庸医案…………………………………… 432
梁贻俊医案…………………………………… 433
李玉奇医案…………………………………… 434
吕仁和医案…………………………………… 435

第十三章　肾结核………………………………… 437
一、肾阴亏虚证…………………………………… 437
施今墨医案…………………………………… 437
汤承祖医案…………………………………… 438
二、脾肾两虚证…………………………………… 440
邹云翔医案…………………………………… 440
三、虚实夹杂证…………………………………… 441
叶景华医案…………………………………… 441

第十四章　急性肾功能衰竭……………………… 444
一、浊毒内盛证…………………………………… 444
徐嵩年医案…………………………………… 444
张镜人医案…………………………………… 445
李修五医案…………………………………… 446

　何炎燊医案 ……………………………………… 448

　梁贻俊医案 ……………………………………… 449

　朱进忠医案 ……………………………………… 451

　石景亮医案 ……………………………………… 452

二、湿热蕴结证 ………………………………………… 454

　吕承全医案 ……………………………………… 454

　廖浚泉医案 ……………………………………… 455

　李今垣医案 ……………………………………… 458

　何炎燊医案 ……………………………………… 459

　朱进忠医案 ……………………………………… 462

三、阴虚邪壅证 ………………………………………… 463

　邹云翔医案 ……………………………………… 463

四、阳虚寒湿证 ………………………………………… 466

　朱进忠医案 ……………………………………… 466

五、阴阳两虚证 ………………………………………… 467

　吕承全医案 ……………………………………… 467

　叶景华医案 ……………………………………… 469

　方药中医案 ……………………………………… 471

第十五章　慢性肾功能衰竭 …………………………… 473

一、湿热蕴结，络脉瘀阻证 …………………………… 473

　张琪医案 ………………………………………… 473

　赵绍琴医案 ……………………………………… 474

　洪子云医案 ……………………………………… 480

　何炎燊医案 ……………………………………… 481

　马光亚医案 ……………………………………… 483

　贺志光医案 ……………………………………… 484

　叶传蕙医案 ……………………………………… 485

二、浊毒弥漫，充斥三焦证 …………………………… 486

　赵绍琴医案 ……………………………………… 486

　张琪医案 ………………………………………… 492

石景亮医案 …………………………………… 493

刘渡舟医案 …………………………………… 495

刘茂甫医案 …………………………………… 496

马光亚医案 …………………………………… 497

贺志光医案 …………………………………… 499

张秀琴医案 …………………………………… 500

三、气血不足（肝肾两虚），浊毒内蕴证 ……… 503

邹云翔医案 …………………………………… 503

朱进忠医案 …………………………………… 505

马光亚医案 …………………………………… 507

梁贻俊医案 …………………………………… 508

四、气阴两虚，湿热瘀毒证 ………………… 510

时振声医案 …………………………………… 510

方药中医案 …………………………………… 511

詹文涛医案 …………………………………… 514

朱进忠医案 …………………………………… 515

邵朝弟医案 …………………………………… 516

贺志光医案 …………………………………… 517

五、脾肾衰败，浊毒蕴阻证 ………………… 518

赵锡武医案 …………………………………… 518

徐嵩年医案 …………………………………… 520

吕承全医案 …………………………………… 521

张琪医案 ……………………………………… 522

杜雨茂医案 …………………………………… 523

颜德馨医案 …………………………………… 524

章真如医案 …………………………………… 526

张镜人医案 …………………………………… 527

周仲瑛医案 …………………………………… 530

陈苏生医案 …………………………………… 532

叶景华医案 …………………………………… 533

任继学医案 …………………………………… 534

　　谢昌仁医案 …………………………………………… 535

　　何汝湛医案 …………………………………………… 536

　　王国三医案 …………………………………………… 537

　　李寿山医案 …………………………………………… 539

　　张云鹏医案 …………………………………………… 540

　　黄保中医案 …………………………………………… 541

六、阴阳两虚，浊毒内蕴证 ……………………………… 542

　　张琪医案 ……………………………………………… 542

　　姚树锦医案 …………………………………………… 543

　　马光亚医案 …………………………………………… 545

　　李昌源医案 …………………………………………… 546

参考文献 …………………………………………………… 548

第一章　急性肾小球肾炎

一、风水证

邹云翔医案

张某，女，12岁。1962年11月5日初诊：全身浮肿，尿量减少已10余日。浮肿先见于眼睑，继则遍及全身，低热（体温38℃）微咳，大便不实，苔薄黄，脉浮大。血压146/100mmHg。尿化验：蛋白（＋＋＋），红细胞0～1个/HP，白细胞少许。证属风邪袭于肺卫，风水相搏。治宜疏风宣肺以散其上，渗湿利尿以消其下，上下分消。药用：麻黄1.2g，杏仁5g，苏子5g，苏叶1.5g，防风3g，黄芪15g，莱菔子5g，茯苓15g，生薏仁12g，陈皮3g，生姜皮3g，炙鸡内金3g，杜仲9g，续断5g，车前子9g（包），生甘草1g。水煎服，每天1剂。

二诊（11月9日）：水肿已退，低热亦除，大便调实，惟纳谷不振。血压138/96mmHg。尿化验：蛋白（＋）。风水已去，当责于脾肾，治宜扶脾益肾。药用：黑芝麻5g，苍术2.4g，半夏5g，陈皮3g，生熟薏苡仁各3g，续断4.5g，茯苓9g，白芍9g，炙鸡内金3g，焦神曲3g，枸杞子12g，党参9g，香橼皮4.5g，杜仲9g，焦麦芽3g，焦谷芽3g。水煎服，每天1剂。

三诊：以上方加减服用20余剂，血压降为正常，尿化验阴性。随访2年，未见复发。

〔按语〕今风邪袭于肺卫，一则皮毛腠理闭塞，再则肺失宣肃，治节之令失司，三焦气化不利，水道失于通调，汗既不得宣泄于外，水液又不能畅输于膀胱，遂致风遏水阻，风水相搏，发为水肿。病初邪盛为实，邹氏先以疏风宣肺法兼以渗湿利尿之品，上下分消，祛邪为主，浮肿很快消退。然脾肾两虚是该病之本，故于肿消之后即转以健脾补肾调治而收全功。因其血压较高，故辨证选用杜仲、川断益肾降压之品，消中寓补，一举而两得。

（选自《中国百年百名中医临床家丛书·邹云翔》）

刘茂甫医案

杜某，女，16 岁。2000 年 12 月 5 日初诊：因受风寒后，恶寒发热，身痛，自汗，颜面先肿，后及全身，小便短少，涩赤。现症见：颜面及全身浮肿，尿少，舌苔薄白，脉浮数。尿化验：白细胞（＋），蛋白（＋＋＋）。证属风水泛滥。治宜散风宣肺，化湿利水。药用：麻黄 9g，桑白皮 12g，大腹皮 15g，茯苓 12g，白茅根 30g，车前子 30g（包），败酱草 15g，紫花地丁 9g，生甘草 6g。水煎服，每天 1 剂。

二诊：服上方 6 剂，水肿去大半，饮食增加，仍有轻度尿痛，舌苔薄白，脉浮。上方加萹蓄 30g，瞿麦 30g。6 剂，水煎服，每天 1 剂。

三诊：小便顺畅不痛，全身水肿尽消，饮食正常，脉象缓弱。尿化验：蛋白（±）。为巩固疗效，原方继进 6 剂。

四诊：诸症完全消失，精神饮食均正常，舌苔薄白，脉平，予六味地黄丸。3 个月后随访，尿化验正常，无不适症状，已返校上学。

〔按语〕水肿风水，其病理上皆属于风邪袭肺，肺气失宣，不能通调水道，故三焦气化失常。治用"开鬼门，洁净府"之法，均能得心应手。

（选自《中医世家·刘茂甫经验辑要》）

赵清理医案

魏某，男，12 岁。1978 年 11 月 5 日初诊：前日晨起身感寒热，两睑浮肿，当日上午到某医院检查。化验尿：蛋白（＋＋＋），红细胞（＋＋＋）。肾区压痛。确诊为急性肾炎。曾注射青霉素等，疗效不佳，后求治于赵氏。现症见：患者面部浮肿，明亮光泽，按之即起，腰痛，恶寒发热，无汗，胃纳不佳，时有呕吐，咳嗽气喘，小便不利，舌苔薄白，脉浮滑。证属风邪袭表，肺气郁闭。治宜宣肺利水，和胃降逆。方用麻黄连翘赤小豆汤加二陈汤加减。药用：麻黄4g，连翘9g，赤小豆15g，陈皮9g，生姜6g，半夏6g，茯苓15g，苏子6g，甘草3g，白术9g，杏仁6g，大枣4枚。3剂，水煎服，每天1剂。

二诊：服上药后发热恶寒已止，呕恶已除，尿量增多，肿势渐退，惟食欲欠佳。尿化验：蛋白（＋＋）。治当健脾益气，宣肺利水。药用：党参7.5g，白术9g，陈皮6g，半夏6g，茯苓12g，麻黄3g，赤小豆12g，连翘7.5g，薏苡仁12g，银花炭6g，白茅根15g，甘草3g。3剂，水煎服，每天1剂。

三诊：肿势已消，食纳增加，自觉身体轻爽。病势虽去，恐难巩固，为防止复发，宜行善后。遂处健脾益气之六君子汤，加山药12g，薏苡仁15g，猪苓6g。3剂，水煎服，每天1剂，进行巩固治疗。并嘱其注意饮食、寒冷，调理月余，1年后随访，未再复发。

〔按语〕本例患者起病较急，属于风水。肺主皮毛，为水之上源，肺气被外邪郁闭，水借风气而鼓行于经隧，是以发病甚急，面部浮肿，伴气喘呕吐，亦致危之道。因正气未虚，故治从肺脾，偏于逐邪，赵氏善用经方，用麻黄连翘赤小豆汤加味而治，肿消之后，又侧重于调理脾气，故而临床疗效显著。

（选自《赵清理心得验案辑》）

余瀛鳌医案

祝某，22岁。住院号：13023。1960年6月15日初诊：半月来患者全身浮肿，颜面及下肢为甚，尿少而黄，兼有头痛，咳嗽上气，食欲不振。化验检查：尿蛋白（＋＋＋），颗粒管型2～

6个/HP，红细胞 10~15 个/HP，白细胞 1~2 个/HP；二氧化碳结合力为 17mmol/L，非蛋白氮 30mmol/L；血压 224/130mmHg。体重为 64.5kg。现症见：周身浮肿，颜面肢体尤甚，两颞头痛，溺少黄赤。胫肿按之陷而不起，胸腹腰部亦压痕明显。口干唇燥，兼有咳逆上气，腰腿酸痛，舌净无苔，脉浮弦。此为风水水邪溃肺，溢于肢体。治宜发表祛风利水，佐以宁嗽。药用：麻黄6g，杏仁9g，苏叶9g，防风9g，陈皮9g，茯苓9g，猪苓9g，丹皮9g，半夏6g，车前子12g（包）。水煎服，每天1剂。

二诊：经上方加减治疗 4 周，尿量显著增多，色浅黄；水肿全消（体重减轻为 53.5kg），头痛已除，血压恢复正常。其余兼症均见缓解，脉象转濡。化验检查：非蛋白氮略高，尿蛋白（＋）。遂改用扶脾益肾为治。药用：炙黄芪20g，熟地黄12g，茯苓9g，山药9g，山萸肉9g，丹皮6g，附片（先煎）5g。服至 7 月下旬完全阴转，嘱其患者带金匮肾气丸（1 个月之量）出院。后经随访痊愈。

〔按语〕急性肾炎大多伴有高血压，用发表祛风利水法能否降压？中医治病，注重整体调理，风水主要是"风邪上激"，发表祛风可消除这一病理因素，故可使血压下降。临床施治，贵在斟酌邪正病机，发挥综合疗能以治病。

（选自《当代名医临证精华·肾炎尿毒症专辑》）

李今庸医案

赵某，女，57 岁。1971 年 12 月初诊：患者发病 10 余天就诊。现症见：面部浮肿，目下微肿如卧蚕，小便黄赤，微恶风寒，发热，头痛，腰痛，鼻塞，流清涕，口渴欲饮冷，心下硬满，按之不舒，然不碍饮食，心悸，微咳，脉浮。证属风水，治用越婢加半夏汤主之。药用：麻黄10g，石膏20g，炙甘草10g，红枣 3 枚，生姜10g，半夏12g。水煎服，每天1剂。

二诊：服药 2 剂后，恶寒、鼻塞、流清涕及咳嗽等症均消失，浮肿、小便黄赤亦好转，惟昨天出现大便带黄色黏液。守原方加减续进。药用：麻黄 10g，石膏 20g，炙甘草 10g，红枣 3 枚，生姜 10g，白术 6g，炒枳实 10g，黄芩 10g。水煎服，每天 1 剂。服上方 3 剂后，诸症悉退，其病即愈。

〔按语〕风寒侵袭于肌肤，则症见微恶风寒、发热、头痛、腰疼、鼻塞、流清涕，脉呈浮象。风邪扰动内水而上泛于头面，故面目浮肿。水邪滞结心下且上犯于心、肺，故心下痞硬而按之不舒，并伴见心悸、微咳等症。阳气受阻，内郁化热，则小便黄赤而口渴欲饮冷。其病外有表邪，内有郁热，属风水为患。《金匮要略·水气病脉证并治》篇说："腰以上肿，当发汗乃愈。"用发汗清热之越婢加半夏汤，麻黄发汗散邪，生姜、红枣、炙甘草和胃补中以助之，石膏清里热，加半夏蠲饮降逆。服药 2 剂后，恶寒、鼻塞、清涕、咳嗽等症悉退，口渴尿赤亦减轻，然面目浮肿未去而大便忽带黄色黏液，是内结之湿热欲去则不能。遂于原方中去半夏而合枳术汤为方，发汗清热，燥湿消痞，服药后肿消而病愈。

（选自《中国现代名中医医案精华》第一集）

何炎燊医案

邓某，男，21 岁。1970 年 8 月 4 日初诊：两月前患者发热，继而浮肿，多方治疗不效，后食盐煮鸡蛋而病情恶化。现症见：全身高度浮肿，头面尤甚，双目肿如核桃，颈项粗大，胸背按之凹陷，喘咳气急，声如曳锯，户外可闻，日夜倚息不得平卧，大便秘结，小溲涓滴，口渴不欲饮，唇肿，舌胀难伸，撬视之，苔白厚腻浊，脉重按始得，细滑而数。血化验：白细胞 15×10^9/L，中性 0.78，淋巴 0.14。尿化验：蛋白（＋＋＋），红细胞（＋＋），白细胞（＋＋），颗粒管型（＋＋＋）。血压 152/92mmHg。证属邪干阳位，误补气壅。治宜宣畅三焦，行气利水。方用叶氏枇杷叶煎加味。药用：枇杷叶 30g，杏仁 15g，焦栀子 15g，淡豆豉 15g，茯苓皮 30g，通草 15g，薏苡仁 30g，滑石 30g，葶苈子 30g，桑白皮 30g。水煎服，每天1剂。

二诊：服药当晚尿量增多，咳喘渐减。效不更方，恪守10剂，肿消过半，仍有痰嗽，舌苔退薄七八，而面色萎悴。前方去栀、豉、葶苈。另加平补肺脾之品。药用：枇杷叶18g，杏仁15g，通草12g，滑石24g，薏苡仁30g，茯苓30g，桑白皮24g，北沙参18g，山药18g，半夏12g，橘皮6g。水煎服，每天1剂。

三诊：又服10剂，肿消，溺畅。方中去滑石，加萹蓄24g，又服半月，痰咳全止，溺色全清。尿化验：蛋白（±），红细胞少许。前方再加黄芪24g，嘱其每隔3天服1剂。出院时化验血正常。

四诊：3个月后来院复查，小便转阴。随访11年，未复发。1981年申请到香港定居，健康良好。

〔按语〕急性肾炎与中医所说"风水"相似，因其浮肿先起于面目，叶天士谓"邪干阳位，气壅不通"，主张清肃上焦气分。以肺为水之上源，主一身之气化，肺气肃降则治节令行，而三焦水道通畅，溺畅肿消。叶氏立枇杷叶煎一方（方名为何廉臣后来所定）。何氏研究认为，此方看似平淡，然实具奥义。其临床多年应用于多种肾炎的治疗，均取得了良好的临床疗效。且此病用药之理，案中已充分表明，由此可知何氏善于用古人成法以治今病之妙。

（选自《中国百年百名中医临床家丛书·何炎燊》）

二、风寒证

马骥医案

徐某，男，54岁。1978年11月初诊：因外出于途中受寒，归哈尔滨后周身不适，关节沉重，发热恶寒。3日后发现眼睑浮肿，继而颜面周身浮肿，经市某医院检查，诊断为急性肾炎，请中医诊治。现症见：发热恶寒，关节酸痛沉重，颜面及周身浮肿，小便不利，苔薄白，脉浮紧。证属风水风寒证。治以宣肺解表，利水渗湿，表里兼顾。方用麻黄加术汤合五皮饮加减。药用：麻黄15g，桂枝15g，炒杏仁10g，苍术15g，橘皮20g，茯苓皮25g，大腹皮20g，桑白皮20g，生姜皮15g，地肤子20g，紫背浮萍20g。水煎服，每天1剂。

二诊：服药3剂，遍身得微汗，小便通利，浮肿顿消，表证已解，尚倦怠无力，苔腻脉缓，为湿邪未尽，改为甘淡渗湿之法。药用：茯苓皮15g，桑白皮20g，车前子20g（包），石韦10g，白茅根25g，陈皮15g，苦竹叶10g。水煎服，每天1剂。

三诊：服药3剂后，苔腻已退，湿邪已除。除自觉倦怠无力外，他无所苦。改用善后调理之方，服药1周。经市医院复查痊愈。追访至1981年5月，该人此病愈后未再复发。

〔按语〕风水风寒证，予以麻黄加术汤合五皮饮加减治疗，宣肺解表，利水渗湿，表里兼顾而获效。

（选自《当代名医临证精华·肾炎尿毒症专辑》）

李玉奇医案

张某，女，18岁。初诊：咽痛、发热1月余，近5日来，小便减少，周身浮肿。经检查，诊断为急性肾炎，入院治疗。证属风水，治宜疏风宣肺，利水消肿。药用：麻黄15g，浮萍25g，侧柏叶15g，知母25g，滑石20g，白茅根100g，细辛5g，当归20g，地肤子15g，猪苓15g，薏苡仁15g，黄连15g。用适量水浸泡半小时后再煎2次，共煎300ml，每天1剂，分3次服。3剂后浮肿明显减轻，继服12剂，尿检正常，而告治愈。

〔按语〕急性肾炎多属中医"阳水"范畴，其发病多因风邪外袭，导致肺气失宣，不能通调水道，下输膀胱，风水相搏，流溢于肌肤，发为水肿。故其治疗，应以疏风解表、宣肺行水为大法。方中麻黄既能发汗，亦能利尿，是水肿伴有表证之要药；浮萍一味，前人谓其"发汗胜于麻黄，下水捷于通草"，故方中重用之；白茅根、滑石、猪苓、地肤子淡渗利尿；连翘清热解毒；当归养血活血；细辛辛散风邪；生侧柏叶凉血清热；知母滋阴清热，可制约麻黄、细辛之温性。诸药合用，俾风邪自表而散，湿邪自下而趋，水肿自消。

（选自《中国当代名医验方大全》）

章真如医案

罗某，男，14 岁。初诊：全身浮肿已 3 个月，以头面下肢肿甚，小便困难。尿常规检查：蛋白（＋＋＋），红细胞（＋），管型（＋）。诊断为急性肾炎。曾用抗生素、激素治疗收效不大。证属风水，治用经验方水肿汤。药用：麻黄 8g，桂枝 10g，黄芪 15g，薏苡仁 20g，通草 10g，茯苓皮 15g，赤小豆 30g，冬瓜仁 30g，木香 10g，白术 10g。水煎服，每天 1剂，连服 2 周，小便逐步增多，至第 5 周，浮肿全部消退。再用健脾利湿之剂作善后调理约半年，获得痊愈。

〔按语〕急性肾炎的治疗，一般来讲，清利为基本法则。然水为阴邪，得寒则凝，得阳则化，故一味清利未必能收全功。本方为江西名医许寿仁所传。方用麻黄、桂枝、黄芪通阳化气利水，取水得阳则化、得气则行之理；麻黄辛温宣通，既可上开肺气而发汗，又能通调水道，下输膀胱而利水；桂枝温经通阳，温化水湿；黄芪升举阳气，利尿消肿，同时监制麻桂发汗之功；白术、木香健脾燥湿，行三焦气滞。全方组合巧妙，寒热并用，开鬼门，洁净府，治水以多途，故收效迅捷。小儿宜减半服用。肿消后，以健脾为主，成人以补肾为主调理善后。

（选自《中国当代名医验方大全》）

郭继一医案

袁某，女，20 岁。住院号：1673。1981 年 5 月 8 日初诊：患者 1 周前感冒愈后，昨日突然颜面浮肿，继而全身躯干及四肢肿胀，伴头痛，乏力，纳差泛恶，小便量少色黄，舌苔薄白，脉浮而微紧。尿化验：蛋白（＋＋），红细胞偶见，白细胞（＋），上皮细胞（＋＋），颗粒管型 2～4 个/HP，透明管型 1～2 个/HP。血压 120/90mmHg。确诊为急性肾炎。证属风寒犯肺，通调失职。急投肾病一号方。药用：麻黄 10g，杏仁 10g，生姜 10g，桂枝 10g，生白术 12g，生石膏 15g，甘草 5g，益母草 30g，白茅根 30g。水煎服，每天 1 剂。

二诊：连服 9 剂，诸恙悉除，尿检正常，血压正常，于 5 月 16 日出院。嘱服金匮肾气丸半月，以资巩固。

〔按语〕郭氏认为，急性肾炎发病之时，应治已病的同时亦治未病，治疗重点是清其源，源清流自彻。多年研用肾病一号，既治已病，且防未病，临床运用时，切勿胶柱鼓瑟，贵乎活用，效必昭彰。

（选自《当代名医临证精华·肾炎尿毒症专辑》）

李今庸医案

患者，男，35 岁。1976 年 5 月初诊：3 天前患者右下肢生一小疖，前天忽然发生恶寒，头面四肢浮肿，小便黄，舌苔白，脉浮。某医院检查尿中有蛋白，诊断为急性肾炎。证属风寒侵袭，风激水上。治宜辛温散邪。方用香苏饮加减。药用：苏叶 10g，防风 10g，荆芥 10g，陈皮 10g，桔梗 10g，生姜 8g，杏仁 10g，葱白 2 茎。水煎服，每天 1 剂。

二诊：服药 3 剂，肿消寒已而尿中蛋白亦消失。

〔按语〕下肢生一小疖，乃血气郁滞所致。血气不和，易为外邪侵袭。风寒侵袭于表，故恶寒而苔白脉浮。风激水上，壅逆于头面四肢及皮肤，故头面四肢微肿。《灵枢·本藏》篇说："三焦膀胱者，腠理毫毛其应。"邪在腠理毫毛之皮肤，内应于三焦膀胱，三焦主水道，膀胱为水府，故其小便为之黄。香苏饮方加减，辛温发散，风邪去，水无所激，则自不逆壅于上，而复其下行之性矣。

（选自《李今庸临床经验辑要》）

陈瑞春医案

患者，男，19岁。1983年5月10日初诊：感冒发热，经用感冒灵等药，热退，3日后自觉眼睑浮肿，继之全身紧束如被杖，两下肢轻度浮肿，小便短黄，饮食尚可，舌苔薄白，脉浮数。尿化验：蛋白（＋＋＋），红细胞（＋＋＋），白细胞（＋＋）。证属风寒束表。治宜宣肺散寒，佐以利水。方用麻黄连翘赤小豆汤加减。药用：麻黄10g，连翘10g，桑白皮15g，杏仁10g，甘草3g，赤小豆30g，生姜3片，白茅根20g，芦根20g。7剂，水煎服，每天1剂。

二诊：服药后浮肿明显消退，全身紧束减轻，小便量多稍黄，舌苔薄润，脉浮小数。尿化验：蛋白（＋＋），红细胞（＋）。守方加益母草20g，继进7剂，水煎服，每天1剂。

三诊：服药后眼睑及下肢浮肿均消退，周身清爽，无所不适。食纳增加，舌苔薄润，脉浮缓。尿化验：蛋白（＋）。前方去芦根，继进7剂，水煎服，每大1剂。

四诊：自感全身神爽，饮食如常，小便清长，大便日1次，舌苔薄润，脉缓有力。尿化验正常。药用：麻黄6g，连翘10g，桑白皮15g，杏仁10g，甘草5g，生姜3片，大枣3枚，白茅根15g，益母草20g。服5剂以资巩固治疗。3个月后复查，尿常规正常。

〔按语〕急性肾炎初起属风寒束表，兼有湿热者甚多，若能因势利导，及时宣肺利水，上焦得通，湿热下泄，收效甚捷。治疗绝忌凉遏，表不透，湿不去，热不清，关门留邪，流弊多端。必须指出，一般而言，麻翘赤豆汤只宜初期表散，不宜久服。陈氏认为，若能切中病机，本着肺气宣、水道通的原则，可以效不更方。

（选自《陈瑞春论伤寒》）

柴浩然医案

王某，男，24岁。1969年7月25日初诊：素体较差，复因盛夏炎热，贪凉露宿，夜寒外袭，次晨即感恶风畏寒，渐至全身浮肿，肚腹胀大，小便不畅。当地某医院投用甘遂等攻逐利水之品6剂，药后呕吐不止，肿势益增，旋即住某医院。尿化验：蛋白（＋＋＋），颗粒管型（＋＋＋），脓细胞（＋＋＋），红细胞（＋＋）。确诊为急性肾炎，求柴氏会诊。现症见：面目、四肢皆肿，两足尤甚，触之不温，肚腹胀大，唇淡口和，食欲较差，小便不畅，虽值盛夏，非但不发热，且恶寒较甚，舌质淡，苔薄白，脉沉细，右寸浮弱，两尺细迟。证属风水虚证，乃属风寒束表，肾阳不振，脾失健运，水气泛滥。治宜解肌和卫，温肾健脾，以化水气。方用桂枝汤加味，药用：桂枝10g，白芍10g，炙甘草6g，茯苓30g，白术30g，熟附子15g（先煎），鲜生姜10g，大枣8枚。3剂，水煎服，每天1剂。

二诊：药后小便通畅，肿胀见消，食欲增加，而微恶寒。继服原方3剂。

三诊：头面上肢浮肿尽消，仅两足轻度浮肿，恶寒除，纳食知味，二便正常。原方去附子，再服3剂。

四诊：浮肿尽退，四肢转温，余症皆平，尿化验正常，病告痊愈。

〔按语〕患者素体较差，卫阳不固，复因贪凉露宿，感受风寒，肺气被束，不能通调水道，以致阳虚水抟。加之病初误投逐水之品，脾肾阳气受戕，水气再度泛滥，形成风水重证。故方用桂枝汤发汗解肌，调和营卫，再加熟附子温肾化气，白术、茯苓健脾利水，使营卫调和，风寒外解，脾肾阳气复振，水气得化，则其病渐愈。

（选自《古今名医临证金鉴·水肿关格卷（上）》）

三、风热证

施今墨医案

王某，男，23岁。病历号526185。初诊：患者发热20余天，过午寒热，头面出汗，小便色赤，颜面四肢浮肿，口渴思饮，大便干，3～4日1行。苔薄白，舌质红，脉浮数。经医院查尿有红细胞、蛋白及上皮细胞等。证属外邪入侵，营卫痹塞，遂致水气不行，渗溢而浮肿。正邪搏结，因发寒热，里热甚炽，口渴思饮，迫血妄行，热入膀胱。治宜清热利尿，润燥止血。药用：苇根20g，白茅根20g，大生地10g，鲜生地10g，冬葵子12g，云茯苓10g，冬瓜子12g，旱莲草30g，车前草10g，车前子10g（包），朱茯神6g，朱寸冬10g，仙鹤草12g，凤尾草10g，甘草梢6g，阿胶珠10g，瓜蒌子10g，瓜蒌根10g。3剂，水煎服，每天1剂。

二诊：服药后，尿中红细胞减少，小便量亦增多，大便仍燥，浮肿依然，寒热犹作。前方加火麻仁12g，再服3剂。

三诊：服药后，经化验尿仍有红细胞及蛋白，小便尚不通利，大便较干，下肢浮肿见轻。药用：苇根30g，白茅根30g，大生地10g，鲜生地10g，酒黄柏6g，酒黄芩6g，炒香豉12g，山栀子6g，旱莲草12g，车前草12g，冬瓜子12g，冬葵子12g，赤茯苓10g，赤芍药10g，瓜蒌子10g，瓜蒌根10g，郁李仁6g，炙草梢5g，晚蚕砂（炒皂角子10g同布包）10g。4剂，水煎服，每天1剂。

四诊：服药后，寒热已退，医院化验尿仍有少量红细胞及蛋白、上皮细胞。浮肿虽渐消，而晨起面肿，晚间腿肿较重，口干舌燥尚未减退。拟猪苓汤、葵子茯苓散加味治之。药用：淡猪苓10g，赤茯苓12g，车前草12g，旱莲草12g，冬瓜子12g，冬葵子12g，阿胶珠12g，滑石10g（布包），炒泽泻10g，仙鹤草15g，炙甘草梢3g。6剂，水煎服，每天1剂。

五诊：药服后，症状减除，饮食睡眠二便均已如常，经医院检查仍有少量蛋白，拟予丸方常服。每日早服六味地黄丸1丸，午服云南白药0.3g，进行巩固治疗。

〔按语〕古人所谓风水、皮水者，其症状多与现代医学诊断之肾炎相合，本案即是此类疾患。经治疗5次，症状基本消失，但蛋白尚未全除，故予常方六味地黄丸治之。云南白药可治肾炎后尿中蛋白久不消者，亦治肺结核阴虚潮热。

（选自《施今墨临床经验集》）

邹云翔医案

病案一：曹某，男，14 岁。1970 年 3 月 30 日初诊：全身浮肿，2 月初患上呼吸道感染，至 2 月 11 日眼睑浮肿。尿化验：蛋白（＋＋＋），颗粒管型（＋），透明管型（＋），红细胞（＋）。现症见：眼睑浮肿，精神萎软，口干欲饮，苔淡黄，脉细。血压 126/86mmHg。证属风热袭肺。治宜疏风清解，和络渗利。药用：金银花9g，连翘9g，生薏苡仁12g，芦根30g，茯苓9g，桃仁3g，红花3g，玄参9g，石斛9g，六一散9g（包）。水煎服，每天 1 剂。

二诊（4 月 1 日）：症如前述，宗原方治疗。水煎服，每天 1 剂。

三诊（4 月 6 日）：口干咽痛。尿常规：蛋白（＋＋＋），脓细胞少许。咽喉热毒未清。清咽解毒，补肾渗利治之。药用：南沙参12g，玄参9g，桔梗9g，生地炭6g，牛蒡子9g，黑豆衣12g，茯苓9g，血余炭9g（包），生甘草2.4g。水煎服，每天 1 剂。

四诊（4 月 13 日）：浮肿退，惟尿检结果如前。宗前法，活血化瘀之品，须加其量。药用：南沙参12g，玄参12g，金银花9g，生地炭9g，枸杞子12g，桃仁4.5g，红花9g，血余炭9g（包），黑豆衣12g，茯苓9g。上方服至 4 月底，精神好。尿检：蛋白（＋），红细胞偶见，脓细胞少许。再给健脾补肾方调理而愈。

〔**按语**〕凡继咽部疼痛而后发肾炎，或肾炎已发咽部仍痛者，必须首先注重清咽解毒。本例患儿有咽痛之症，故用黑玄参、沙参、桔梗、生甘草、牛蒡子等药以清解咽喉热毒。主法虽以清咽为主，但湿邪内恋，皆以肾虚为本，凡浮肿者，都可配合使用补肾渗利。邹氏根据水阻必有血瘀之理，在治疗急性肾炎病人时，常在方中少佐活血化瘀之品，对消肿、消蛋白尿有较好疗效。

病案二：谷某，女，10 岁。1974 年 4 月 26 日初诊：患儿于 4 月 8 日因扁桃腺发炎而发高热，体温 39.4℃，经治而退。但半月来低热绵绵，4 月 25 日至某医院就诊。尿检：蛋白（＋），红细胞（＋＋），脓细胞（＋），颗粒管型 0～1 个/HP，血压 120/80mmHg。诊断为急性肾炎。现症见：咽喉疼痛，面部微肿，胃纳减少，小溲黄赤，大便偏干，苔薄白，脉细。证属风热蕴结咽喉。治宜疏风清肺，兼以渗利。药用：荆芥 2.4g，桔梗 3g，南沙参 9g，防风 3g，炒青蒿 9g，白茅根 30g，芦根 30g，生薏苡仁 9g，茯苓 9g，黑豆衣 15g，六一散 9g（包），二至丸 9g（包）。6 剂，水煎服，每天 1 剂。

二诊（5 月 3 日）：仍觉咽喉疼痛，溲黄便干，面部微肿。尿检：蛋白（＋＋），脓细胞（＋＋），红细胞少许，颗粒管型 0～1 个/HP。原方去防风、六一散，加地骨皮 9g 以清虚热，山药 12g 以健脾胃。5 剂，水煎服，每天 1 剂。

三诊（5 月 8 日）：精神好转，胃纳增加，浮肿不著，低热已退，但仍咽痛，溲黄便干，有盗汗。尿检：蛋白（＋），脓细胞少许，红细胞少许，颗粒管型 0～1 个/HP。咽喉热毒未清，清咽解毒，淡渗利湿，佐以育阴敛汗之品。药用：玄参 9g，桔梗 3g，南沙参 12g，黑豆衣 9g，芦根 45g，生薏苡仁 4.5g，知母 9g，二至丸 6g（包），糯稻根须 12g。5 剂，水煎服，每天 1 剂。

四诊（5 月 13 日）：咽痛减轻，眼睑浮肿。尿检：蛋白微量，脓细胞少许，上皮细胞少许，红细胞少许。以 8 日原方加连皮茯苓 12g，以增渗利之效。以上方调治半月余，自觉症状消失，尿检正常而停药。至 1977 年随访未见复发。

〔**按语**〕患儿乃急性扁桃腺炎后发生急性肾炎，为风邪热毒搏结咽喉，蕴于肺系，传变于肾所致。肺虚是本病之本，金不生水，母病及子。故于清肺解毒，疏风利湿，表里两解之后，侧重养肺以益肾。方中荆芥、防风疏风解表；南沙参、桔梗、玄参养阴清肺，利咽解毒；青蒿、地骨皮、知母、二至丸养阴散热；茯苓、苡米、茅根、芦根淡渗利湿；黑豆衣、糯稻根须育阴敛汗。方制轻清而有效。

（选自《邹云翔医案选》）

徐嵩年医案

卫某，男，11岁。1977年8月1日初诊：患儿在3个月前因浮肿，化验小便发现蛋白尿（＋＋＋~＋＋＋＋），红细胞（＋＋），白细胞4~6个/HP，颗粒管型0~1个/HP。舌苔薄白，脉濡。证属风水挟热。治宜疏风宣肺，清解利水。药用：炙麻黄9g，荆芥9g，苏叶12g，连翘15g，益母草15g，淡豆豉30g，赤小豆30g，马鞭草30g，生甘草4.5g。10剂，水煎服，每天1剂。

二诊（9月12日）：服药10余剂后症状好转。化验小便：蛋白（＋），红细胞（＋＋），白细胞0~2个/HP。此表证虽除，里邪未清，故尿常规未趋正常。予以表里兼施，治表宣肺清解，治里凉营止血。药用：苏叶9g，麻黄9g，血余炭9g，生地黄15g，小蓟15g，乌蔹莓30g，地锦草30g，金樱子30g，白茅根30g，琥珀粉（吞服）1.5g。7剂，水煎服，每天1剂。

三诊（9月20日）：化验小便：蛋白阴性，红细胞1~3个/HP，白细胞0~1个/HP。巩固用药同上。经长期随访，病情稳定。

〔按语〕肺为水之上源，肾之经脉上达于肺，肺气失于宣肃，可导致风水。徐氏认为，风水一证宣开肺气为正治之法，此即《内经》所谓"开鬼门"一法。临证之时，常以清利方和麻黄赤小豆汤为主方，重用麻黄，即使是急性肾炎血压高者，仍用麻黄，用药后常随水肿消退而血压也有所下降。方中可用利水之药，不治水而水自去。随水肿消退，蛋白尿也随之好转。如果水退去而蛋白尿尚未悉除者，仍可继续使用宣肺发汗之品，此时不是取其发汗消肿之力，而是用其调整肺气的宣肃功能，以达到进一步改善病情的目的。此例患者的治疗充分体现了肾病治肺的特点。

（选自《当代名老中医临证荟萃（一）》）

时振声医案

刘某，男，5岁。初诊：上呼吸道感染后1周，现见眼睑浮肿。查尿蛋白（＋＋），红细胞2～6个/HP，白细胞0～1个/HP，颗粒管型0～1个/HP。目前仍有咽痛，稍有咳嗽，舌红苔薄黄，脉细数。证属风水风热证。治宜疏风散热，佐以渗利。方用五皮饮加减。药用：麻黄3g，生石膏15g，杏仁3g，生甘草3g，桔梗3g，桑白皮10g，陈皮6g，茯苓皮15g，大腹皮5g，冬瓜皮15g。水煎服，每天1剂。

二诊：服药3剂，眼睑浮肿消失，咽痛、咳嗽减轻，尿蛋白（＋），镜检（－）。又继服1周，以养阴清热善后。药用：金银花10g，麦冬6g，女贞子6g，旱莲草6g，益母草15g，白茅根15g。继服2周，复查尿常规阴性。

〔按语〕急性肾炎面部或眼睑浮肿，多归入风水范畴，治当以疏风利水。本病例仍有风热犯肺之指征，结合眼睑浮肿，故以越婢五皮饮加减治之，水肿消失后，仍循清热之法，辅以养阴清热而收功。

（选自《时氏中医肾脏病学》）

叶景华医案

病案一：曹某，男，14岁。1978年4月8日初诊：患者10天前起发热，面部及四肢皮肤发红色丘疹，瘙痒难忍，继而面部、下肢浮肿，小便短少。现症见：面部浮肿，咽部充血，下肢有凹陷性浮肿，小便短少，舌苔薄黄，脉细数。体温37.6℃，血压154/101mmHg。尿化验：蛋白（±），红细胞8～10个/HP，白细胞6～8个/HP。证属风热外袭，肺失清肃。治宜清解利水。药用：忍冬藤30g，连翘15g，鸭跖草30g，半枝莲30g，白茅根30g，小蓟30g，白菊花9g，赤猪苓各9g。5剂，水煎服，每天1剂。

二诊：服药后，热退，痒疹亦消退，小便增多，浮肿渐退，血压正常。前方去鸭跖草、菊花，继续服2剂。

三诊：患者口苦，苔黄腻。原方加制苍术 9g，厚朴 6g，黄柏 9g。5 剂。

四诊：服药后，纳增，口不苦，苔腻化，浮肿退，尿中红白细胞减少，继续清化调理。至 4 月 24 日，一般情况好，血压平稳，复查尿正常，病愈出院。

〔按语〕该病例先有皮肤病而后出现急性肾炎病变，病情比较轻，主要用清解利水之剂，治疗半月即病愈。

病案二：秦某，女，27 岁。1986 年 2 月 25 日初诊：患者 3 周前发热，咳嗽咽痛，经治疗热渐退，但仍有咳嗽咽痛。现症见：面部浮肿，下肢轻度浮肿，咽部充血，扁桃腺肿大，小便短少而赤，口干苦，纳呆，舌苔黄腻，脉浮滑。体温 38.2℃，血压 135/90mmHg。尿化验：蛋白（＋＋＋），红细胞 20～25 个/HP；血沉 80mm/h；血肌酐正常，尿素氮 8.9mmol/L。证属感受风热之邪，致肺脾肾功能失常，水道不利。治宜疏解清利。药用：荆芥 10g，薄荷 6g，牛蒡子 10g，杏仁 10g，前胡 10g，白茅根 30g，茯苓 10g，猪苓 10g，金银花 30g，连翘 10g。水煎服，每天 1 剂。另肌注银黄针。

二诊：服药 3 天，发热退，小便增多，浮肿退，咽痛减，咳嗽少痰，血压降至正常。继进宣肺清利之剂。药用：前胡 10g，杏仁 10g，象贝 10g，桔梗 6g，蝉蜕 6g，陈皮 10g，制半夏 10g，鱼腥草 30g，黄芩 10g，白茅根 30g。水煎服，每天 1 剂。

三诊：咳嗽时轻时甚，尿中红细胞时多时少。连续服药 2 周，咳少，尿蛋白消失，尚有少许红白细胞。至 1986 年 3 月 19 日出院，门诊随访半年，用第 2 次方药及六味地黄丸调理，多次化验小便皆正常。

〔按语〕该病例因感受外邪引起，故以疏解外邪为主。外邪解后，小便增多，浮肿消退，血压下降，尿化验好转，但红细胞时多时少。一般情况下，外邪解而尿中红细胞或蛋白尿尚多者，治宜清利为主，方能促使病愈。

（选自《叶景华医技精选》）

肖俊逸医案

周某，男，20 岁。初诊：患急性肾炎，全身浮肿，腹大如鼓，纳呆，小便短赤，舌苔薄腻微黄，脉细弦数。证属风水热证。治宜宣肺利水，予于经验方八味清肾饮。药用：桑叶 12g，枇杷叶 12g，车前子 12g（包），地肤子 12g，冬瓜皮 12g，芦根 15g，白茅根 15g，天花粉 12g。水煎服，2 天 3 剂，服至肿消大半，后每天 1 剂，前后服药 20 天告愈。

〔按语〕急性肾炎多由肾中湿热虚火所致，治当用甘寒清利之品。本方由轻宣消炎利尿之剂组成。因肾炎主症为水肿，小便不利，故通利小便为首务，且急性肾炎发病急骤，病多在表在气，故方中以宣散肺气、通调水道之桑叶、枇杷叶等宣散，取其"提壶揭盖"之意；车前子、茅根、瓜仁、花粉利水而不伤阴，且茅根入气分又兼顾血分，对于起病急骤，病未入里之急性肾炎尤为适宜。

（选自《中国当代名医验方大全》）

刘弼臣医案

梁某，男，8 岁。初诊：患儿于 10 天前无明显诱因，双目窠浮肿，未予重视。5 天后，曾有一过性发热，体温 38.4℃，未经任何治疗，1 小时后自行降至正常。嗣后咳嗽，痰多，全身乏力，有时腰部酸痛。近 2 天尿色暗红。查体：眼睑明显浮肿，尿少颜色红暗，咽部充血，双扁桃体轻度红肿。血压常在 140/100mmHg。尿化验：蛋白（＋＋），白细胞 8～12 个/HP，红细胞 20～30 个/HP。诊断为急性肾小球肾炎。证属风水相搏，外遏肌表，内伤络脉。治宜疏邪利水，清热解毒。方用经验方鱼腥草汤加味。药用：鱼腥草 15g，倒叩草 20g，半枝莲 15g，益母草 15g，车前草 15g，白茅根 20g，灯心草 1g，麻黄 3g，连翘 10g，赤小豆 10g，旱莲草 1.5g。水煎服，每天 1 剂。

二诊：服 5 剂后，眼睑浮肿消失，尿色由暗红转为深黄，血压 110/80mmHg。尿常规复查：蛋白（＋），红细胞 5～

8 个/HP，白细胞 3 ~ 5 个/HP。证情好转，效不更方，上方加大小蓟各 10g，茜草 10g，旱莲草 15g，水煎服，每天 1 剂。

三诊：共住院并服中药 63 天，临床症状消失，查尿常规阴性，病愈出院。

〔按语〕小儿肾炎多由风邪、水湿入侵，加之禀赋不足，以致邪伏于内而发病。鱼腥草汤是刘氏多年研用均获得满意疗效的经验方。方中鱼腥草、倒叩草清热利水，以消肿；半枝莲清热解毒；益母草和白茅根同伍和血止血；车前草利尿降压；灯心草清心利水。本方共奏清热解毒、降低血压、和血利尿之功能。对湿毒、风邪阻遏导致的水肿、血压高疗效显著。根据临床观察，一般 1 周左右浮肿消失，2 周左右肉眼血尿消失，镜下血尿经过 3 个月左右的治疗，均可消失而愈。

（选自《中国名医验方大全》）

马骥医案

黄某，男，12 岁。1980 年 4 月初诊：病人感冒发热，咽痛 1 周，继发周身浮肿。尿检：蛋白（＋＋），红细胞（＋＋），颗粒管型 0 ~ 1 个/HP。确诊为急性肾炎，转中医诊治。现症见：发热无汗，口渴心烦，咽痛，周身浮肿，尿少色黄，便秘，舌红苔薄黄腻，脉浮数。证属风水风热证。治宜辛凉宣肺，清热解毒，利水渗湿。方用麻黄连翘赤小豆汤合黄连解毒汤加减。药用：麻黄 10g，连翘 20g，桑白皮 20g，杏仁 8g，黄芩 10g，栀子 10g，大黄 5g，桔梗 15g，薄荷 10g，生甘草 8g，赤小豆 20g。水煎服，每天 1 剂。

二诊：服药 2 剂后，周身微汗出而热退，尿量增多，浮肿渐消，大便通利。减大黄继进 2 剂，浮肿全消。善后调理 3 周，尿检正常而痊愈。

〔按语〕本案辨证为风水风热证，予麻黄连翘赤小豆汤合黄连解毒汤加减，以辛凉宣肺，清热降水，使表邪解，内热清，肺气宣畅，水道通调而浮肿诸症均除。

（选自《当代名医临证精华·肾炎尿毒症专辑》）

廖浚泉医案

郭某，男，14 岁。1964 年 8 月 13 日初诊：患者诊断为急性肾炎合并尿毒症，经西医治疗 18 天，病情无改善，求治于廖氏。现症见：壮热 20 余天，体温持续在 38.5℃～39℃，颜面四肢俱肿，皮色光亮，腰痛，小便短少不畅，色如酱汁，喘息鼻衄，泛恶呕吐，不思饮食，全身皮肤现红疹，瘙痒不休，大便秘结已数日，舌苔腻微黄，脉浮数有力近弦。证属风水夹热，三焦闭塞。治宜通调水道，清宣肺气，宽中化湿，利尿解毒。方用麻杏石甘汤加味。药用：麻黄 3g，生石膏 12g，半夏 10g，厚朴 6g，葶苈子 6g，连翘 10g，杏仁 6g，赤小豆 12g，薏苡仁 24g，甘草 1.5g，生姜 3 片，大枣 3 枚。2 剂，水煎服，每天 1 剂。

二诊：服药后发热略减，微出汗，鼻衄，皮肤现红色疹点。此乃湿热郁火，木火上炎，邪气外达，若阳络受伤宗前法加平肝降火之品。上方药继服 2 剂。

三诊：服上方药后，鼻衄止，皮肤疹点消退，余症依旧。舌淡红苔黄腻，脉滑数。拟疏凿饮子加减。药用：羌活 6g，秦艽 8g，大腹皮 6g，槟榔 6g，茯苓皮 12g，川椒目 3g，木通 10g，泽泻 10g，商陆 10g，赤小豆 10g。2 剂，水煎服，每天 1 剂。

四诊：服药后精神转佳，饮食增进，小便量 1 日达 1250ml，浮肿稍减。再以清热利湿，疏通水道之剂。药用：生石膏 15g，知母 10g，薏苡仁 25g，益元散 10g，黄芩 6g，茵陈 6g，地骨皮 12g，桑白皮 10g，大腹皮 10g，侧柏叶 10g，连翘 10g，厚朴 6g，藕节 4 个，竹茹 10g。5 剂，水煎服，每天 1 剂。

五诊：药后下肢浮肿减轻，小便增多，尿色转红褐；尚潮热头痛，烦躁神疲，口干鼻衄，食少便秘，腹胀腰痛。舌苔薄白腻，脉弦数。治用育阴清化法。药用：青蒿 10g，鳖甲 15g，牡丹皮 6g，白薇 5g，生地黄 15g，白茅根 15g，薏苡仁 24g，知母 10g，秦艽 10g，桑白皮 10g，大腹皮 10g，竹茹 1 团。5
剂，水煎服，每天 1 剂。

六诊：经用清宣利湿、育阴解毒诸法，水肿消去大半，小
便通畅，呕吐腹胀腰痛均止，饮食增加。惟体温波动，头目眩
晕，左耳痛，烦躁不安，口干唇赤，咳嗽无痰，舌质红，脉弦
细而数。血压 150/100mmHg。此余热不尽，营阴耗伤，虚阳
上越，相火灼金。拟育阴潜阳、滋水降火佐渗利之剂，以黄连
阿胶汤加味。

七诊：服上方药 2 剂后，继以益气养阴、清热利湿之品化
裁。连进 10 余剂，诸恙大有好转，水肿十去八九，尚心慌气
短，神倦消瘦，颜面潮红，肌肤不荣，大便秘。舌淡红，脉细
数无力。久热不退，正气受伤，营血亏耗，阴不敛阳。治以滋
阴养血，益气和营。方以炙甘草汤化裁。

八诊：上方药服 2 剂后发热即平，再进药 2 剂，心慌烦躁
诸症消失，神气好转，水肿尽消。惟手足颤抖不能自主，头晕
昏眩，口干唇红，舌淡红，脉细弦。继以滋养肝肾、益气健脾
兼除湿之剂作善后调治，方用杞菊地黄汤、异功散加减，常用
药物如女贞子、夏枯草、钩藤、黑芝麻、阿胶、龟甲、麦门
冬、莲子等。

九诊：调理 20 余天，诸症均愈，小便清长，肉眼未见血
尿，镜检尿中红细胞极少，白细胞（＋），蛋白（＋）。血压
正常，未见浮肿复发，于 10 月 17 日出院。后门诊追踪观察 8
月余，一切良好。

〔按语〕此例病情复杂，病势较急，其辨证施治可分为三
个阶段。初期：表邪未解水湿内蕴化热，水肿壅盛，以祛邪治
标为上，采用开鬼门、洁净府兼清里热等法。方中麻黄、杏
仁、紫苏等品，除能解表散邪外，且有疏宣开肺之效，此即属
癃闭治法，取上窍得通，下窍始能开泄之意，故尿闭得以解
除。中期：肿势渐退，但正气耗伤，出现阴虚阳亢、水不制火
诸症，经施用育阴潜阳、滋阴降火佐以渗利等标本兼顾之剂，
取效甚捷。末期：水肿全部消除，而正气尚未恢复，临床表现

为气阴两虚、肝木失调征象，以扶正治本为主，而用益气养阴、培补肝肾之剂调治而愈。虽症情复杂，但证变药亦变，随症情变化而灵活调治才是中医辨证施治之精髓。

（选自《廖浚泉儿科医案》）

章真如医案

王某，男，13 岁。1994 年 2 月 19 日初诊：1 周前患重感冒，发热咽痛，在某医院诊断为急性扁桃腺炎，予于抗生素治疗 3 天，发热咽痛好转。第 4 天，突然眼睑面部浮肿，下肢亦肿，小便短少，四肢乏力，舌红苔薄白，脉细数。尿化验：蛋白（＋＋＋），红细胞（＋），白细胞（＋＋）。诊断为急性肾炎。证属风水犯肺，肺气壅滞，失于肃降，累及脾肾，气化失司，发为水肿。治宜宣肺利水，佐理脾肾。药用：麻黄 6g，桂枝 6g，白术 9g，黄芪 10g，薏苡仁 15g，通草 6g，茯苓皮 12g，赤小豆 15g，山药 10g，木香 6g，桔梗 6g，牛蒡子 6g。3 剂，水煎服，每天 1 剂。水肿渐消，再拟益气健脾之药调理月余，病瘥。

〔按语〕水肿初起，邪未深入，及时治肺，宣邪外出，兼理脾肾，截断邪气下移之路，气机一转，病乃速愈。

（选自《中国百年百名中医临床家丛书·章真如》）

潘澄濂医案

黄某，男，5 岁。1976 年 10 月 12 日初诊：患者于 1975 年秋，畏寒发热，咽痛，咳嗽，持续 1 周而治愈。经半个月后，又复咳嗽痰鸣，面目逐渐浮肿，小便减少。检查尿液：蛋白（＋＋＋），红细胞（＋），颗粒管型（＋）。西医诊断为急性肾炎。曾以青霉素、链霉素治疗，时而缓解，时而复发。现症见：面目及四肢轻度浮肿，微热，咽红，咳嗽痰多，喘逆，恶心，尿量减少。舌苔前半薄，中后黄腻，舌尖微红，脉象浮数。检查尿液：蛋白（＋＋＋），红细胞（＋），颗粒管型 0～3 个/HP，透明管型 0～3 个/HP。证属风毒外袭，治节失司，脾不散精，气结水溢。治宜疏表宣肺，健脾渗湿。方以麻黄连翘赤小豆汤加减。药用：麻黄2.5g，连翘15g，赤小豆15g，桑白皮12g，连皮茯苓12g，金银花12g，生黄芪12g，白术9g，杏仁6g，鱼腥草20g，红枣4枚。水煎服，每天1剂。

二诊：服方5剂，喘咳减轻，浮肿未消。检查尿液：蛋白（＋＋），红细胞0~4个/HP，颗粒管型0~2个/HP。前方合拍，减去金银花，加陈皮6g，继服15剂。

三诊：服上方药后，浮肿消退。检查尿液：蛋白（＋），红细胞0~2个/HP，余正常。嗣后改用防己黄芪汤加生地、桑皮、知母、黄柏、益母草等药随证加减，服药4个多月，并每月加注丙种球蛋白1支，以增强免疫力，防止感染。经半年后症状消失，尿检正常，观察至今8年，未见复发。

〔**按语**〕本例患者，虽然历经的时间较长，但患者就诊时仍以表证显著，兼有虚象。潘氏治疗一则急则治标祛邪，同时结合患者脾虚之证，佐以健脾利湿之药，标本同治，扶正祛邪，守方用药，故疗效显著。

（选自《中国百年百名中医临床家丛书·潘澄濂》）

梁贻俊医案

利某，男，50岁。1994年12月15日初诊：5天来患者无诱因而面腿肿，咳嗽发热，痰多色白，头痛，腰痛，小便黄少，便秘。肿前8天曾有外感咽痛。现症见：目胞肿，脸肿，身肿，按之凹陷不起，色泽光亮，舌边尖红，苔薄白，脉沉滑细数。尿化验：蛋白（＋＋），红细胞2~3个/HP，白细胞4~5个/HP，上皮细胞2~3个/HP。西医诊断为急性肾炎。证属外感风热，肺失宣降，致水道不利，风水相搏，溢于肌肤。治以宣肺疏风，化湿解毒。药用：炙麻黄6g，连翘25g，赤小豆50g，金银花40g，杏仁15g，茯苓20g，泽泻20g，猪苓20g，白茅根30g，蒲公英30g，牛蒡子15g，瞿麦20g，桑寄生25g。水煎服，每天1剂。

二诊（1995年1月8日）：上方已服8剂，面肿、身肿已消，尚腰酸腰痛，尿频急，稍咳痰多，舌苔薄黄质暗红，脉沉滑。尿常规：蛋白（＋），红细胞 8～12 个/HP。改以清热解毒益肾。药用：炒当归 10g，连翘 30g，赤小豆 50g，金银花 30g，杏仁 10g，浙贝母 10g，白茅根 50g，小蓟 50g，仙鹤草 25g，枸杞子 20g，菟丝子 20g，杜仲 15g。水煎服，每天 1 剂。

三诊（1 月 15 日）：上方又服 7 剂，曾查 2 次尿常规阴性，已无红细胞，面手腿肿均消，尚口干，舌苔薄黄，脉滑。水肿已尽消，身无所苦，上方加黄柏 10g，减杏仁、浙贝母、仙鹤草，改 2 天 1 剂，再服 7 剂以巩固。

〔按语〕本例是水肿病乃为风水，临床见面肿、手肿、足肿，此乃风水相搏，水道不通所致。咳嗽、发热、头痛是风邪束表之证。小便短少色黄、舌红脉细数乃湿热内蕴之象。综上可见，风水乃风邪犯肺，肺失宣发，风水相搏，故治疗用汗法（开鬼门），药用麻黄、牛子、杏仁、连翘开肺气，使水从汗解。双足肿乃膀胱气化不利，治以利小便，洁净府，故方中运用茯苓、猪苓、泽泻、茅根、瞿麦健脾利湿。寄生益肾。4 剂药后，面、手、足肿均显消，腰痛亦减，后改以清热解毒益肾法，方中取当归、连翘、赤小豆、金银花、茅根清热利水，枸杞子、菟丝子、杜仲益肾，清其余毒以防再复。多次查尿常规均正常，水肿消，血压正常，尿化验正常，1 例急性肾炎迅速而愈。

（选自《梁贻俊临床经验辑要》）

朱进忠医案

侯某，男，15 岁。初诊：在 5 个月以前，突然发现眼睑浮肿，尿化验：蛋白（＋＋＋），红细胞 5～10 个/HP，白细胞 3～7 个/HP。确诊为急性肾炎，急以西药治疗近 3 个月，除浮肿消失外，其他诸症俱不改善。后又请中医以利水消肿、滋阴补肾、清热解毒、活血利水治疗近 2 个月，诸症亦不见好转。现症见：咽痛，尿色黄赤，舌苔薄白，脉浮数。证属上焦风热，心与小肠有火。治宜疏风解表，清热泻火。药用：蝉蜕

10g，苏叶 10g，僵蚕 10g，连翘 10g，白茅根 30g，元参 15g，牛蒡子 10g。水煎服，每天 1 剂。

二诊：服药 4 剂，咽干咽痛好转，尿检各项指标明显好转，尿蛋白减为（＋），红细胞 5～10 个/HP，白细胞 0～3 个/HP。继服 6 剂，诸症消失，尿化验均为正常，临床治疗痊愈。

〔按语〕本例患者急性肾炎久治不愈，临床症状比较少。但朱氏善于从较少的脉证中发现证情的关键环节，尿色黄赤，热在心与肠；同时脉象浮数，知病情虽久，但邪热仍久在表，且为上焦风热。因此，治用上清风热，下泻小肠火热，故而疗效显著。

（选自《中医临证经验与方法》）

于己百医案

曲某，男，13 岁。1992 年 6 月 3 日初诊：患者 2 周前因扁桃腺发炎，症见高热、咽痛，经治热退痛止。昨日突然颜面浮肿，晨起为甚，夜间发现双脚也有浮肿，小便量少，色红如茶。今天化验尿：红细胞满视野，白细胞 10～20 个/HP，蛋白（＋＋）。现症见：颜面浮肿，自觉小便不利，身困乏力，舌红苔薄白，脉浮滑而数。证属风热犯肺，宣降失常，通调失职，水邪泛滥，兼以热伤阴络，血从下去。治宜疏散风热，解毒利湿，兼以滋阴。方用越婢汤合麻黄连翘赤小豆汤、四苓散加减。药用：麻黄 10g，生石膏 30g，炙甘草 10g，大枣 6 枚，生姜 10g，白术 10g，连翘 20g，赤小豆 15g，茯苓 30g，泽泻 30g，荆芥穗 12g，黄芪 20g，小蓟 30g，白茅根 30g，侧柏叶 20g，白花蛇舌草 30g，败酱草 13g。水煎服，每天 1 剂。

二诊（6 月 8 日）：服药 5 剂，浮肿略消，小便量增。尿化验：红细胞 5～20 个/HP，白细胞 0～5 个/HP，蛋白（＋）。原方去荆芥，加桑白皮 15g，金银花 20g。7 剂，水煎服，每天 1 剂。

三诊（6 月 16 日）：浮肿基本消失。尿化验：红细胞 0～2 个/HP，蛋白（±）。上方去败酱草、白花蛇舌草，加丹参

20g，继服 7 剂，诸症告愈。随访 1 年，未见反复。

〔按语〕于氏治疗急性肾炎，其辨证多从风水论之，根据其病前常有上感史，按风热水肿论治。在选方用药方面，常用越婢汤合麻黄连翘赤小豆汤、四苓散等方化裁。于氏依据三方组合化裁，自制成急性肾炎基本方，临床随证加减，多有良效。

（选自《中国百年百名中医临床家丛书·于己百》）

柴浩然医案

王某，女，24 岁。1969 年 7 月 25 日初诊：平素月经不调，半年来又兼脾虚带下。患者 4 天前因气候炎热，贪凉露宿，次日晨起即恶寒发热，头痛，目窠微肿，身体困重，至 23 日又增嗽微喘，小便不畅，面目浮肿，24 日浮肿渐及全身，即住院治疗。尿化验：蛋白（＋＋＋），红细胞（＋＋＋），颗粒管型（＋＋）。查体温 38.6℃。求治于柴氏。现症见：全身浮肿，以面目及上肢浮肿较甚，按之凹陷不起，下肢浮肿较微，脘腹胀闷，身热不甚，恶寒较重，头痛身重，微汗不透，口渴，小便短黄，舌红苔白，脉浮紧，两寸兼滑数。证属风水实证。治宜发越阳气，解表清热，宣肺散水。方用越婢加术汤加味。药用：麻黄 10g，生石膏 30g，甘草 6g，鲜生姜 10g，白术 30g，杏仁 10g，鲜白茅根 60g，冬瓜仁 30g。2 剂，水煎服，每天 1 剂。

二诊：药后漐漐汗出，寒热皆除，头痛身重均减，咳喘渐平，肿势消退大半，脘腹渐畅，小便增多，舌如故，脉渐和，继以原方 3 剂。

三诊：浮肿尽退，小便清利，诸症悉除。因尚有白带，续以《金匮》当归芍药散改汤，以养血调肝，健脾除湿。

〔按语〕本案乃盛夏露宿，感受风邪。肺合皮毛，为水之上源，故风邪犯表，肺气不宣，肃降失司，不能通调水道，下输膀胱，以致风水相搏，形成水肿。本病虽有微汗，但恶寒不罢，表邪不解；虽身热不甚，但发热不除，郁热仍在。故方用越婢加术汤，发越阳气，解表清热，宣肺散水。加杏仁、麻黄、石膏，寓麻杏石甘汤之意，清宣肺热，止咳平喘；加冬瓜仁、鲜白茅根，意在加强清热利水消肿之功。此表邪得除，郁热得散，肺气宣降，水道通调，则水肿自愈。

（选自《古今名医临证金鉴·水肿关格卷（上）》）

四、湿（毒）热证

蒲辅周医案

张某，男，11 岁。1964 年 4 月 4 日初诊：于 3 月 9 日开始发热，头痛，小便不利，住院检查诊为急性肾小球肾炎，经西药治疗后发热已退。尿化验检查：蛋白（＋），红细胞 2 ～ 8 个/HP，白细胞 1 ～ 3 个/HP；血沉快，抗"O"阳性。现症见：面色青黄虚浮，晚间多汗，饮食减少，欠香，大便偏干，小便黄，舌根苔黄腻，脉沉弦细。证属肠胃湿热，蕴积下焦。治宜调和肠胃，分利湿热。药用：连皮茯苓 6g，猪苓 4.5g，泽泻 4.5g，苍术 3g，草薢 9g，大豆黄卷 9g，茵陈 6g，赤小豆 9g，炒神曲 6g，焦栀子 3g，通草 3g。6 剂，水煎服，每天 1 剂。

二诊（4 月 14 日）：药后面色转红，汗出减少，饮食增加，无其他不适，舌苔薄黄腻，脉弦缓有力。前方去苍术、栀子，加麦芽 6g。5 剂，水煎服，每天 1 剂。

三诊（4 月 24 日）：症情好转，纳谷正常，大便干，2 ～ 3 日 1 次，小便仍黄。蛋白微量，红细胞 0 ～ 5 个/HP，面颧部生一小疖，脉细数，舌红苔减。此湿热未尽，继宜清利法。药用：连皮茯苓 9g，泽泻 4.5g，炒黄柏 2.4g，草薢 9g，大豆黄卷 9g，茵陈 6g，薏苡仁 12g，神曲 6g，麦芽 6g，晚蚕砂 9g，通草 3g，火麻仁 9g。2 剂，水煎服，每天 1 剂。

四诊（6 月 13 日）：前方加减已服 13 剂，于 5 月 29 日出院。最近身起风疹块刚退后，下肢及背部又出现散在性的风疹块，色红，痒甚。大便稀，日 2 次。小便化验：蛋白阴性，白细胞阴性,红细胞 0 ~ 3 个/HP。脉右沉濡,左弦细微略缓;舌苔薄黄微腻。乃属内湿外出,因势利导,治宜祛风除湿。药用:升麻 3g,葛根 4.5g,赤芍 3g,羌活 3g,独活 3g,白芷 3g,苍术 4.5g,防风 3g,蝉蜕 6g,白蒺藜 9g,地肤子 6g,连皮茯苓 6g,薏苡仁 9g,大枣 3 枚,荷叶 6g。5 剂,隔天 1 剂,水煎服。

五诊:服完后,停药观察。随访该患者身体已恢复健康。

〔**按语**〕本例急性肾炎恢复期,脉症合参为肠胃湿热下注,用分利湿热,调和肠胃法,药后黄腻苔渐减,纳食增加,小便化验好转。身出风疹块,因势利导,用祛风除湿而康复。

（选自《蒲辅周医疗经验》）

邹云翔医案

病案一:于某,男,12 岁。1973 年 4 月 12 日初诊:患儿于 3 月中旬患猩红热,4 月初出现面、肢浮肿而在某处就医。查见咽红,扁桃腺Ⅱ°肿大,颌卜淋巴结如蚕豆大有压痛,发热。尿检颗粒管型（＋＋）,脓细胞（＋＋）,红细胞少许,诊断为急性肾炎而入某医院治疗。经用青霉素肌注,高热不退,遂于 4 月 12 日请求会诊。现症见:发热无汗,咽痛唇燥,左侧扁桃腺红肿,口唇碎裂,皮肤已脱屑,但仍继发红痧,苔色灰黑。证属风热时毒,内蕴失宣,入舍于肾,又夹痰热内蕴。治宜疏风透达,清热解毒,兼以化痰。药用:连翘 12g,牛蒡子 9g,前胡 9g,金银花 30g,僵蚕 15g,玄参 15g,稆豆衣 24g,白鲜皮 12g,桔梗 6g,生地黄 12g,南沙参 15g,炒黄芩 1.8g。2 剂,水煎服,每天 1 剂。

二诊（4 月 14 日）:发热未退,体温 38.5℃,舌缘碎糜,左侧扁桃腺红肿未消,唇焦干而裂,鼻衄,量不多。查血非蛋白氮 42.84mmol/L,苔仍灰黑。肺胃热毒未清,痰火内蒸,治宜清热解毒,佐以疏达。药用:薄荷 2.4g（后下）,马勃 1.2g,桔梗 6g,僵蚕 12g,金银花 45g,连翘 12g,玄参 24g,麦门冬 12g,石斛 24g,石菖蒲 2.4g（后下）,焦山栀 3g,炙远志6g，川贝母4.5g，稆豆衣24g。另：芦根120g，去节煎汤代水。水煎服，每天1剂。锡类散600mg，吹喉。

三诊（4月16日）：风热时毒，经两投清解之品，热势下行，但入晚体温仍高（38℃），咽已不痛，苔灰已化，鼻衄亦止，脉细，贫血貌。治宜清解育阴。药用：薄荷头1.5g，金银花30g，黑玄参24g，枸杞子12g，麦门冬9g，玉桔梗3g，制僵蚕12g，川石斛18g，净连翘30g，稆豆衣24g，川贝粉3g（冲入），芦茅根各60g。水煎服，每天1剂。

四诊：上三诊皆注重清解，服至4月下旬时热不退，入晚仍在38℃左右，血尿未止，血非蛋白氮升至50.48mmol/L，肌酐371.28μmol/L。扁桃腺已不肿大，皮肤脱屑较多，红疹未见再现，纳少汗多，苔白腻，脉细弦，面微肿。余毒未尽而肾气受损，以清解凉营方加补气敛汗之品。药用：生黄芪30g，金银花30g，连翘12g，玄参12g，稆豆衣18g，白茅根60g，芦根60g，丹皮9g，炒赤芍9g，生薏苡仁18g，茯苓12g，糯稻根须12g。服药后体温下降，血非蛋白氮及肌酐亦趋减，遂以上方中加补气之黄芪，并增补肾养血之磁石12g。水煎服，每天1剂。

五诊：服至5月2日，症情继续好转，血非蛋白氮37.84mmol/L，肌酐194.48μmol/L，血压118/70mmHg。午后仍有低热，贫血貌，脉细弦，苔薄白。热毒渐清而肾气未复。继以原法，增以补肾健脾之品。药用：生黄芪30g，金银花12g，稆豆衣12g，丹皮9g，赤芍9g，二至丸12g（包），山药12g，磁石12g，茯苓9g，枸杞子12g，佛手12g，白茅根60g，芦根60g，糯稻根须90g（煎汤代水）。水煎服，每天1剂。

六诊：以上方出入直服至6月8日。病情明显好转，肾气渐复，午后有低热，有时咽痛。脉细，苔黄。尿检：蛋白微量，红细胞30～40个/HP，白细胞0～1个/HP。大病后，气阴两伤，脾肾双亏待复，然肺中余热未尽，故从虚劳论治，补气养阴，健脾补肾为主，佐以清肺降火为法。药用：黄芪30g，地骨皮9g，白薇9g，茯苓12g，生薏苡仁12g，冬虫夏草

9g，骨碎补 9g，磁石 15g，玄参 12g，佛手 9g，阿胶珠 3g，南沙参 9g，北沙参 9g，白茅根 60g，芦根 60g。水煎服，每天 1 剂。

七诊：服至 7 月 2 日，精神好转，面色红润，体质渐复，尚觉腰酸，尿频。血常规检查：红细胞 3.98×10^{12}/L，血红蛋白 100g/L。尿检：蛋白极微量，脓细胞 0~1 个/HP，红细胞 2~3 个/HP。以补肾健脾、渗利湿热方巩固而愈。药用：黄芪 15g，枸杞子 12g，菟丝子 12g，芡实 9g，玄参 9g，冬虫夏草 9g，稆豆衣 12g，南沙参 9g，鲜芦根 60g，六一散 9g（包），鲜荷叶 1 角。水煎服，每天 1 剂。

〔按语〕肺主皮毛，咽喉乃肺胃通道之要冲。疫毒之邪上冲则发喉症，外出于表，则发丹痧。治疗应透表解毒。若疫毒之邪失于透达，化火入营，而营热又不得透热转气，则下陷入肾，每发肾炎。治疗仍宜疏表透达，解毒凉营，渗利湿热。本例一、二诊宗疏表透达，清咽解毒法，用前胡、薄荷疏表达邪；银花、连翘、牛蒡、山栀、子芩、桔梗、马勃、制僵蚕、南沙参、玄参、锡类散清肺利咽解毒；生地、稆豆衣、石斛、麦冬滋阴清热；贝母化痰；白鲜皮与生地等滋阴药配合以清营血之风热。4 剂后，热势减轻，咽已不痛，红痧不发，苔灰得化，鼻衄亦止。惟入晚发热，且肾功能继续下降，此正虚不能托毒外出。于原方中酌减清解之品，加补气托里之黄芪，育阴敛汗之糯根须，补肾养血坚骨之磁石、杞子，健运脾胃之山药、茯苓，渗利湿热之茅根、芦根等，连服月余，而使肾气渐复，病情向愈。不可概言急性肾炎不能用补，本例在大量清解滋阴药中，加入一味黄芪，对本例的转机起了很大作用。黄芪为补中益气，实卫固表，利水消肿，托毒生肌之品，根据辨证论治原则，用此于肾病之水肿、蛋白尿和肾功能不全者，多获良效。

病案二：徐某，女，6 岁半。1965 年 12 月 25 日初诊：3 个月前腹部生疮疖，继则面目轻度浮肿，低热逗留。尿检：有蛋白、红细胞。住某医院诊断为急性肾炎，治疗好转出院。不久，症状复又出现。现症见：食欲不振，小溲黄赤，舌苔淡黄，舌质偏绛，脉细。尿检：红细胞（＋＋），白细胞（＋＋）。证属疮毒内攻，湿热蕴于肾经而发。治宜疏达清里，佐以渗利湿热之品。方用麻黄连翘赤小豆汤加减。药用：麻黄0.9g，连翘3g，赤小豆12g，青蒿9g，生地黄4.5g，茯苓9g，鲜芦根90g，玉米须15g，生甘草梢1.5g，血余炭4.5g（包）。5剂，水煎服，每天1剂。

二诊（12月30日）：症状减轻，纳谷得增。守原意。原方生地黄改12g。水煎服，每天1剂。

三诊（1966年1月8日）：精神好转，胃纳较香，小溲转清，惟左侧扁桃腺肿痛。尿检：红细胞少许，白细胞0～2个/HP。风热为患，治以清咽解毒，渗利湿热之法。药用：玄参4.5g，麦门冬9g，桔梗2.4g，牛蒡子9g，金银花4.5g，生薏苡仁4.5g，南沙参9g，鲜芦根60g，干荷叶4.5g，玉米须15g，血余炭4.5g（包）。水煎服，每天1剂。上方调治半月，症状消失，尿检正常。

〔按语〕疮毒内攻入肾而致肾炎者，治疗须注重疏达清里，务使疮毒外透，营血之热内清。至于肾经所蕴之湿热，则因渗利而下。本案即是一例。

（选自《当代名医临证精华·肾炎尿毒症专辑》）

病案三：林某，女，10岁。1977年2月4日初诊：患儿于1月24日浑身发疹，瘙痒，咽部轻度充血，用扑尔敏治疗无效。至2月2日仍觉皮肤瘙痒，且见其面肿尿少。尿化验：蛋白微量，脓细胞（＋），红细胞少许，并有颗粒管型。血压124/90mmHg。确诊为急性肾炎。求治于邹氏。现症见：全身高度浮肿，脸圆光亮，眼睑几乎合缝，踝关节被浮肿陷没，小溲量少，皮肤瘙痒，苔薄白，脉细数。证属皮肤疮毒，内攻入肾。治宜疏达清里，益肾渗利，补气固卫。药用：金银花9g，连翘9g，赤小豆15g，防风4.5g，防己4.5g，生黄芪15g，续断15g，连皮茯苓15g，荔枝草30g，怀牛膝9g，车前草30g。水煎服，每天1剂。

二诊（2月9日）：全身浮肿减轻，溲量增加，惟咳嗽气喘，苔薄白，脉细数。尿化验：蛋白（＋＋＋），脓细胞（＋），红细胞0～2个／HP，颗粒管型1～3个／HP。风邪又袭肺金，治从疏风宣肺，兼以降气渗湿。药用：炙麻黄4.5g，杏仁9g，生甘草4.5g，南沙参12g，苏子9g，玄参15g，桑白皮9g，生薏仁12g，连皮茯苓30g，白茅根30g，芦根30g。水煎服，每天1剂。

三诊（2月14日）：浮肿明显消退，手足皮屑脱落，喘止，咳嗽亦减，胃纳差，时觉恶心，苔薄白，脉细。尿化验：蛋白（＋＋），脓细胞0～1个／HP，红细胞0～3个／HP，颗粒管型0～1个／HP，透明管型1～3个／HP。宜宣肺止咳，祛风渗利，兼以补气和胃。药用：炙麻黄3g，杏仁9g，生甘草4.5g，生黄芪15g，连翘9g，防风4.5g，防己4.5g，赤小豆30g，半夏6g，陈皮6g，白茅根30g。水煎服，每天1剂。

四诊（2月24日）：浮肿全消，面色转红润，恶心止，但胃纳仍少，苔根薄腻，脉细数。尿化验：蛋白（＋），脓细胞0～2个／HP。原方加健脾助运之品。上方去杏仁、防己，加炒山药12g，茯苓12g，香谷芽15g。水煎服，每天1剂。

五诊（3月5日）：胃纳增加，精神也好转，苔薄白，脉象细。尿化验：蛋白（＋），脓细胞0～2个／HP。宜祛风渗利，补气健脾，兼以和络巩固。药用：生黄芪15g，防风4.5g，连皮茯苓30g，生薏仁9g，炒山药9g，白茅根30g，芦根30g，车前草15g，石韦15g，红花4.5g，防己4.5g，红枣3枚。水煎服，每天1剂。

六诊：上方调治至3月中旬。尿化验：蛋白微量。病情稳定。至4月6日，因食鱼后诱发过敏性荨麻疹，瘙痒难忍，但肾炎未反复。用凉营透达，祛风渗湿，兼以养血和络之品治疗。药用：首乌15g，防风4.5g，防己4.5g，地肤子9g，蝉蜕9g，生黄芪15g，丹皮9g，赤芍9g，当归9g，红花1.5g，白茅根30g，芦根30g，连皮茯苓15g。水煎服，每天1剂。药后皮肤红疹很快消失。从4月初至4月底多次尿化验均阴性而停药。1978 年 1 月尿化验复查未见异常。

〔按语〕患儿由身发红疹瘙痒后见全身高度浮肿，乃皮肤疮毒乘虚内攻入肾所致。治以疏达清里为主，兼以益肾渗利，补气固卫，浮肿遂消退。二诊时又因风邪袭肺，上焦壅遏，咳而喘逆，故转从疏风宣肺法兼以降逆渗湿，肺气得以宣透肃降，使喘止咳轻，浮肿明显消退，尿化验结果好转。四诊时全身浮肿消退，因胃纳较差，故用健脾养胃之品调理，以巩固疗效。

（选自《中国百年百名中医临床家丛书·邹云翔》）

徐嵩年医案

陈某，女，24 岁。初诊：患者曾因感冒发热，咽痛，经注射青霉素治疗症状消失，1 周后感头胀，面部浮肿。尿化验：蛋白（＋＋＋），红细胞（＋＋＋），白细胞（＋＋），颗粒管型（＋＋）。血压 150/90mmHg。经用麻黄连翘赤小豆汤合青霉素治疗，浮肿消退，血压逐渐恢复正常，但咽干咽痛常有反复发作，尿常规亦不正常。2 个月后来徐氏处求诊。现症见：咽干咽痛，舌苔薄白，脉浮而滑。尿化验：蛋白（＋＋），红细胞（＋＋＋），白细胞（＋＋）。证属肺热未清。治宜清利湿热，消炎解毒。方用经验方清利方。药用：白花蛇舌草 30g，蝉蜕 9g，蒲公英 30g，板蓝根 30g，薏苡仁根 15g，玉米须 30g，田字草 30g，火鱼草 30g，七叶一枝花 15g，生甘草 6g，生地榆 30g，鲜白茅根 30g。14 剂，水煎服，每天 1 剂。

二诊：服药后，尿蛋白阴性，红细胞阴性，白细胞 0 ~ 1 个/HP。守上方治疗半月，病趋稳定而至痊愈。

〔按语〕感染是急慢性肾炎疗程中最严重的干扰因素，尤其是对长期应用激素的患者，因感染往往促使病情的反复、加剧。所以徐氏研究应用清利方，专门来防治肾炎中感染，因徐氏认为，感染不除病难稳定。本例病情难以稳定，就在于其咽干咽痛的感染仍然未除的因素，而清利方，上治以祛邪为主，消除病因，控制感染，下治以清利水湿、凉血止血、收涩固肾为主，且全方共达清热解毒，散结消肿作用，因而对早期血尿及蛋白尿有较好的治疗作用。

（选自《中国名医名方》）

赵绍琴医案

张某，男，5 岁。于 1990 年 1 月 31 日初诊：患儿自 1 个月前因发热、浮肿去某个儿童医院就诊，经化验检查尿蛋白（＋＋），血白细胞 $13 \times 10^9/L$，诊断为急性肾小球肾炎。住院治疗1 个月余，仍发热不退，尿蛋白不降，浮肿不消，遂请赵氏会诊。现症见：发热不扬，咳嗽有痰，时有恶心呕吐，面目、眼睑及全身浮肿较甚，舌红起刺，苔黄根腻，脉滑数。化验检查：尿蛋白（＋＋＋＋）；血白细胞 $16 \times 10^9/L$；体温 38.5℃。证属热郁湿阻，肺气不宣。治宜芳香宣化，和胃止呕。药用：苏叶3g，杏仁 6g，佩兰 6g，半夏 6g，荆芥 3g，白茅根 10g，芦根10g，焦三仙各 6g，水红花子 6g。5 剂，水煎服，每天 1 剂。

二诊：热退，恶心呕吐未作，浮肿见消，仍咳嗽，大便干结，舌红苔白，尿蛋白（＋）。用宣肺止咳，兼以清化方法。药用：荆芥 3g，防风 3g，杏仁 6g，前胡 3g，浙贝母 6g，白茅根 10g，芦根 10g，生地榆 6g，茜草 6g，瓜蒌 10g，焦三仙各6g，水红花子 6g。水煎服，每天 1 剂。

三诊：服上方药 5 剂，体温正常，咳嗽痰止，浮肿消失，食欲渐增，二便正常，精神转佳，舌红苔白，脉滑数，尿蛋白（－）。再以清热凉血化瘀治其本。药用：荆芥 3g，防风 3g，生地榆 6g，丹参 6g，茜草 6g，茅芦根各 10g，焦麦芽 10g。水煎服，每天 1 剂。

四诊：服药 5 周，无其他不适，改每周 7 剂为每周服药 3剂，又服 5 周未见反复，而获痊愈。

〔按语〕本病案乃湿热内蕴，风邪外袭，肺气不宣，三焦气化不畅，故见发热不扬，咳嗽有痰，水肿较甚；三焦气化不利，中阳被水湿所困，可见恶心呕吐等。其主要矛盾是湿与热互结。对于湿热证的治疗，赵氏认为，湿热证首当治湿，治湿必先化气，化气必当宣肺，盖肺主一身之气，肺气宣则一身气机通达，营卫调和，气化得生，湿乃自去，湿去热不独存，湿热去诸症自除。因此先以宣肺气化湿浊为法，取苏叶、杏仁、茅芦根宣展肺气，止咳化痰；苏叶、佩兰芳香化湿；半夏健脾和胃止呕，化湿去痰止咳；荆芥祛风胜湿，宣通肺气；茅根利湿清热；焦三仙、水红花子消食导滞。服药5剂，热退肿消，湿去余热未清，又以前法加生地榆、茜草、瓜蒌等凉血清热之品，再服5剂，诸证皆除而获痊愈。

（选自《赵绍琴临证验案精选》）

张琪医案

病案一：于某，男，12岁。1976年9月13日初诊：1月前患扁桃腺炎，后出现腰酸痛，尿黄，尿常规有改变，某医院诊为急性肾炎。经用青霉素、链霉素治疗1个月，无明显效果，来所诊治。现症见：右侧扁桃腺肿痛，腰酸痛，手足心热，小溲色黄，舌尖红，苔白，脉沉滑。尿常规：蛋白（＋＋），红细胞20～30个/HP。证属湿热下注，伤及血络。治宜清热利湿，解毒凉血。药用：白花蛇舌草50g，大黄5g，小蓟50g，生地黄20g，萹蓄20g，瞿麦20g，木通10g，车前子15g（包），白茅根50g，甘草10g。水煎服，每天1剂。

二诊：连用上方12剂后，扁桃腺肿痛已消。尿常规：蛋白（±），红细胞0～2个/HP，其余皆为阴性。嘱其继用前方若干剂，以巩固疗效。

〔按语〕肾炎血尿与感染有密切关系，临床观察不少肾炎血尿已消失，一经感染，如扁桃腺炎、咽峡炎、尿路感染或皮肤起脓疱疮等，血尿即加重。治疗此类血尿，必须用清热解毒之品，如白花蛇舌草、蒲公英、紫花地丁、金银花、连翘等解毒清热，血尿即止。

（选自《当代名医临证精华·肾炎尿毒症专辑》）

病案二：王某，男，18岁。1994年6月8日初诊：患者于10余天前感冒,发热咽痛,2天前出现肉眼血尿,尿血鲜红,如洗肉水样,伴咽痛咽干,咽部充血,两侧扁桃腺Ⅱ°肿大,口唇疱疹,心烦身热,腰酸腰痛,小腹不适,舌质红,脉滑数。化验尿:蛋白(+++),红细胞满视野。诊断为急性肾炎,证属下焦湿热。治宜清热利水。方用加味八正散。药用:白花蛇舌草50g,大黄7.5g,生地黄20g,萹蓄15g,瞿麦15g,车前子15g(包),小蓟50g,甘草10g,金银花30g,连翘30g,白茅根30g。水煎服,每天1剂。

二诊: 服上方3剂,肉眼血尿消失,尿转黄赤,咽痛及身热均减轻。尿化验:尿蛋白(++),红细胞50个以上/HP。继服上方7剂,除仍腰酸腰痛外,余症基本消失,舌质仍红,脉滑无数象。尿化验:尿蛋白(+),红细胞30~40个/HP。改为清热凉血之剂治疗2周后,尿蛋白消失,红细胞5~10个/HP,继以益气养阴、清热利湿之剂调理月余,尿转正常,诸症消失。随访半年,已病愈上学。

〔按语〕急性肾炎常因感染等诱因出现湿热蕴结证候,症见尿血鲜红,或尿黄赤,尿常规化验以大量红细胞为主。张氏认为此症结合全身情况,常辨证为湿热蕴结下焦之证,治用八正散加味,多年观察疗效确切。同时张氏还认为,大黄为苦寒泻下药,在本方中取其清热解毒,开瘀利水通淋,宜小量,一般用量5~10g,多用则泻下,少量用时开瘀通淋止痛,对小便涩痛具有卓效,故为方中不可缺少之药。

病案三: 庞某,男,10岁。1991年7月17日初诊:2月前发现尿色异常,尿混浊色赤,在当地医院化验尿蛋白(++),红细胞充满,疑诊为急性肾炎。用青霉素治疗半月余,尿中红细胞15~20个/HP,有时则充满视野。现症见:尿色黄赤,小腹满闷不舒,大便秘结,手足心热,舌质红,苔白少津,脉滑数。证属瘀热阻于下焦。治宜泄热逐瘀,凉血止血。方用经验方桃黄止血汤加减。药用:桃仁15g,大黄5g,生地黄20g,丹皮15g,赤芍15g,贯众20g,黄芩10g,茜草20g,生甘草10g,地榆炭20g。水煎服,每天1剂。

二诊（7月23日）：服上方6剂，尿化验：红细胞10～15个/HP，蛋白（＋）。尿色转清，大便通畅，1日1次，小腹满闷症状减轻，仍有手足心热，舌质红苔白，脉滑稍数。上方继服6剂。

三诊（7月31日）：尿化验：红细胞1～3个/HP，尿蛋白转阴。舌尖红，苔白少津。改用益气养阴清热法以巩固治疗。连服10余剂，诸症消失，尿化验皆阴性而告愈。随访半年，病情稳定未复发。

〔按语〕急性肾炎临床见症尿血色紫，或尿如酱油色，或镜下血尿，排尿涩痛不畅，小腹胀满，腰痛，便秘，手足心热，或兼咽痛，扁桃腺红肿，舌暗红或舌尖红少津，苔白燥，脉滑数有力。张氏对此辨证为瘀热结于下焦，多年研究应用经验方（大黄、桃仁、小蓟、白茅根、生地黄、侧柏叶、栀子、蒲黄、桂枝）临床效果较佳，但临证尚需随证用药，本案即是，下焦热重，则需去热性药而加用凉血化瘀止血之品，故而临床疗效显著。

（选自《中国百年百名中医临床家丛书·张琪》）

刘弼臣医案

陈某，女，13岁。1990年5月12日初诊：患儿近1个月出现血尿，眼睑浮肿，咽痛。现症见：双眼睑浮肿，咽部充血，扁桃腺肿大，肾区叩击痛，舌质红，苔白水滑。血压120/90mmHg。血化验：白细胞21.0×10^9/L，中性白细胞0.84，淋巴细胞0.16，血沉70mm/h。尿化验：蛋白（＋＋），红细胞10～15个/HP，颗粒管型4～5个/HP。西医诊断为急性肾小球肾炎。证属邪毒下传，热灼膀胱，肾失气化。治宜清咽宣肺，利湿消肿。方用经验方鱼腥草汤加减。药用：玄参10g，板蓝根15g，山豆根5g，鱼腥草15g，倒叩草30g，益母草15g，白茅根15g，车前草15g，半枝莲15g，灯心草1g。14剂，水煎服，每天1剂。

二诊：服药后诸症明显减轻，效不更方，继以上方化裁，治疗3个月痊愈，随访1年无复发。

〔按语〕足少阴之脉，贯脊属肾，络膀胱，其上者，从肾上贯肝膈，入肺中，循喉咙。盘踞于咽喉之间的邪毒，循经逆传而下，热灼膀胱，则出现尿血；内侵于肾，肾失气化，致使水液输布失常，故现水肿。治用经验方鱼腥草汤加味，重点清解咽部之热毒，使肺的宣化功能正常，有利于邪毒外解，守方用药，循序渐进，故而能取良效。

（选自《中国百年百名中医临床家丛书·刘弼臣》）

曹旭医案

单某，女，5岁。1959年11月20日初诊：以急性肾炎住院，颜面眼睑浮肿，四肢轻度浮肿，压之凹陷，腹微胀，食欲不振，精神欠佳，小便短赤，舌苔厚，脉滑数。体温37℃，体重19.5kg，血压120/80mmHg。血化验：白细胞10.9×10^9/L，中性0.6，嗜酸细胞0.3，淋巴细胞0.37。尿化验：色黄赤混浊，蛋白（＋＋），红细胞（＋＋），白细胞（＋＋＋），上皮细胞少许，颗粒蜡样管型少许。证属湿热蕴结。治宜清热利湿，解毒宣肺。方用经验方复方白茅根汤。药用：白茅根30g，黄芩10g，黄连3g，黄柏6g，金银花10g，连翘6g，蝉蜕6g，浮萍15g。3剂，水煎服，每天1剂。

二诊：在上方的基础上加杜仲9g，滑石9g，每天1剂，连服3剂，浮肿消失，食欲、精神恢复正常，尿量多，色微黄。又连服13剂，查尿常规、血象均正常，血压120/80mmHg，体重15kg，痊愈出院。随访20年未复发。

〔按语〕本案例为湿热引起眼睑浮肿，继之全身四肢皆肿，或恶寒，发热，唇干口渴，咽喉红肿疼痛，小便不利或黄赤，舌红苔白薄或黄腻，脉浮滑数之水肿症。方中白茅根凉血清热利尿，清肺胃之伏热，为主药；金银花、连翘清热解毒，宣散风热，治寒热身肿；黄芩、黄连、黄柏清热燥湿，泻火解毒，以利小便为辅；蝉蜕、浮萍其性轻浮，发汗胜于麻黄，下水捷于通草，发汗解表，清散风热，透毒外出，行水消肿，使风从外散，湿从下行，为佐使。诸药配合，功力专宏，效果显著。

（选自《中国名医验方大全》）

马骥医案

孙某，男，10岁。1977年5月初诊：患者腮毒发已3天，两颊肿已消，突然颜面浮肿，迅及周身，按之凹陷，发热口渴，尿少色如红茶，头痛，腹胀痛。尿检：蛋白（＋＋＋），红细胞满视野，舌红苔黄腻，脉滑数。证属风水风热证。治宜清热解毒，利水消肿。方用经验方清肾消毒饮。药用：连翘20g，栀子10g，黄柏10g，大青叶15g，金银花20g，生地黄15g，丹皮10g，小蓟15g。水煎服，每天1剂。

二诊：服药3剂，得微汗，二便通利，浮肿渐消。继服6剂，水肿消退。再用清利之法以善其后。调理3周，尿检复常而痊愈。

〔按语〕此案例为风水风热证，应用自拟经验方清肾消毒饮治之而获效。如见咽痛可在此方基础上加桔梗、山豆根、生甘草，便秘加大黄，尿血加生地、小蓟、白茅根等，灵活化裁，疗效更佳。

（选自《当代名医临证精华·肾炎尿毒症专辑》）

洪用森医案

汪某，女，17岁。1985年1月25日初诊：患者于25天前自觉咽喉疼痛，无畏寒发热，头痛咳嗽等，未诊治。2周后渐起眼睑、颜面浮肿，继而腰背下肢也逐渐浮肿，近10天尿量日渐减少，恶心欲吐，头晕头痛，腰痛乏力，精神软弱。2天来频频呕恶，不能进食，尿色如红茶水，每天尿量仅150ml。现症见：精神疲软，全身性浮肿，颜面为著，咽部充血并扁桃腺肿大，尿少，头晕，呕恶，舌质红，舌体胖嫩边有瘀点，苔黄厚腻，脉象数。血压160/100mmHg。化验检查：白细胞10.2×10^9/L，中性粒细胞0.86；血肌酐406.6μmol/L，尿素氮 31.8mmol/L；尿化验：蛋白（＋＋＋＋），红细胞（＋＋＋＋），白细胞（＋），颗粒管型（＋）。确诊为急性肾炎并肾功能衰竭。证属水湿内停，瘀热胶结。治用清利、凉血、活血之法，方用经验方益肾合剂。药用：半边莲15g，半枝莲15g，生茜草12g，益母草20g，生蒲黄12g，丹参10g，生大黄15g。3剂，水煎服，每天1剂。同时应用西医对症治疗，静脉滴注低分子右旋糖酐加川芎嗪和速尿。

二诊：服药后浮肿略减，大便每日约500ml，尿量增多，恶心呕吐已减轻，能进少量食物，血压150/90mmHg，舌脉同前，仍用原方药再进3剂。

三诊：颜面浮肿消失，腰以下浮肿减轻，尿量增多，精神好转，呕恶已止，能进食，舌质红边有瘀点，苔薄黄，脉浮。血压130/90mmHg。上方中去大黄，加白术15g，茯苓15g，白茅根30g。7剂，水煎服，每天1剂。低分子右旋糖酐改用糖水并停用速尿。

四诊：诸症日渐好转，化验尿：蛋白（＋＋），红细胞（＋）；血肌酐恢复正常，尿素氮8.6mmol/L。血压正常，舌质红，苔薄。上方中加黄芪15g，服用半月后，改用益肾冲剂口服，每天3次，每次1包。西药停用。

五诊：服益肾冲剂半年有余，尿及血化验均恢复正常。

〔按语〕急性肾炎属于中医的阳水，乃为机体感受六淫邪气，造成肺脾肾三脏功能失调，气化紊乱，气机阻滞，湿浊热毒内停，导致整个病程都存在着肾气不化，水湿内停，瘀热胶着的病理变化。并且临床一派实证之象，故治从攻实为先，清利为主，补不宜早，凉血化瘀为原则，用经验方益肾合剂加减出入，并用该方自制冲剂巩固治疗，因此而有良效。

（选自《中医药学临床验案范例》）

周仲瑛医案

汪某，男，10岁。1996年4月5日初诊：患者1个月前周身皮肤散发湿疹，继患扁桃腺炎、中耳炎，2周后引发头面及下肢浮肿，腹胀。B超查见少量腹水。尿化验：蛋白（＋＋＋），红细胞（＋＋＋），白细胞少许，颗粒管型（＋）。曾在当地住院治疗半月，诊断为急性肾炎。给予西药常规治疗，经治浮肿消退，精神好转，但尿化验：蛋白（＋＋），白细胞少许，红细胞（＋＋）。遂来中医门诊治疗。现症见：患儿面色不华，呈轻度贫血貌，下肢不浮肿，尿频，尿色深黄，量少，大便尚调，食纳不馨。舌苔淡黄薄腻，质淡红，脉细。证属疮毒内陷，湿热蕴结，脾肾两伤。治宜清利湿热，兼顾脾肾。药用：黄柏6g，苦参10g，连翘10g，木防己10g，白术10g，茯苓10g，生地黄10g，六月雪15g，鹿衔草15g，土茯苓15g，生黄芪12g，地肤子12g，白茅根20g，雷公藤3g。水煎服，每天1剂。

二诊：服药后病情稳定，无浮肿，尿量尚可，大便日行，质干，面色萎黄，舌苔薄，质淡红，脉细。尿化验：蛋白（＋），红细胞（＋）。证属肾虚不固，湿热伤络。治宜补益脾肾，清利湿热。药用：黄柏10g，苦参10g，六月雪20g，白茅根20g，大蓟15g，石韦15g，地肤子15g，荔枝草15g，生黄芪15g，生地黄15g，土茯苓15g，大黄炭4g，雷公藤5g。水煎服，每天1剂。

三诊：小便检查有改善趋势，尿蛋白阴性，红细胞少。排尿有时黄混不清，舌苔黄腻，质红，脉细滑。仍守上方加减，从湿热下注、阴络损伤治疗。水煎服，每天1剂。

四诊：尿检已全部恢复正常，但尿多色黄，食纳知味，余无明显不适。舌苔薄黄，脉细。仍守原法巩固。

〔**按语**〕患者病发于肌肤湿疹之后，良由湿疹未能及时清解消散，内归脏腑，致使脾不能运化水湿，发为水肿。经治水肿虽退，但湿热不清，脾肾亏虚，故治以清化湿热，补肾和络，凉血止血，加用大黄炭凉血化瘀止血，益母草化瘀利水，又服14剂，复查尿常规已恢复正常，再按原法进治以资巩固。治疗全过程始终以虚实兼顾而取效。

（选自《周仲瑛临床经验辑要》）

盛国荣医案

尹某，女，37岁。1992年9月18日初诊：半个月前感冒后小便短赤涩痛，经西医诊断为膀胱炎。2天前，面目浮肿，小便频数短赤，尿道热痛，身热口干，大便略干。舌红苔黄，脉浮缓。尿常规检查：蛋白（++），脓细胞（+++），红细胞（+）。诊断为急性肾炎。证属湿热壅盛，气化不利。治宜清热利湿。方用导赤散加味。药用：生地黄15g，木通10g，淡竹叶12g，车前子12g（包），泽泻10g，滑石15g，金银花15g，知母12g，蚕砂15g，甘草梢10g。6剂，水煎服，每天1剂。

二诊（9月25日）：诸症好转，浮肿渐消，身热已除，小便清长通畅，食欲增进，口干，腰酸，舌红，苔薄黄，脉滑。尿检：脓细胞少许，其余正常。药已中病，仍宗前法。药用：生地黄15g，木通6g，淡竹叶10g，车前子12g（包），茯苓15g，薏苡仁25g，泽泻10g，滑石15g，知母12g，甘草3g。6剂，水煎服，每天1剂。

三诊（10月5日）：近日因气候转冷，未及时添衣，故感冒，旧病加重。症见面目稍肿，小便短少，但尿道无灼痛感，食欲转差，舌红苔白厚，脉浮弦。尿检：脓细胞（++），上皮细胞少许。治宜疏风散寒，佐以清热化湿。药用：防己10g，苏叶6g，金银花15g，滑石15g，淡竹叶12g，木通6g，车前子10g（包），泽泻10g，甘草6g，生姜皮3g。3剂，水煎服，每天1剂。

四诊（10月10日）：诸症明显好转，浮肿全消，二便通调，惟时感腰酸，纳食欠佳。治宜健脾补肾，淡渗利湿。药用：茯苓15g，山药15g，黄芪15g，续断10g，牛膝10g，薏苡仁30g，泽泻10g，山茱萸10g，芡实10g，木瓜10g。6剂。尿常规检查基本正常，病人自觉症状消失，病告愈。

〔按语〕本例患者，西医诊断为急性肾炎，中医辨证为浮肿。初起投以导赤散加味，清热利湿；继则因患者感受风寒，故除清热利湿外，尚应重在疏风散寒，处方以防己、苏叶为主，仍配合导赤散，主证兼证同治，最后以健脾补肾而收功。此类患者因正气常虚，卫外不固，每易受外感风寒邪气之侵，而致使病情反复或加重，所以在治疗上除了注重培育正气以御邪外，还应嘱患者慎起居，避风寒，注意气候之变化，适应四时之寒暖，避免病情反复，以期早日复康。

（选自《中国百年百名中医临床家丛书·盛国荣》）

潘澄濂医案

章某，男，17 岁。1982 年 1 月 22 日初诊：患者面色㿠白，眼睑及腿轻度浮肿，腰酸乏力，舌苔黄腻糙，质微红，脉象濡数。检查尿液：蛋白（＋＋），红细胞 1～3 个/HP，白细胞 2～4 个/HP，颗粒管型 1～2 个/HP，透明管型 1～2 个/HP。据诉：于发病前 1 个月，有发热咽痛，曾用抗生素治疗。现症见：发热咽痛虽除，腰酸乏力不能恢复，尿检仍不正常，舌、脉同上。证属肾气不足，风毒乘虚入里，正邪相搏，酿成皮水。治宜益肾健脾，清热渗湿。药用：草薢 12g，黄柏 12g，生地黄 14g，僵蚕 9g，知母 9g，蝉蜕 4.5g，桑白皮 15g，连翘 15g，赤小豆 15g，益母草 9g，茯苓 15g，红枣 6 枚。水煎服，每天 1 剂。

二诊：面色已转红润，尿检正常，惟有少量黏液丝，乃于原方减去桑白皮，加杜仲、菟丝子、山药、白术等随证选用，持续服药 2 个月而治愈。

〔按语〕本例患者，病程较短，依据患者的前驱症状，表明仍是湿热毒邪未除之证，结合现症有脾肾亏虚之表现。故而其治，开始重在祛邪，邪祛以后，则侧重于扶正固本治疗，因而效果显著。

（选自《中国百年百名中医临床家丛书·潘澄濂》）

宋祚民医案

李某，男，9 岁。1993 年 9 月 30 日初诊：患儿肉眼血尿 6 周。尿化验：红细胞多数，蛋白（＋＋）。血沉 90mm/h。西医诊断为急性肾炎，予青霉素、强的松等治疗，尿检变化不大，今至我院求诊中医。现症见：患儿面色黄白，气色暗青，纳差乏力，夜寐多汗，口中气热，尿黄短赤，大便干而不爽，舌质红，苔中心黄厚腻，脉滑数。尿常规：蛋白（＋＋），红细胞多数，白细胞 0～1 个/HP。证属本虚标实。本虚为脾虚气弱，标实为湿热下注，迫血妄行。当先治其标，再治其本。治宜清热凉血，利湿解毒。药用：白茅根 30g，生地黄 15g，生侧柏 12g，丹皮 10g，赤小豆 18g，连翘 15g，槐花 10g，龙葵 30g，萆薢 10g，瞿麦 10g，竹叶 10g，甘草 6g，茯苓 10g。水煎服，每天 1 剂。

二诊：服上方 14 剂，尿色转为淡黄色。尿化验：尿蛋白微量，红细胞 10～15 个/HP。大便仍略干，日 1 行，纳食仍较差。舌淡红，黄腻苔退去大部，呈白苔，脉弦滑。上方减竹叶、萆薢，加生薏仁 30g，黄精 10g，鸡内金 10g。水煎服，每天 1 剂。

三诊：患儿又服 14 剂，尿检正常，血沉已降至正常，纳食亦明显增加，大便为软便，日 1 行。予六味地黄丸及金匮肾气丸，继续服用以巩固疗效。患儿服用中药 1 个月后停药。1年后追访，患儿一切正常，其间曾 2 次感冒，亦未引起肾炎复发。

〔按语〕本例患儿以血尿为主，是为湿热邪毒内侵，蓄结膀胱，热伤血络，发为血尿。正如唐容川《血证论》所云："热结膀胱则下血，是水病而累血也，血海膀胱同居一地，膀胱主一身之表，热邪由表入里，陷于血分，伤于阴络，出于前阴则为尿血。"其治则以清热凉血、解毒利湿为大法。但本例患者证属本虚标实。本虚为脾虚气弱，标实为湿热下注，迫血妄行。因病急当先治其标，再治其本。治宜清热凉血，利湿解毒。后期由于正虚邪留，所以祛邪的同时重视健脾补肾，特别是丸剂久服，以图其缓，巩固疗效。

（选自《中国百年百名中医临床家丛书·宋祚民》）

赵清理医案

黄某，男，35岁。1975年8月6日初诊：患者在半年前曾患急性肾炎，经积极治疗后水肿很快消失，但没有坚持服用药物，不久水肿又作，复治肿势不减，求治于赵氏。现症见：周身水肿，按之没指，微热口渴，胸脘满塞，泛恶纳呆，小便短少，舌边尖红，舌苔白腻，脉细弱。证属脾虚水泛，湿郁化热。治宜健脾化湿，兼清郁热。方用五苓散合五皮饮。药用：桂枝9g，茯苓12g，猪苓9g，白术9g，泽泻9g，陈皮9g，大腹皮9g，厚朴9g，藿香6g，半夏9g，车前子12g（包），玉米须30g。3剂，水煎服，每天1剂。

二诊：服药后，小便量多，腹胀满闷有减，其他如旧。仍用前方略有出入，续服半月余。

三诊：水肿全消，食纳增加，惟气短乏力。舌苔薄白，脉细弱。治宜健脾益气，以资化源。药用：党参9g，黄芪12g，白术9g，茯苓12g，陈皮9g，山药20g，泽泻9g，炙甘草6g，当归9g。水煎服，连服12剂，调理而愈。

〔按语〕肾炎水肿属于中医风水的范畴，本例患者脾虚湿重，湿中有热，故而治从脾胃，偏于清热利湿，采取先攻后补的方法进行治疗；且赵氏善用经方，本例开始用五苓散合五皮饮，后期用四君子汤加味而调理善后，因此临床疗效显著。

（选自《赵清理心得验案辑》）

五、阴虚证

张沛虬医案

李某，女，15岁。1985年5月26日初诊：病人患急性肾炎已5月余。经中西医治疗，面部浮肿已退。现症见：双下肢仍轻度浮肿，咽喉灼痛充血，神疲乏力，面色㿠白，腰酸腹胀，纳呆，口干。舌质淡红，苔薄白，脉象沉细。尿常规化验：尿蛋白（＋＋），红细胞（＋＋＋），白细胞 0～1 个/HP。虽经中西医治疗，但尿蛋白及红细胞持续不退。此乃风热未清，肾阴损伤，阴虚生热，热入血分。治宜滋肾养阴，佐以凉血疏风之法。药用：知母 10g，生地黄 10g，山萸肉 10g，山药 10g，茯苓 12g，牡丹皮 10g，泽泻 15g，炒黄柏 10g，大蓟 15g，小蓟 15g，荠菜花 30g。7 剂，水煎服，每天 1 剂。

二诊（6 月 2 日）：尿常规复查：蛋白（＋＋），红细胞（＋）。自觉症状有改善。腰酸腹胀已减轻，尿色转淡，口干亦除，咽喉灼痛消失。面仍不华，四肢倦怠，舌色红润，脉象细弱。血热已减，肾之气阴两伤未复，仍守前法。原方加女贞子 10g。再服 7 剂。服法同前。

三诊（6 月 8 日）：尿常规复查：蛋白微量，红细胞少许。精神转佳，腰酸稍减，尿赤渐清，脉舌如前。血热虽减未清，肾气亏损未复，仍守前方增损。加太子参、炙黄芪各 10g，当归 10g。嘱服 7 剂。水煎服，每天 1 剂。

四诊（6 月 15 日）：尿常规复查已正常，面色转润，纳谷已增，腰酸改善，舌淡红，脉细。血热得清，肾气损伤亦有恢复之机，再进益气滋肾之品。药用：党参 10g，生地黄 10g，熟地黄 10g，山药 10g，山萸肉 10g，茯苓 10g，炒丹皮 10g，炙黄芪 10g，当归 10g，生谷芽 10g，生麦芽 10g。15 剂。经连续治疗 2 月后，自觉症状改善，尿常规多次检查均正常。2 年后追访健康状况良好，已参加工作。

〔按语〕急性肾炎按其临床表现的不同，一般可分为风热、风寒和寒湿三型。本病例系素体阴虚，外感风热，伤及肾阴，血络受伤，风热之邪留恋不解。此时应分清标本缓急，以滋肾清热为主，佐以疏风凉血之法治之。方以知柏地黄汤出入，酌加大小蓟、荠菜花、女贞子等。经治疗后风热得清，血热渐减，而肾之阴未复，改以滋肾养阴为主，佐以益气和营。一般而论，急性肾炎的实热证居多，故应重视清热解毒法的应用，宜将此法作为治疗本病的重要原则之一。

（选自《名医奇方秘术》）

马骥医案

郭某，女，32岁。1978年9月初诊：患者素体阴虚，月经前期，手足心热，后因过劳汗出，感受风邪，头痛身微热，心烦口干，1周后浮肿。尿化验：蛋白（＋＋），红细胞（＋＋），颗粒管型0~1个/HP。现症见：微热恶风，周身浮肿，腰膝酸软，小便短赤，舌红少苔，脉细数。证属风水阴虚证。治宜宣肺利水，育阴清热。方用加减青蒿鳖甲汤。药用：青蒿20g，鳖甲20g，生地黄25g，丹皮10g，白薇20g，桑白皮20g，地骨皮15g，茯苓皮15g，浮萍15g，白茅根15g，车前子20g（包）。水煎服，每天1剂。

二诊：服药6剂，热退肿消。减鳖甲、丹皮、浮萍，继服1周，浮肿尽消。继进滋阴清热、益气养阴之品，调理月余，至尿检正常而痊愈。

〔按语〕此案辨为风水阴虚证，用经验方青蒿鳖甲汤治疗，宣肺利水，育阴清热，而使热退肿消，病获痊愈。

（选自《当代名医临证精华·肾炎尿毒症专辑》）

杜雨茂医案

柴某，男，3岁。1992年12月14日初诊：患者1个月前外感后出现眼睑及双下肢浮肿，在他院确诊为急性肾炎，经住院1个月，应用抗生素、激素及利尿药等，效果不显著而转求杜氏。现症见：仍有寒热阵作，面色潮红，眼睑及双下肢轻度浮肿，尿黄赤尚利，入夜盗汗，常汗出湿衣，舌体稍胖，质淡红，苔薄白，脉细数。尿化验：蛋白（＋＋＋）。证属少阳少阴并病，肾阴亏虚，水热留滞。治宜和解少阳，滋补肾阴，化气行水。方用六味地黄汤加减。药用：柴胡6g，白芍5g，猪苓9g，茯苓8g，泽泻6g，丹皮5g，山萸肉4g，生地黄6g，益母草12g，石韦6g，白茅根15g，金银花10g，连翘6g。水煎服，每天1剂。

二诊（12月20日）：服药6剂，现寒热已退，眼睑及双下肢肿胀较前减轻，患儿食纳、精神明显好转，舌淡红，苔薄白，脉细略数。尿化验蛋白少许。继遵上方去猪苓、泽泻，加黄芪15g，党参5g，薏仁6g。水煎服，每天1剂。并逐渐减激素用量。

三诊：此后每周复查1次尿，基本守此方随证稍事加减，2周后浮肿消失，至1993年3月1日，共服中药52剂，其间因感冒1次，尿蛋白再次出现，数日后尿转阴性，曾先后6次化验尿常规均为阴性，激素已停用1个月，未发现不适，停药观察。半年后随访，未再出现水肿，多次化验尿阴性。

〔按语〕患儿初为风袭太阳，致太阳营卫不利，未及时驱邪，致太阳表证不解，进一步深入少阳，使少阳枢机不利，水道欠畅，加之患儿真阴素亏，又服用激素等温燥之品，更伤阴精，致少阴阴虚。故此证属少阳与少阴并病，其治应遵守病机，一以滋补肾阴，一以和解少阳，配合利水清热，坚持始终，故有良效。

（选自《杜雨茂肾病临床经验及实验研究》）

董漱六医案

陈某，男，5岁。1982年6月5日初诊：患者5月间突然发生高热，扁桃腺肿痛，小溲黄赤。即赴儿科门诊确诊为急性肾炎。经治疗体温下降，扁桃腺炎症消退，惟尿未见明显好转而求治于董氏。现症见：面目虚浮，足跗肿胀，小溲仍黄赤不清，面色㿠白，腰酸，神疲乏力，咽红，乳蛾肿大，口干，纳少，大便干结，舌红，苔黄根厚，脉细小数。尿化验：红细胞（＋＋），蛋白（＋），颗粒管型少。证属肾阴不足，湿热内蕴，气化失司，热伤血络。治宜滋肾益阴，清热化湿。药用：生地黄12g，山药10g，知母9g，黄柏6g，丹皮9g，泽泻9g，桑叶9g，黄芩5g，小蓟12g，鲜白茅根30g。4剂，水煎服，每天1剂。

二诊：服药后，小溲明显增多，色淡，面目浮肿已退，足跗肿势渐消，盗汗涔涔，大便已通，小溲亦清，纳谷渐香，面色亦有好转，舌仍红，苔薄黄，脉细数。尿化验阴性。再拟原法参入清心敛汗之品。药用：生地黄 12g，山药 10g，知母 9g，黄柏 6g，丹皮 9g，泽泻 9g，竹叶 9g，浮小麦 30g，糯稻根 30g，小蓟 12g，鲜茅根 30g。5 剂，水煎服，每天 1 剂。

三诊：服药后，足跗肿胀全消，盗汗已少，二便正常，纳增，面色好转，舌红已淡，苔薄，脉细小。尿化验阴性。再拟益肾养阴，调脾运湿，以巩固治疗。药用：太子参 15g，麦冬 12g，山药 10g，熟地黄 12g，当归 9g，丹皮 9g，茯苓 12g，泽泻 9g，女贞子 12g，旱莲草 12g，浮小麦 30g，红枣 5 枚。7 剂，水煎服，每天 1 剂。

四诊：服药后，症状消失，尿化验正常，体力恢复。随访半年，一切良好。

〔按语〕急性肾炎的治疗方法不出肺、脾、肾三经气化，及通阳利水等法，如越婢加术汤、五苓散、五皮饮等方。本案因有肾阴虚、湿热重、伤血络之象，故用知柏地黄汤、小蓟饮子、二至丸等方，参清心敛汗之品，对症下药，疗效显著。因此董氏认为治疗此病不能拘泥常法，而贵在辨证论治。

（选自《内科名家董漱六学术经验集》）

六、气虚证

史寿之医案

殷某，男，8 岁。1965 年 7 月 13 日初诊：患儿月前曾患麻疹，后又用驱蛔药物，渐面部浮肿，又蔓延至上半身。先后在鹤壁市各医疗单位医治数月，反复发作，又来我院儿科病房，以肾炎诊治。现症见：除上半身水肿外，睾丸肿如茄子，外肾肿如成人之大指。腹壁青筋暴露，面色苍白，恶心纳呆，大便正常，小便短少，每天尿量 200ml 左右。舌淡，脉极虚弱。证属肺气失宣，水泛为肿。治宜权衡缓急，宜宣肺，俾汗腺疏通，水有去路。药用：黄芪 10g，桂枝 5g，芍药 5g，麻黄

3g，猪苓 3g，知母 3g，炙甘草 3g。水煎服，每天 1 剂。

二诊：服用 3 剂，未见汗出，但尿量却增至 700ml，腹壁见软，脉亦起色。守方加防己 3g，苍术 3g。水煎服，每天 1 剂。

三诊：水肿基本消失，小便量又增至 2100ml，阴囊阴茎均恢复正常，脉象大有起色。继用金匮肾气丸善后。反复数月之证，竟愈于几日之间。

〔按语〕本例患者，气血双虚是因，肺气失宣泛肿为果。宜"伏其所主，先其所因"，权衡缓急，先宜宣肺，俾汗腺疏通，水有去路，则水肿自消。本治方系《金匮要略》黄芪芍药苦酒汤加减，临床常用以治气虚水肿之属心、肾、脾俱病者，屡收奇效，麻黄则甚少用及。

（选自《当代名医临证精华·肾炎尿毒症专辑》）

李今庸医案

患者，男，63 岁。1972 年 1 月 15 日初诊：患者发病月余，全身浮肿，以下肢为甚，阴囊亦肿，微咳，腹部胀满，饭后加重，拒按肠鸣，小便短少色黄，苔白，脉弦。证属气滞水停，阳郁不化。治宜宽中理气，通阳行水。方用五苓散加味。药用：桂枝 10g，茯苓 12g，炒白术 10g，猪苓 12g，陈皮 12g，苍术 6g，槟榔 12g，干姜 6g，厚朴 12g，泽泻 12g。水煎服，每天 1 剂。

二诊（1 月 26 日）：上方服 11 剂，浮肿消失，诸症亦退，惟感下肢酸软无力，微咳有痰，食欲甚差，改用六君子汤健脾益气化痰为治。药用：党参 10g，茯苓 10g，炒白术 10g，陈皮 12g，生姜 9g，制半夏 10g，炙甘草 9g。水煎服，每天 1 剂。

三诊（1 月 28 日）：服药 3 剂，复发胀满、下肢浮肿、小便不利等症，仍拟五苓散加味。药用：桂枝 10g，茯苓 10g，炒白术 10g，猪苓 12g，泽泻 12g，苍术 6g，厚朴 12g，陈皮 12g，制半夏 10g，槟榔 12g，干姜 6g，莱菔子 12g。水煎服，每天 1 剂。服药 6 剂，肿消而病愈。

〔**按语**〕水为阴，赖阳气以运化，故气滞则水停。气滞于中，则腹部胀满而按之不舒，且饭后加重。气机壅遏，膀胱气化不行，故小便不利，量少而色黄。水湿无下出之路而停滞于中，则为肠鸣，逆射于上，则为咳嗽，浸渍于外，则为全身浮肿。水性就下，无风以激上，故其浮肿以下肢为甚。阴囊皆属肾，肾主水，湿犯肾，故阴囊亦见肿。水为阴邪，其病无热，故舌苔白而脉弦。五苓散方加味，以复膀胱气化而行水。服后胀消肿退，正气一时未复而腿软食少，因用六君子党参、甘草误补，气机壅滞，以至浮肿、腹胀等症复起，再用上方加味五苓散宽中消胀，理气利水，并加莱菔子增强导滞消胀之效，法半夏降逆蠲饮以止咳嗽，故而临床疗效显著。

（选自《李今庸临床经验辑要》）

七、脾虚证

岳美中医案

吴某，男，12 岁。1975 年 3 月 5 日初诊：其父代诉在两个月以前患扁桃腺炎，服消炎药后，扁桃腺炎虽愈，而继发急性肾炎，于 1974 年 12 月 25 日住某医院，1975 年 3 月 4 日出院，为期 65 天。住院期间，中西药共进，截至目前，尚存在腰痛，面目浮肿，手紧胀。现症见：病儿精神呆钝，上下眼睑晦暗，环唇青色，舌苔薄白，脉虚数。尿检查：蛋白（＋），管型 0～1 个/HP，红细胞 5～7 个/HP。证属脾湿不化。治疗宜调和脾胃。药用：茯苓 9g，泽泻 6g，猪苓 6g，白芍 4.5g，厚朴 4.5g，枳壳 4.5g，陈皮 1g，甘草 1g。水煎服，每天 1 剂。

二诊（3 月 19 日）：服上方 12 剂，浮肿消失，腰痛愈，手不紧，眼睑晦暗灭迹，环唇仍微青色，脉数减，舌净。脾湿未尽除，仍予原方，嘱服 7 剂。

三诊（4 月 3 日）：尿检查：蛋白阴性，红细胞 3～7 个/HP。面色红润，精神活泼。嘱长期服玉米须，每日 60g，煎水代茶，并适当休息，以巩固疗效，防止复发。3 个月后，曾会面，云完全告愈。

〔**按语**〕本方陈、枳、朴、草和胃理气，因胃主中焦，为水谷之海，胃气不和，则出纳之关皆不利，故水谷之津皆积聚而生变。此方为调和脾胃之剂，斡旋中州，则升降出纳之气得行，水谷各从其道而输泄，更以二苓、泽泻下输于膀胱，可治水肿。

（选自《中医肾病临证荟萃》）

邹云翔医案

曾某，女，15 岁。1977 年 11 月 28 日初诊：患者 11 月 19 日因患急性咽炎致高热，体温 40℃，右侧颈部淋巴结肿大，有压痛。血常规检查：白细胞 22×10^9/L，中性 0.89，淋巴 0.11。应用青霉素 40 万单位，肌肉注射，每日 2 次；链霉素 0.5g，肌肉注射，每日 2 次。连用 4 天，高热向退，但面目颈项部出现浮肿。尿化验：蛋白（＋），上皮细胞少数，脓细胞 0～6 个/HP，红细胞少数，颗粒管型 0～2 个/HP。血沉 24mm/h。诊断为急性肾炎。现症见：面目轻度浮肿，低热绵绵（体温 37.7℃），胃纳减少，口生溃疡，头痛，胃脘疼痛，苔白厚腻，脉细。证属脾虚湿滞。治宜温中健脾，祛风和络，佐以渗利。药用：黄芪 15g，防风 4.5g，苍术 4.5g，生薏苡仁 12g，茯苓 12g，山药 15g，红花 4.5g，黑豆衣 24g，青蒿 9g，干姜 2.4g，白芍 9g。14 剂，水煎服，每天 1 剂。

二诊（12 月 15 日）：面目肿退而又咳嗽痰多，关节疼痛，夜间汗出，此内陷之风热邪毒从里透达外出之征，胃纳尚可，苔白，脉细。尿检：蛋白阴性，上皮细胞少许，脓细胞少许，红细胞 0～2 个/HP，颗粒管型 0～1 个/HP。体温 38℃。治宜因势利导，拟疏风宣肺法。药用：炙麻黄 0.6g，杏仁 4.5g，青蒿 12g，北沙参 9g，前胡 9g，牛蒡子 4.5g，炒黄芩 2.4g，炙甘草 3g，糯稻根须 9g。3 剂，水煎服，每天 1 剂。

三诊（12 月 19 日）：咳嗽已减，低热逗留，胃脘仍痛，头昏，骨节酸痛，体温38℃。尿检阴性。胃不和则九窍不利。原方去牛蒡子、前胡、糯稻根须，黄芩改 1.2g，杏仁改 3g，加吴萸 1.5g，黄连 0.9g。5 剂，水煎服，每天 1 剂。

四诊（12 月 29 日）：服上方药 5 剂，低热退尽，脘痛已止，精神好转，面色红润，尿检阴性，胃纳好，大便偏稀，两天一行，苔白，脉细。治从补肾益胃以资巩固。药用：补骨脂 9g，枸杞子 12g，磁石 9g，炒当归 9g，炒白芍 9g，黄芪 12g，炙甘草 3g，红枣 4 个，吴茱萸 1.2g，黄连 0.6g。巩固治疗 2 周。

〔按语〕外邪侵于肺卫，高热咽痛，经用抗生素后，高热虽退，而增面目浮肿，胃脘疼痛，此邪毒内陷脾肾之征。其所以陷入者，因其素虚，而邪凑之。初诊方温中健脾，祛风和络，佐以渗利之品，使中官健运，托邪外出，药效应手。二诊时咳嗽、关节痛、出汗，是内陷之邪可以透达之象，再以因势利导治之，尿检结果得以迅速恢复正常。胃不和则肢体不利，骨节疼痛，低热不退，寒热错杂，乃以原方益以"左金"之意泻心火而制肝木。本例治法，概从叶天士《外感温热篇》中脱化而来。

（选自《中国现代名中医医案精华》第一集）

李少川医案

李某，女，3 岁。初诊：半年前，突然全身浮肿，某院诊为肾病综合征，曾予激素治疗无效。现症见：颜面浮肿，精神疲惫，舌质红，苔薄白，脉沉。尿化验：蛋白（＋＋），红细胞 1~3 个/HP，白细胞 3~4 个/HP；胆固醇 11.66mmol/L；尿量 600~700ml/d。证属脾虚湿困。治宜健脾利湿。方用经验方小儿肾病合剂。药用：苏梗 6g，苏叶 6g，厚朴 10g，陈皮 6g，炒白术 6g，茯苓 10g，黄精 10g，葫芦 10g，枳壳 6g，六曲 9g，麦冬 9g，知母 9g，猪苓 9g，泽泻 9g，甘草 6g。照上方量每天 1 剂，经单一中药治疗 4 个月，尿蛋白转阴，遂后观察 1 年未复发。

〔按语〕小儿肾病从临床见症来看，属水肿范畴，其病机主要是脾虚湿困，三焦气化失司所致，虽为肾病，治应在脾。脾与胃相互表里，调理脾胃，贵在健运，不宜壅补。脾之为病，在于湿困，治湿不利其小便非其治也。基于这一主导思想，总结出健脾利湿的治则，拟定为小儿肾病合剂。此方由《丹溪心法》胃苓汤化裁而来，有开鬼门，洁净府，去宛陈莝之意。方中苏梗叶辛温开腠，以发其汗；茯苓、葫芦、陈皮，借其辛香苦燥，以消散肠道之郁结，以资燥润不悖，水火相济。从多年临床治疗效果来看，远比见肾治肾为优。

（选自《中国当代名医验方大全》）

李浚川医案

宋某，男，14岁。1991年3月22日初诊：患者1991年元旦患急性肾炎住院，症状控制后出院，尿中蛋白、红细胞及管型一直未见消除，用中西药物治疗半月效不显而前来就诊。现症见：舌赤苔薄黄，脉弦细。尿化验：白细胞0～1个/HP，红细胞（＋），管型0～2个/HP，蛋白定性微量。证属脾虚湿热内蕴，化热生风，血络受损所致。治宜健脾益气，清热利湿，活血搜风为法。方用李氏复肾汤加减治之。药用：黄芪15g，党参12g，白术10g，山药15g，白茅根30g，石韦12g，车前15g（包），益母草10g，茜草10g，僵蚕6g，水蛭3g，小蓟12g。5剂，水煎服，每天1剂。

二诊（4月5日）：患者又患感冒、咽红，小便化验变化不大，续原方去僵蚕，加荆芥炭6g，蜈蚣2条，金银花12g，生地黄30g，以健脾益气，活血化瘀搜风。5剂，水煎服，每天1剂。

三诊（4月9日）：服药后，尿检蛋白、管型全部消失，续上方服药10剂，以资巩固。

四诊（5月3日）：尿检红细胞（＋），蛋白定量21mg，拟上方加蕲蛇6g。服药10剂。

五诊（5月25日）：尿化验：红细胞3～5个/HP，尿蛋白消失。宗上方治疗2月，坚持每周尿检1次，均属正常，追访

2 年未见复发。

〔按语〕本例患者系急性肾炎治疗不彻底转化为慢性，以尿蛋白、红细胞突出为特点，究其病因李氏研究认为与风邪有关，故在健脾益气的基础上，着重用了水蛭、僵蚕、益母草等以活血化瘀搜风，同时重用参、芪、术益气健脾，除扶正化湿利水外，固护卫气以御外邪亦是用此药的目的之一。由于标本同治，守方用药，步步为营，功到自然病愈也。

（选自《祛风药治疗顽症》）

马光亚医案

陈某，男，47 岁。1990 年 6 月 14 日初诊：头重且晕，身体酸楚，微恶寒，口干不饮，四肢浮肿，胸满纳呆，小便少，腹泻，苔白腻，脉濡。曾在某医院检查，尿化验有蛋白，确诊为急性肾炎。常规治疗乏效，求治于马氏。症状如上，证属湿邪弥漫内外，表里俱病。治宜宣肺、健脾、利湿。方用麻黄汤、五苓散、平胃散加减。药用：苍术 9g，羌活 9g，麻黄 6g，防风 9g，厚朴 6g，陈皮 6g，桂枝 6g，茯苓 12g，泽泻 9g，猪苓 9g，防己 9g，白术 9g，车前子 9g（包），杏仁 9g，甘草 3g。水煎服，每天 1 剂。

二诊（6 月 21 日）：服药 7 剂，肿消，泻止，肢酸诸恙均愈。表里之湿已解，以六君子汤加味健脾及清除余蕴。药用：党参 9g，白术 9g，茯苓 9g，扁豆 9g，姜夏 9g，陈皮 6g，藿香 9g，薏仁 12g，苏梗 9g，桔梗 9g，甘草 3g。水煎服，每天 1 剂。

三诊：服药 10 天，尿化验阴性，临床治愈。

〔按语〕外感雨露之湿，或为内伤生冷之湿，常致肾炎发生，祛除邪湿，肾炎即愈，无须用心寻求消除蛋白尿之灵丹妙药也。此例患者，为湿邪弥漫内外，马氏三方合作，扫尽表里之湿，后以六君子汤加味，而竟收蛋白消除全功。湿邪治湿，通晓物理，按理办事，必奏凯歌归来，故肾炎无通治之方，不亦明乎？

（选自《中国百年百名中医临床家丛书·马光亚》）

八、阳虚证

马骥医案

李某，男，56 岁。1973 年 2 月初诊：病者平素阳虚，喜热畏寒，欲多着衣服。近日感冒；突于晨起时发现眼睑浮肿，渐及全身，下肢肿甚，小便不利，发热恶寒，身重肢冷神倦，舌淡有齿痕，苔薄白，脉沉细弱。证属风水阳虚证。治以宣肺利水，温里祛寒。方用麻黄附子细辛汤合五苓散加减。药用：麻黄 10g，炙附子 10g（先煎），细辛 3g，猪苓 15g，泽泻 15g，苍术 15g，茯苓 20g，桂枝 15g，人参 10g，生姜 5g。水煎服，每天 1 剂。服药 4 剂，水肿渐退，增减原方，继服药 2 周，水肿尽消。善后调理月余痊愈。

〔按语〕此案辨为风水阳虚证。给予麻黄附子细辛汤合五苓散加减，使肺气得宣，里寒得温，阳气振奋，水道通畅，病获痊愈。

（选自《当代名医临证精华·肾炎尿毒症专辑》）

九、脾肾亏虚证

王任之医案

病案一：陆某，男，15 岁。1982 年 2 月 6 日初诊：患急性肾炎已经 4 个月，曾在某医院住院治疗 2 个月。现症见：面、肢仍有微浮，坐久腰酸，食后腹胀，需松裤带尚舒，大便先硬后溏，登厕弗爽，脉沉细。本月 4 日化验尿：蛋白（+），白细胞（+），红细胞（+）。证属脾肾虚弱。治宜补益脾肾。药用：苍术 6g，厚朴 4g，陈皮 6g，草果 4.5g，公丁香 2.5g，泽泻 10g，车前子 10g（包），鸡内金 10g，党参 10g，山药 10g，乳香 3g，怀牛膝 10g，土茯苓 15g。水煎服，每天 1 剂。

二诊（2月13日）：食后腹胀见舒，便仍欠实，但登厕已爽。尿化验：蛋白（±），红细胞2~3个/HP。证治药既合，守原法稍变通之。药用：党参9g，山药9g，黄芪10g，褚实子10g，鱼腥草12g，石韦12g，赤小豆15g，白茅根15g，旱莲草10g，炒地榆10g，怀牛膝15g，制乳香3g，土茯苓15g。水煎服，每天1剂。

三诊（2月23日）：前日腹泻之后，尿色深赤，大便2日未如厕，食后又觉腹胀，脉濡弦。今日化验尿：蛋白（+），红细胞少许，白细胞（+）。再守原方出入。药用：黄芪10g，山药10g，黄精10g，楮实子10g，旱莲草10g，炒地榆10g，赤小豆15g，白茅根15g，苍术6g，厚朴4g，青皮4.5g，煨草果4.5g，土茯苓15g。水煎服，每天1剂。

四诊（3月9日）：食后仍觉腹胀，腹部有时乍痛，脉濡弦。今日化验尿：蛋白（±），白细胞少许。仍守上方加减。药用：黄芪10g，山药10g，黄精10g，楮实子10g，芡实10g，赤小豆15g，旱莲草10g，炒地榆10g，白茅根15g，六月雪9g，土茯苓15g，吴茱萸2.5g，延胡索6g。水煎服，每天1剂。

五诊（3月16日）：今日化验尿已经基本正常，腹部亦不觉胀，然纳谷仍少，晨起口中作干，乳蛾肿大，色不灼红，脉濡弦。仍从脾肾论治。药用：党参10g，山药10g，黄精10g，楮实子10g，赤小豆15g，白茅根15g，石韦10g，鱼腥草10g，怀牛膝30g，乳香3g，六月雪9g，黄柏4.5g，土茯苓15g。水煎服，进行巩固治疗。

病案二：周某，11岁，1980年5月12日初诊：患急性肾炎已4个半月，近来面、目及肢、指尚有微浮，咽喉发干，食欲不振，脉濡弦。尿化验：蛋白微量。证属脾肾两虚。治宜补益脾肾。药用：黄芪10g，白术6g，楮实子10g，赤小豆15g，鱼腥草10g，石韦10g，茯苓9g，白茅根15g，桂枝4g，天仙藤6g，大青叶10g，板蓝根10g，仙遗粮12g。水煎服，每天1剂。

二诊（5月27日）：咽红略退，浮肿未净，尿蛋白微量，红细胞偶见。守原方加减。药用：黄芪10g，党参10g，山药10g，楮实子10g，赤小豆15g，鱼腥草10g，石韦10g，桂枝10g，天仙藤6g，白茅根15g，旱莲草10g，炒地榆10g，土茯苓12g。水煎服，每天1剂。

三诊（6月7日）：肢、指仍有微肿，昨日化验尿：蛋白（±），红细胞偶见，颗粒管型2个/HP。脉濡弦。守原方加减。药用：黄芪10g，党参10g，山药10g，楮实子10g，赤小豆15g，鱼腥草10g，石韦10g，平地木20g，半枝莲12g，白茅根15g，旱莲草10g，炒地榆10g，土茯苓12g。水煎服，每天1剂。

四诊（7月22日）：今日尿化验阴性。脉濡弦。仍守原方出入。药用：黄芪10g，侧柏叶10g，炒大蓟12g，楮实子10g，赤小豆15g，鱼腥草10g，石韦10g，藕节15g，血余炭3g（包），白茅根15g，旱莲草10g，炒地榆10g，土茯苓12g。水煎服，每天1剂。

五诊（9月4日）：月余以来，尿化验检查除偶有红细胞外，其他均已正常。脉濡缓。证药相合，仍守原意进行巩固治疗。药用：黄芪10g，侧柏叶10g，炒大蓟12g，楮实子10g，赤小豆15g，鱼腥草10g，石韦10g，炒蒲黄6g，炒茜草根6g，白茅根15g，旱莲草10g，炒地榆10g，土茯苓12g。水煎服，每天1剂。

〔按语〕王氏认为对肾炎的治疗，多立法为从脾肾两治，但细分析，则是健脾益肾，利湿降浊。这是因为，因脾虚不能运化，而致湿浊弥漫，或肿或泄，溲少便溏。肾的生理功能极为重要，肾主水液，而司排泄。水有清浊，清者上升，浊者下降，清中之浊者，从三焦决渎下行以达于肾。因此，治从脾肾着手，补益脾肾，利湿降浊，脾能升清运化，肾司固摄，则湿浊自去，清浊各走其道，因而临床收效显著。

（选自《中国百年百名中医临床家丛书·王任之》）

十、虚实夹杂证

刘志明医案

刘某，男，23 岁。1984 年 4 月 27 日初诊：患者于 1983 年 1 月突发浮肿，在本市某医院住院治疗，诊断为急性肾炎，症状缓解后出院。近半年来前症复发，经中西药治疗，效果不显。现症见：头面四肢浮肿，晨起则头面上肢为甚，目胞肿如卧蚕，手掌肿胀；午后则下体为甚，足背按之凹陷不起。伴腰酸腿软，头晕乏力，不耐疲劳，烦躁多梦，胃纳减少，小便短黄。舌苔薄黄微腻，脉细而滑。尿常规检查：蛋白（＋＋＋＋），白细胞 0～1 个/HP，颗粒管型 0～1 个/HP，透明管型 1～2 个/HP。证属湿热蕴结，脾肾两亏。治宜清利湿热，健脾滋肾。方用猪苓汤加味。药用：猪苓 12g，泽泻 12g，滑石 15g，阿胶 12g，茯苓 12g，石韦 18g，车前子 9g（包），太子参 18g，生黄芪 18g，白茅根 18g，川牛膝 9g。7 剂，水煎服，每天 1 剂。

二诊：服上方药 7 剂后，尿量明显增加，浮肿减轻。药已中的，仍守前法，随证加减。服药调理 4 月余，肿消而体力有增，面色红润，尿检蛋白阴性，细胞、管型均消失。1 年后来院复查，未见异常。

〔按语〕水肿病，其制在脾，其本在肾，迁延日久，必损伤脾肾二脏。本例患者病历年余，湿蕴化热，以致脾虚不运，肾阴又亏。治疗时如一味利湿，则更耗肾阴；若单纯滋阴，又易敛湿困脾。仲景猪苓汤，功能育阴制水，益以太子参、生黄芪益气健脾，并增茅根、滑石等品清利湿热，既可顾及脾肾之本，又能清利湿热而消肿。虽久病缠绵，又何愁不愈！

（选自《中国现代名中医医案精华》第三集）

林鹤和医案

患者，男，6 岁。1985 年 9 月 18 日初诊：患者于 1985 年 1

月 15 日突然两眼肿如卧蚕，尿短赤，继则全身浮肿，在某医院诊断为急性肾炎，经西医治疗浮肿消退，以后每因受凉感冒而复发，曾因全身浮肿，尿少，在湖南医院诊治 2 月余。近 2 个月来，颜面及全身浮肿，按之如泥，纳呆，常自汗出，面色㿠白，大便或秘或溏，小便少，色稍黄。某医曾用温阳利水法治疗月余，浮肿不退，尿蛋白保持在（＋＋）～（＋＋＋）之间。现症见：上症仍在，舌质淡，苔薄白，脉沉细。尿化验：蛋白（＋＋＋），颗粒管型 0～3 个/HP，红细胞 0～5 个/HP，白细胞 2～7 个/HP。证属脾肾阳虚，内蕴湿毒。治宜温肾健脾，解毒化湿。药用：北黄芪 9g，云茯苓 9g，山萸肉 9g，党参 9g，益母草 9g，赤小豆 10g，半边莲 10g，肉桂 7g，玉米须 15g，白花蛇舌草 12g，小叶野鸡尾 20g，大枣 5 枚。水煎服，每天 1 剂。

二诊：服药 15 剂后，浮肿消退，饮食增加。尿化验：蛋白（＋），白细胞 0～1 个/HP，管型消失。以上方化裁治疗 3 个月而痊愈，尿化验蛋白连续 3 次阴性。随访年余未复发。

〔按语〕脾肾阳虚，水无所主，水湿潴留，蕴而成毒，湿毒日久，郁而生热，湿热毒邪不去，则内攻于肾，加重肾脏的病理损害，使病程迁延，表现为寒热虚实错杂，日久难愈。因此，林氏十分重视清热解毒化湿以祛邪，认为这是提高疗效的关键之一。但用药需注意"祛邪不伤正，补虚不壅邪"这一个原则。此案即运用了这一原则，使正胜邪祛，病获痊愈。

（选自《中医肾病临证荟萃》）

乔保钧医案

任某，女，17 岁。1996 年 12 月 2 日初诊：患者 2 月前曾患感冒发烧、咽部疼痛，经用抗生素治疗后烧退。近 10 天两眼睑持续浮肿，伴以腰痛，尿常规检查发现：蛋白（＋＋＋），红细胞（＋＋＋＋），诊断为急性肾炎，特来求治。现症见：两眼睑浮肿如卧蚕状，纳呆，乏力，腰部酸痛，小便黄，大便稀，舌质红，苔薄黄，脉沉无力。证属脾肾两虚，气化无力，水湿停蓄，下焦蕴热。治宜健脾益气，补肾固精，清热利水。方用黄芪五苓散合五草汤（自拟经验方）加减。药用：生黄芪 30g，桂枝 9g，猪苓 30g，白术 10g，茯苓 30g，泽泻 30g，白僵蚕 10g，山茱萸 10g，牡丹皮 10g，穿山甲 10g，水蛭 9g，菟丝子 15g，鹿衔草 15g，金钱草 15g，车前草 15g，益母草 30g，旱莲草 30g，赤小豆 15g，白茅根 30g。5 剂，水煎服，每天 1 剂。

二诊（12 月 6 日）：尿量增加，眼睑浮肿略减，仍腰痛，乏力，舌质红，苔薄黄，脉弦。尿化验：蛋白（＋＋）。药用：生黄芪 30g，山药 10g，山萸肉 10g，牡丹皮 9g，泽泻 15g，猪苓 15g，云茯苓 30g，菟丝子 15g，白僵蚕 10g，穿山甲 10g，水蛭 9g，川断 15g，川萆薢 30g，黄柏 10g，杜仲 15g，益母草 30g，金钱草 15g，鱼腥草 15g，白茅根 30g。7 剂，水煎服，每天 1 剂。

三诊（12 月 20 日）：因风寒感冒眼睑浮肿又起，腰部疼痛明显，小便黄，大便稀，尿蛋白（＋）。药用：生黄芪 45g，桂枝 7g，白芍 20g，防风 15g，猪苓 30g，泽泻 15g，白僵蚕 10g，菟丝子 15g，炙麻黄 9g，连翘 10g，山茱萸 10g，杜仲 15g，蝉蜕 9g，益母草 15g，旱莲草 15g，鹿衔草 15g，赤小豆 15g，白茅根 30g。7 剂，水煎服，每天 1 剂。

四诊（1997 年 2 月 20 日）：眼睑浮肿完全消退，腰痛消失，身力倍增，精神转佳，二便转调；尿常规检查各项均正常。药用：生黄芪 30g，桂枝 9g，白芍 30g，防风 15g，白术 10g，猪苓 30g，山茱萸 10g，杜仲 15g，菟丝子 15g，白僵蚕 10g，蝉蜕 9g，水蛭 9g，熟地黄 10g，鸡内金 15g，川续断 15g，川萆薢 15g，益母草 15g，鹿衔草 15g，赤小豆 5g，白茅根 45g。巩固 14 剂，病告痊愈。

〔按语〕急性肾炎的中医病机多表现为本虚标实，气虚及脾，脾肾两虚为本。由于气虚，卫外不固，故患者极易感冒，反复感冒又可加重病情；脾肾两虚，气化无力，水湿不运，精微不藏，故见水肿、腰痛、尿中蛋白等一系列标证。治宜标本兼顾，常以黄芪五苓散或玉屏风散合肾气汤、五草汤化裁。方中生黄芪配桂枝、白芍益气固卫，提高抵抗力，防御感冒，配猪苓、白术、泽泻健脾除湿，益气利水，山茱萸、山药、菟丝子、杜仲等补肾固精，加以五草汤（鹿衔草、金钱草、车前草、益母草、旱莲草）寓补于清，清补兼施，有清热利尿，消除蛋白之效。共达祛邪扶正、标本兼治之效。

（选自《乔保钧医案》）

颜德馨医案

　　周某，女，14 岁。1985 年 10 月 8 日初诊：患者自 3 月份下肢虫咬搔破，经治痊愈后出现面目、下肢浮肿，尿频尿急。尿常规检查：尿蛋白（＋＋＋），红细胞（＋），白细胞少许。拟诊急性肾炎，予激素及抗生素治疗，上症消失，尿蛋白降至微量。后复因感冒，症状反复，浮肿时作。7 月份起尿蛋白持续（＋＋）~（＋＋＋）之间，腰酸乏力。在外院用激素、中药等治疗，症情无好转，后转入我院治疗。现症见：颜面下肢浮肿，腰酸乏力，口渴喜饮，纳馨便调，两下肢有淡紫色瘀纹，舌暗红而胖，苔薄腻，脉细小数。尿化验：蛋白（＋＋＋），尿蛋白定量 1190mg/d。证属湿热下注，日久脾肾受损，水失宣化，病久入络，封蛰失职，精气外泄。治宜清利活血，佐以益气。药用：赤芍 9g，当归 9g，川芎 9g，桃仁 9g，紫花地丁 9g，丹参 12g，红花 6g，蒲公英 15g，益母草 30g，白花蛇舌草 30g，白茅根 30g，水蛭粉 1.5g（冲），黄芪 60g。水煎服，每天 1 剂。

　　二诊：服药 14 剂，症状次第好转，尿蛋白（－）或少许，24 小时尿蛋白定量 400mg。出院随访两年一直稳定。

　　〔按语〕对肾病综合征的治疗，颜氏多以黄芪为帅，用量每达 60g。盖取其濬三焦之源流，壮营卫之气血，《别录》云："行营气，逐恶血"，阐明其内涵，更添"发卫气，举清阳"之效能，擅在固本清源之法则中起废颓，本案例仅其一端而已。

（选自《颜德馨临床经验辑要》）

第二章　慢性肾小球肾炎

一、风热外袭证

邹云翔医案

宗某，男，21岁。1959年7月31日初诊：患者1958年11月下旬发现颈部水肿，继则遍及全身，有胸水和腹水，腹围84cm。尿检查：蛋白（+++），红细胞0~1个/HP，颗粒管型（+++）；血非蛋白氮48mmol/L，肌酐322μmol/L，二氧化碳结合力19.3mmol/L；酚红排泄试验：15分钟为0.05；白蛋白24.3g/L，球蛋白68g/L。经用多种治法，水肿不退。现症见：患者并发外感，发热微汗，咳嗽痰多，口渴欲饮，苔薄黄，脉细略数。证属风热袭肺，痰热内蕴。治宜疏风宣肺，发表利水，清热化痰。方用越婢加术汤、三子养亲汤合葶苈大枣泻肺汤加减。药用：净麻黄3g，生石膏15g，葶苈子9g，白术4.5g，苍术4.5g，白芥子3g，旋覆花9g（包），苏子9g，杏仁9g，冬瓜仁15g，冬瓜皮30g，生甘草3g。水煎服，每天1剂。

二诊：药后遍身汗出如洗，尿量增加，由每天200ml增至500ml，水肿明显减退。8月4日以原方麻黄改1.5g，加莱菔子9g，防风4.5g，防己9g。5剂后，汗出少，溲量增至每天500~1000ml，水肿退，腹水消，胸水吸收。后转调理脾胃之剂而治愈。

〔按语〕此例运用疏风宣肺、发表利水法之所以有效，乃因适遇风热袭肺，而肺主皮毛，为水之上源，故疏风宣肺，因势利导，使肺气畅达，肃降有权，三焦通利，亦即"开鬼门、洁净府"之意。

（选自《当代名老中医临证荟萃（一）》）

姜春华医案

王某，女，38岁。初诊：患慢性肾炎4年，常因感冒咽痛而小便出现血尿及蛋白尿，上周高热咽痛。尿化验检查：蛋白（＋＋＋），红细胞（＋＋＋＋）。经用中西药物治疗后，转为低热（37.8℃）。现症见：咽喉红痛，面色萎黄，目胞虚肿，神疲乏力，小溲频数混赤，舌质淡，苔薄黄，脉浮濡而数。证属正虚风邪外客，热毒扰动肾络。治宜益气清解，透泄肾络。药用：黄芪15g，党参15g，白术12g，防风9g，金银花9g，连翘9g，僵蚕9g，蝉蜕6g，六月雪15g，玉米须15g，地丁草15g，白茅根30g。7剂，水煎服，每天1剂。

二诊：咽痛、低热已除。化验尿：红细胞少许，蛋白（＋）。上方去银花、连翘，续服7剂，尿检正常，余症亦除。又守方服14剂后停药，随访半年未复发。

〔按语〕此例组方之法，在于扶正祛邪，透泄肾络。防风、僵蚕、蝉蜕三味祛风药与银翘相配，能外达表邪；与六月雪、玉米须、地丁草、茅根相配，能增强清热解毒药对于肾络热毒的透泄作用。参、黄、术固护正气，增强机体抗病能力。慢性肾炎因感外邪而发者，姜氏常用此法加减而获效。

（选自《当代名老中医临证荟萃（一）》）

叶景华医案

病案一：黄某，男，27岁。1978年2月23日初诊：患者素有慢性肾炎病史，1周前不慎外感，确诊为慢性肾炎急性发作。现症见：热性病容，精神较萎，全身皮肤发红色丘疹，压之褪色，咽部充血，恶寒发热，汗出热不退，口干引饮，纳呆，大便秘结，5日未解，小便短赤；舌质红苔黄腻，脉数。体温40.2℃，血压153/83mmHg；尿化验：蛋白（＋＋），红细胞10~20个/HP，白细胞8~10个/HP。证属外感风热。治宜辛凉清解。药用：金银花30g，连翘15g，荆芥10g，防风6g，蝉蜕6g，丹皮10g，赤芍10g，大青叶30g，甘草3g，白茅根 30g，陈皮 10g，车前子 30g（包）。水煎服，每天 1 剂。并予静脉补液。

二诊：患者服药 1 剂，热退至 38.5℃，红色丘疹大部分消退。又服药 1 剂，热退至 37.6℃，丘疹完全消失，舌质转淡，苔黄腻渐化。再服 3 剂，热退清，小便清，一般情况好，但尿化验仍有蛋白和红细胞。继以清化之剂调理 2 周，复查尿正常而出院。

〔按语〕该病例高热，全身皮肤发红色丘疹，咽部充血，类似猩红热，但咽痛不明显，白细胞不高，杨梅舌不典型。中医辨证属于温病范围，温热之邪在气营之间，方药对症，因而疗效确切。

病案二：患者男性，31 岁。1982 年 5 月 22 日初诊：患者素有慢性肾炎病史，5 天前不慎外感，确诊为慢性肾炎急性发作。现症见：精神委顿，面色较灰滞，恶寒发热，无汗，头痛，咳嗽少痰，咽部充血，左侧扁桃腺肿大，有少许脓性分泌物，口干引饮，胸闷纳呆，小便短赤，舌红苔黄腻，脉缓较细。体温 38.3℃，血压 98/75mmHg；尿化验：蛋白（＋＋＋），红细胞 5~6 个/HP，白细胞 1~2 个/HP，颗粒管型 1~2 个/HP。证属风热之邪，侵袭肺卫。治宜辛凉清解。方用银翘散加减。药用：金银花 30g，连翘 10g，薄荷 6g，荆芥 10g，牛蒡子 10g，山栀 10g，鸭跖草 30g，前胡 10g，陈皮 10g，制半夏 10g，竹茹 10g。水煎服，每天 1 剂。

二诊：服药 3 天，寒热渐退，咳嗽减少，但出现泛恶呕吐，腹部胀痛阵发性增剧，小便不利，一昼夜只有 350ml，脉迟，血压升高。化验：肌酐 330μmol/L，尿素氮 25.1mmol/L。病属慢性肾炎急性发作，出现肾功能衰竭。辨析：泛恶呕吐，小便不利，腹胀痛，脉迟等症，证属浊邪壅滞的表现，属里实证。先予以通腑，用生大黄保留灌肠后大便 3 次，量多，腹胀痛渐缓解，小便量增多，24 小时为 650ml，但仍泛恶呕吐，纳少，面部轻度浮肿，头痛，脉迟（48 次/分）；血中肌酐上升至 530μmol/L，尿素氮 29.3mmol/L。证属湿浊邪毒壅滞，升

降失常。治宜清利湿热邪毒，理气和胃降浊。药用：黄连 3g，
紫苏 10g，枳实 10g，生大黄 10g（后下），半枝莲 30g，六月
雪 30g，赤茯苓 15g，猪苓 15g，车前子 30g（包），制半夏
10g，陈皮 10g，制苍术 10g，泽泻 30g，白茅根 30g。水煎服，
每天 1 剂。另用生大黄 10g，熟附块 10g，蒲公英 30g，生牡蛎
30g，煎汤保留灌肠，并以丹参针剂静滴，再以生晒参煎汤
代茶。

三诊：服药 4 天，小便量增多，每天 1500～2000ml，大
便日 3～4 次，腹不胀，但仍感不适，虽不呕吐，尚有恶心，
头痛，脉搏 56 次/分，血压正常，血肌酐 515μmol/L，尿素氮
19.9mmol/L。继续用上述方法治疗。

四诊：服药 3 天后，面部浮肿退，一般情况好转，小便每
天 2000ml，血肌酐下降。继续按原法治疗，因脉象较细，方
中加党参 15g。停保留灌肠，给番泻叶泡茶服，维持大便
通畅。

五诊：服用 3 天，恶心、头痛等症消失，纳增。复查血肌
酐降至 208μmol/L，尿素氮 9.8mmol/L。多次化验尿蛋白逐渐
减少，红细胞时多时少。停丹参静滴，以口服中药为主。现症
见：无不适，舌质淡红，苔薄腻，脉搏增至 76 次/分，缓和有
力，血压 120/71mmHg。按辨证减清解之品，加益肾健脾活血
之剂。药用：鹿衔草 30g，党参 15g，黄芪 15g，制苍术 15g，
生苡仁 30g，生大黄 10g（后下），丹参 30g，六月雪 60g，青
皮 10g，陈皮 10g，制半夏 10g。服药 4 天，复查血肌酐、尿素
氮正常；尿化验：蛋白阴性，红细胞 5～6 个/HP；一般情况
良好。于 1982 年 6 月 14 日出院。

〔按语〕本例的病程发展可分为两个阶段。第一阶段是风
热邪毒侵入肺卫，采用清解后症状消除；第二阶段，经治疗后
表证虽解，但邪毒不清，传入内脏，导致原有肾脏病变增剧，
其他脏腑功能亦失调。湿浊壅滞，清浊相混，升降失常，胃气
上逆而泛恶呕吐，肾脏气化功能无权而小便不利；邪毒与积滞
交阻胃肠，通降失常，气机不畅而腹胀痛；清阳不升，浊阴不

降，上扰清空而头痛；浊邪阻遏心阳，心主血脉，心阳不振，血脉运行不利而脉迟。且主要病变是由于湿浊邪毒壅滞所致。因此在治疗过程中始终以祛邪为主。首先通腑以保持大便通畅，继而清利湿浊邪毒，使小便通利，因而湿浊邪毒得从大小便排泄，邪去正安，脏腑功能恢复，各症状消除。迟脉在这种情况下是比较少见的，往往误认为阳虚寒证，而在治疗过程中用药多偏重于寒凉清解通利之品，迟脉得以恢复正常，说明此迟脉不属于寒证、虚证，乃是由于邪实阻滞阳气所致。治疗后邪气去阳气重振，脉息恢复正常。从本例治疗经过来看，病情危重必须多种途径给药以增强药力。特别是呕吐的病人，口服给药往往进药不多，因此，尚须其他途径给药，如保留灌肠、静脉给药等，以保证有足够的药力。

（选自《叶景华医技精选》）

赵棻医案

陈某，男，36 岁。1981 年 6 月 4 日初诊：患者患慢性肾炎 10 余年，浮肿反复发作，尿蛋白（＋）～（＋＋＋＋），屡经中西药物治疗，顽固性蛋白尿不能消除。近因劳累过度，复感风邪，现症见：咽痒咽痛，咳嗽痰稠，畏寒怕冷，面目浮肿，腰膝酸楚，形神倦怠，纳呆便溏，小溲短赤，眼花头晕，舌淡红苔薄腻，脉濡。血压 150/110mmHg；尿化验：蛋白（＋＋＋），红细胞（＋），脓细胞（＋），上皮细胞少许，颗粒管型 0～3 个/HP。证属风邪犯肺，湿热交蒸，脾肾两虚，水液不行。治宜疏风宣肺，清热利湿，健脾补肾，佐以消肿。药用：蜜炙麻黄 3g，苦杏仁 6g，桔梗 6g，连翘 9g，制香附 6g，苏叶 6g，党参 12g，麦芽 30g，谷芽 30g，续断 15g，鹿衔草 12g，益母草 15g，土茯苓 15g，赤小豆 20g，焦山楂 12g，鸡苏散 24g。2 剂，水煎服，每天 1 剂。

二诊：药后诸症均减，上方续用 2 剂，外感诸症消失，小溲转清长，浮肿亦清，纳食增进，大便成形，仍见轻度腰酸，倦怠，舌淡红苔薄，脉细弦。血压 130/90mmHg；尿化验：蛋白（＋＋），上皮细胞少许，其余阴性。外邪已去，宜从根本治疗，用慢肾汤加味。药用：紫苏叶 6g，秋蝉蜕 6g，淫羊藿 12g，鹿衔草 15g，芡实 15g，川续断 15g，金狗脊 9g，枸杞子 15g，潞党参 15g，稻香陈 6g，麦芽 30g，谷芽 30g，土茯苓 15g，金钱草 15g，益母草 9g，粉甘草 3g。水煎服，每天 1 剂。

三诊：上方出入，服药 120 余剂，并以水鸭炖冬虫夏草佐餐，蛋白尿消失，随访至 1986 年底，未见复发。

〔按语〕赵氏认为，治疗慢性肾炎，应温补脾肾，以治其本；扶正祛邪，以治其标；固肾敛精，以复其元。此为治疗慢性肾炎三大要法。"外邪侵袭，内伤脾肾"为本病发生的根本病机。因此在治疗本病演变的各个阶段，以扶正为主，兼顾祛邪，或以祛邪为主，不忘扶正，两者不可偏废。临床多年，研用慢肾汤治疗慢性肾炎，疗效比较满意。

（选自《当代名医临证精华·肾炎尿毒症专辑》）

朱进忠医案

刘某，男，15 岁。初诊：在 1 年前的一个下午，突然出现全身不适，眼睑轻度浮肿。家属认为是感冒，用了一些感冒药后症状即消失。但 1 个月后，又突然发现全身浮肿，尿少。经某医院检查发现尿蛋白（＋＋＋），红细胞 3~5 个/HP，白细胞 1~3 个/HP。确诊为急性肾炎。经中西药治疗 10 个多月后，浮肿虽已消退，但尿蛋白却一直维持在（＋＋＋）~（＋＋＋＋）不见改善。现症见：除咽喉干痛之外，余无任何不适感。舌苔白，脉浮稍数。症脉合参，证属肺胃郁热，表里同病。治宜解表清里，疏理三焦。方用升降散加减。药用：蝉蜕 10g，连翘 10g，姜黄 10g，大黄 1g，紫苏 6g。水煎服，每天 1 剂。

二诊：服药 30 剂，咽喉干痛消失，尿蛋白降至（＋）~（＋＋），红细胞消失。继续服用 25 剂，诸症消失，临床痊愈。

〔按语〕本例患者久治不效，朱氏分析认为，久病多虚，久病多瘀，此病之常也，故多以补益、活血而获效。本病证之变也，故以补益、活血而不效。其变者何？从脉、舌辨证也。然本病气色、症状均无虚证，说明经过治疗已不虚也。脉浮者，病在表也，在心肺也；数者，热也。咽喉者，肺胃所主也。故而治疗从表里肺胃着手，守方用药，功到自然成也。

（选自《中医临证经验与方法》）

李寿山医案

刘某，男，16 岁。1976 年 4 月 10 日初诊：患者幼年有肾病史，每因受凉感冒而复发。近因感冒出现发热、微恶寒、咽痛、咳嗽 3 天，小便短少而浮肿。尿化验：蛋白（＋＋＋），红细胞 0~5 个/HP，颗粒管型 0~2 个/HP。确诊为慢性肾炎急性发作，予青霉素及利尿药治疗 3 天而不缓解，求治于李氏。现症见：周身浮肿，咽喉红肿，体温 38.5℃，舌尖红，苔薄黄，脉弦滑数。证属肾劳新感，风热上扰。治宜宣肺解表，清热利湿。方用清宣解毒汤加减。药用：金银花 12g，连翘 12g，桑白皮 9g，杏仁 6g，蝉蜕 3.6g，牛蒡子 9g，浙贝母 9g，白花蛇舌草 12g，石韦 12g，赤小豆 30g（先煎）。水煎服，每天 1 剂。

二诊（4 月 13 日）：服药 1 剂，周身微汗出，热减。2 剂后，小便增多色黄，浮肿减轻，体温正常。3 剂后，咳嗽、咽痛止，食欲增进，口和身安，诸症霍然而解。嘱服清化益肾汤。药用：黄芪 30g，白术 10g，冬葵子 30g，土茯苓 30g，益母草 30g，当归 10g，丹参 15g，浙贝母 10g，益智仁 15g，白茅根 30g。水煎服，每天 1 剂。

三诊：服上方 20 余剂，3 次化验尿常规均为阴性。遂停药而复学，随访半年未复发。

〔按语〕本例肾劳新感复发，不同于一般风热感冒的治法，故用清宣解毒汤宣肺解表，清热利湿。方中银花、连翘、白花蛇舌草清热解毒，透邪外出；桑白皮、贝母、牛蒡子、蝉蜕宣肺利咽解表；石韦、赤小豆利小便而消浮肿。药证相符，故有良效。表解肿消后，继服经验方清化益肾汤以搜余邪而疗肾劳痼疾，始收全功。

（选自《中国百年百名中医临床家丛书·李寿山》）

马光亚医案

病案一：廖某，男，28 岁。1992 年 3 月 12 日初诊：患肾炎已 3 年，尿蛋白高，服用激素类药物未控制，尿化验蛋白多则（＋＋＋＋）少则（＋），从未消失过。求治于马氏。现症见：倦怠乏力，精神不能集中，胸闷，咳嗽，痰多而黄，咯出不易，咽痛，口干喜饮，舌苔干白，脉数。证属肺中郁热，湿遏脾阳。治宜清泻肺热，健脾利湿。方用泻白散加味治之。药用：桑白皮 12g，地骨皮 9g，知母 9g，黄芩 9g，葛根 9g，藁本 9g，防己 9g，薏苡仁 15g，茯苓 15g，泽泻 9g，砂仁 6g，六一散 12g。水煎服，每天 1 剂。

二诊（3 月 19 日）：咳嗽，痰黄成块，口干，腹胀，胸闷，排尿不畅，尿化验阴性。更方再予清肺、解热、利尿，并以升阳除湿。药用：薏苡仁 15g，赤小豆 12g，桑白皮 9g，地骨皮 9g，知母 9g，黄芩 9g，连翘 9g，金银花 9g，葛根 9g，藁本 9g，桔梗 9g，防己 9g，白术 9g，六一散 15g。水煎服，每天 1 剂。

三诊（4 月 9 日）：新感外邪，头晕，喉痛，咳嗽痰黏难咯，呼吸胁下疼痛，尿化验阴性。更方如下。药用：荆芥 9g，防风 9g，柴胡 6g，金银花 9g，连翘 9g，桔梗 9g，桑白皮 9g，黄芩 9g，白芍 9g，枳实 4.5g，知母 9g，甘草 3g。水煎服，每天 1 剂。

四诊：服药 7 剂，诸症悉愈，尿化验阴性。后继续处方调理肺脾，随访病情未反复。

病案二：胡某，男，32 岁。1991 年 4 月 12 日初诊：曾患肾炎，尿化验：蛋白（＋＋＋＋），红细胞（＋＋）；喉头红肿疼痛。病已 2 年，曾中西药物治疗未见疗效。现症见：舌苔白腻，上层微黄，脉右弦数。证属肺经热邪甚炽。治宜清解肺热。药用：金银花15g，桑叶12g，芦根15g，连翘12g，杏仁9g，贝母12g，射干6g，栀子9g，黄芩9g，板蓝根15g，茯苓12g，薏苡仁12g，猪苓12g，薄荷9g，六一散15g。水煎服，每天1剂。

二诊：服药7剂，咽喉痛减，尿蛋白化验减少，惟小便觉热，以上方加减。药用：金银花15g，生地黄12g，木通6g，连翘12g，射干9g，桔梗9g，杏仁9g，黄芩9g，栀子9g，贝母12g，芦根15g，薄荷6g，车前子9g（包），六一散15g，益母草30g，小蓟15g。水煎服，每天1剂。

三诊：服上方14剂，感觉甚安，喉头肿消，已不觉痛，尿化验均阴性。治以养阴之剂收功。药用：生地黄15g，麦冬12g，女贞子12g，旱莲草12g，白芍9g，山萸肉9g，山药12g，茯苓9g，丹皮6g，泽泻6g。水煎服，每天1剂。

〔按语〕先贤有言："肺为娇脏。"而马氏考校临床，发现肾脏居下，为藏精之宫，较肺所常受病邪更多，六淫之中，风、湿、热诸邪，咸能侵犯之，故马氏认为"肾亦为娇脏"，然肾受六淫之邪，往往取道于肺罢了。因此，马氏认为：面目及上身发肿者，多为病生于外，在肺而亦在肾，治肺即治肾，故治其外即效。此例一患者，马氏从倦怠、胸闷、咳嗽痰多而黄，及咽喉痛诸症，从肺脾湿论治，以清利为方，佐以健脾利湿，故而临床疗效显著。病例二患者，肾炎近2年，尿蛋白及红细胞从未消失，马氏从肺热炽甚，治以清肺解热，佐以利水论治，即收大功告成之效。

（选自《中国百年百名中医临床家丛书·马光亚》）

管竞环医案

宋某，女，17岁。2000年4月初诊：颜面及双下肢浮肿1月余，伴咽干微咳，纳差，乏力，面色㿠白，咽红，乳蛾肿大，舌淡，苔薄黄，脉沉细。尿化验：蛋白（＋＋＋）。西医诊断为慢性肾炎合并急性扁桃腺炎，服用抗生素及利尿剂效果不佳，此次由于感冒诱发而加重。证属风热犯肺。治宜清热利湿，宣肺利水。药用：玄参 10g，麦冬 10g，甘草 10g，桔梗 10g，麻黄 10g，桂枝 10g，金银花 15g，连翘 15g，茯苓皮 10g，泽兰 10g，车前子 10g（包），猪苓 10g。水煎服，每天 1 剂。

二诊：服用 14 剂后，咽红、扁桃腺肿大消退，水肿减轻，加用赤小豆 15g，冬瓜皮 15g，薏苡仁 15g。水煎服，每天 1 剂。

二诊：继服 14 剂后，肿势全消，尿蛋白转阴，继以玉屏风散及六味地黄丸维持治疗月余，病情缓解未发。

〔**按语**〕本例患者因精微物质丢失而正虚，邪气外袭发病。肺为水之上源，主宣发肃降，通调水道，外邪袭肺，首先犯肺，肺气失宣则津停为肿。治宜祛邪宣肺利水，邪去则水亦退。以麻、桂、银花、连翘疏散表邪；玄、麦、甘、桔之属清润咽喉；苓皮、赤小豆、薏仁、冬瓜皮等健脾利水。水肿减退，则辅以玉屏风散固护肺表，六味地黄丸以固肾本。

（选自《中医杂志》）

二、湿热蕴结证

徐嵩年医案

病案一：刘某，女，16 岁。1977 年 9 月 24 日初诊：患者 6 岁时患猩红热后未加注意，10 岁时发现面部浮肿，化验小便：蛋白（＋＋＋）。至今已有 6 年，虽经多方医治，未见效果。患者经常患扁桃腺炎，初诊时化验小便：蛋白（＋＋＋），红细胞 1～3 个/HP，白细胞 2～5 个/HP。证属湿热蕴结。治宜清热利湿。药用：蝉蜕 9g，白花蛇舌草 30g，七叶一枝花 30g，大蓟 30g，覆盆子 30g，益母草 30g，玄参 15g，石韦 15g，防己 15g，知母 15g，黄柏 12g。水煎服，每天 1 剂。

二诊：上方连服 20 余剂。服药后化验小便，蛋白微量，红细胞消失。稳定 1 个月后，因感冒尿蛋白又上升至（＋＋

+)，颗粒管型2~4个/HP，白细胞2~4个/HP。继服上方，尿蛋白又转阴性。门诊随访2个月，尿常规正常。

〔按语〕徐氏认为，多数肾炎可因感染而加重，即使在缓解期内，也常因感染而反复发作。因此，感染成为治疗肾炎蛋白尿过程中一个严重的干扰因素，而积极防治感染，是制定清热解毒利湿法的客观依据。本例患者，湿热内蕴长期不消，病难得稳，故而治用清热利湿之法，外感除，湿热清，病获痊愈。

病案二：梁某，男，17岁。1980年9月12日初诊：患者于同年4月10日起发热，咳嗽，咽痛，扁桃腺肿痛，2周后出现尿少，眼睑及四肢浮肿。血压170/140mmHg。化验小便：蛋白（＋＋＋＋），红细胞（＋＋＋＋）。乃于4月11日至7月18日住某医院治疗，经用地塞米松、环磷酰胺、青霉素等治疗，症状改善。出院时化验小便：蛋白（＋），红细胞15~20个/HP。乃减服激素等西药，病情又有反复，遂求治于徐氏处。现症见：腰酸疲乏。化验小便：蛋白（＋＋＋）~（＋＋＋），红细胞（＋），白细胞（＋＋）；血肌酐164μmol/L，尿素氮3.7mmol/L。初治以益气补中升清法治疗无效，后因发现皮肤湿疹作痒，乃改用固表祛湿方合清利湿热之品加减，同时停用激素等西药。药用：防风9g，苦参9g，炙甘草6g，苍术12g，黄柏12g，黄芪30g，地肤子30g，白鲜皮30g，薏仁根30g，玉米须30g，乌梅15g，红枣6枚。水煎服，每天1剂。

二诊：以上方加减服用1个月，尿蛋白消失。随访6个月病未复发。复查血肌酐164μmol/L，尿素氮3.7mmol/L。乃用黄芪片、河车大造丸调治，巩固疗效，并于1981年初始全日上班。

〔按语〕徐氏认为，肺脾同治常用益气固表祛湿，适用于慢性肾炎肾病型患者，因卫表不固常易受邪而反复发作。当辨证属于肺脾气虚、里水外溢者，治脾的益气之药既可健脾化湿，又能实卫固表。徐氏临证自制固表实卫祛湿方，以达固表祛湿而消蛋白尿之目的。若有皮肤湿疹及脓疱疮等感染者，加用清利湿热之品则亦有良效。

（选自《当代名老中医临证荟萃（一）》）

赵绍琴医案

病案一：邢某，女，38 岁。初诊：患者腰痛半年有余。经某医院尿常规检查，尿蛋白阳性持续不降，确诊为慢性肾小球肾炎。西医建议激素治疗，患者畏惧而未服，后就诊于某中医，令服六味地黄丸 3 个月，尿蛋白增加为（＋＋），腰痛加剧。又求治于赵氏处。现症见：一身疲乏，夜寐梦多，腰痛不能自支，舌红苔白而润，脉濡滑且数。证属湿邪阻滞，热郁于内。治宜清化湿热，兼以和络。药用：荆芥 6g，防风 6g，独活 6g，生地榆 10g，炒槐花 10g，丹参 10g，茜草 10g，茅芦根各 10g，丝瓜络 10g，桑枝 10g。7 剂，水煎服，每天 1 剂。

二诊：服药后腰痛轻减，精神好转，气力有增。尿常规化验：尿蛋白（＋），白细胞 1～2 个/HP。舌红苔白，脉濡数。仍用前法进退。药用：荆芥 6g，防风 6g，白芷 6g，独活 6g，生地榆 10g，炒槐花 10g，丹参 10g，茜草 10g，茅芦根各 10g，焦三仙各 10g，丝瓜络 10g，桑枝 10g，水红花子 10g。7 剂，水煎服，每天 1 剂。

三诊：腰痛续减，精力日增，每日步行 2～3 小时，不觉疲劳。饮食增加，是为佳象，然则仍需慎食为要，不可恣意进食。继用前法。药用：荆芥 6g，防风 6g，苏叶 10g，白芷 6g，生地榆 10g，赤芍 10g，丹参 10g，茜草 10g，焦三仙各 10g，茅芦根各 10g，水红花子 10g。7 剂，水煎服，每天 1 剂。

四诊：近因饮食不慎，食牛肉一块，致病情加重，腰痛复作，夜寐不安。尿常规：蛋白（＋＋），颗粒管型 0～2 个/HP。舌红苔白根厚，脉象滑数。治宜疏调三焦。药用：荆芥 6g，防风 6g，苏叶 10g，独活 10g，生地榆 10g，炒槐花 10g，丹参 10g，茜草 10g，焦三仙各 10g，水红花子 10g，大腹皮 10g，槟榔 10g，大黄 1g。7 剂，水煎服，每天 1 剂。

五诊：服药后大便畅行，腰痛渐减，夜寐得安，舌苔渐化，脉象濡软。尿常规化验：尿蛋白（＋），颗粒管型消失。病有向愈之望，然饮食寒暖，诸宜小心。仍遵前方法，药用：

荆芥 6g，防风 6g，白芷 6g，独活 6g，生地榆 10g，炒槐花 10g，茅芦根各 10g，焦三仙各 10g，水红花子 10g，大腹皮 10g，大黄 1g。7 剂，水煎服，每天 1 剂。

六诊：上方服用 2 周后，尿蛋白转阴，腰痛消失。后以上方为基础加减治疗，半年后，尿蛋白保持阴性，腰痛未作，精力日增，未再反复。

〔按语〕腰为肾之府，腰痛为慢性肾病的常见症状。过去常常把长期慢性腰痛或腰酸看作是肾虚的特征，用补肾的方法治疗，如六味丸、八味丸之类。这是一种医学认识上的误区。慢性肾病之腰痛决不是肾虚，而是湿热郁滞于经络，致络脉不通所致。若用补法，必致加重。前医就把肾炎当肾虚，用六味地黄丸治疗 3 个月至病情加重。赵氏根据其脉象濡滑而数，舌红苔白而润，夜寐梦多等征象，辨其为湿阻热郁，用疏风化湿、凉血化瘀通络之方，服药 7 剂，就收到了明显的效果。在其后的治疗过程中始终以此法加减，终于获得痊愈。可见，慢性肾炎并非肾虚，慢性腰痛也并非全属肾虚。尤其是现代医学所说的慢性肾炎等属于泌尿系统的疾病，其与生殖生长发育等毫无关系。其发病往往与反复感染有关，按照中医的病因与发病观点，其属于外邪入侵，久留而不去，深入血分，形成血分伏邪，即邪气郁久化热，灼伤络脉，故表现为蛋白尿、血尿等血热妄行之症，或为湿热阻滞经络，作肾虚补之，则犯了实实之戒。故凡治肾病者不可不知此慢性肾病非肾虚之论也。

病案二：赵某，男，47 岁。患腰痛时作时止，已有数月，未曾在意。近日单位体检，查出尿蛋白阳性。后复查多次尿蛋白均为（＋＋＋），经某医院肾穿刺，确诊为慢性肾小球肾炎。经予强的松治疗，未愈。自觉腰痛加剧，并伴明显疲乏无力。现症见：患者形体魁伟，较胖，体重 90kg，大便干结，小溲黄赤，唇紫且干，舌红苔黄厚腻，脉象弦滑有力。证属湿热积滞，蕴郁胃肠，三焦传导不畅。治宜清化湿热，疏利三焦。并嘱其严格忌食高蛋白及辛辣刺激性食物，以防其增重郁热。药用：藿香 10g（后下），佩兰 10g（后下），荆芥 6g，苏叶6g，白芷6g，独活6g，生地榆10g，炒槐花10g，丹参10g，茜草10g，焦三仙各10g，大腹皮10g，槟榔10g，大黄3g（后下）。7剂，水煎服，每天1剂。

二诊：服药后大便较畅，舌苔渐化，夜寐较安，仍觉腰痛，尿常规蛋白减为（＋），脉仍弦滑。郁热未清，仍用清化方法，饮食寒暖，诸宜小心，坚持走步锻炼，不可松懈。药用：荆芥6g，防风6g，白芷6g，独活6g，生地榆10g，炒槐花10g，丹参10g，茜草10g，焦三仙各10g，水红花子10g，大腹皮10g，槟榔10g，大黄3g。7剂，水煎服，每天1剂。

三诊：腰痛渐减，精神体力均有所好转，治疗以来坚持素食，并行锻炼之法，体重已减轻3kg，心中不免忐忑。消去多余脂肪而体力有增，此正求之不得，何忧之有，心、肺、肝、肾功能将得益于此。素食与运动锻炼，为治疗本病不可缺少之手段，益将并行，不可稍息。仍用前法进退。药用：荆芥6g，防风6g，白芷6g，独活6g，生地榆10g，炒槐花10g，丹参10g，茜草10g，赤芍10g，焦三仙各10g，水红花子10g，丝瓜络10g，桑枝10g，大黄3g。7剂，水煎服，每天1剂。

四诊：昨日尿常规检验结果，尿蛋白转阴性。尿沉渣镜检未见异常。腰痛明显减轻，体力续有增强，每日步行2～3小时不觉劳累。舌红苔白根厚，诊脉弦滑。郁热日久，仍未尽消，继用清化方法。药用：荆芥6g，防风6g，白芷6g，独活6g，生地榆10g，炒槐花10g，丹参10g，茜草10g，赤芍10g，焦三仙各10g，水红花子10g，大黄3g。7剂，水煎服，每天1剂。

五诊：腰痛全止，惟活动太过则有酸意。二便如常，食眠均佳。脉象弦滑不数，舌红苔白。湿热积滞渐化。治宜清化余邪。忌口与锻炼仍不可缺也。药用：荆芥6g，防风6g，白芷6g，独活6g，生地榆10g，炒槐花10g，丹参10g，茜草10g，茅芦根各10g，焦三仙各10g，水红花子10g，大黄3g。7剂，水煎服，每天1剂。

六诊：后依上方加减治疗半年余，尿蛋白始终化验阴性。

患者体重下降至 70kg，外形看上去较为瘦削，但精神体力都非常好。停药以后，逐渐恢复正常饮食，体重也逐渐回升，肾炎蛋白尿未见复发。

〔按语〕本案着重说明了控制饮食对于治疗慢性肾炎蛋白尿的重要作用。慢性肾炎的主要病理指标之一是蛋白尿。大量蛋白从尿中流失是治疗中要解决的首要问题。因为大量蛋白流失不仅给患者带来恐慌，还会造成血浆蛋白降低并由此而诱发水肿。目前，无论现代医学还是传统医学对于蛋白尿都没有很好的解决办法。虽然如此，现代医学对于尿蛋白的辅助治疗措施却十分明确，即鼓励患者大量进食高蛋白食物，以弥补蛋白的流失。这就是所谓的"丢蛋白，补蛋白"的饮食原则。多少年来，从医护人员到患者无不遵从这一原则行事。然而临床事实说明，这种大量进食高蛋白食物的方法，不但不能弥补蛋白的流失，相反还会加重蛋白的流失。赵氏在 20 世纪 60 年代初就在临床中发现大量进食蛋白会加重蛋白尿，而采取低蛋白饮食配合中药治疗慢性肾炎蛋白尿的新方法，经过近 10 年的经验积累，到 70 年代就已经形成了治疗慢性肾炎蛋白尿的完整方案，这就是以中药凉血化瘀为主，辅以控制饮食和运动锻炼的方法。其中控制饮食主要方法就是忌食高蛋白食物，包括动物性蛋白和植物性蛋白，后来又将这一方法概括为慢性肾病当忌食蛋白论，忌食蛋白有助于减轻蛋白尿，有助于肾脏的恢复。本例的治疗就是一个很好的例证，由于患者能够严格遵守医嘱，恪守禁食高蛋白的规定，配合正确的中药治疗，很快就控制了尿蛋白的流失。虽然治疗期间体重下降了 20 多公斤，但得到的是慢性肾炎的彻底根治。因此，赵氏认为忌食蛋白是治疗慢性肾炎、慢性肾衰的法宝之一。

（选自《赵绍琴临证验案精选》）

叶传蕙医案

肖某，男，38 岁。2000 年 1 月 19 日初诊：患者 2 年前无明显原因出现双下肢浮肿，在当地某医院检查，发现有蛋白

尿，镜下血尿，诊断为慢性肾炎。后在成都市某省级医院检查
又确诊为系膜增生型慢性肾炎，经给予强的松、环磷酰胺等药
物治疗，症状缓解，只是蛋白尿仍间断发作，求治于叶氏。现
症见：头昏、嗜睡、神疲乏力、胃纳不香、口苦、咽干、腰痛
不适、舌质晦暗苔厚腻、脉沉细。尿化验：蛋白（＋＋），24
小时蛋白定量1.26g。证属水湿未能尽去，久而化热，湿热瘀
毒互结。治宜清利湿热，活血通络。药用：藿香15g，佩兰
15g，白蔻15g，白术15g，陈皮15g，龙胆草15g，栀子15g，
丹参15g，川芎15g，桃仁15g，益母草20g，半夏20g，芡实
20g，金樱子20g，地龙20g，僵蚕20g，全蝎12g（冲）。水煎
服，每天1剂。

　　二诊：患者自诉上述症状均有好转，舌脉同前。尿化验：
蛋白（＋）。药已中的，效不更方。

　　三诊：上方服28剂后，症状基本消失，舌脉如常，尿化
验蛋白阴性，24小时尿蛋白定量0.21g。上方减白蔻、白术、
龙胆草、陈皮、益母草，加菟丝子、肉苁蓉各20g，改水煎剂
为丸剂，继续服用。嘱患者预防外感，清淡饮食。随访1年，
病情稳定。

　　〔按语〕叶氏认为治疗慢性肾炎蛋白尿，清利湿热是关
键，因"湿热不除，蛋白难消"，且湿热之邪黏滞胶结，不易
速去，也是蛋白尿久治难消的原因。因此，叶氏临床重视湿热
的治疗，同时在导湿中，也兼理脾、补肾、活血、通络之法，
特别是善用虫类药物，因此类药物具有钻透剔邪、搜风通络之
特性，凡属病久迁延难愈者，必须取本草药与虫类药同用，临
床往往收效较佳。

　　　　　　　　　　　　　　　　　　（选自《四川中医》）

杜雨茂医案

　　丁某，男，40岁。1991年12月13日初诊：患者于去年9
月份感冒后，突然出现全身浮肿，在当地医院确诊为急性肾
炎，经治后无明显效果，又赴某医科大学医院经肾穿后确诊为

膜性肾炎，经用强的松及环磷酰胺等药物后效果不明显，求治于杜氏。现症见：全身浮肿，以双下肢较甚，按之如泥，小便量少而频，色黄，腰酸乏力，面色㿠白，食欲不振，口苦，腹部及两胁胀满，查双肾区有叩击痛，舌淡红，苔薄白，脉细弱。尿化验：蛋白（＋＋＋），红细胞（＋＋＋），24小时尿蛋白定量7.8g。证属少阳枢机不利，三焦瘀滞证。治宜和解少阳，疏达三焦，清利湿热。方用小柴胡汤加减。药用：柴胡10g，黄芩9g，党参15g，姜半夏9g，茯苓12g，白芍12g，泽泻12g，石韦15g，益母草30g，鱼腥草30g，萹蓄12g，白蔻仁6g（后下）。水煎服，每天1剂。

二诊（12月22日）：服上方10剂，腹胀明显减轻，纳食渐增，小便稍利，仍觉腰困，浮肿明显，舌体胖而暗，脉沉弦细。证属少阳枢机渐转，治当随之而变，宜健脾益肾，理气除湿，通达三焦为主。药用：党参15g，黄芪45g，益母草40g，白术12g，桂枝6g，猪苓15g，茯苓15g，泽泻12g，砂仁8g（后下），炒枳实10g，大腹皮12g，葶苈子10g，牛膝12g，半枝莲24g，丹参24g，石韦15g。水煎服，每天1剂。嘱强的松减量，停用其他西药。

三诊（1992年3月2日）：服上药58剂，激素已减至每天2.5mg，现小便量渐增，全身浮肿明显减轻，惟下肢仍有轻度浮肿，按之有凹陷，腰酸，腹胀不著，食纳可，精神明显好转。化验尿常规：蛋白（＋＋），其余阴性。治宜健脾益肾，培土涩关，兼清余邪。药用：党参15g，黄芪50g，芡实15g，白术12g，茯苓15g，猪苓15g，益母草30g，石韦15g，鱼腥草25g，蒲公英12g，川续断12g，牛膝12g。水煎服，每天1剂。

四诊（3月9日）：服上药1周，浮肿基本消失，体重较初诊时减轻9.2kg，尿量正常，经尿化验2次，蛋白少许或阴性，继以下方调理，以巩固疗效。药用：党参12g，黄芪60g，生地黄12g，猪苓15g，泽泻12g，茯苓15g，怀牛膝12g，狗脊12g，丹参20g，益母草30g，石韦15g，沙苑蒺藜15g，红花 8g，芡实 15g。水煎服，每周 5 剂，继服 2 个月。

〔**按语**〕本案之法重在体现灵活，初系少阳三焦壅滞，枢机不转，故治从少阳，等取效之后，及时更方变法，加重补气健脾，佐以活血化瘀。脾健络通，水湿运化，三焦自通，至病情稳定，坚持服药，以巩固疗效。可以说，慢性肾炎治疗中复发的问题，亦是不容忽视的问题，本案中，即是一好的例证，揭示即使症状消失，各种化验正常，仍需守方守法，坚持服用，争取彻底治愈。

（选自《杜雨茂肾病临床经验及实验研究》）

三、阴虚湿（瘀）热证

姜春华医案

瞿某，女，25 岁。初诊：患慢性肾炎 5 年，经常出现血尿和蛋白尿，但以血尿为甚。曾用西药治疗无效，后又服六味地黄丸与小蓟饮子等滋阴凉血药一度血尿好转，但不久又复发，再用原法却无效，反而小便不畅。现症见：形体消瘦，面色略黑，口干燥渴，但不欲饮水，眩晕腰酸，身发紫斑，舌质黯红边有瘀点，脉弦细而涩。尿化验：蛋白（＋），红细胞（＋＋＋）。此非六味与小蓟饮子之过，此乃证为阴虚瘀热，肾络阻滞之故，因滋阴止血有余，化瘀活血不足。治宜滋养肾阴，清热化瘀。药用：生地黄 12g，熟地黄 12g，旱莲草 15g，首乌 9g，黄柏 9g，大蓟 15g，小蓟 15g，赤芍 9g，丹皮 6g，桃仁 9g，当归 9g，红花 4.5g，鳖甲 15g，牛膝 15g，生甘草 6g，益母草 12g。7 剂，水煎服，每天 1 剂。

二诊：服上方后诸症好转，小便通畅。尿常规：红细胞（＋），蛋白阴性。原方去丹皮续服 14 剂，尿常规正常。

〔**按语**〕姜氏认为慢性肾炎病程较久，血瘀证多有兼夹，因此用活血化瘀应以中医辨证为主。此例即有阴虚、瘀热的双重病理，所以取《兰室秘藏》通幽汤为主以育阴化瘀；加首乌、旱莲草滋养肾水，益阴扶正；鳖甲、丹皮、赤芍、牛膝、益母草相配，善通下焦阴络之结，清理脉外离经之瘀，凉血活血，推陈致新；黄柏、大小蓟清热泻火，凉血止血。故而，对此例阴虚兼有瘀热证者疗效显著。

（选自《当代名老中医临证荟萃（一）》）

徐嵩年医案

陆某，男，35 岁。1981 年 9 月 27 日初诊：患者于 1979 年 12 月因全身浮肿，化验小便：蛋白（＋＋＋＋），入某医院诊治。经检查，诊断为慢性肾炎、氮质血症。用强的松治疗 3 个月，强的松最大剂量为每天 40mg，出院后逐渐减至每天 15mg 时，浮肿加剧，尿量减少至 300ml，尿蛋白又升至（＋＋＋），以后用中药、激素、环磷酰胺、潘生丁、消炎痛等治疗，病情缠绵反复达 3 年之久。激素停用困难，蛋白尿得不到控制，激素维持量需每天 20mg 以上，方能稳定症情。常用的温肾助阳的鹿角粉、仙灵脾、补骨脂、覆盆子等中药，亦无满意疗效。1981 年 9 月 3 日当激素减至每天 20mg 时，尿蛋白由微量升至（＋＋＋）。现症见：疲乏无力，腰酸腰痛，咽喉干痛、哽阻。证属阴虚火旺。治宜滋阴降火。方用大补阴丸加减，不再加大激素剂量。药用：怀山药 30g，白毛夏枯草 30g，薏仁根 30g，白花蛇舌草 30g，升麻 9g，炙龟甲 15g，大蓟 15g，丹皮 15g，玄参 9g，知母 9g，黄柏 9g，白果（打）9 枚，五味子 6g。水煎服，每天 1 剂。

二诊：上方服用 20 余剂后尿蛋白减至（＋），其余症情亦见改善，竟能在不增加激素剂量的情况下控制了蛋白尿，且病情逐渐缓解。

〔按语〕徐氏认为，肺肾同治时宜采用滋阴清利法为治，因为蛋白质是人体精华，长期流失，真阴亏虚，致水火不济，火炎灼金，金水无以资生。此种治法主要适用于慢性肾炎伴有慢性咽喉炎常继发感染的患者。运用此法，在滋阴中佐以清利，则清利而不复伤阴，肺肾同调，制止尿蛋白流失。徐氏临证多以大补阴丸加减组成，能获一定疗效。同时，徐氏还发现此法对递减激素也有较好的效果。众所周知，激素的副作用是很大的，其临床多认为温肾助阳药在停用激素中有替代作用，但有时却劳而无功，这是因为在激素减量过程中病情反复，其诱因以慢性咽喉炎继发感染者较多，而徐氏应用滋阴清利之法，却能在不增加激素的情况下使症状得到改善，病能得愈。

（选自《当代名老中医临证荟萃（一）》）

马莲湘医案

梁某，男，28 岁。1982 年 4 月 16 日初诊：患慢性肾炎 5 年，1982 年劳累后全身浮肿，尿检蛋白（＋＋＋＋），入某医院住院治疗，诊断为慢性肾炎肾病型。经激素、环磷酰胺、利尿剂及五苓散、五皮饮等治疗后，浮肿消退未尽，尿检蛋白仍（＋＋）～（＋＋＋＋）。出院后，继服强的松每日 40mg。现症见：满月面，面色灰黯，两颧红赤，夜寐不安，情绪激惹，腰酸乏力，眩晕，耳鸣，口苦，尿黄而少，舌尖红，边有齿印，苔黄腻带灰，脉弦滑，重按无力。尿检查：蛋白（＋＋＋），颗粒管型（＋＋）。血胆固醇 12mmol/L，血压 150/96mmHg。证属肝肾阴虚，内蕴湿热。治宜滋补肝肾，清利湿热。药用：生地黄 15g，生苡仁 15g，山萸肉 12g，山药 15g，茯苓 12g，泽泻 9g，怀牛膝 9g，女贞子 9g，知母 9g，玉米须 30g（煎汤代水），椋木 10g，乌梅炭 3g。水煎服，每天 1 剂。

二诊：服用 14 剂后，尿蛋白降为（＋＋），颗粒管型偶见，尿量增多，色微黄。再服 14 剂，强的松减量为每日 30mg，并逐渐减量，尿检蛋白痕迹，精神好转，夜寐渐安，舌苔薄腻，脉弦细。原方去泽泻、生地，加黄芪 15g，炙龟甲 10g。连服 21 剂后，尿蛋白转阴，以后连续 4 周尿检均为阴性。病乃告愈。

〔按语〕慢性肾炎日久，可因阳损及阴，或过用温补刚燥伤阴，或屡使清利耗阴，逐渐形成肾阴亏损，肾病及肝，以致肝肾阴虚；阴虚日久，阳失其涵，火失其济，则阴阳不能维持正常的平衡关系，出现阴虚火旺的病理现象。特别是应用激素的患者，还易夹杂有湿热之邪实。因此，马氏采用滋阴与清利并施之法，标本兼顾，故而症状除，蛋白消，病可获愈。

（选自《当代名医临证精华·肾炎尿毒症专辑》）

何炎燊医案

吴某，男，12 岁。1989 年 2 月 15 日初诊：1989 年初患肾炎，家人十分着急，日日中西医药并进，西医用强的松，以致面目浮肿，中医见其肿，说是寒湿，用胃苓汤及防风羌活等药，又惑于肾病宜补之说，常用鲤鱼、鱼鳔胶炖猪腰子等强食之，病遂缠绵不愈。1989 年专程来东莞就医。现症见：病儿面目浮肿而红，神气疲乏，自述时有头晕眼花，肌肉酸楚，烦躁咽干，口秽喷人，不思饮食，溺黄短，有灼热感，大便 2 日 1 行，溏滞肛热，舌红苔黄腻浊，脉弦滑细数。血压 142/88mmHg。血化验：尿素氮 7.8mmol/L，肌酐 140μmol/L；尿化验：蛋白（＋＋＋），红细胞（＋＋＋），白细胞（＋）。现每日服强的松 30mg。证属肾阴不足，湿热郁结证。治宜清化湿热，兼顾肾阴。药用：生地黄 20g，山药 20g，茯苓（皮、肉各半）30g，牡丹皮 15g，泽泻 15g，白花蛇舌草 30g，崩大碗 30g，黄芩 12g，滑石 20g，冬瓜皮 20g，白茅根 30g，山楂 20g，麦芽 25g。7 剂，水煎服，每天 1 剂。同时嘱咐，从即日起激素减半，每日拒绝一切补品，饮食清淡。

二诊：家人因故未能及时来莞，见服药有效，已连服 12 剂，病儿面肿消退一半，夜睡颇安，大便成形，每日 1 行，小便量多，色黄稍淡，舌苔退薄，而口干、头晕、目花依然。此时湿热已去八九，转方以清养肾阴为主，祛湿清热为辅。药用：生地黄 25g，山茱萸 15g，茯苓 20g，泽泻 15g，牡丹皮 15g，龟甲 25g，知母 12g，天门冬 12g，白茅根 30g，白果肉 15 枚，川萆薢 20g，冬瓜皮 20g。水煎服，每天 1 剂，连服 15 剂。激素再减至每日 7.5mg。

三诊：浮肿消退七八，小便量多，面赤转黄，眠食好转，精神稍振，舌苔退薄大半，脉弦细略数。化验：尿素氮 6.2mmol/L，肌酐 128μmol/L；尿蛋白（＋），红细胞 3～4 个/HP；血压 120/68mmHg。此时邪已去，正虚稍复，转方以补肾阴为主（激素每两日 5mg，1 周后停用）。药用：生地黄 12g，熟地黄 12g，山茱萸 15g，茯苓 15g，牡丹皮 15g，女贞子 15g，旱莲草 15g，芡实 20g。水煎服，每周 3 剂。另有补脾阴方药：太子参 15g，北沙参 10g，山药 15g，扁豆 15g，陈皮 2g，石斛 10g，谷芽 20g，茯苓 15g。水煎服，每周服 1～2 剂。此外：如小便黄，稍觉内热，可暂用下述方药 1～2 天：六一散 20g，白茅根 30g，冬瓜皮 20g，薏苡仁 20g，川草薢 15g。

四诊：此后，每月来东莞 1 次，间歇服用，小便化验一直阴性，至今 8 年未复发，已长成人矣。

〔按语〕此病不重，因误治而迁延，以致肾功能损害。医见其面目浮肿而连用祛风燥湿之药，辛温助火劫阴，其误一也。肾虚蛮补，多食温补腻滞之品，以致助火生湿，郁结难解，其误二也。故初诊治以清化湿热为主，又用六味地黄汤去萸肉之温以兼顾被燥药所劫之阴，不宜再用寒凉，故改用六味地黄汤合大补阴丸以滋潜肾阴，以天门冬易黄柏，避其苦寒，仍兼白茅根、白果肉、草薢、冬瓜皮之清淡。至于善后之法，则三方鼎立。其一以补肾阴为主，因鉴于其有家族遗传因素，故须顾护先天；其二，恐滋肾之药久服困脾，故间服补脾之剂，以扶持后天；其三，慢性肾炎多虚中夹实，故又予立一清化之剂，以防患于未然。此例立法周到，故远期效果良好。总之，慢性肾炎病程长，易反复，医者处方用药要步步小心，而病家饮食起居须格外遵医嘱，又为病之关键也。

（选自《中国百年百名中医临床家丛书·何炎燊》）

李丹初医案

张某，男，26 岁。1983 年 5 月 27 日初诊：患者患无痛性血尿年余，曾多次检查未发现其他病变，确诊为慢性肾炎。现症见：肉眼血尿，腰痛，以晨间为著；浮肿不明显，阴茎易勃起，每周遗精 1 次；舌质红，苔薄黄，脉弦细。尿常规：蛋白（＋），红细胞 25～50 个/HP；血压正常；肾图提示：肾功能损害不明显。证属肾阴亏虚，相火妄动，损伤脉络。治宜滋补肾阴，清泻相火，导热外出。药用：制首乌 15g，生地黄 15g，白茅根 15g，栀子 12g，女贞子 12g，生地榆 15g，知母 10g，小蓟 15g，旱莲草 12g，黄柏 12g，泽泻 12g，丹皮 12g，车前草 12g。水煎服，每天 1 剂。

二诊：服前方 10 剂，腰痛减轻，尿蛋白极少许，红细胞 5～10 个/HP，白细胞 0～1 个/HP。守方去栀子，加桑椹子 12g，再进 12 剂，诸症悉平，舌淡红少苔，脉弦。尿化验均阴性。

〔**按语**〕患者求医多处，翻阅前方，不外小蓟饮子、知柏地黄汤之类，止血不效，补亦少功。小蓟饮子为治湿热血淋之方，用于此例似欠合拍；知柏地黄汤系滋肾阴泻相火之方，于此惜力不逮。细审诸症，不难看出，本病例实由肾阴亏损，相火妄动，损伤脉络所致。辨证并非难事，关键在于用药。一方面滋补肾阴，清泻相火，另一方面淡渗利尿，导热外出，切忌壅塞。方用制首乌为君，以女贞子、旱莲草甘酸能敛，甘凉凉血，配生地以增强滋阴益肾之力。肾阴亏虚日久，必致相火亢盛，故又以知母、黄柏坚阴，丹皮、栀子泻火，相火清则血宁。小便以通为宜，方用车前草、泽泻性味淡渗利尿，意即在此。佐地榆合小蓟同用，为治标而设。尤其值得强调的是，白茅根集清热生津利尿、凉血止血为一体，用于此类患者，更为恰当。全方补中有泻，泻中有坚，坚中有利，利中有止，止中有行，配伍周到，丝丝入扣，因而能获全功。

（选自《当代名医临证精华·肾炎尿毒症专辑》）

欧阳锜医案

湛某，男，17 岁。1983 年初诊：患者长沙移民陕西汉中山区，因不服水土，反复感受湿热，生疮长疖。至冬感受寒邪，寒热身痛，腰痛，全身水肿，小便不利。住院诊断为急性肾炎，经中西医结合治疗，寒热解后，水肿随之消退。此后时肿时消，曾多次住院，采用青霉素、链霉素、激素、环磷酰胺等多种治疗措施，并迭进六君子汤、肾气丸之类近百剂，病终不愈。现症见：轻度浮肿，小便短少，浓如茶汁，面部虚胖，脸色不泽，经常鼻衄，口干咽痛，口舌反复生疮，舌红苔少，脉弦细。脉症合参，证属阴分亏虚，湿热尤滞。治宜滋阴清利。药用：葛根10g，萆薢12g，薏苡仁12g，金银花12g，连翘12g，生地黄12g，益母草10g，白茅根12g，蒺藜10g，蝉蜕3g，甘草1.5g。水煎服，每天1剂。

二诊：先后随证加用解毒之苦参、白花蛇舌草、蒲公英、夏枯草、败酱草、凤尾叶、赤芍、丹参；养阴之女贞子、旱莲草、桑椹子；利尿之茯苓、泽泻、赤小豆、冬葵子、路路通、蝼蛄；止血之地榆、小蓟、侧柏叶；固涩之煅牡蛎、金樱子；利咽喉之桔梗、山豆根、玄参；止呕之竹茹、半夏、藿香；健胃理气之扁豆、山药、麦芽、陈皮、佛手等。坚持1年又5个月，诸症悉退，尿蛋白消失。追访3年，未再复发。

〔按语〕水肿属阴水，治当温脾肾，佐以利水，称为补阳行阴之法。本例肿势已退，长期鼻衄，口舌生疮，小便短赤，口干舌红，阴分已亏而湿热尤滞。上述见证，究竟是慢性肾炎后期的特殊本质反映，还是过服温补所致，尚不可执一而定。但温补脾肾无效已有明证，故改用养阴清利之法。初服效果不显，但病情未再发展，结果坚持年余，用药积累到一定数量，才由量变引起质变，使肾脏实质性的病理改变逐渐向正常转化，而病得以治愈。由此可见，久病未必皆虚，有是证，用是药，不应胶柱鼓瑟。慢性病，即使方证相符，也须在一定时期内坚持守方不变，始能获得预期效果。

（选自《中国百年百名中医临床家丛书·欧阳锜》）

颜德馨医案

程某，男，26岁。初诊：患者有慢性肾炎病史5年，经常神疲乏力，腰背酸楚，全身浮肿，劳累加剧，经中西药物治疗，终无效果，曾住北京某院拟诊为慢性肾炎。近因操劳过度而致复发。尿检：尿蛋白（＋＋），红细胞（＋＋＋），颗粒管型少许，24小时尿蛋白定量6g。病情加重入院。现症见：颜面及下肢浮肿，步履艰难，腰府酸痛，精神软弱，头晕耳鸣，口干欲饮，小溲量少，巩膜瘀丝磊磊，口唇发绀，舌红边紫，脉细涩。证属脾肾两虚，瘀热交织，水气不利。治宜化瘀清热，滋阴补肾。药用：①生地黄12g，怀山药12g，山萸肉9g，泽泻9g，丹皮9g，知母9g，生蒲黄12g，茯苓9g，益母草15g，龙葵30g，蜀羊泉30g，黄柏9g，蛇莓30g。7剂，水煎服，每天1剂。②僵蚕粉4.5g，1日2次，开水送服。

二诊：投益肾化瘀之剂，病情渐趋好转，惟纳谷不香，舌苔白腻，脉细小数。证为湿瘀交困，三焦决渎无权，守原方加味。上方加苍白术各9g，生熟米仁各15g。水煎服，每天1剂。

三诊：服40余剂后，尿液镜检：蛋白少许，24小时蛋白定量1.5g。肾功能正常，出院后继以上方制丸常服，以资巩固。

〔按语〕本案乃据"久病必有瘀"之观念而立章法。病久则气血不畅，气滞血瘀；古人谓：血水同源，有"血不利则为水"之说。肾脏的"血瘀"不仅为导致水肿的原因之一，还可概括病变肾的肾小球毛细血管阻塞，肾组织缺血、缺氧及纤维组织增生等病理改变。以活血化瘀药疏通血脉，祛除瘀滞，提高肾血流量，改善肾组织的营养，软化或吸收增生性病变，从而有利于消除蛋白和水肿，这也是恢复肾脏病理改变的基本原则。本例病程较长，脾肾亏虚，湿郁化热，有血瘀指征，提示肾炎与全身性循环障碍有关，故立益肾化瘀之法，加龙葵、蛇莓、蜀羊泉清热散瘀，利湿消肿，益母草、蒲黄行血散瘀，配合僵蚕粉提高蛋白，抗过敏，从而取得了满意疗效。

（选自《中华名中医治病秘囊·颜德馨卷》）

周仲瑛医案

黄某，女，36岁。1995年4月21日初诊：患者于1994年8月出现面浮足肿，镜检血尿，经西医多方检查，原因未明。自觉肾区酸痛，腿膝酸软，尿次不频，尿时不痛、不急，时有恶心，心烦口干，饮水不多。舌质偏红，苔薄黄微腻，脉细。晨尿红细胞计数 2.5×10^8/L，形态多样。B超检查肝、胆、肾均正常，尿路造影亦无异常发现。证属肾阴亏虚，下焦湿热内蕴，阴络暗伤，络损血溢。治宜滋肾清下，固络止血。药用：生地黄10g，山药10g，山萸肉10g，丹皮10g，茯苓10g，泽泻10g，旱莲草10g，阿胶珠10g，煅人中白10g，紫珠草10g，苎麻根20g，大黄炭3g，虎杖12g，石韦12g。水煎服，每天1剂。

二诊（5月5日）：恶心、心烦消失，口干不著，尿检红细胞计数减至 12×10^8/L，惟觉肾区仍有酸坠感，不耐疲劳，尿量偏少，手指胀而不舒。舌质黯红，苔薄黄，脉细。滋肾清下奏效，拟守前法进退。生地黄15g，炙龟甲15g（先煎），山药10g，丹皮10g，茯苓10g，泽泻10g，阿胶珠10g，煅人中白10g，旱莲草10g，稽豆衣10g，苎麻根20g，大黄炭3g，狗脊12g。水煎服，每天1剂。

三诊（5月19日）：药后腰肾区酸痛基本消失，手指胀结亦除，小便色清，尿量正常。舌质淡红，苔薄黄，脉细。尿检正常。再予原法调治巩固。前方去旱莲草、狗脊、大黄炭、人中白、稽豆衣，加黄柏10g，知母6g，虎杖12g。

〔按语〕详察本例症情，当是尿血，与血淋之证有异。良由肾阴亏虚，虚热内生，下焦湿热蕴结所致。肾与膀胱相表里，血为热迫，渗溢膀胱，则血随溺出。病理性质属本虚标实，但以本虚为主。《类证治裁》说："溺血日久，肾液虚涸，六味阿胶饮。"故仿六味阿胶饮意治之，临床效果显著。

（选自《周仲瑛临床经验辑要》）

梁贻俊医案

刘某，男，10岁。1996年7月7日初诊：患者年初因眼睑及双下肢水肿而住进儿童医院，经肾穿确诊为慢性肾小球肾炎，经西药治疗70天，水肿消退出院。现症见：有时眼睑尚水肿，晨起小便色偏红，舌质微红，苔薄白，脉细弦。尿化验：蛋白（＋＋＋），红细胞5～6个/HP，白细胞3～7个/HP。证属肾阴不足，精微不固，加之邪毒内侵，扰伤血络。治宜滋肾阴、固肾精、凉血解毒。药用：生地黄20g，山药25g，山萸肉10g，茯苓20g，泽泻15g，丹皮10g，仙鹤草20g，小蓟25g，藕节20g，白茅根30g，当归10g，连翘20g，赤小豆50g。水煎服，每天1剂。

二诊：服上方药7剂后，眼睑水肿消失，复查尿常规：蛋白（＋＋），红细胞、白细胞均亦减少。此后方中加重益肾、凉血、解毒之力，如加益智仁10g，菟丝子20g，小蓟30g，白茅根35g，连翘35g等。水煎服，每天1剂。病情稳定渐好转。

三诊（7月28日）：尿化验：蛋白（＋＋），红细胞2～3个/HP，白细胞1～2个/HP。方中加入炒蒲黄3g以化瘀止血，并以汤药配合五子衍宗丸30粒，每日2次口服。治疗至8月11日，尿化验：蛋白（＋），红细胞0～1个/HP。守上方，水煎服，每天1剂。

四诊（8月30日）：患儿外感后牙龈肿痛，虽用抗感染治疗而愈，但尿中出现脓球，尿蛋白（＋）～（＋＋），至9月29日化验尿仍无好转。症见舌质红，苔薄，脉稍数。汤药改以凉血解毒，益肾健脾。药用：小蓟30g，藕节20g，炒蒲黄6g，白茅根20g，木通6g，生地黄20g，黄柏6g，金银花30g，连翘15g，赤小豆30g，竹叶10g，黄芪15g，炒白术20g。水煎服，每天1剂。并加用五子衍宗丸与六味地黄丸各20粒，每日2次。

五诊（12月1日）：因饮食不慎，致近日胃脘部不适，肠鸣辘辘，呃逆，查尿蛋白（＋＋），红细胞7～15个/HP。先以调理脾胃至症解后，12 月 15 日查尿同前，继以凉血止血，益肾健脾消导。药用：小蓟 30g，藕节 30g，炒蒲黄 10g，生地黄 20g，赤芍 20g，仙鹤草 15g，白茅根 30g，益智仁 15g，炒白术 15g，焦三仙各 15g。水煎服，每天 1 剂。服至 12 月 22 日，化验尿：蛋白（＋）。此后一直以上方随症稍作加减服用。

六诊（1997 年 1 月）：尿化验：蛋白（±）。3 月份尿蛋白定性阴性并复学。继续服药至 7 月份，将汤药改为 2 天 1 剂，继续服五子衍宗丸与六味地黄丸，9 月份汤药改为 3 天 1 剂，至 12 月份停服汤药及中成药。后多次复查尿均为阴性，追访至 2000 年 6 月份仍一切正常。

〔按语〕该患者经肾穿诊断为慢性肾炎，其临床症状不多，主要依据尿检，中医辨证参以辨病施治。在治疗初期，尿蛋白（＋＋＋），加少量红细胞、白细胞，故以补肾固精、凉血止血为主，辅以少量解毒，以辨证施治为主。后又配合服用五子衍宗丸，从而使尿常规大有改善。第二阶段，即 1996 年 8 月底，患儿因外感，牙龈肿痛而使病情反复、加重，尿中蛋白及红细胞均增加，且有脓球，此进汤药以清热解毒为主，配合补益之品，从而使病情迅速得以控制且好转。第三阶段，患儿因饮食不慎伤及脾胃，致病情反复，尿蛋白及红细胞增加，调整汤药治其脾胃症解后，攻补兼施，凉血止血，益肾健脾和胃，复使病情好转。此后渐减汤药而以五子衍宗丸与六味地黄丸补肾固精之成药代之，使病向愈。

（选自《梁贻俊临床经验辑要》）

刘渡舟医案

贾某，女，24 岁。1995 年 5 月 24 日初诊：患慢性肾炎半年余，腰痛，小便不利，眼睑浮肿，小腹坠胀，口渴，心烦，失眠多梦，舌红少苔，脉细数。尿化验：蛋白（＋＋），红细胞 250 个/HP，白细胞 10 个/HP。证属肾阴亏虚，湿热下侵。治宜滋补肾阴，清利湿热。方用猪苓汤加味。药用：猪苓

20g，茯苓 30g，泽泻 20g，滑石 15g，阿胶 10g（烊化），女贞子 10g，旱莲草 15g，白茅根 30g，半枝莲 30g，茜草 10g。水煎服，每天 1 剂。

二诊：服上方 7 剂后，尿化验：红细胞 150 个/HP，蛋白（＋）。眼睑肿消，舌脉如前。守方继续服用。

三诊：又用方 14 剂，尿化验：红细胞 15 个/HP，蛋白（±）。上方去半枝莲、茜草，更服 10 剂。尿化验阴性。

〔**按语**〕刘氏认为，慢性肾炎血尿与下焦湿热密切相关，多是湿热伤及肾与膀胱血络。若湿热下注伤肾，则可使肾阴不足，形成湿热与阴伤并存，造成病情的难解难分。治此应育肾阴、清湿热并施，刘氏善用猪苓汤，方中药物有补有利，但药性缓和，补而不滞湿，利而不伤阴，既可清下焦湿热，又可滋少阴之源，切合慢性肾炎尿血湿热伤肾之病机特点。且猪苓汤有育阴清热利水的作用，又有止血之功能，用于慢性肾炎尿血阴虚水热互结者，临床多有良效。

（选自《中医杂志》）

邹燕勤医案

陈某，女，38 岁。2000 年 11 月 22 日初诊：患者去年 12月份体检时发现蛋白尿，经肾穿活检确诊为系膜基膜增生性肾炎，予以雷公藤、火把花根等治疗，因肝功能异常及肝区不适，而求治于邹氏。现症见：右胁隐痛不适，面色萎黄，纳差，夜寐欠安，舌红，苔薄黄，脉细弱。证属肝肾阴虚，肝脉失养。治宜养肝柔肝，滋阴补肾。药用：当归 12g，赤芍 10g，白芍 10g，枸杞子 15g，川楝子 15g，郁金 10g，太子参 20g，生黄芪 20g，白术 10g，茯苓 20g，生薏苡仁 15g，红花 10g，丹参 15g，青风藤 20g，僵蚕 10g，首乌藤 20g。水煎服，每天 1 剂。

二诊：上方服用 14 剂，知右胁不适消失，夜寐欠佳，舌红，苔薄黄，脉细。复查肝功能已正常，24 小时尿蛋白定量0.838g。原方加入熟枣仁 15g，合欢花 10g，以养心解郁安神。

三诊：续服 7 剂，诸症明显改善，按原方进行巩固治疗。

〔**按语**〕邹氏研究认为，肝藏血，肾藏精，肝血与肾精相互滋生转化，即所谓"精血相生"，肝阴与肾阴息息相通，称之为"肝肾同源"，临床上肝肾同病者亦屡见不鲜。本例患者，肝肾同病，且阴虚显著，故治疗用加味一贯煎，滋养肝肾之阴，佐以疏风活血之药，以进一步提高临床治疗效果，故此临床疗效显著。

（选自《国医论坛》）

管竞环医案

施某，女，9 岁。1997 年 10 月 26 日初诊：患儿持续性血尿及蛋白尿 9 月余而就诊。患儿在 9 个月前，因受凉感冒发热后，查尿发现异常，红细胞（＋＋），蛋白（＋＋），经治疗后感冒好转，但尿检红细胞及蛋白持续不消，长期波动在（＋）～（＋＋＋＋）之间，24 小时尿蛋白定量为 1.2～2.3g。经多家医院诊断为慢性肾炎，服用中西药物后病情时好时坏，但尿中红细胞从未少于（＋）。求治于管氏。现症见：患儿形体壮实，精神尚可，善食易饥，尿赤便干，咽喉充血，左下有龋齿及牙齿残根各 1 颗，扁桃腺 I°肿大，舌黯红苔薄黄，脉细数。证属血分有热，瘀热互结。治宜清热解毒，活血利尿，凉血止血。方用经验方二半汤加味。药用：半边莲 10g，半枝莲 10g，黄芪 10g，生地黄 10g，生甘草 6g，白茅根 15g，田三七 6g，大小蓟各 12g，蝉蜕 6g，地肤子 6g，桔梗 10g，麦冬 10g，连翘 15g，玄参 15g。水煎服，每天 1 剂。同时处理口腔感染灶。

二诊：服用 14 天后，尿化验：红细胞（＋），蛋白（＋），24 小时尿蛋白定量 0.88g。继以前方加女贞子 15g，旱莲草 15g。水煎服，每天 1 剂。

三诊：上方服用 1 个月后，尿化验为阴性。后用六味地黄丸巩固治疗 3 月余，随访 4 年未见复发。

〔**按语**〕管氏认为慢性肾炎血尿病因复杂，病情缠绵，病变涉及多个脏腑，采取一方一法难以奏效，若采用综合调治多可收到较好的疗效。如本例患者有齿病，且证属热瘀阴伤之候，实属复杂证情。因此，治疗时管氏采用经验方二半汤以清热解毒，养阴利水，同时佐以扶正之品，并及时治疗牙病，因而临床疗效显著。

（选自《辽宁中医杂志》）

四、脾（气、阳）胃虚弱证

邹云翔医案

病案一：倪某，女，27 岁。1969 年 6 月 9 日初诊：患者1969 年年初因浮肿而就医，尿化验不正常，某医院确诊为慢性肾炎，经治疗浮肿虽消，但尿查结果未好转。现症见：神疲乏力，脘痛纳少，恶心欲吐，口多黏涎，苔白腻，脉细。尿化验：蛋白（＋＋＋），并有红细胞及管型。证属寒湿蕴中，脾运不健。治宜健脾温中，化湿助运。药用：党参 9g，炒山药9g，茯苓 9g，焦苡仁 9g，炒川椒 900mg，干姜 2.4g，半夏 6g，陈皮 6g，炒当归 9g，炒白芍 9g，炙内金 3g，焦六曲 9g，红枣5 个（切）。水煎服，每天 1 剂。

二诊：服上方尚合适，脘痛减轻。守方治疗至 8 月份，脘痛止，纳谷增，精神好转，再以原方略加减出入，继续治疗至次年 5 月份，身体渐复，尿蛋白微量。

〔按语〕邹氏治病，非常重视辨证，注意整体功能的调整。此例乃脾虚寒湿内蕴累及肾脏，其治应抓住主要矛盾治其脾胃，脾运得健，则胃病可复，用健脾化湿、温中助运法治疗，脘痛止，胃纳增，脾胃功能健旺，水谷精微源远流长，以调养先天，促使肾气渐复，固摄正常，病体乃得以恢复。

（选自《邹云翔医案选》）

病案二：杨某，女，35 岁。1972 年 8 月 25 日初诊：1971年下半年面目常见轻度浮肿，尿化验异常，未予重视。至 1972年 6 月浮肿加重，并出现腹水。6 月 17 日尿化验：蛋白（＋＋

＋＋），上皮细胞（＋＋），脓细胞（＋），红细胞1～2个/HP，透明管型（＋）。血压90/60mmHg。某医院诊断为慢性肾炎，经用西药利尿剂治疗，浮肿消退，但尿化验仍不正常，后求治于邹氏。现症见：腰府酸痛，嗳气纳少，脘部作胀，时觉有包块填塞，白带量多，有腥气味，苔薄白，脉细。尿化验：蛋白（＋＋＋＋），脓细胞（＋），上皮细胞（＋＋），颗粒管型少许，透明管型（＋）。证属脾虚气滞，肝经湿热下注。治宜健脾益气，清肝渗湿。药用：党参18g，连皮茯苓24g，山药9g，苏梗3g，大腹皮9g，佛手12g，柴胡1.8g，当归9g，白芍9g，砂仁1.8g，枳壳1.8g，蜀羊泉30g。水煎服，每天1剂。

二诊（8月30日）：仍觉腰府酸痛，脘部发胀，溲少带多，喉中有哽阻之状。尿化验：蛋白（＋＋＋），红细胞0～4个/HP，脓细胞5～8个/HP。仍宗原意出入，因其素患有气管炎，故加清肺化痰之品。药用：党参18g，大腹皮9g，佛手12g，砂仁1.5g，枳壳1.5g，当归9g，白芍9g，南沙参12g，苏子9g，莱菔子9g，桑白皮9g，柴胡3g，连皮茯苓30g。水煎服，每天1剂。

三诊（9月4日）：药后脘腹胀感减，尿量增加，惟白带仍多，喉中有痰。尿化验：蛋白（＋＋），红细胞1～2个/HP，脓细胞（＋）。药用：党参24g，大腹皮3g，佛手9g，当归9g，白芍9g，苏子9g，苏叶2.4g，莱菔子9g，南沙参12g，桑白皮9g，枸杞子9g，蒺藜5g，椿根皮9g，连皮茯苓30g。水煎服，每天1剂。

四诊（9月9日）：腰府酸楚，脘部胀轻，苔厚腻。前方加健脾化湿之品。药用：苍术1.8g，生薏仁9g，党参18g，佛手9g，南沙参12g，苏子9g，苏叶2.4g，莱菔子5g，桑白皮5g，当归9g，白芍9g，小茴香0.9g，蜀羊泉30g，连皮茯苓24g。水煎服，每天1剂。

五诊（9月14日）：腰府酸痛，脘部胀满等症已减，白带已少，溲量增加，口苦背冷。尿化验：蛋白（＋），红细胞3～4/HP，脓细胞2～3个/HP。治宜健脾利气，化痰渗湿方续进。药用：党参18g，佛手9g，陈皮6g，山药5g，苍术1.5g，苏子5g，苏叶1.2g，桑白皮5g，南沙参12g，当归9g，白芍9g，蜀羊泉15g，连皮茯苓18g，鲜芦根60g。水煎服，每天1剂。

六诊（9月29日）：患者21日行人工流产，术后肾病未反复，觉腰酸。尿化验：蛋白（＋＋），红细胞1～2个/HP，脓细胞2～3个/HP。证属脾肾俱虚，气血两亏。治用健脾补肾，益气养血法。药用：党参15g，茯苓9g，山药9g，狗脊12g，续断9g，当归9g，白芍9g，枸杞子9g，川芎3g，陈皮3g。水煎服，每天1剂。另养血膏，每日3次，每次1匙，用药汁冲服。

七诊（10月7日）：微觉腰痛口苦，苔白脉细。尿化验：蛋白（＋），红细胞1～2个/HP。仍以养血健脾、理气化湿为主治疗。药用：党参15g，枸杞子12g，苍术2.5g，茯苓9g，山药9g，半夏3g，陈皮3g，砂仁1.8g，枳壳1.8g，天花粉9g。水煎服，每天1剂。另养血膏，每日3次，每次1匙，用药汁冲服。

八诊：以上方加减服至年底，体质渐复。尿化验：蛋白（±）～（＋）。后停药，回家休养。半年后，因劳累而致病情反复，于次年6月6日又至复诊。腰痛纳少，头昏耳鸣，苔白腻，脉细。尿化验：蛋白（＋＋＋），上皮细胞（＋＋＋），脓细胞（＋），红细胞1～2个/HP，颗粒管型1～2个/HP。证属脾虚湿困，肾虚不固。治用健脾化湿，益肾补气法。药用：苍术6g，生薏仁5g，炒薏仁5g，半夏6g，陈皮6g，续断9g，党参12g，当归9g，白芍9g，小红枣5个，芡实9g，茯苓12g，山药9g。以上方治疗半月，尿化验蛋白微量，红细胞1～2个/HP。继续服用至9月份，病情稳定而停药。

〔按语〕本例证属脾虚气滞，土虚木乘，是以脾气不能散精，上归于肺，水不归经，泛于肌表而为浮肿；湿土之气下陷，统摄无权，下元不固而发为蛋白尿和带下之候。故邹氏用健脾理气，佐以疏肝渗湿之剂，病情迅速好转。但因调理巩固时间较短，功亏一篑，以致半年后病又复发，当引以为训。

（选自《中国百年百名中医临床家丛书·邹云翔》）

徐嵩年医案

孔某，男，65 岁。1981 年 6 月 15 日初诊：患者于同年 3 月感冒后发现下肢浮肿，20 天后出现恶心、呕吐、纳呆。化验小便：蛋白（＋＋），24 小时尿蛋白定量 10～18g，红细胞少许，白细胞 20 个/HP；总胆固醇 9.25mmol/L，白蛋白与球蛋白比例为 1∶1；甘油三酯 2.6mmol/L，尿酸 416.4μmol/L。4 月 27 日查血肌酐 300.6μmol/L，尿素氮 16.4mmol/L；酚红排泄试验 2 小时 0.7；中段尿培养 3 次均阴性。同位素肾图：两肾功能受损。外院用山海棠、潘生丁及利尿剂等治疗无效。现症见：患者四肢明显浮肿，自觉疲乏纳减，脘腹胀坠，舌苔薄，脉濡细。证属中气不足，水湿潴留。治宜补中健脾。予补中升清方加减。药用：升麻 9g，党参 15g，黄芪 15g，杜仲 15g，补骨脂 15g，防风 12g，防己 12g，威喜丸 12g（包），黑大豆 30g，薏仁根 30g，玉米须 30g，小石韦 30g，大蓟 30g，益母草 30g。水煎服，每天 1 剂。

二诊：此方加减服用 2 个半月，至 8 月 31 日复查，24 小时尿蛋白定量降为 1.2g，总胆固醇 9mmol/L，各实验室指标均明显下降。肢体浮肿消失，胃纳见增，精神大振，疗效极为显著。随访至 1982 年底，病情缓解。

〔按语〕徐氏在临床上对用他法治疗蛋白尿不能取效，并见患者兼有中气下陷征象时，常用补中益气法升提举陷，加用升麻、党参，甚至柴胡、黄芪、白术、紫苏、防风等，往往能收到一定的效验。这是因为，脾为后天之本，气血生化之源，补中健脾，以运化水谷，升清降浊，从而使肺气得以统摄而制下，肾气得以充沛而藏蛰。故治脾成为调补肺肾，控制蛋白尿流失的重要环节。

（选自《当代名老中医临证荟萃（一）》）

时振声医案

张某，女，46 岁。1992 年 2 月 26 日初诊：患者尿蛋白（＋＋）～（＋＋＋＋）12 年，高血压病史 6 年。近日检查尿蛋白（＋＋＋＋），白细胞 0～3 个/HP，服心痛定后血压 133/80mmHg。肾功能正常。现症见：眼睑、下肢轻度浮肿，腰痛，口干不欲饮，大便不成形，每日 2～3 次，尿黄，舌黯红，苔薄白，脉沉弦。西医诊断为慢性肾炎高血压型。中医证属脾虚夹瘀夹湿浊。治宜健脾益气，活血利湿。方用防己黄芪汤合当归芍药散加减。药用：生黄芪 15g，赤芍 15g，茯苓 15g，泽泻 15g，当归 10g，苏叶 10g，川芎 10g，白术 10g，牛膝 10g，防己 30g，车前子 30g（包），焦山楂 30g，丹参 30g，鸡血藤 30g。15 剂，水煎服，每天 1 剂。

二诊：药后复查尿蛋白（＋＋＋），白细胞 0～1 个/HP，血压 133/80mmHg。浮肿消失，腰痛减轻，仍感乏力，纳可，口干喜饮，大便调，尿黄，舌黯红，苔稍黄腻，脉沉弦。宗前方加白花蛇舌草 30g，石韦 30g。30 剂，水煎服，每天 1 剂。

三诊：药后查尿蛋白（＋），已停用心痛定，血压测量为 150/90mmHg，纳睡佳，二便调。继守上方 30 剂，水煎服，每天 1 剂。

四诊：用药后检查尿蛋白阴性，血压 133/85mmHg。无明显自觉症状。继前方去白花蛇舌草、石韦，服用 1 个月。随访至今，多次反复查小便均正常，血压正常，感觉良好。

〔按语〕时氏认为慢性肾小球肾病水肿消退后蛋白尿长期不消失，其形成与脾肾两虚有关。脾虚则健运失司，清浊不分；肾虚则气化无权，封藏失司，以致精微下泄所致。若脾肾气虚复感外邪再现蛋白尿加重者，时氏则从肺论治；兼夹瘀血者，佐以活血化瘀；气损及阴导致气阴两虚者，宜益气养阴等。时氏认为要时时注意把握好扶正与祛邪关系，先天之精又赖后天之精的滋养，因此，健脾益气在本病中尤为重要。临床以健脾益气、活血清利为时氏治疗蛋白尿常用方法之一，常用防己黄芪汤合当归芍药散加减，临床疗效显著。

（选自《新中医》）

刘渡舟医案

病案一：包某，女，49 岁。1994 年 10 月 12 日初诊：患者素弱，4 个月来浮肿，经当地医院确诊为慢性肾炎，遂并用中西药治疗，肿势渐减。因时值秋收秋种，患者勉强劳作 2 天后，水肿再起，复就医数次，疗效不显。现症见：面及下身俱肿，下肢尤甚，按之如泥囊，小便短少，腹部酸楚不适，倍觉乏力，未及坐定便呼吸气短，纳呆泛恶，舌淡，苔白腻，脉沉而濡。尿化验：蛋白（＋＋），颗粒管型（＋＋），红细胞 5～7 个/HP，白细胞偶见。此阴水未愈，阳水又发之候，证属脾虚不运，水湿内泛，上干于肺，下壅肾关。治宜外散内利。方用导水茯苓汤。药用：茯苓 30g，泽泻 15g，白术 10g，桑白皮 15g，大腹皮 15g，木香 10g，陈皮 10g，砂仁 6g，苏叶 6g，麦冬 9g，槟榔 10g，木瓜 10g。水煎服，每天 1 剂。

二诊：服用 7 剂后，小便量增多，肿势顿挫，大便溏薄，日行 2 次，仍气短乏力，并有畏寒，两手指尖发凉，带下量多质稀，舌脉如前。此水邪已去十之七八，脾肾阳气不振，气化不及，水湿残留为患。治宜通阳消阴，化气利水。方用实脾饮加防己、黄芪，守方服用 30 剂，水去肿消，证恙皆瘥，尿化验正常。后嘱服金匮肾气丸，以巩固治疗。

〔按语〕治疗阳水，刘氏善用外散内利之法，务使水道疏通。如患者形气较差，或年老体弱，则外散内利的同时，兼以固本，以茯苓导水汤治之最宜。本例患者，素体虚弱，阴水转为阳水，外散内利，应用原方导水茯苓汤临床疗效明显，但水肿略减之后，病人脾阳虚弱显露，故而改用实脾饮加味而治，且守方用药，因此临床疗效显著。

病案二：张某，男，56 岁。1994 年 11 月 23 日初诊：患慢性肾炎 2 年余，尿蛋白长期居高不下，曾在某医院诊为慢性肾炎肾病型，迭经医治，终无起色。现症见：面色黄，下肢轻度浮肿，腰酸乏力，小便短少，口干不欲饮，舌质淡，苔厚腻，脉左弦滑右濡。尿化验：蛋白（＋＋＋），颗粒管型（＋＋）。血胆固醇：12.2mmol/L。证属湿浊内阻，脾气不健。治宜分利湿浊，健运脾气。方用参苓白术散加味。药用：人参10g，茯苓30g，炒白术15g，炙甘草6g，山药30g，白豆蔻10g，砂仁6g，焦三仙各10g，莲子肉15g，炒扁豆10g，桔梗6g，茜草10g，泽泻20g，芡实12g，陈皮10g，薏苡仁30g。水煎服，每天1剂。

二诊：服用7剂，尿蛋白（＋＋），颗粒管型（＋）。尿量较以前增多。守上方继用。

三诊：继服上方14剂后，尿蛋白（＋），颗粒管型偶见。下肢仍轻度浮肿，动则汗出，乏力，舌淡苔白，脉沉。遂改用防己黄芪汤加味。药用：防己15g，黄芪30g，白术15g，茯苓30g，泽泻20g，桑白皮10g，炙甘草6g，生姜3片，大枣5枚。水煎服，每天1剂。

四诊：服上方20剂后，尿蛋白化验阴性，血红蛋白110g/L。嘱服八珍丸以善其后。以后连续4周尿化验均为阴性。

〔按语〕蛋白尿是慢性肾炎的主要临床表现之一，刘氏认为与脾肾二脏功能失调最为相关。因此，调理脾肾就是治疗慢性肾炎蛋白尿之关键。刘氏认为首先是补脾气，因脾执中央以灌四旁，脾土封疆，则水不泛滥，精微不散。其次，应注意祛邪，蛋白尿虽有虚象存在，但其虚亦非责之于正气虚，而是由于邪气困正、伤正所致，邪不去则正难安。故治疗中应以补益与祛邪并重，切不可专事补涩。否则，越补邪气越恋，越涩病情越重，关门留寇，病终难愈。在行补之时，宜重在助其脏用，而非一味补其脏体，从而因势利导，充分调动脏腑之生理机能，以提高其抗病能力。基于此，刘氏临床多用参苓白术散加味而治慢性肾炎蛋白尿，临床疗效显著。

（选自《中医杂志》）

刘仕昌医案

郭某，男，20岁。1993年11月23日初诊：患者尿少，双下肢轻度浮肿反复发作5年，加重2个月。患者自1988年底开始出现尿少、眼睑及双下肢轻度浮肿反复发作，近2个月症状加重。曾服H. C. T、安体舒通等药，症状未见明显减轻。现症见：面色萎黄，神疲乏力，小便少，贫血貌，双下肢轻度浮肿，纳少，睡眠欠佳，舌淡，苔微黄，脉虚数。尿化验：白细胞（＋＋），红细胞（＋＋＋），蛋白质（＋＋）；血化验：红细胞2.14×10^{12}/L，血红蛋白60g/L，血尿素氮21mmol/L。西医诊断为慢性肾炎。证属脾阳虚弱。治以温中健脾，行气利水，佐以止血。药用：黄芪30g，太子参30g，土茯苓30g，益母草20g，海螵蛸20g，芡实20g，紫珠草20g，白茅根20g，车前子15g（包），丹参15g，火麻仁15g，郁金12g。7剂，水煎服，每天1剂。

二诊（11月30日）：药后尿量增多，双下肢已无浮肿，余症亦见好转，舌淡红，苔白，脉虚数。尿化验：白细胞（＋），红细胞（＋），蛋白质（＋）；血化验：红细胞2.84×10^{12}/L，血红蛋白74g/L。效不更方，原方去益母草、丹参、紫珠草，加白术12g，茯苓15g，枳壳10g。7剂，水煎服，每天1剂。前后服药40余剂，诸症悉除，尿化验结果好转。

〔按语〕本例系因脾阳虚弱所致。由于中阳不足，脾气虚弱，气不化水，致下焦水邪泛滥，故见下肢浮肿；脾失健运，水湿停留，不能下注膀胱，则见尿少；脾阳不振，运化无力，则可见纳少；脾虚则气不华色，阳不卫外，所以面色萎黄，神疲乏力。刘氏在治疗上谨守病机，随证治之，重在温中健脾，兼顾利水、止血，标本兼治而获良效。

（选自《中国百年百名中医临床家丛书·刘仕昌》）

章真如医案

苏某，女，15岁。1994年5月17日初诊：幼时曾患急性肾炎，经过治疗病已痊愈。9岁以后，眼睑颜面浮肿，反复发作，多次查尿，均有蛋白（＋）~（＋＋），中西药杂投，均难获效。现症见：精神不振，容易感冒，脉沉细，舌淡苔薄黄。诊断为慢性肾炎。证属湿困中州，脾阳不振，脾气虚弱，运化不力，水溢肌肤。治宜健脾利水，渗湿消肿。药用：赤茯苓10g，黄芪15g，白术10g，泽泻10g，陈皮8g，赤小豆20g，薏苡仁20g，条参10g，山药10g，扁豆10g，砂仁5g。水煎服，每天1剂。

二诊：应用上方治疗1个月后，眼睑浮肿渐有减轻，效不更方，坚持治疗2个月，颜面浮肿基本消失，复查小便蛋白（±）。原方加党参10g，防风10g，健脾益气固表，增强御邪于外之力。

三诊：此后患者因故中断治疗，半年后面部浮肿复起，再次来诊，考虑痼疾久羁，正虚邪恋，扶正祛邪非一日之功，拟丸剂缓图为宜。药用：熟地黄100g，山萸肉60g，山药80g，泽泻60g，丹皮60g，附片60g，桂枝40g，怀牛膝60g，黄芪100g，防己80g，白术80g，甘草40g，薏苡仁80g，赤小豆100g，防风60g，广木香60g。研末，制成蜜丸，每服6g，日服3次。3个月后，眼睑浮肿消失，查尿蛋白（－），精神好，纳食香，二便调，虽遇感冒，亦可不药而愈。

〔按语〕本例水肿，缠绵难去，证属阴水，发自脾虚无健运之能，其治贵在益命火助运，培土生金，正气存内，邪不可干也。

（选自《中国百年百名中医临床家丛书·章真如》）

张镜人医案

某女，35岁。1986年3月27日初诊：患者有慢性肾炎病史5年，现症见：面色㿠白，两足浮肿，头晕腰酸，食欲不振，疲乏倦怠，小便量少，舌苔薄黄腻，脉细。血压偏高，常在140~150/90~100mmHg。尿化验：蛋白（＋＋），白细胞少许，红细胞（＋＋）。证属脾肾两虚，湿热逗留。治宜健脾益肾，化湿清热。方用参苓白术散加味。药用：党参10g，茯苓10g，白术10g，桔梗10g，白扁豆10g，山药15g，砂仁6g，连翘10g，银花藤30g，仙鹤草30g，贯众炭10g，莲须3g，芡实10g，米仁根30g，石韦15g，大蓟根30g。14剂，水煎服，每天1剂。

二诊（4月12日）：服药后水肿消退，小溲量较多，腰酸已减，纳食增进，精神亦振，舌苔腻渐化，脉濡细。尿化验：蛋白（＋）。上方去仙鹤草，14剂，水煎服，每天1剂。

三诊（4月26日）：水肿消退，腰酸已减轻，余症亦平。前方去连翘、银花藤，14剂。

四诊（5月10日）：恙情均安。按前方继服3个月，门诊定期随访一切稳定。

〔按语〕慢性肾炎的症状表现，都有不同程度的容颜㿠白，水肿，腰酸，溲溺减少，正如朱丹溪所说，"面色惨白，或肿或退，小便进闭"。众所周知，脾主运化，从胃纳入的饮食物中摄取精微，转输全身，供给营养，所以有"脾为胃行其津液"的认识。肾司开阖，开阖适度，则水液循环代谢，而精气固密，所以又有"肾者主水，受五脏六腑之精而藏之"的说法。不难理解，脾肾两虚，势必影响精微的摄取和精气的固密，出现蛋白尿。且"肾为胃关，关门不利，故聚水而从其类"。因此，张氏临床上善于抓住脾虚的主要症结，以参苓白术散加味而治，临床观察效果满意。

（选自《中国百年百名中医临床家丛书·张镜人》）

单兆伟医案

翁某，男，年逾古稀。1992年3月5日初诊：患者有慢性肾炎10年，病情时轻时重，查尿蛋白（＋）～（＋＋＋）。近来又行腹股沟斜疝手术，出现食量大减，昏昏欲睡，小便量少而黄，双下肢水肿。现症见：面色少华，精神疲惫，舌淡，苔根微黄腻，脉弦细。证属年高体弱，脾肾两虚。治宜补中寓清，方用苓桂术甘汤加减。药用：太子参12g，茯苓12g，炒苍术 10g，炒白术 10g，法半夏 6g，陈皮 5g，炒山药 15g，薏苡仁 20g，砂仁 2g（后下），桔梗 6g，石菖蒲 5g。水煎服，每天 1 剂。

二诊：服 7 剂后饭量已明显增加，小便亦清。嘱继服 10 剂，服毕诸症大减，其舌苔已基本化净，浮肿亦消退将尽，前方去石菖蒲、苍术，加黄芪 12g，继服 2 周，复查尿蛋白（－）。此后常服成药参苓白术丸，随访年余，前症未复。

〔按语〕罹恙近 10 年，从其临床症状来看，乃脾肾两虚之证。脾与肾，一为后天，一为先天，相互关联。肾炎治疗一般当从补肾入手，而单氏却有别于他人，先从健脾治之，补后天以实先天，健脾化湿、益气升清为法，使脾健湿化，清气得升，肾元得充，尿蛋白消失而病症乃愈矣。

（选自《中医临证方药应用与心得》）

朱进忠医案

宋某，男，14 岁。初诊：患慢性肾炎，时肿时消，反复感冒 4 年多。医始以西药治疗 2 年多效果不著，后又配合中药治疗 1 年多仍无明显效果。特别是近 1 年来，身体特别虚弱，汗出畏风，纳呆食减，疲乏无力，睡眠时经常汗透枕巾，稍有不慎即发生感冒，感冒后少则 20 天，多则 1～2 个月不愈。现症见：头汗渍渍而出，疲乏无力，纳呆食减，口干咽痛，脘腹微满。尿化验：蛋白（＋＋），红细胞少许。结合前医治疗不力，分析其内有食滞，则脾胃失其斡旋升降之能事，升降失职则肺不敷布，而卫气不固，故治应先消积、理气、解表。药用：苏叶 10g，桔梗 10g，枳壳 10g，陈皮 10g，蝉蜕 10g，槟榔 10g，黄芩 6g，甘草 3g，神曲 10g。水煎服，每天 1 剂。

二诊：服药 1 剂，感冒已愈，且头汗亦减，复与升阳益胃汤调理，精神、食欲逐渐好转。其后乃遵此法，感冒则予上方，不感冒则用升阳益胃汤，调理半年，临床痊愈。

〔按语〕本例患者，前医所治，除西药外，中药有补气养血、清热解毒、活血利水、敛汗固表等法，不是不效，就是使病情加重。朱氏分析认为：自汗者多为气虚，然补气补阳药均不济事，又思本病之汗仅见于头，头汗者，医家多称灯笼头，论其虚者虽有，而论其实者多见，实者或为血瘀，或为积滞，今见其胃脘痞满者当为食积，且其食后即汗出亦符合食积之证也。因此，治从消积导滞、疏风解表，药后效果显著，其后复与升阳益胃汤交替服用，临床得以治愈。

（选自《中医临证经验与方法》）

姚树锦医案

高某，女，35 岁。1985 年 5 月初诊：患者有慢性肾炎病史 10 年，加重伴肾功能不全，疲劳后出现浮肿，腰酸乏力。尿化验：蛋白（＋＋＋＋），24 小时尿蛋白定量 5.6g；化验血：肌酐 336μmol/L，尿素氮 18mmol/L，二氧化碳结合力 18mmol/L。曾用激素、免疫抑制剂、利尿剂而无效。求治于姚氏。现症见：面色㿠白，下肢浮肿，按之没指，形寒畏冷，纳呆，大便溏薄，舌质胖嫩，苔白滑，脉沉细。证属脾肾阳虚，水湿泛滥，精微失于转输，渗漏于下。治宜健脾化湿。方用经验方芪薏四君汤加味。药用：黄芪 15g，薏苡仁 10g，党参 10g，白术 10g，茯苓 10g，甘草 6g，车前子 12g（包），怀牛膝 12g，阿胶 10g（烊化），山药 15g，砂仁 6g，鸡内金 10g。水煎服，每天 1 剂。

二诊：服 30 剂后，浮肿减退，形寒便溏好转，胃纳大振，尿蛋白（＋），尿素氮、肌酐、二氧化碳结合力均正常。继上方去车前子加芡实 10g。水煎服，每天 1 剂。

三诊：上方服用 30 剂，症状基本消失，舌转淡红，脉濡。尿蛋白阴性，24 小时蛋白定量为 0.13g，肾功能正常。嘱配合食疗八味粥以善其后。八味粥组成为：生薏仁、山药、莲子、糯米、扁豆、大枣、砂仁、陈皮。熬粥常服，持续 2 年，随访未复发。

［按语］姚氏临床研究发现，慢性肾炎后期多具有脾虚表现。由于脾居中央，为上下之通道，升降之枢纽，而且是关键

的一环，因此，姚氏认为在脾虚时期抓紧治疗，对肾炎的发展和预后起重要作用。故而治脾可以左右逢源，上输心肺，下益肝肾，外灌四旁，且"上下交损，当治其中"（叶天士）。因此治用四君子汤加黄芪、薏仁，达甘温补气，健脾利湿，调中和胃，扶正培本之功。本例患者同时加用健脾胃、利湿浊之品，方药对证，守方用药，循序渐进，因而临床疗效显著。

（选自《中医世家·姚树锦经验辑要》）

马光亚医案

林某，男，15 岁。1958 年 7 月 5 日初诊：患慢性肾炎 2 年余，面白唇淡，食欲不振，大便常溏，上午头面浮肿，下午足肿，倦怠少神。曾用中西药物乏效，尿化验蛋白总为（＋＋）～（＋＋＋），并有少量红细胞。证属脾虚湿盛。治宜健脾益气，和胃渗湿。方用参苓白术散加减。药用：党参 10g，白术 10g，黄芪 13g，茯苓 10g，薏仁 13g，山药 15g，扁豆 10g，陈皮 5g，砂仁 5g，莲子肉 6.5g，炙甘草 3g，大枣 3 枚。水煎服，每天 1 剂。

二诊（7 月 10 日）：服药 5 剂，大便渐实，肿势减轻，更方如下。药用：党参 10g，白术 10g，炮姜 2.1g，黄芪 13g，茯苓 10g，山药 15g，扁豆 10g，陈皮 5g，莲子肉 10g，炙甘草 3g。水煎服，每天 1 剂。

三诊（7 月 20 日）：服药 10 剂，小便清利，大便聚而成形，身面肿瘥。尿化验阴性。给予参苓白术散，嘱服 20 剂，以巩固疗效。

〔按语〕脾虚型之慢性肾炎，马氏研究认为，此多为肾炎患者过用利尿之剂蛋白流失过多使然，且此型患者以儿童及青年患者为多。因此，治用参苓白术散加减，"补土制水"，功到自然成也。

（选自《中国百年百名中医临床家丛书·马光亚》）

郭维一医案

李某，女，51岁。1990年6月初诊：因慢性肾炎10余年加重1月于1990年5月30日住院治疗。患者于1980年始患急性肾炎，经治浮肿消退，每遇外感或劳累后，浮肿即发，时轻时重，习以为常，并未介意。此次复发，浮肿严重，由下肢波及全身，尤以双下肢为甚，立即住某医院，确诊为慢性肾炎，经中西医治疗7日，浮肿无减，自动出院转郭氏医院住院治疗。现症见：全身浮肿，下肢尤甚，压之如泥，伴神疲乏力，腰酸腿软，全身觉胀，畏寒怕冷，少腹隐痛，食纳较差，尿黄量少。舌体微胖，质色暗淡，苔白略厚，脉沉迟细弱。尿化验：蛋白（＋＋＋），红细胞（＋），上皮细胞（＋＋）。证属阳虚水泛，水瘀互结。治宜益气温阳，活血利水。投经验方肾病4号方增损，药用：附子15g（先煎），焦白术15g，白芍15g，金樱子15g，干姜10g，红花10g，桃仁10g，木瓜10g，槟榔10g，鸡内金10g，白蔻仁10g，鹿角胶10g，生黄芪30g，益母草30g，白茅根30g。水煎服，每天1剂。

二诊：服上方药12剂后，浮肿大减，尿量增多，饮食增加，腰酸腿软、畏寒怕冷等症亦减。药已中病，守原方加红参、白果仁各10g，减白蔻仁、益母草，白茅根改为15g，继服30余剂后，浮肿消失，精神焕发，多次尿检蛋白阴性，病愈出院。

〔按语〕慢性肾炎临床所见既有继发，也有原发。当急性肾炎治不如法，伤肺及脾，脾虚运化失常，酿湿聚饮，水邪横溢，或脾湿下及于肾，肾虚开合失度，湿浊难排，水邪泛溢而肿，肿由上延下，下甚于上，此称继发。素体亏虚或过劳伤脾，或房事不节损肾，导致脾肾虚弱，若命火不足，既不能自制阳寒，水无所主，又不能温煦脾土，若脾虚失于制，水邪妄行，遂成水肿，肿发于下，泛溢于上，此称原发。两者临床俱有以浮肿、尿蛋白为主的特点，前者肿由上及下，后者由下泛上，病程迁延，肿势较重，舌质多淡或暗，苔多白或腻，脉多沉细濡或沉细紧。斯症波及多脏受累，因虚多实少，或水病及血，论治较难，仅凭套法，难应不测之变。故论治宜调气化。盖气化则水行，水行则肿消；气行则血行，血行则水祛。郭氏基于此理而自拟效方肾病4号方，该方由真武汤等11味药组成，功效为益气温阳，活血利水。但必须知常达变，随证化裁，因人出入，辨证用之，临床消肿堪称满意。

（选自《陕西中医》）

五、肾阳亏虚证

施今墨医案

马某，女，46岁。病历号：517629。去年8月曾患肾炎，经县医院治疗，肿消出院。返家后，经常发现颜面及两足浮肿，腰酸胀，头晕心悸，胸闷不思饮，大小便均不畅，周身无力，睡眠不宁。在乡间虽服中药及偏方，迄未见好。现症见：舌苔白腻，脉沉弦。辨析：前患肾炎，虽经治疗好转尚未彻底痊愈，以致病邪稽留遂成慢性疾患；肾阳不充，心阳亦损，见浮肿、心悸、头晕、腰酸之症；命门火衰，导致脾运不健，故有胸闷不食，四肢倦怠无力。治用温肾阳益心气，健脾行水之法。药用：嫩桂枝6g，淡附片5g，川续断10g，川杜仲10g，赤茯苓12g，赤小豆20g，野茅术5g，淡猪苓10g，炒远志10g，姜厚朴5g，冬葵子12g，旱莲草10g，车前草10g，炙草梢3g，金匮肾气丸20g（包）。水煎服，每天1剂。

二诊：服药4剂，诸症均有所减轻，病程已久，非数剂即能显效。前方桂枝加至10g，增黄芪25g，再服6剂。水煎服，每天1剂。

三诊：服药后，浮肿消，小便增多，心悸腰酸均见好转，睡眠尚好，食欲稍强，惟二便仍不通畅。药用：川桂枝10g，北柴胡3g，杭白芍10g，野茅术5g，淡猪苓10g，赤小豆12g，冬葵子15g，炒枳实5g，赤茯苓12g，冬瓜子15g，车前草

10g，旱莲草 10g，风化硝 6g，全瓜蒌 25g，怀牛膝 6g，炒皂角子 10g（晚蚕砂 6g，同布包），白通草 5g，炙草梢 3g，金匮肾气丸 20g（包）。水煎服，每天 1 剂。

四诊：前方服 6 剂，大小便均通畅，食欲增强，精神健旺，未见浮肿，但觉腰酸，近日返乡希予常方。拟每日早服滋肾丸 10g，晚服金匮肾气丸 10g。

〔按语〕慢性肾炎，久久未愈，常致心脏亦受影响，按中医理论言之，君相相资，肾病及心必助命火，相火旺则脾运亦健，浮肿自当消除，故治慢性肾炎往往以金匮肾气丸收功。

（选自《当代名医临证精华·肾炎尿毒症专辑》）

邹云翔医案

刘某，男，26 岁。初诊：患者 3 个月前行阑尾切除术，术前查尿常规发现有蛋白尿，术后不久，全身水肿，有腹水（曾放过腹水）。现症见：按之凹陷不易恢复，腰酸肢冷，大便溏薄，舌苔白质淡，脉沉细。尿常规检查：蛋白（＋＋＋）。腹围 85.5cm。证属阳虚阴盛。治宜补肾温阳利水。药用：制附子 4.5g（先煎），云茯苓 4.5g，川椒目 4.5g，桂枝 4.5g，巴戟天 4.5g，黄芪 30g，砂仁 3g，蔻仁 3g，苍术 12g，肉桂粉 2.4g（吞），生姜 9g，苡仁 9g，商陆 9g。水煎服，每天 1 剂。

二诊：服药后尿量逐渐增多，以上方加减，服用月余而水肿退净。水肿消退后，服用温肾运脾，调养气血之成药（即以上方为基础加减，研末，水泛为丸），先后调治年余而愈。

〔按语〕肾炎水肿，乃肺、脾、肾三脏功能失调所致，其中尤以肾为根本，而水为至阴，乃肾阳命火不足所致。肾阳不足，命火式微，可致肾不能化气，脾不能运化，肺不能布化，三焦之气闭塞，决渎之官无权，所以肾阳命火不足是形成水肿的根本原因。运用补肾温阳利水法，亦即王太仆"益火之源，以消阴翳"之法，在临床上应用是有效的。

（选自《当代名老中医临证荟萃（一）》）

徐嵩年医案

曹某，男，成年。1977 年 3 月 3 日初诊：患者于 1974 年 4 月 8 日因发热 38℃，浮肿尿少，泛恶嗜睡，腹部胀痛而收住病房，测血压 90/50mmHg，化验尿：蛋白（＋＋＋＋），颗粒管型（＋＋＋），透明管型（＋＋），红细胞 0～1 个/HP，白细胞 6～8 个/HP；白细胞计数 13.2×10⁹/L，血非蛋白氮 31.4mmol/L，肌酐 212.2μmol/L，二氧化碳结合力10.1mmol/L。患者全腹压痛，外科会诊认为是由慢性肾炎尿毒症引起的腹膜刺激征。住院后经中西医结合治疗浮肿已消，然而尿蛋白尚有（＋＋）～（＋＋＋），遂出院门诊求治于徐氏处。现症见：面色㿠白，腰酸，神疲，尿检蛋白（＋＋＋）。证属肾中阴阳两虚，湿热蕴结。治宜补肾助阳，清利湿热。药用：白花蛇舌草 50g，苍耳草 50g，石龙芮 50g，大蓟 50g，黑大豆 50g，熟地黄 40g，熟附子（先煎）15g，补骨脂 25g，徐长卿 25g，知母 20g，黄柏 20g，茶树根 50g，黄芪 20g。6 剂，水煎服，每天 1 剂。

二诊（3 月 10 日）：尿化验：蛋白（＋＋），红细胞 4～6 个/HP，白细胞 0～2 个/HP。药用：怀山药 50g，熟地黄 40g，龟甲 25g，知母 15g，黄柏 15g，黑大豆 50g，熟附子 15g（先煎），补骨脂 25g，徐长卿 25g，石龙芮 50g，黄芪 20g，生熟苡仁各 20g，煅龙牡各 50g。14 剂，水煎服，每天 1 剂。

三诊：服药后尿检蛋白少量，红细胞 3～6 个/HP，白细胞 0～2 个/HP。半年多来以上方加减调治，常服河车大造丸及知柏地黄丸，尿常规转阴，虽经感冒，病未复发。

〔按语〕历来医家对肾炎水肿以温阳利水为其常法，徐氏认为若在治疗肾炎蛋白尿时温阳和滋阴并用，则更为贴切。因为他认为，蛋白的流失属于人体精华的丧失，故阴虚当为其本质，但蛋白质流失过多，阴损必及于阳，故可见到一派阳虚的见症。故单用温阳而不滋阴，往往不能收到预期效果。若滋阴温阳同用，并配合固涩药如金樱子、白果、覆盆子、五味子、乌梅、赤石脂、煅龙牡、补骨脂等，则效果显著。

（选自《当代名医临证精华·肾炎尿毒症专辑》）

岳美中医案

陆某，男，47岁。住某医院。西医诊断为卡那霉素中毒引起的肾病综合征，用激素类药物治疗精神稍佳，但浮肿日重，体重骤增。后虽然服用速尿，浮肿仍未消退，并见半身瘫痪，手足麻木，时有心房纤颤。由二人架扶前来诊治。现症见：身重不能转侧，头晕不能举目，小便短少，畏寒肢冷，面色苍白，舌质淡，边有齿痕，脉大尺尤甚。证属肾阳虚衰。投以济生肾气汤。药用：熟地黄30g，山萸肉12g，丹皮9g，泽泻12g，茯苓12g，苡米30g，炮附子9g（先煎），肉桂6g，山药12g，车前子12g（包），牛膝6g。7剂，水煎服，每天1剂。

二诊：服药后，浮肿去十之八九，惟小腿部按之稍陷。岳氏从肾阳虚为治，调理年余，基本痊愈。1975年随访，见面时脸色红润，精神颇佳，已恢复工作。

〔**按语**〕水性属阴，非阳气而不能化。此例患者肾阳亏虚，一不能蒸腾气化，二不能司开合以水从下行。温阳补肾，气化蒸腾，阴水自散。然病非一日，故日久方能见功矣。

（选自《岳美中医话集》）

颜德馨医案

侯某，男，34岁。初诊：患者全身浮肿已2年余，曾用中药治疗，肿势屡有进退。尿化验：蛋白始终（＋＋）～（＋＋＋），血胆固醇17.3mmol/L，总蛋白20.4g/L，球蛋白22.6g/L。现症见：面目四肢浮肿，按之凹陷不起，伴腰部酸痛，怯寒神倦，尿量减少，舌胖质淡，舌苔白，脉沉细。证属肾阳虚衰。治宜温阳逐水。方用经验方温阳逐水饮治之。药用：鹿角片9g，肉桂3g，巴戟天9g，附片4.5g，黄芪12g，杜仲9g，猪苓9g，商陆9g，黑白丑各9g，泽泻15g，椒目

2.4g，茯苓 15g。水煎服，每天 1 剂。

二诊：药后浮肿尽消，原方去黑白丑、商陆，共服 43 剂好转。复查尿蛋白少许。血总蛋白 70.5g/L，白蛋白 40.5g/L，球蛋白 30.2g/L，A∶G＝1.34∶1。出院回单位工作，多次随访，情况良好。

〔**按语**〕肾阳虚不能化气行水，水气停于肌肤而成水肿。故取附片、鹿角片、巴戟天温补肾阳，椒目、泽泻、黑白丑、商陆逐水而获效。上方除能消肿、消蛋白尿外，还可提高血浆蛋白。防己黄芪汤、济生肾气丸有稳定症状、巩固疗效的作用。

(选自《颜德馨临床经验辑要》)

李寿山医案

赵某，男，28 岁。1976 年 6 月 10 日初诊：患慢性肾炎 4年，经常反复。1 个月前遇劳累后全身浮肿，尿化验：蛋白（＋＋＋）。入某医院住院治疗，确诊为慢性肾炎肾病型。经激素、环磷酰胺、利尿剂治疗浮肿消退，尿蛋白降为（＋），病情好转出院。出院后口服强的松每日 15mg，不能减药，减药则尿蛋白增多，浮肿再发。又服雷公藤片 2 月，病情仍不能缓解。现症见：满月脸，面色苍白，眼周晦暗，两颧潮红，颜面四肢轻度浮肿，动则心悸，眩晕耳鸣，大便溏薄，小便短少，腰膝酸软，倦怠无力，背寒怕冷，舌淡苔滑腻，脉沉细。尿化验：蛋白（＋＋），颗粒管型 0～2 个/HP；血胆固醇10.3mmol/L。病为肾劳变证，证属肾阳亏虚。治宜温肾利水，益气化瘀。方用经验方补肾汤加减。药用：熟地黄 15g，炮附子 9g（先煎），枸杞子 12g，黄芪 30g，仙灵脾 12g，鹿角霜9g，茯苓 9g，益母草 18g，冬葵子 18g。水煎服，每天 1 剂。

二诊（6 月 26 日）：服药 12 剂后，浮肿减轻，背寒怕冷消失。尿化验：蛋白（＋），颗粒管型偶见。效不更方，继服12 剂。强的松已减量为每日 7.5mg，并逐渐递减。服药后，精神、食欲、二便均复正常，遂停激素观察。原方去冬葵子、茯苓，加芡实、金樱子各 6g，再服 12 剂，临床症状全部消失，多次化验尿常规均阴性。停药观察，嘱其服黄芪大枣粥以扶正气。随访半年，一切良好。

〔按语〕临床上用激素类药物治疗肾炎有一定疗效，但也有不利的一面，就是病情反复，难以停药。脾肾阳虚，内伏之湿瘀可随即再发。补肾汤方中熟地、枸杞、仙灵脾、炮附子、鹿角霜温补肾阳以扶正，黄芪、茯苓、益母草、冬葵子益气化瘀，渗利水湿以祛邪，标本兼顾，故有良好效果。

（选自《中国百年百名中医临床家丛书·李寿山》）

于己百医案

张某，男，24 岁。1992 年 7 月 20 日初诊：患者于 4 年前患急性肾炎，因治疗不及时，迁延发展为慢性肾炎，至今尿中蛋白常波动在（＋）～（＋＋）之间。现症见：下肢常有轻度浮肿，腰部酸困疼痛，舌淡红，苔白，脉沉细。证属久病肾阴阳俱虚。治宜补肾利水，平调阴阳。方用济生肾气汤加减。药用：生地黄 15g，山药 10g，丹皮 10g，茯苓 20g，泽泻 20g，牛膝 15g，车前子 15g（包），黄芪 30g，防己 15g，益母草 20g，续断 30g，狗脊 30g，桑寄生 20g，附子 10g（先煎），肉桂 10g，白茅根 30g，陈皮 10g，砂仁 6g。水煎服，每天 1 剂。

二诊：上方增损，连服 30 余剂，尿化验连续 3 次均为阴性，遂将前方 3 剂研末，每服 6g，1 日 3 次，以巩固疗效。后随访年余，未有复发。

〔按语〕于氏认为，慢性肾炎病变部位偏在脾肾，本例患者偏重在肾，且肾阴阳两虚，水湿不化，因此，治以温补肾中阴阳为主，辅以利湿之品，方药对证，守方用药，故而临床疗效显著。

（选自《中国百年百名中医临床家丛书·于己百》）

王任之医案

潘某，女，44 岁。1980 年 7 月 10 日初诊：患者有慢性肾炎病史，现自觉腰部酸楚，有时尿频而急，夜间尿量较白昼多，卧起面部浮肿，手指摄握无力，坐稍久或站立后则胕肿，纳谷不香，每日仅能进食面饭 3 两左右，大便先硬后溏，日数次如厕，疲软乏力殊甚，脉濡缓。证属脾肾两亏，元阳不振。治宜补益脾肾，温阳固精。药用：白术 6g，益智仁 3g，肉豆蔻 5g，制附块 9g（先煎），淫羊藿 9g，巴戟天 9g，胡芦巴 9g，补骨脂 9g，怀牛膝 10g，桂枝 4.5g，天仙藤 6g，车前子 10g（包）。水煎服，每天 1 剂。

二诊（7 月 24 日）：服药后大便转实，日行 1 次，食欲见启，浮肿略退，腰酸亦有好转，脉濡缓。证药既合，守原方出入。药用：白术 6g，益智仁 3g，肉豆蔻 5g，制附块 9g（先煎），淫羊藿 9g，巴戟天 9g，胡芦巴 9g，补骨脂 9g，怀牛膝 10g，桂枝 4.5g，天仙藤 6g，骨碎补 10g，续断 6g。水煎服，每天 1 剂。

三诊（7 月 31 日）：自觉诸症均有好转，惟查肾功能不佳，下半夜腰痛亦较明显，脉濡弦。守原法变通。药用：牡蛎 15g，白术 6g，制附块 9g（先煎），制大黄 6g，土茯苓 15g，狗脊 10g，怀牛膝 10g，骨碎补 10g，续断 6g，淫羊藿 10g，肉苁蓉 10g，独活 6g，桑寄生 10g。水煎服，每天 1 剂。

四诊（8 月 7 日）：腰酸较前好转，而大便又溏泄，每日 2~3 次，便前腹痛不舒，食欲略减，腿酸软乏力，脉濡缓。守原方出入。药用：白术 6g，土茯苓 15g，吴茱萸 2.5g，制附块 9g（先煎），狗脊 10g，淫羊藿 9g，补骨脂 9g，怀牛膝 10g，肉豆蔻 5g，五味子 3g，桑寄生 10g，续断 10g，骨碎补 10g。水煎服，每天 1 剂。

五诊（8 月 16 日）：大便转实，腰痛已微，食欲见香，腿亦较有力，脉濡弦。惟尿化验仍有少量蛋白和红细胞，肾功能未改善。守原方增损。药用：生大黄 1.5g，制附块 12g（先煎），乌梅 1.5g，川椒目 2g，黄芪 10g，楮实子 10g，赤小豆 15g，土茯苓 15g，石韦 12g，鱼腥草 12g，旱莲草 10g，炒地榆 10g，白茅根 15g。水煎服，每天 1 剂。

六诊（9 月 6 日）：自我感觉颇好，脉濡弦。拟守原方出入治疗。生大黄 3g，制附块 12g（先煎），乌梅 1.5g，川椒目 2g，黄芪 10g，楮实子 10g，石韦 12g，鱼腥草 12g，旱莲草 10g，炒地榆 10g，穿破石 15g，鸟不踏 15g，黑大豆 30g。水煎服，每天 1 剂。

七诊（9 月 13 日）：大便又见微溏，且每日 2 次如厕，浮肿亦较明显，脉濡弦。再守原方加减之。药用：生大黄 3g，制附块 12g（先煎），乌梅 1.5g，川椒目 2g，黄芪 10g，楮实子 10g，石韦 12g，鱼腥草 12g，旱莲草 10g，炒地榆 10g，白术 6g，天仙藤 6g，黑大豆 30g。水煎服，每天 1 剂。

八诊（9 月 20 日）：浮肿稍退，大便仍溏，脉濡弦。本月 15 日复查肾功能仍有损害，尿化验：蛋白（＋＋），红细胞、白细胞和颗粒管型均有少许。仍守原方从脾肾论治。药用：生大黄 3g，制附块 12g（先煎），乌梅 1.5g，天仙藤 6g，黄芪 10g，楮实子 10g，石韦 12g，鱼腥草 12g，旱莲草 10g，炒地榆 10g，山药 15g，金樱子 15g，黄柏 4.5g，黑大豆 30g。水煎服，每天 1 剂。

九诊（11 月 8 日）：浮肿已退，自觉较为正常，大便次数虽增，但不溏薄，脉濡弦。10 月 15 日复查肾功能较前大有好转。药证既合，再守原意。药用：熟大黄 3g，制附块 12g（先煎），乌梅 3g，党参 10g，黄芪 10g，山药 10g，楮实子 10g，女贞子 10g，旱莲草 10g，知母 6g，白茅根 15g，黄柏 4.5g，黑大豆 30g。水煎服，每天 1 剂。

十诊（11 月 15 日）：本月 13 日复查肾功能继续好转，但仍有损害未能正常。脉濡弦。再守原方加减。药用：熟大黄 3g，制附块 12g（先煎），乌梅 3g，党参 10g，黄芪 10g，山药 10g，楮实子 10g，女贞子 10g，旱莲草 10g，土茯苓 15g，白茅根 15g，半枝莲 15g，黑大豆 30g。水煎服，每天 1 剂。

十一诊（11 月 22 日）：病情在稳定中好转，近来因参加排演而外出，左上肢略有红肿，脉濡弦。仍守原意续治。药用：黄芪 10g，楮实子 10g，芡实 10g，山药 10g，熟大黄 3g，制附块 12g，乌梅 3g，土茯苓 15g，杜仲 10g，续断 6g，炒地榆 10g，天仙藤 6g，黑大豆 30g。水煎服，每天 1 剂。

〔按语〕王氏认为，中医对肾炎的治疗，是建立在中医脾、肾理论基础之上的。因脾虚不能运化，而致湿浊弥漫，溲少便溏。肾的生理功能极为重要，肾主水液，而司排泄。水有清浊，清者上升，浊者下降，清中之浊者，从三焦决渎下行以达于肾。因此，王氏治疗肾病患者，始终坚持从脾肾着手，以冀恢复脾肾的功能。脾肾功能一旦恢复，清浊有序，不仅病人自觉症状改善，且尿中清浊之物则自然能分清也。

（选自《中国百年百名中医临床家丛书·王任之》）

柴浩然医案

薛某，女，56 岁。1967 年 7 月 6 日初诊：患者 1 年前患急性肾炎，因治疗不当，迁延为慢性肾炎，经常下肢浮肿，时轻时重，近因感冒加重，面目、下肢浮肿，并渐及全身，确诊为慢性肾炎急性发作，住某医院治疗半月余未见好转，后求治于柴氏。现症见：全身高度浮肿，皮色光亮，按之没指，脘腹膨胀，兼见恶寒无汗，食少神疲，大便溏薄，小便不利，舌质淡，舌体胖，苔白，脉沉弱。尿化验：蛋白（＋＋＋＋），上皮细胞（＋＋），红细胞（＋），白细胞 0~3 个/HP，颗粒管型 2~4 个/HP。证属脾肾阳虚，水气不化，复感风寒，表气闭塞，发为风水重证。治宜温经助阳，发汗解表。方用《金匮要略》麻黄附子汤。药用：附子 10g（先煎），甘草 6g，麻黄 15g。2 剂，水煎服，每天 1 剂。同时配合应用葱浴疗法：用红皮葱根茎（带须）500g，水煎 2 次置浴盆中，令患者坐其上，用被单围至齐颈，借热气蒸浴以助药力。

二诊：服药及浴后，身汗徐徐透出，恶寒尽除，水肿明显消退，小便渐畅，皮肤已现皱纹，脉转沉弦有力。治宜通阳宣肺，健脾利水。方用麻桂五皮饮加味，药用：麻黄 10g，桂枝 10g，茯苓皮 30g，大腹皮 30g，桑白皮 15g，陈皮 10g，生姜皮 10g，白术 30g。水煎服，每天 1 剂。

三诊：脘腹胀已除，惟面、足轻度浮肿，再拟五苓五皮饮加味。药用：白术 30g，桂枝 10g，猪苓 12g，茯苓 12g，茯苓皮 18g，泽泻 10g，大腹皮 15g，桑白皮 12g，陈皮 10g，生姜皮 10g，鸡内金 10g。5 剂，水煎服，每天 1 剂。

四诊：面、身、脘腹肿胀俱退，食欲增多，精神转佳，大便成形，小便清长，改用金匮肾气丸为汤，并重用白术 30g，善后治疗月余而愈。追访 1 年，尿化验正常，未复发。

〔按语〕本案病程较长，迁延不愈，肾阳渐衰，又因复感风邪，表闭肺部，急性发作，遂成表闭阳虚之风水重证。由于表闭阳虚同出一体，单用越婢汤宣肺发汗，则因阳气不足而无力鼓汗外出；或强发其汗，则阳气更伤，而有祛邪伤正之弊；若纯用真武汤温阳利水，则风水无由宣泄外达，反致壅滞留邪之虞。故方用仲景麻黄附子汤以标本兼顾。方中麻黄解表发汗，宣肺利水，俾风水从表而解；附子温经助阳，化气行水，使肾阳恢复；甘草调和其中，兼制麻、附，以防辛散宣泄太过。全方助阳以祛水邪，发汗不伤正气。再借葱浴以助药力，俾表闭得开，继用化气利水除湿之法，肺气宣降正常，脾肾阳气得复，水肿则愈。

（选自《古今名医临证金鉴·水肿关格卷（上）》）

董漱六医案

病案一：张某，男，36 岁。1979 年 6 月 25 日初诊：患慢性肾炎多年，现症见：面浮虚肿，小溲短少，纳便尚调，舌淡红质滑，边有齿痕，苔薄，脉沉细滑。尿化验：蛋白（＋＋），红细胞（＋），颗粒管型少，透明管型少。证属肾气不足，湿浊内阻，膀胱气化失司。治宜温肾益气，化湿利水。方用真武汤加味。药用：附片 9g（先煎），党参 12g，白术 9g，白芍 9g，熟地黄 12g，砂仁 3g，炙黄芪 15g，防风 4.5g，茯苓皮 15g，泽泻 12g，牛膝 9g，菟丝子 9g，薏苡仁 12g，车前子 12g（包）。7 剂，水煎服，每天 1 剂。

二诊：服药后，面浮好转，小溲增长，精神较佳，纳可便调，舌淡红，边有齿痕，苔薄质滑，脉形沉细带滑。尿化验：蛋白（+），红细胞1~2个/HP。现拟上方加减。药用：附片9g（先煎），党参12g，白术10g，白芍10g，熟地黄12g，砂仁3g，山萸肉9g，山药10g，茯苓12g，泽泻12g，丹皮9g，牛膝9g，菟丝子9g，车前子12g（包）。7剂，水煎服，每天1剂。

三诊：面浮基本消失，精神渐佳，小溲清长，纳可便调，舌淡苔薄，脉沉细滑。尿化验：蛋白少，红细胞1~2个/HP。再拟原意巩固，用上方药7剂。

病案二：龚某，男，23岁。1979年6月18日初诊：有慢性肾炎病史10年。多年来经中西医结合治疗，症情尚属稳定。现症见：近3天来，面浮足肿突然明显，胸闷腹胀不适，小溲混浊，大便尚可，口黏口干，舌淡质胖，边有齿痕，苔薄白，脉沉细而滑。尿化验：蛋白（+++），白细胞（+），红细胞少，颗粒管型（+）。证属肾病日久，阳气虚弱，水湿泛滥，气化失司。治宜温补脾肾，化湿行水。方用真武汤加味。药用：附片9g（先煎），党参12g，白术9g，白芍9g，茯苓皮15g，陈皮4.5g，泽泻9g，炙黄芪15g，防己10g，枳壳6g，大腹皮12g，焦神曲12g，生姜皮2.4g。7剂，水煎服，每天1剂。

二诊：服药后面足浮肿均见消退，仍有胸闷痞满、腹胀隐痛，小溲已清，大便正常，但便中夹有不消化食物，舌脉如前。尿化验：蛋白稍有痕迹。现拟前方加减。药用：附片9g（先煎），党参12g，白术9g，白芍9g，茯苓15g，冬瓜皮9g，泽泻9g，炙黄芪15g，防己10g，木香4.5g，枳壳6g，大腹皮12g，焦神曲12g，鸡内金9g，砂仁3g。7剂，水煎服，每天1剂。

三诊：服药后面足浮肿全退，小溲增长，纳可便调，舌红苔薄，脉细滑。尿化验：蛋白少，红细胞1~2个/HP。仍拟前方加减。药用：附片9g（先煎），党参12g，白术9g，白芍9g，茯苓15g，熟地黄12g，泽泻9g，炙黄芪15g，防己10g，砂仁3g，鸡内金9g，车前子12g（包）。7剂，水煎服，每天1剂。

〔**按语**〕慢性肾炎为自身免疫性疾病，可由急性肾炎不愈，或反复发作多次而致。上述2例，病情相对较轻，故用真武汤、黄芪防己汤、六味地黄汤化裁治疗，能迅速取效。

（选自《内科名家董漱六学术经验集》）

六、脾肾两虚证

邹云翔医案

金某，男，40岁。1977年6月28日初诊：患慢性肾炎已19年，迁延难愈。今年2月尿中发现蛋白，经治疗迄今未缓解，乃请邹氏诊治。现症见：腰痛乏力，脘胀纳少，泛吐酸水，舌苔根黄腻，脉细。尿检：蛋白（＋＋＋），颗粒管型0～1个/HP。血压140/90mmHg。证属肾虚脾弱。治宜益肾健脾，疏肝和胃，佐以化湿之品。药用：淫羊藿30g，枸杞子12g，潞党参18g，炒山药15g，云茯苓12g，淡吴茱萸1.8g，炒川楝子9g，荔枝草18g，苍术炭5g，生薏苡仁、炒薏苡仁各9g，法半夏9g，陈皮5g。6剂，水煎服，每天1剂。

二诊：肝胃得和，吞酸遂止，惟腰酸浮肿，脘胀如故，脉细，苔仍黄腻。原方化裁：淫羊藿30g，枸杞子12g，潞党参18g，炒山药15g，云茯苓12g，苍术炭5g，生薏苡仁、炒薏苡仁各9g，法半夏6g，陈广皮5g，巴戟天9g，荔枝草18g，佛手片9g。6剂，水煎服，每天1剂。

三诊：投健脾益肾化湿之品，脾肾功能渐复，湿化有下趋之势，但尿频淋沥不净，终属虚不固摄之征，苔白转薄，脉细。尿检：蛋白（－），颗粒管型偶见。治当因势利导。原方加滋肾丸9g，以温阳清利。6剂，水煎服，每天1剂。

四诊：尿频止，脘不胀，惟仍腰酸，浮肿轻微，苔薄白，脉细。尿检：蛋白微量，颗粒管型少。肾虚一时难复。原方去佛手片。6剂，水煎服，每天1剂。

五诊：浮肿不著，活动后仍觉腰部酸胀，苔薄白，脉细。尿检：蛋白微量，余（－）。治宜健脾补肾，佐以和络之品。药用：潞党参18g，炒山药15g，云茯苓12g，生薏苡仁、炒薏苡仁各9g，制苍术3g，巴戟天9g，川续断15g，淫羊藿30g，枸杞子12g，白蒺藜9g，炒红花6g。6剂，水煎服，每天1剂。

六诊：腰痛酸胀已不著，足肿已消，苔薄白，脉细。尿检：蛋白少许，余（－）。原方续进，以冀痊愈。14剂。

〔**按语**〕许叔微认为补脾不若补肾，李东垣认为补肾不若补脾。邹氏认为脾虚当补脾，肾虚则当补肾，脾肾两虚则当脾肾同治，切不可刻舟求剑。本例前医认为西医诊断为肾炎，病其在肾，但补其肾，置脾虚和其他兼证于不顾，故难获效。邹氏脾肾同治，并顾及兼证，即获得较为满意效果。

（选自《邹云翔医案选》）

姜春华医案

病案一：周某，男，45岁。1982年6月初诊：患者于10年前在干校劳动时，因疲劳复渍水湿，而渐有浮肿，并因血尿、蛋白尿而被诊断为急性肾炎。虽经治疗但因失于调养，浮肿始终未退尽。1982年4月疲劳后出现全身浮肿，腰酸乏力，尿蛋白（＋＋＋＋），诊断为慢性肾炎肾病型而住院治疗。曾用激素、免疫抑制剂、利尿剂而疗效不显，求治于姜氏处。现症见：面色㿠白，全身水肿，两下肢按之没指，形寒畏冷纳呆，大便溏薄，舌质胖嫩，苔白滑，脉沉细。化验检查：尿蛋白（＋＋＋），颗粒管型（＋＋），24小时尿蛋白总量8.65g；血浆总蛋白40.8g/L，白蛋白16.8g/L，总胆固醇9mmol/L。证属脾肾阳虚，水湿泛滥，精微失于转输，渗漏于下。治宜健脾温肾，通阳利水。药用：红参6g（另煎代茶）黄芪30g，炮附子12g（先煎）桂枝6g，白术9g，茯苓15g，仙茅9g，仙灵脾9g，巴戟天12g，白芍9g，胡芦巴6g，车前子15g

（包），生姜 3g。14 剂，水煎服，每天 1 剂。

二诊：服上方后浮肿明显消退，胃纳大振，小便增多，形寒便溏好转。化验检查：尿蛋白（＋），颗粒管型消失，24 小时蛋白总量 0.63g，血总蛋白与白蛋白上升。原方去车前子，加山药 9g，陈皮 6g，续服 21 剂。

三诊：浮肿全退，舌转淡红，脉细濡，症状基本消失。化验检查：尿蛋白阴性，24 小时尿蛋白总量为 0.15g，血浆总蛋白与白蛋白、总胆固醇均在正常范围内。患者康复出院，随带金匮肾气丸、复方胎盘片常服以善其后。

〔按语〕慢性肾炎肾病型患者因大量蛋白尿的丢失，血浆蛋白过低，血浆胶体渗透压迅速下降，可出现严重水肿，常表现为脾肾阳虚型证候。姜氏临证主要以实脾饮与真武汤合用，且回阳通阳的附子、桂枝的剂量要重，并选用红参、仙茅、仙灵脾、巴戟天、胡芦巴等以增强温补之力。此例患者服药后肾阳蒸腾，脾阳得运，精微转输，胃纳大振，而使体内血浆蛋白及白蛋白增加，尿蛋白显著减少，加上小便通利，促使浮肿迅速消退。

病案二：任某，男，46 岁。患慢性肾炎 8 年余，尿化验：蛋白经常在（＋）～（＋＋），无高血压及浮肿，也无血尿。现症见：患者形体消瘦，面色萎黄，腰酸膝软，时有遗精滑精，纳食不香，大便不实，气短神疲，舌淡红，脉濡。证属脾肾气精两虚，固摄无权。仿治虚劳之理论治。药用：党参 12g，白术 12g，升麻 3g，益智仁 9g，金樱子 9g，潼蒺藜 9g，熟地黄 9g，龙骨 15g（先煎）。14 剂，水煎服，每天 1 剂。另用黑大豆丸：黑大豆 120g，山药 60g，黄芪 60g，苍术 60g。共研细末，炼蜜为丸，早晚各服 1 次，每次 10g，开水吞服。

二诊：上方服用半月，腰酸遗精滑精已愈，纳食渐香，大便转实。小便化验 2 次，尿蛋白阴性，患者甚喜。续予原方 7 剂，并嘱常服黑大豆丸，至今随访 2 年，尿蛋白保持阴性。

〔按语〕此方用党参、白术、升麻益气升清，健脾摄精；熟地、萸肉、枸杞子滋肾中之阴；潼蒺藜、菟丝子、补骨脂、益智仁补肾中之阳；龙骨、金樱子涩漏固脱，收敛精微。另有黑大豆丸系治蛋白尿经验秘方，方中黄芪、山药、苍术升益脾气，分清利小浊，使脾气散精遵循常度，不致漏泄下渗；主药是黑大豆，《神农本草经》曰："逐水胀"，"下瘀血，散五脏结积"，"去肿"，《本草》或谓滋养补肾之功。黑大豆含丰富的蛋白质及其他营养物质，既能补充肾炎患者体内因蛋白尿丢失的蛋白质，又能滋水补肾，固涩肾精。此药研末或入丸配入辨证复方中治疗肾病蛋白尿，每获良效。稳定后再常服黑大豆丸，以资巩固。

（选自《当代名老中医临证荟萃（一）》）

徐嵩年医案

栾某，男，61岁。1981年5月31日初诊：素有轻度浮肿及高血压病史，于本年3月血压突然上升至200/140mmHg，头晕腰酸，颜面及下肢水肿日剧。化验小便：蛋白（＋＋＋），红细胞、白细胞均少许。发病后在外院诊治，病缠绵不解，而来本院就诊。现症见：两下肢明显凹陷性水肿，两手作胀，畏寒足冷，胁下胀满，两手颤抖。平时易感冒，多清涕，胃纳、二便均可，夜尿量多，舌质淡，苔薄黄，脉弦滑。化验小便：蛋白（＋＋＋），白细胞0～2个/HP，透明管型4～6个/HP。曾按益气固表祛湿法治疗2月余不见效。化验小便：蛋白持续在（＋＋＋）～（＋＋＋＋），颗粒管型（＋），24小时尿蛋白定量11.2g。总胆固醇14.2mmol/L，总蛋白46g/L，血肌酐、尿素氮正常，血沉70mm/h。证属脾肾阳虚。治宜温化水湿。药用：防风12g，防己12g，白术12g，干地龙12g，熟附子9g（先煎），乌梅15g，商陆15g，黄芪30g，薏仁根30g，玉米须30g，仙灵脾30g，小石韦30g，赤小豆60g。水煎服，每天1剂。另用乌鲤鱼一尾，加蒜、姜煮浓汤，与药汁同服。

二诊：此方加减治疗达3个多月，病情渐见改善，浮肿消退，但疲劳时仍觉肿胀，尿蛋白（＋）～（＋＋），随访至

1984年，病已缓解向愈。

〔按语〕脾肾同治常采用温肾补脾行水法，适用于慢性肾炎肾病型高度水肿，尿蛋白大量流失，后期血浆蛋白明显降低，且小便利而水肿不易消退，辨证属于脾肾亏虚，水湿泛滥者。利尿不是本病的主治，当需扶正，重在治肾，以温调脾肾，化气行水，为本病治疗的基本方法。临证徐氏发现曾用富含营养的食物来补充蛋白，其效果并不理想，为此徐氏认为必须重视控制尿蛋白的流失，采用温肾固涩法，可使血浆蛋白的浓度提高，病情方能缓解。古人简易方以瘦肉200g，商陆15g，治疗水肿，值得深思，温化水湿方用乌鲤汤合真武汤组成，亦宗此意。

(选自《当代名老中医临证荟萃（一）》)

马骥医案

病案一：王某，男，28岁。病历号：28081。1985年8月9日初诊：患者有慢性肾炎病史4年余，曾多次在省级医院住院，以中西药治疗，水肿消退，但蛋白尿始终不消，（＋＋＋）～（＋＋＋＋），出院后在家中服六味地黄丸，偶见轻微浮肿，近10天加重。现症见：双下肢浮肿，按之没指，眼睑微肿，脘闷腹胀，纳减便溏，肢冷神疲，小便短少，腰痛酸重，舌质淡，苔白滑，脉沉弱而滑。尿化验：蛋白（＋＋＋），白细胞5～7个/HP，红细胞0～1个/HP；尿FDP 5μg/ml；血浆白蛋白17.5g/L，球蛋白22.5g/L；血胆固醇16.2mmol/L；尿素氮9.8mmol/L。免疫功能检测均有不同程度的低下。甲皱微循环检查：袢顶瘀血30%，异型管袢50%，管袢排列紊乱，血流颜色暗红。证属脾肾阳虚，水湿不化。治宜温补脾肾，利水消肿。方用经验方离明肾气汤加减。药用：制附子10g（先煎），桂枝15g，干地黄25g，山萸肉15g，茯苓25g，泽泻25g，车前子50g（包），地肤子20g，生桑皮20g，泽兰叶30g，大腹皮30g，淫羊藿20g，生黄芪50g，丹参20g。水煎服，每天1剂。

二诊：以上方增减服用月余，手足转温，浮肿渐消。尿常规：蛋白（＋）～（＋＋）。仍腰痛，神疲乏力，下肢轻度浮肿，转用复元固本汤加减，以补益脾肾之气。药用：黄芪50g，人参10g，茯苓20g，山萸肉15g，巴戟天20g，何首乌20g，桑椹子20g，玉竹20g，炒山药15g，丹参20g，泽兰叶30g，白茅根20g。水煎服，每天1剂。

三诊：以上方增减服药近2月，精神转旺，浮肿全消，腰部酸痛痊愈，体力逐渐复常。尿常规连续2次化验阴性，尿FDP阴性，血浆白蛋白40g/L，球蛋白10g/L，血胆固醇3.7mmol/L，尿素氮5.8mmol/L。免疫功能均有不同程度的恢复，甲皱微循环基本恢复正常。临床治愈而出院。

〔**按语**〕马氏认为，肾病型肾炎的病本在于肾虚，与肾气丸所治四证（腰痛、痰饮、消渴、转胞）机理相同。但肾病型肾炎病程迁延，病势深重，可因多脏受累而兼证迭出，亦可因病邪起伏而虚实并见。若仅凭一方一法，难应不测之多变。因此，马氏临床常把握肾主水液这一关键，以益肾为主，兼施健脾、利水、解毒、化瘀诸法，宗肾气丸原意，随证化裁，因人出入，方能化一方为多方，归多法为一法，俾应无穷之变。此案例即体现出马氏"肾气丸法"灵活应用的治法之精髓。

（选自《当代名医临证精华·肾炎尿毒症专辑》）

病案二：刘某，女，30岁。初诊：患慢性肾炎7年余，曾先后2次住院，经用抗生素及激素病情缓解，但每因外感、过劳则浮肿加重。近日因过劳而复发，求治于马氏。现症见：颜面萎黄，面及四肢浮肿，腰酸膝软，少气乏力，眩晕耳鸣，食少纳呆，小便不利，大便经常溏泄，舌质淡，苔薄白，脉沉弱。化验尿：蛋白（＋＋＋），白细胞2～5个/HP，红细胞10～15个/HP，颗粒管型1～3个/HP。证属病久而致脾肾气虚。治宜补肾固本，健脾益气。方用经验方复元固本汤加味。药用：干地黄20g，山萸肉15g，山药15g，茯苓20g，人参10g，黄芪30g，丹皮15g，菟丝子15g，枸杞子15g，五味子10g，制附子5g（先煎），桂枝10g，车前子20g（包），桑寄生 15g，续断 15g，白术 15g。水煎服，每天 1 剂。

二诊：上方服用 20 余剂，浮肿减轻，腰酸膝软好转，体力增加，小便量渐增多，大便次数减少。又以上方出入，继用月余，该患者面色红润，浮肿消退，腰膝酸软、眩晕耳鸣悉除，胃纳大增，舌质淡红，脉象和缓。尿化验多次均阴性。1989 年秋季随访，其病治愈后 5 年，从未复发。

〔**按语**〕马氏认为，精微下注（如尿蛋白），主要因肾虚不能固摄，气血亏虚（如血浆蛋白低、贫血等），乃肾愈脾弱所致。故对此类水肿减轻或消退而肾虚脾弱者，则治以健脾益肾之法，常能改变病人的虚怠状态，健脾益肾既固先天之本，且助后天生化之源，则水邪不治而自消。本例患者的治疗经过，就突出地体现了马氏这一治疗思想和方法。

（选自《名医名方录》）

李寿山医案

张某，男，35 岁。1982 年 3 月 6 日初诊：患者经常浮肿，晨起面肿，午后腿肿，时轻时重。曾诊断为慢性肾炎肾病型。现症见：近因过劳与饮酒而肿势加重，伴有腰痛，短气倦怠，胃呆纳少，大便溏薄，日 1～2 行，小便短黄，茎中有灼热感，面色㿠白不华，舌质淡苔薄腻微黄，边有瘀点，舌下络脉淡紫细短，脉沉弦略数。血压 165/95mmHg。尿化验：蛋白（＋＋＋），红细胞 3～4 个/HP。曾服五皮饮、实脾饮、济生肾气汤等效不显。证属脾肾两虚，湿热夹瘀。治宜益气化瘀，清利湿热。予经验方清化益肾汤加减。药用：黄芪 50g，党参 20g，冬葵子 50g，茯苓 20g，白术 15g，苦参 15g，白茅根 30g，益母草 30g，当归 15g，怀牛膝 15g，水蛭 1g（研粉末分 2 次送服）。6 剂，水煎服，每天 1 剂。

二诊：服药 6 剂，小便畅通，水肿大减，食欲好转，继进10 剂，水肿消退，二便正常，脉沉弦不数，舌淡红苔退，瘀点减少。血压 140/80mmHg。尿化验：蛋白（＋＋），红细胞、白细胞及管型均消失。原方去水蛭、牛膝，加红花 15g，金樱子15g，芡实15g，炮鱼鳔胶5g（研末分2次送服）。在此方基础上增减，连续服药3个月，尿蛋白（－）～（±），血压正常，浮肿未发，脉转弱滑，舌淡红润，瘀点消退，舌下络脉转淡红色，诸症消失，随访半年未复发。

〔按语〕李氏认为慢性肾炎乃为本虚标实之证，且正虚难复，易感外邪，外邪侵袭，正气更伤，进而使病情反复多变，因此，其在临床上始终本着祛邪为主兼扶正气的治则，多年研用清化益肾汤，治疗慢性肾炎水肿、蛋白尿多有良效。但李氏强调，应依据正邪双方的侧重点，而分别采用"泻七补三"或"补七泻三"之法，方能丝丝入扣，使难治之病得以向愈。

（选自《当代名医临证精华·肾炎尿毒症专辑》）

丁光迪医案

张某，男，32岁。患者患慢性肾炎已年余，经治尚少改善。最近检查：贫血；尿化验：蛋白（＋＋＋），管型亦多；血压稍偏高。现症见：面肢浮肿，身肿，时减时剧，面色少华，形寒疲乏，腰膝酸软，纳呆乏味，白天小便少，舌淡胖，苔薄白，脉细，按之弦。证属阳虚阴盛，脾肾两伤。治宜温阳化水，益气养血，图本顾标。方从黄芪桂枝五物汤合济生肾气丸加减。药用：黄芪30g，桂枝10g，炒白芍10g，炒熟地10g，巴戟肉15g，淡苁蓉10g，炒山药20g，砂仁4g（后下），泽泻15g，茯苓10g，白术10g，牛膝10g，炒车前子15g（包），陈皮5g。10剂，水煎服，每天1剂。另服煨乌鱼、猪肾（附于按语中）。

二诊：服药后小便增多，肿势亦减，形寒已解，胃纳转香。惟大便次数较多，可能与润药有关。化验尿：蛋白（＋），颗粒管型亦减少。原方去牛膝、车前子，加山萸肉10g，炒党参15g，生姜3片，大枣5个。10剂，水煎服，每天1剂。

三诊：身肿消退，腰膝步履轻健，精神亦振。原方再去泽泻，加炙杜仲10g，桂枝改肉桂5g（后下）。10剂，水煎服，每天1剂。停服煨乌鱼。

四诊：肿退身健，面色转泽，舌色深泛红，苔亦化，脉见细滑。已能参加轻微活动。化验复查：贫血有改善，血压正常，尿检有少量蛋白、管型。时值冬令，改服膏滋调理巩固，方从黄芪桂枝五物汤、巴苁地黄丸、保元汤三方相合，去甘草，加砂仁、白术、莲子、炒杜仲，熬膏服，至春临床症状向愈。

〔按语〕治疗此类病证，丁氏常配用两张验方：①煨乌鱼。乌鱼1尾，重约500g以下，去肠杂，不落水，腹中入黑白丑头末10g，川椒1.5g，扎紧泥封，厚1指许，炭火煅裂，去火气，敲开吃鱼肉。每天1尾，连服5～7日。肿退，改用乌药末10g，益智仁6g，纳入鱼腹，煅食如上法，能治蛋白尿。②煨肾汤。取猪腰子2只，一破两片，去脂膜血筋。每只纳入骨碎补末5g，小茴香3g，砂仁3g，相合扎紧，加入葱姜，文火煨至腰子熟，去药，吃腰子与汤。每天1只，连服10只。配合应用，能增进疗效。

（选自《中国百年百名中医临床家丛书·丁光迪》）

张镜人医案

张某，男，29岁。1981年2月7日初诊：患者于1976年因浮肿，尿少，尿检异常，诊断为慢性肾炎、肾病综合征，经中西药治疗4年而症状消失，尿检正常。3天前感冒，身热，咽痛，遂即面目四肢浮肿，恶心呕吐，小便量少，来院诊治。拟诊为慢性肾小球肾炎肾病型，收治中西医结合病房。一方面仍给予强的松等西药，同时采用中药治疗。现症见：身热，咽痛，面目四肢浮肿，恶心呕吐，纳食少馨，神疲腰酸，小便少，舌苔薄腻，脉象细弦。证属脾肾两虚，水湿泛滥。治宜补益脾肾，利水除湿。药用：白术9g，赤白芍各9g，炒山药9g，莲须3g，芡实12g，黑大豆30g，泽泻15g，赤猪苓各9g，米仁根30g，石韦15g，大蓟根30g，炒续断15g，桑寄生15g，香谷芽12g。5剂，水煎服，每天1剂。

二诊（2月12日）：浮肿已见消退，纳食亦馨，腰酸乏力，小便渐利。脉细，苔薄。前方收效，治宜续进。药用上方去赤猪苓，加茯苓9g。经中西医结合治疗，病情迅获控制，1周后面目四肢浮肿已见消退，小便量增多，诸症改善，尿检转阴。继续治疗2周，血脂下降，肾功能检查正常而出院。

〔**按语**〕脾主运化，主管摄取精微与输布水液；肾主开阖，主管藏蓄精气与排泄湿浊。太阴虚则运化无权，难以摄取精微，又难以输布水液；少阴亏则开阖失常，不能固摄精气，又不能排泄湿浊，于是水湿潴留，肢体浮肿。实验室检查多发现蛋白尿及血中胆固醇升高。张氏临床体会，适当给予激素类药物，有利于控制蛋白尿，但激素应用至1~2周，往往湿从热化，转为湿热偏盛之象，并引起胃脘不舒，而在撤减激素时，蛋白尿又易反复。因此，必须配合中药以化湿清热，扶脾补肾，每能纠正激素所致的弊病，且可稳定病情，达到标本同治，相得益彰的功效。

（选自《中国现代名中医医案精华》第二集）

俞长荣医案

张某，男，19岁。1963年5月24日初诊：患者全身浮肿已5年，经某医院诊断为慢性肾炎，治疗未效，近来症状加剧。现症见：全身浮肿，大便溏泄，1日数行，小溲短少，时时欲呕，或食入即吐，精神萎靡，面色㿠白，唇淡不荣，舌苔薄白，脉沉细涩。尿化验：蛋白（＋＋＋＋），颗粒管型（＋＋），脓球（＋＋＋），红细胞（＋＋）。证属脾失健运，关门不利，升降失职，水邪弥漫。初与异功散合防己茯苓汤加鸡内金、海金沙，连服5剂。

二诊（6月3日）：食入欲呕已除，其他症状仍然。大便竟至1日10数行，粪便稀薄。因思此证殆与命门火衰不能温脾土有关。盖命门之火衰微，土失温煦，不能腐熟水谷，故大便溏泄；中焦生化失职，精微不运，三焦决渎失其鼓动，故水肿不消。前药但事健脾利水而未顾及命门之火，故收效不彰。

遂于健脾渗湿之中益以温暖命门之品。药用：土炒白术 12g，党参 15g，茯苓 15g，炒苡米 30g，赤小豆 30g，破故纸 10g，吴茱萸 5g，桂枝 5g，炙甘草 3g。3 剂，水煎服，隔日服 1 剂。

三诊（6 月 10 日）：全身浮肿显退，大便成形，小便次数增加。临床症状好转，但肾功能未改善。善后之计，仍宜温阳补土，兼顾调补气血。药用：①附子 10g（先煎），山萸肉 10g，熟地黄（砂仁杵）10g，茯苓 10g，泽泻 10g，牡丹皮 10g，车前子 10g（包），怀山药 15g，怀牛膝 12g，肉桂心 1.5g（冲）。②生黄芪 15g，当归身 10g。水煎服，每天 1 剂。以上两方相间服用。③每日以番薯 1 个（约半斤重），置炭火中煨焦，除去焦土，加开水炖，随时服。因番薯乃瑶家珍品，火煨使焦，有益火补土作用。

四诊（9 月 10 日）：尿检蛋白（＋），颗粒管型少许，脓球（＋＋＋）。仍嘱每日服煨番薯汤 1 次，每周间服理中丸合补血汤 2 剂。至 10 月 8 日尿检蛋白（＋），脓球（＋），余均阴性。1964 年 8 月初追访，1 年来未见复发，恢复工作。患者现已中年，健康情况良好。

〔按语〕本例浮肿，迁延日久，虽有脾土不运，但势必伤及肾阳，命门火衰，脾土不得温煦，为脾肾阳虚之候，治疗上脾肾两补，壮命火以温脾土，方可健运化而水道通，其肿可消矣。

（选自《中国现代名中医医案精华》第一集）

邢子亨医案

赵某，女，30 岁。1987 年 6 月初诊：患者于 1987 年 2 月自觉腰困乏力，下肢浮肿，经常感冒，小便多而不清，经某医院检查：尿蛋白（＋＋＋＋），白细胞少许，诊断为慢性肾炎。住院治疗 4 个月，尿蛋白毫无减少，腰困乏力症状仍如前，后求治于邢氏。现症见：面色黄白不华，食欲时好时坏，精神欠佳，睡眠尚好，舌质稍淡，两尺脉细弱。证属脾肾两虚，不能运化津液、制约小便，导致小便量多，蛋白随小便排出。治宜补肾健脾化津液。药用：熟地黄 24g，山药 30g，山萸肉 12g，茯苓 12g，炒白术 15g，陈皮 9g，炒杜仲 24g，枸杞子 15g，褚实子 12g，茯苓皮 15g，生黄芪 24g，桑螵蛸 12g，仙灵脾 15g，炙草 9g。水煎服，每天 1 剂。

二诊：上药服后，腰困见轻，尿量减少，下肢浮肿消退。仍以前方加诃子 9g，龙骨 15g，继服 20 余剂，诸症悉愈，小便化验正常。

〔按语〕邢氏认为，慢性肾炎多由急性肾炎失治而来。凡患肾炎之人，肾功能早已不足，因感外邪，邪入肾脏，以致肾功能更衰，与外感并发，所以既有感冒症状，且并发浮肿。膀胱气化不行，津液失于运化，外有太阳表证，内部水气津液不化，小便频数，未化之蛋白随小便而排出，故化验小便，蛋白增多，杂有红白细胞及脓球。治之，邢氏认为不先解太阳之表，邪致炎症不消，炎症波及肾脏更损肾脏功能，表里合邪，肾病及脾，而成慢性肾炎，如能防治于早期，急性肾炎并不难治，既成慢性，则应消除炎症，调补脾肾功能，而肾病有望可愈。能握此要领，肾炎可免死亡之危。

（选自《名医奇方秘术》第一集）

盛国荣医案

病案一：林某，男，13 岁。1980 年 7 月 10 日初诊：患者于 1976 年 7 月间感冒发热，眼睑浮肿。经当地医院治疗，感冒已愈，惟精神萎靡，纳差，时伴腹痛，全身轻度浮肿，大便时溏时干，尿短赤。反复尿液检查：蛋白（＋＋）～（＋＋＋），颗粒管型（＋），红细胞（＋），脓细胞（＋）。曾住院治疗，浮肿时消时起，腹痛纳呆未见缓解，尿检仍异常。先后服过中药五苓散、五皮饮、真武汤、金匮肾气丸等治疗，症状未能完全改善。1980 年 7 月 7 日病情日趋恶化，恶心呕吐，不思饮食，烦躁不宁，腹部日渐膨胀而来求治。现症见：患者面色晦暗，面部有数个虫斑，营养发育差，精神疲乏，唇淡无华，下唇内数个粒状虫点，全身浮肿，下肢尤甚，按之凹而不起，腹大如鼓，按之坚实，腹围75cm，舌红苔薄白，脉虚数。尿检：蛋白（＋＋＋），颗粒管型（＋），红细胞（＋），白细胞（＋＋）；日进入水量460ml，出量500ml；大便常规（－）。病属阴水。治宜温补脾胃，佐以利水驱虫。药用：党参10g，白术10g，槟榔10g，芜黄仁8g，泽泻8g，附子6g（先煎），盐螓蚨5个，使君子10枚，金锁匙6g，猪苓6g，车前子14g（包），雷丸5g。另包肉桂粉1g（冲服）。6剂，水煎服，每天1剂。

二诊（7月18日）：烦躁、腹痛消失，食欲增进，呕吐已止，尿清，每日排出1300~1700ml，腹围减至65cm。继用六君子汤合参苓白术散加减，调治1个多月，诸症消失。尿检：蛋白少许，白细胞0~2个/HP。

〔按语〕本例患者病程较长，叠经健脾利水、温补肾阳而效不显，病日趋严重。盛氏考虑患者生活在农村，素有生冷不洁之饮食习惯，营养发育欠佳，经常腹痛便溏，且有虫病之征，考虑属虫臌之病。清·陈士铎云："虫臌惟小腹作痛，而四肢浮肿不十分为甚，面色红而带点如虫蚀之象，眼下无卧蚕微肿之形。此是虫臌也，必须杀虫可救也。"现代医学认为，寄生虫之异性蛋白及代谢产物的毒性作用，成为体内抗原因子，可引起肾小球基底膜的免疫过敏反应，致使慢性肾炎反复发作。单从脾虚治疗，未能收到满意效果。对于此类病人，盛氏每审证求因，标本兼治，在治疗过程中紧紧扣住以下三个主要环节：①以桂、附、参、术温肾治其本；②以猪、泽、车前渗利困脾之水湿治其标；③应用一系列驱虫之剂去除诱因。三管齐下，齐头并进，沉疴痼疾，霍然而愈。

（选自《名医奇方秘术》第一集）

病案二：陈某，女，21岁。1956年10月23日初诊：患者7年前曾患浮肿1次，经过1周左右的治疗渐消退。就诊前20天曾患感冒，并有咳嗽、咽喉疼痛，检查发现扁桃腺肿大及潮红，曾口服青霉素片而愈。5天前发现脸部及下肢浮肿，尿化验发现蛋白（＋＋）。现症见：面色苍白，眼睑浮肿，两下肢浮肿，手压之凹陷，口不渴，小便短，食欲不振，大便正常，月经不规则，咽喉轻度充血，扁桃腺肿大。血压 210/116mmHg；血化验：白细胞 13.5×10⁹/L，血红蛋白 90g/L；胆固醇 6.5mmol/L。尿化验：蛋白（＋＋），糖（＋＋），白细胞（＋），颗粒管型（＋）。西医诊断为慢性肾炎。证属脾肾失守，阳气衰弱，水气泛滥。治宜益肾补脾，辅以通化水气。方用二苓汤加减。药用：泽泻 12g，茯苓 12g，车前子 9g（包），白术 9g，大腹皮 9g，商陆 6g。水煎服，每天 1 剂。另口服琥珀粉 3g，日服 3 次，配合济生肾气丸及知柏地黄丸，交替服用。

二诊：服药 2 周后，体重减轻 4kg，食欲转佳，以低盐饮食调理 3 个月，血压降至 100/80mmHg，精神良好，尿中蛋白消失，肾功能亦恢复正常，已正常工作。经过 2 年的观察，一切正常。

〔按语〕本例患者 7 年前曾患浮肿，本次在感冒 2 周后，复发浮肿，尿检结果有蛋白、颗粒管型等，故西医诊断为慢性肾炎。中医根据面肢浮肿、尿少、口不渴、纳差等症诊断为水肿，属脾肾功能失职，乃脾失运化、肾不主水所致，治以健脾益肾利水。方用白术、茯苓健脾利水渗湿；泽泻、车前子利水；大腹皮行气利水；商陆逐水；琥珀粉化瘀利水。融众利水之法于一炉，相辅相成，加配济生肾气丸及知柏地黄丸之益肾与调整肾的阴阳，促进了气化功能的恢复，取得了相当好的效果，浮肿诸症悉除。

病案三：阮某，男，38 岁。1957 年初诊：患者全身浮肿 6 个月，1 个半月前再次出现鼻塞、喉痛，并伴有恶寒发热，汗出，曾服奎宁而愈，愈后眼睑浮肿，由脸部波及全身，伴有腰酸，头眩，关节酸痛，小便量少如浓茶，食欲不振，疲乏无力，大便正常。现症见：营养不良，贫血，眼睑浮肿，下肢水肿更显，手指压之凹陷，良久复原，舌苔白滑。腹围 85cm。血化验检查：血红蛋白 96g/L，血沉 85mm/小时；胆固醇 15mmol/L，总蛋白 48g/L，白蛋白 18.4g/L，球蛋白 29.6g/L；

酚红排泄试验：2 小时排出 38%。尿化验：蛋白（＋＋），管型（＋），上皮细胞（＋），白细胞（＋），尿比重 1.005。西医诊断为慢性肾炎。证属脾肾亏损，不能制水，故水妄行泛溢皮肤。治宜益肾健脾利水。药用：茯苓 12g，白术 12g，车前子 9g（包），枇杷叶 30g，商陆 9g，黄芪 12g，山药 12g。水煎服，每天 1 剂。另交替配服济生肾气丸、五苓散。

二诊：服药 4 周，体重由 58kg 降至 52kg，腹围由 85cm 缩为 77cm，尿量每天 450ml 增至 1.56L，精神转佳，胃纳增进。调治 2 个月，尿化验：蛋白（＋），白细胞 0～1 个/HP。继续用猪小肚（去油，盐水洗净），山药 15g，薏仁 15g，茯苓 15g，莲子 9g，合炖服用，先试服吃盐及轻劳动 1 个月，无变化，再服药 1 个月，尿化验蛋白消失，已参加体力劳动，一切正常。

〔按语〕本例患者全身浮肿 6 个月，盛氏辨证为脾肾两虚，治当脾肾双补，以促气化，气行则水行。方用茯苓、白术、黄芪、山药健脾促进运化；枇杷叶帮助降肺气，以通调水道；车前、商陆加强制水之能；再用济生肾气丸补肾而主利水，五苓散温阳健脾利水。药能对证，则浮肿日退。山药、苡仁、茯苓、莲子，名曰四神，与猪小肚（猪膀胱）皆药膳佳品，味美而易被病人接受，具有益脾肾之气，利水湿之效，长期食用，往往能收祛病强身之效。

（选自《中国百年百名中医临床家丛书·盛国荣》）

颜德馨医案

郭某，男，12 岁。患者间歇性浮肿，反复发作 6 次，全身浮肿加剧而入院，经西医内科多方面治疗，均无效果，转中医科时已至弥留阶段。现症见：全身浮肿如一小囊，小便短少，腹围 73.5cm，伴发热，体温 38.6℃，舌质淡，舌苔白，脉沉细。血压 80/60mmHg。尿检：比重 1.007，蛋白（＋＋＋），脓细胞（＋），上皮细胞（＋＋），颗粒管型、红细胞少许。血化验：血总蛋白 33.5g/L，白蛋白 11.9g/L，球蛋白 21.6g/L，A∶G＝0.5551∶1；血胆固醇 17mmol/L。X 线心肺透视有胸膜炎，两侧横膈升高。证属脾肾两亏，水湿不化。治宜健脾补肾，兼利水湿。以益肾汤（经验方）治之。药用：①太子参9g，党参9g，黄芪12g，补骨脂9g，巴戟天9g，炙内金6g，葫芦30g，白术12g，茯苓9g，生地黄12g。水煎服，每天1剂。②石蒜、蓖麻子等量，捣烂外敷双侧涌泉穴，外扎纱布，1日1换。

二诊：药后症状日见好转，尿量最多可达4400ml，54剂后浮肿全退，精神转佳。继以防己黄芪汤善后，同时服济生肾气丸6g，每日1次。尿检：比重1.022，常规阴性。血红蛋白74g/L，白蛋白49g/L，球蛋白25g/L，A:G＝1.95:1，血胆固醇正常。痊愈出院。随访20年未复发，已参加工作，健康良好，婚后已育一子。

〔**按语**〕患者全身间歇浮肿2年余，反复发作，肺脾肾相干为患。"益肾汤"中太子参、党参、黄芪、白术健脾益气，补骨脂温补肾阳，葫芦利水，以达补而不滞、利而不伐之功。石蒜、蓖麻子通利小便，消肿止痛，捣烂外敷涌泉穴，有相得益彰之功。以上两方除能消肿、消蛋白尿外，还可提高血浆蛋白。防己黄芪汤、济生肾气丸有稳定症状，巩固疗效的作用。

（选自《中华名中医治病秘囊·颜德馨卷》）

刘炳凡医案

王某，男，47岁。患颜面四肢浮肿，反复发作已6个月，以突然加剧住院。化验检查：尿蛋白（＋＋＋），红细胞0～3个/HP，白细胞0～3个/HP；尿素氮4.1μmol/L，二氧化碳结合力9.1mmol/L；血压170/110mmHg。诊断：慢性肾炎合并肾衰。建议中医治疗。现症见：颜面苍白，面部及四肢呈凹陷性水肿（重度），腹部有波动感及移动性浊音，形寒肢冷，头晕，目眩，腰痛，便溏次多量少，尿量极少（日夜200～300ml），口渴喜热饮，舌质淡胖，边有齿印，苔白滑而润，脉沉弦细。证属脾肾阳虚，水湿泛滥。治宜崇土制水，温经回阳。方用真武汤加减。药用：党参15g，白术15g，茯苓18g，白芍 12g，附子 10g（先煎 1 小时），炮姜 5g，黄芪 30g，防己 10g，薏苡仁 20g，五加皮 6g。水煎服，每天 1 剂。

二诊：服上方 10 剂，腰痛缓解，大便成形，四肢已温，眩晕减，腹水征（－），腹仍胀有恶心感。尿化验：蛋白（＋），红细胞 0～2 个/HP，白细胞 0～2 个/HP。仍用上方，原方附子减半，炮姜易生姜 5 片，去薏苡仁、五加皮，加半夏 5g，陈皮 5g，荜澄茄 5g，坚持服 20 剂。

三诊：1 个月后复查：尿蛋白（＋），红细胞 0～1 个/HP，白细胞 0～1 个/HP；尿素氮、二氧化碳结合力正常。原方去附子、生姜，加黄芪至 40g，山药 15g，炙甘草 3g，服 20 剂调理而安。

〔按语〕这个平淡无奇的治例，其中有 3 点值得注意：①"三阴结谓之水"，本例腹水明显增多时，不用攻逐，而用姜附温中助运，兴奋肠肌，"化三阴之结"而"布五阳之气"，此治病必须治人之法。②配合防己、五加皮之辛开苦降，因势利导，则二便俱利，不用硝黄，而非蛋白氮自然排出。③后方重用黄芪，旨在益气利尿以消除蛋白，减轻肾脏之负担。清·邹润安《本经疏证》云，"盖阳不得正其治于上，斯阴不能顺其化于下"，"欲求南风，须开北牖"。此旨"气内复而机自行"的自我调节反应。罗马名医盖伦说："医者自然也，医生者自然之仆也。"信非虚语。

（选自《中国百年百名中医临床家丛书·刘炳凡》）

潘澄濂医案

钱某，男，38 岁。1948 年 10 月 6 日就诊：患者肤色㿠白，头面四肢高度浮肿，如冬瓜，动则气急，尿少便溏。苔白质淡，脉象沉细。检查尿液：蛋白（＋＋＋），颗粒管型 0～4 个/HP。起病已 8 个多月，西医诊断为慢性肾炎（肾病型）。证属脾肾阳虚，关门不利，土不制水，水气泛滥。治宜温补脾肾，通调水道。方用济生肾气丸加减。药用：附片 9g（先煎），山萸肉 9g，陈皮 9g，桂枝 4.5g，熟地黄 12g，茯苓 12g，焦白术12g，怀牛膝12g，丹参12g，山药15g，泽泻15g，赤小豆15g，车前子6g（包）。水煎服，每天1剂。

二诊：以上方为基础，选用菟丝子、补骨脂、茺蔚子、黄芪随证加减，达90余剂，症状消失，尿检基本正常（间有蛋白痕迹），观察达7年余，未见复发。

〔按语〕本例患者脾肾阳虚，水肿甚急，潘氏治用济生肾气汤加减，通阳化气，利水消肿，佐以补益脾肾，循序渐进，守方用药，功到自然成也。

（选自《中国百年百名中医临床家丛书·潘澄濂》）

何炎燊医案

吴某，男，13岁。1987年6月6日初诊：患慢性肾炎病史已年余，曾用激素及中药治疗，浮肿消退，小便正常，减药后则病情反复，而体质日差，常患感冒，则病情加重。现症见：病孩懒言少动，神气甚疲，肌肤苍白不泽，面目轻度浮肿，纳谷不馨，时作干呕，大便溏滞，小溲黄短，夹泡沫如肥皂泡状。舌质淡红不华，苔白滑，根部厚，脉濡缓，两寸略浮。化验检查：血红蛋白91g/L，尿素氮8.2mmol/L，肌酐145μmol/L；尿化验：蛋白（＋＋＋），红细胞（＋＋），颗粒管型（＋）。证属脾肾两虚。但患者目前形浮溺短，纳差便溏，水湿弥漫，不宜骤补，先予健脾展气行水，黄芪石韦汤合五苓散加减（停用一切西药）。药用：黄芪20g，石韦20g，白术15g，萹蓄15g，猪苓15g，泽泻15g，带皮茯苓25g，桂枝7.5g，半夏10g，苏叶10g，陈皮5g。7剂，水煎服，每天1剂。

二诊：因停用激素，面目浮肿，小便仍短。前方桂枝改为肉桂2g，以蒸动膀胱气化，加麻黄7.5g，以宣肺行水。7剂，水煎服，每天1剂。

三诊：小便量增，浮肿减半，大便成形，胃纳仍差，小便化验检查无进展。前方去麻黄，加怀山药20g，大枣15g，增强健脾之力。10剂。

四诊：前方服至第 6 剂，病情日好，昨日当风受凉，恶寒发热，无汗，面目复肿，尿少，家人忧虑，急来莞诊治。症见舌白不渴，脉浮缓。予人参败毒散以解外邪。药用：党参 15g，柴胡 10g，前胡 10g，羌活 10g，独活 10g，带皮茯苓 25g，炙甘草 5g，川芎 7.5g，枳壳 10g，桔梗 10g，生姜 3 片，大枣 2 枚。嘱服 2 剂，视病情如何再商。2 日后，其母亲电话告"服 1 剂寒热罢，服 2 剂诸恙悉退"。乃嘱其接服第三诊之方。15 剂。

五诊：病家因故未及时来莞，已服第三诊方 20 剂，此时病孩神色颇佳，浮肿全消，小便量多，泡沫少，胃纳亦稍振。尿化验：蛋白（＋＋），红细胞（＋）。改用参苓白术散加减健脾固肾，合玉屏风散防治感冒。药用：党参 20g，带皮茯苓 30g，白术 15g，萹蓄 15g，怀山药 20g，薏苡仁 20g，砂仁 5g，陈皮 5g，芡实 20g，莲肉 15g，黄芪 20g，防风 10g。嘱其每周服药 2~3 剂，如无时邪外袭，湿热内伤，可常服不辍。

六诊：1988 年春节，病家来莞探访，病孩已康强胜昔，血红蛋白升至 12.1g/L，惟尿中仍有蛋白（±），红细胞 1~3 个/HP。其母问可复学否，何氏应之曰："可，惟不可过劳耳。"此后停用汤药，拟善后之法：①每日服六味地黄丸 2 次，每次 6g。②每周服用"消蛋白粥" 1~2 次：黄芪 20g，怀山药 20g，芡实 20g，白果肉 15 枚，白米适量，熬粥食。此后小便检查一直阴性，发育良好，至今 9 年，已长大结婚矣。

〔按语〕此例有家族史之慢性肾炎，迁延年余，用激素已无效应，故医云难治，而纯用中药治疗，却获得远期疗效。常见医家治疗慢性肾炎日久不愈者，多说病位在肾，尤其用激素者，多见肾阴亏损，且有久病入络，必多夹湿之说。然而，此例则始终病位在脾，又无夹瘀脉症，故不为成说所拘，按中医传统理论，辨证施治获效。初诊所用之黄芪石韦汤，乃何氏从《金匮要略》防己黄芪汤化裁而来者，防己苦寒，损脾伤肾，故易以石韦之清淡，既能利水又无克伐，多年试之颇效。停用激素，则尿量少水肿甚，按中医藏象学说，方中加入肉桂、麻黄，消肿利尿之效更显。"膀胱者，洲都之官，津液藏焉，气化则能出矣"。肉桂蒸动命火，其化气之力远胜桂枝；而肺为水之上源，麻黄宣降肺气，气降则水行矣。大势即平，方中始加固肾之品，而选用莲肉、芡实者，是脾肾兼顾之法，避柔腻之品，以防碍脾资湿也。善后之法，常服六味地黄丸，乃考虑患者之先天因素，为增强体质，防止复发之计。

（选自《中国百年百名中医临床家丛书·何炎燊》）

高辉远医案

郑某，男，39岁。患慢性肾炎4年，时轻时重，迁延不愈。现症见：腰酸膝软，乏力纳差，小便不利，双下肢浮肿，舌质淡，苔白，脉细滑。尿化验：蛋白（＋＋＋），颗粒管型2～3个/HP，红细胞6～8个/HP，白细胞2～3个/HP。血沉50mm/h；血尿素氮8.2mmol/L，肌酐176μmol/L。证属脾肾两虚，肾失闭藏，生化乏源，精微下泄，水湿外泛。治宜扶正固本，健脾益肾。药用：太子参10g，白术10g，仙灵脾10g，泽泻10g，连皮茯苓10g，肉苁蓉10g，生黄芪15g，白花蛇舌草15g，山药15g，陈皮8g，炒谷麦芽各20g，大枣5枚。水煎服，每天1剂。

二诊：服上方药治疗4周，双下肢浮肿消失，复查尿蛋白（＋）。后又继用原方加赤芍10g，治疗2个月，复查血红蛋白120g/L，血沉10mm/h，血尿素氮4.6mmol/L，肌酐98μmol/L，尿蛋白偶尔（＋），诸症消失。后随访半年，已正常上班工作。

〔按语〕高氏认为慢性肾炎发病的内在基础与正虚密切相关，其中以脾肾两虚最为重要，是病之根本，通过临床实践体会到，以扶正固本、健脾益肾为主是治疗慢性肾炎取得疗效的关键，应贯穿到整个治疗过程中。临床用药上常掌握温而不燥，补而不腻，补不碍邪的原则。

（选自《高辉远临证验案精选》）

史沛棠医案

病案一：黄某，女，48岁。1959年5月22日初诊：患慢性肾炎多年，全身有轻度浮肿，精神疲乏，两腰酸痛，舌苔薄白，脉小缓细。尿检：蛋白（＋），红细胞（±），白细胞少数，透明管型（＋）。证属脾肾两虚，肾虚不能制水，脾虚不能化湿。治宜健脾补肾，行水消肿。药用：黄芪12g，党参9g，炒白术9g，茯苓12g，怀山药12g，煨升麻6g，炒生地12g，制萸肉6g，炙龟甲15g，冬瓜皮15g，葫芦壳12g，炒杜仲12g，补肾金刚丸12g（分吞）。水煎服，每天1剂。

二诊：上方药服2周，水肿全部消除，腰痛亦减，但尿检仍未正常。原方增入桑螵蛸6g，覆盆子12g，龙骨12g，牡蛎12g，以滋肾涩精。再服2周。

三诊：尿检已正常，精神好转，无其他症状。嘱继服原方1月，随访，病情稳定，改服中成药斑龙二至百补丸合补中益气丸各9g，日服2次，以巩固疗效。

〔**按语**〕本案例患慢性肾炎多年，尿检虽有轻度异常，但全身仍有浮肿，舌淡，脉细，史氏治以温补脾肾，行水消肿法，水肿消退，继以滋肾固涩，尿检亦迅即恢复正常，终用斑龙二至百补丸合补中益气丸善后，随访病情稳定，效果卓然。斑龙二至百补丸，能补肾气，益精血，壮元阳，健脾胃，史氏常用于慢性肾炎肾功能不足者，嘱其长期服用，确有显效。

病案二：董某，男，35岁。1959年5月11日初诊：病起年余，全身浮肿，下肢更甚，腹部膨大，头昏乏力，舌苔薄白，脉小沉细而濡。尿化验：蛋白（＋＋＋），红细胞（＋），颗粒管型（＋）。证属脾肾阳衰，阳微则阴结，水湿泛溢全身而成肿胀。治宜温肾助阳，健中化湿。方用防己黄芪汤加减。药用：附片6g（先煎），桂枝3g，炒白术9g，黄芪12g，炙甘草3g，防己6g，怀牛膝9g，冬瓜皮15g，椒目2g，葫芦15g。水煎服，每天1剂。

二诊：小溲增加，全身浮肿已消，但胃纳不香，精神疲乏，大便仍溏。脾阳不振未复，中焦为湿所困，失以脾运，治应健脾理气，升阳益胃。再继原方加入：党参15g，山药15g，升麻6g，陈皮4.5g，砂仁壳3g。再服10剂。

三诊：全身浮肿已除，胃纳已增，大便正常，精神体力亦增，但两腰下坠如故，尿数尚未正常，仍当脾肾两顾。原方加入：巴戟天9g，菟丝子9g，桑寄生12g，斑龙二至百补丸12g（分吞）。此方连用1月余，随访，诸症全除，尿化验蛋白微量，嘱长期服用斑龙二至百补丸，可冀获得痊愈。

〔按语〕本例为阳虚阴盛，水湿潴留之证，故治以温肾助阳，健中化湿法，用防己茯苓汤加减，因腹内有水蓄积，故用椒目利气行水，药后全身浮肿消退，疗效显著。但肾病仍当以治肾脏，故水肿消退后嘱长期用斑龙二至百补丸，有望获得全功。

（选自《中国百年百名中医临床家丛书·史沛棠》）

叶传蕙医案

石某，女，46岁。1997年9月9日初诊：患者去年下半年无明显原因面目常出现浮肿，尿化验：蛋白（＋＋）。当时未予重视。今年6月份浮肿加重，并出现腹水，尿化验：蛋白（＋＋＋），上皮细胞（＋＋），透明管型（＋）。在某医院确诊为慢性肾炎，经西药用利尿剂治疗，浮肿消退，但化验仍不正常，始来求治于叶氏。现症见：乏力体倦，腰膝酸痛，脘痞纳差，嗳气，白带量多，苔薄黄质暗，脉沉细。尿化验：蛋白（＋＋＋），上皮细胞（＋＋），颗粒管型少许。证属脾肾两虚，血瘀湿滞，内风暗动。治宜健脾燥湿，固肾收摄，化瘀通络息风。药用：黄芪30g，党参15g，炒薏苡仁15g，半夏15g，芡实30g，金樱子30g，菟丝子20g，川芎15g，丹参30g，红花15g，益母草30g，地龙20g，僵蚕20g，全蝎12g，蜈蚣2条，桑寄生15g，白术15g。水煎服，每天1剂。

二诊（9月30日）：患者精神状态明显改善，白带不多，嗳气不著，但仍腰酸。尿化验：蛋白（＋）。上方去党参、蜈蚣，加狗脊 15g，续断 15g。芡实改为 15g。水煎服，每天1剂。

三诊（10 月 7 日）：前天因受凉，出现咽喉疼痛，鼻塞流涕，喷嚏，咳嗽，咯少量白痰，苔薄黄，脉细数。尿化验：蛋白（＋＋＋），透明管型（＋）。感受外邪，病情反复，亟当祛风解表，宣肺化痰，治标为先。药用：金银花 30g，鱼腥草30g，板蓝根 30g，射干 15g，马勃 15g，防风 10g，桔梗 10g，杏仁 10g，冬瓜仁 15g，紫菀 15g，半夏 12g，生甘草 3g。水煎服，每天 1 剂。

四诊：服上方药 4 剂，患者外感症状全消，续以 9 月 9 日方加减出入，并嘱患者加服玉屏风散颗粒冲剂。调理近 2 个月后，尿蛋白完全转阴。再以上药粉碎炼蜜为丸，予以善后。随访 2 年余，病情未作。

〔按语〕叶氏认为，肾炎蛋白尿日久难消，宜从风论治，重用息风通络之品常能获效。因肾炎蛋白尿多起病于外感风邪之后，初期宜祛风解表，驱邪外出，但若失治误治，或治不得法，致病情迁延，则风邪壅郁蕴结而深伏入络，风入血络则潜伏难出，而使病情痼顽。且风邪与水湿痰浊瘀血相夹杂为患，形成恶性循环，则使肾炎蛋白尿病人病机更趋错综复杂，病情更加顽固。对此，叶氏认为常用一些草木之品难以奏捷效，惟有虫类药物，善于搜剔逐邪，息风通络，直达病所，方能将潜伏于内的风痰瘀血之邪，深搜细剔，逐出于外。此例患者，虽然脾肾虚损明显，在补益脾肾的同时，加用虫类药物息风通络，搜剔余邪。治疗期间，因外感风邪，叶氏主张应先驱逐外邪，并主张辛温、辛凉解表合方，且可迅速驱除在表之邪。后期，仍守始方用药，补益脾肾，并佐以息风通络之品，因而临床疗效显著。

（选自《中医杂志》）

于己百医案

李某，男，45 岁。1998 年 1 月 9 日初诊：患者素有慢性肾炎病根，劳累后即易复发，发时则腰痛腿肿，倦怠乏力，食欲不振，腹胀便溏，舌淡红，苔薄白，脉虚缓。血压 165/86mmHg。证属脾肾俱虚，以脾虚为主。治宜脾肾双补，补脾为主，健脾益气，利水消肿。方用四君子汤合防己黄芪汤加味。药用：党参 20g，白术 10g，茯苓 20g，炙甘草 10g，黄芪 30g，防己 15g，泽泻 20g，菟丝子 15g，仙灵脾 20g，车前子 12g（包），丹参 30g，续断 20g，牛膝 15g。水煎服，每天 1 剂。

二诊：上方连服 20 剂，肿消纳增，精神转佳，腰痛减轻，二便复常。随访半年未复发。

〔按语〕于氏认为，慢性肾炎病变部位偏在脾肾，本例患者脾肾两虚，但以脾虚为主，因此，治健脾益气为主，辅以补肾之品，方药对证，守方用药，故而临床疗效显著。

（选自《中国百年百名中医临床家丛书·于己百》）

姚树锦医案

张某，男，65 岁。1986 年 4 月初诊：患者 1985 年 6 月因外出感冒发热、气短、腰痛而住院。尿化验：蛋白（＋＋＋＋），红细胞（＋），颗粒管型（＋）。血浆总蛋白 34g/L，白蛋白 16g/L，总胆固醇 9.8mmol/L。确诊为慢性肾炎肾病型。在某医院住院 10 个月，小便化验无好转，血浆总蛋白下降到 28g/L，求治于姚氏。现症见：须发苍白，精神倦怠，自诉口干引饮，夜里尤甚，腰酸痛，下肢按之凹陷性浮肿，舌暗红，脉虚弦。尿化验 24 小时蛋白定量 2.6g。证属久病伤正，气阴暗耗，肾阴阳失调。治宜益气养阴，补肾填精。方用经验方芪薏四君子汤加味。药用：生黄芪 15g，薏苡仁 15g，党参 10g，白术 10g，茯苓 12g，甘草 6g，石斛 6g，鹿角胶 10g，阿胶 10g，白茅根 20g。水煎服，每天 1 剂。

二诊：服上方 14 剂后，口渴、气短明显缓解，下肢浮肿减轻，小便好转，尿化验蛋白（＋）。仍感腰酸，下肢发软，食纳不佳，夜尿频。上方加桑寄生 10g，砂仁 6g，鸡内金 10g，沙苑子 10g。水煎服，每天 1 剂。

三诊：上方服 30 剂后，诸症状基本消失，舌红苔白，脉微弦滑。血浆蛋白也显著上升，3 次尿化验均阴性。效不更方，继以原方服用 30 剂。嗣后，在原方的基础上加海马、海狗肾、西红花、紫河车配制成丸药，命名为先天宝，常服以巩固疗效。随访年余，未诉不适。

〔按语〕姚氏认为，对慢性肾炎的治疗应突出脾肾的重要，因肾为元气之根，水火之宅，五脏之阴非此不能滋，五脏之阳非此不能发。故而培补肾精、调理阴阳是治疗慢性肾炎的根本大法。本例患者，脾肾不足，侧重气阴，故而临床应用经验方芪薏四君子汤加味而治，同时配以滋阴补肾之品，达脾肾同治之目的，先用汤剂，后用丸剂巩固疗效，故而临床疗效显著。临床研究表明，补养精血的胶类药物得参芪补气药物的资助，其滋肾化生精血的作用更加增强，使药效更能延续和持久，对慢性肾炎的恢复有一定的疗效。

（选自《中医世家·姚树锦经验辑要》）

赵清理医案

龙某，女，46 岁。患慢性肾炎 5 年，水肿反复发作，发则全身肿甚，卧床不起，按之如泥，凹陷不起，虽经多方治疗，效果不著。求治于赵氏。现症见：心悸气短，语声低微，四肢不温，腰膝冷痛，畏风怯寒，脘腹胀满，纳少便溏，夜尿量多，面色㿠白，舌质淡体胖，苔白而湿润，脉沉迟无力。证属脾肾阳衰，寒水泛滥。治宜温补脾肾，化气行水。方用真武汤合理中汤加减。药用：附子 9g（先煎），茯苓 12g，白术 12g，白芍 9g，党参 9g，干姜 9g，桂枝 9g，薏苡仁 30g，泽泻 9g，黄芪 9g，龙骨 9g，牡蛎 9g，巴戟天 9g。6 剂，水煎服，每天 1 剂。

二诊：服药后，汗出已止，四肢微微觉温，尿量有增。药证相符，仍守上方略有加减。药用：附子 9g（先煎），茯苓 12g，白术 9g，白芍 9g，党参 9g，干姜 9g，肉桂 3g，薏苡仁

30g，泽泻 9g，黄芪 9g，杜仲 9g，桑寄生 15g，炙甘草 6g。6剂，水煎服，每天 1 剂。

三诊：肿势大消，精神好转，但仍有畏寒怯冷感，故继续以温补脾肾为治。药用：附子 9g（先煎），肉桂 3g，茯苓 12g，党参 9g，白术 9g，陈皮 9g，半夏 9g，薏苡仁 30g，黄芪 12g，丹参 12g，杜仲 9g，桑寄生 15g，山药 20g，山萸肉 12g，炙甘草 6g。水煎服，每天 1 剂，服用月余。

四诊：水肿全消，精神饱满，食纳每天 1 斤左右，可做轻度家务劳动，但有时过劳则气喘、发热。治拟益气健脾为主，以助生化之源。方用补中益气汤加减。药用：党参 9g，白术 9g，黄芪 12g，升麻 6g，柴胡 9g，陈皮 9g，当归 9g，杜仲 12g，炙甘草 6g。6 剂，水煎服，每天 1 剂。中土已健，中旁安和，调理数月，顽疾得除，体复其常。

〔按语〕本例患者久病脾肾亏虚，阳虚则水湿不能气化，故肿势严重，因其正气衰惫，故赵氏治以攻补兼施，而偏于补，使水气化而正不伤，正气扶而水邪除，因此临床疗效显著。

（选自《赵清理心得验案辑》）

七、阴阳两虚证

邹云翔医案

病案一：顾某，男，35 岁。1970 年 2 月 3 日初诊：患慢性肾炎已 10 年，1 年来血压偏高，经治未降。现症见：头痛乏力，腰酸，苔薄白，舌质红，脉弦细。血压 134/100mmHg。尿化验：蛋白（＋）。酚红排泄试验 0.53。证属肾阴亏损，虚阳上扰。治宜滋养肝肾，平潜虚阳。药用：潼白蒺藜各 9g，枸杞子 12g，生地黄 9g，磁石 9g，续断 9g，党参 9g，黄连 1.5g，肉桂心 1.5g，茯苓 9g。6 剂，水煎服，每天 1 剂。

二诊（2 月 8 日）：头痛腰酸之症减轻，血压降至 120/

90mmHg。仍给原方药治疗。14 剂。

三诊（2 月 23 日）：血压 112/90mmHg，尿化验正常。原方药续进。

四诊（2 月 25 日）：无明显自觉症状，血压 112/88mmHg。给以原方药巩固治疗。

〔按语〕慢性肾炎之证属阴虚阳越者，仅以息风潜阳法治疗多难取效。邹氏认为此等慢性肾炎虚是基本，当从滋养肝肾着手，佐以少量肉桂，引火归原，平调阴阳，病情可迅速稳定，本案即是一例。

病案二：周某，男，17 岁。1975 年 6 月 23 日初诊：患慢性肾炎 7 年，久治未愈。现症见：精神委顿，腰酸怕冷，纳少便溏，浮肿，面黄少华，苔白，脉细。尿化验：蛋白（＋＋＋），红细胞少数，白细胞（＋＋），透明管型少许，颗粒管型少许。证属脾肾亏虚，阳损及阴，气血俱虚。治宜补脾肾，调阴阳，养气血。药用：黄芪 24g，酒炒杜仲 12g，酒炒牛膝 9g，炒党参 18g，炒白术 12g，炒山药 15g，茯苓 9g，生苡米 12g，附片 5g（先煎），枸杞子 12g，生地炭 5g，炒当归 9g，炒白芍 12g，全鹿丸 9g（分吞）。7 剂，水煎服，每天 1 剂。

二诊（7 月 2 日）：服药后，尿化验：蛋白仍无改变，管型无，红细胞（＋＋），白细胞（＋＋＋）。原方续服用。16 剂。

三诊（8 月 23 日）：共服 23 剂后，病情明显好转，胃纳增加，大便正常，浮肿减退，尿化验蛋白（＋），红细胞偶见，白细胞少数。仍以原方巩固治疗。

〔按语〕《内经》云："形不足者，温之以气，精不足者，补之以味。"张景岳注云："形不足者，阳之衰也，非气不足以达表而温之；精不足者，阴之衰也，非味不足以实中而补之。"邹氏根据这一理论，以黄芪、党参、白术养其形，全鹿丸、杜仲、牛膝、枸杞、山药、地黄、当归、芍药以补其精，附子暖脾肾之阳，茯苓、苡米渗湿下行而从小便排出，制方甚精。然此慢性疾病，调养之剂必须守服不懈才能获效，倘朝秦暮楚，定难收功。

（选自《中国现代名中医医案精华》第一集）

张琪医案

病案一：于某，女，48岁。2000年8月30日初诊：慢性肾炎病史4年余，尿蛋白时轻时重，本年8月份化验肾功能，发现血肌酐179μmol/L，尿素氮9.1mmol/L，尿蛋白（＋＋），血压140/90mmHg。病人精神紧张，故求治于张氏。现症见：腰痛腰酸，倦怠乏力，夜尿2～3次，尿色清长，时有头晕，大便溏，舌淡胖有齿痕，脉沉。证属脾肾两虚，固摄失司，精微外泄。治宜健脾益肾，补肾固精。方药参芪地黄汤加味。药用：熟地黄20g，山萸肉15g，山药20g，茯苓20g，泽泻15g，丹皮15g，肉桂7g，附子7g（先煎），黄芪30g，党参20g，菟丝子20g，金樱子20g。水煎服，每天1剂。

二诊：上方加减调补2个月，腰痛腰酸均好转，周身有力，夜尿1～2次，大便正常，尿蛋白（－）～（±），肾功能检查各项指标恢复正常，血压基本稳定，改为口服本院制剂清心莲子饮巩固治疗。

三诊（2002年3月）：化验尿蛋白（±），血压130/80mmHg，血肌酐106μmol/L，尿素氮6.6mmol/L，精神体力均较好，已上班工作1年余。

〔按语〕肾小球肾炎蛋白尿、血尿日久不消失，病人表现腰痛腰酸，倦怠乏力，头晕耳鸣，夜尿频多，尿清长，或遗精滑泄，舌质淡红，舌体胖。张氏辨证为肾气不固、阴阳两虚之证，治用参芪肾气汤加味，补肾固精，因而临床疗效显著。

病案二：蒋某，女，53岁。1999年6月17日初诊：患慢性肾炎1年余，尿蛋白（＋＋）～（＋＋＋），红细胞满视野，潜血（＋＋＋）。曾用雷公藤多苷及清热止血药治疗效果不理想，后求治于张氏。现症见：全身乏力，短气，腰酸痛，下肢无力，后臀部酸痛，舌质红，脉沉细稍数。证属肾阴亏虚，气虚无力固摄。治宜益气补肾固摄。方用知柏地黄汤加味。药用：熟地黄 20g，山萸肉 15g，山药 15g，丹皮 15g，泽泻 15g，知母 15g，黄柏 15g，黄芪 30g，党参 30g，龟甲 20g，血余炭 15g，地骨皮 15g，女贞子 20g，旱莲草 20g，侧柏炭 20g。水煎服，每天 1 剂。

二诊：上方共服 28 剂，全身有力，腰酸膝软俱大减，舌转淡，脉沉滑。尿化验：红细胞 2～3 个/HP，潜血阴性，蛋白（±）。临床缓解。

〔**按语**〕慢性肾炎血尿、蛋白尿日久不愈，常见腰痛，手足心热，神疲乏力，腰膝酸软，气短心悸，头晕耳鸣，尿黄赤，舌红少苔，脉细数或沉数。张氏对此辨证为阴虚内热，气虚固摄无力，常用知柏参芪地黄汤加味治疗。知柏地黄汤加参芪为主，前者滋肾阴降相火，后者益气固摄。蛋白尿属于水谷之精微，补肾益气固摄既可治阴虚火旺之血尿，又可治气虚不摄之蛋白尿，具有双重作用。加龟甲与知母、黄柏为伍，尤能增强滋阴降火之功，对于阴虚火旺，肾失封藏之血尿尤为适宜；女贞子、旱莲草为二至丸，与地骨皮皆为滋阴降火之品，组于一方其效弥彰。本例患者证情均符，守方用药，故而临床疗效显著。

（选自《中国百年百名中医临床家丛书·张琪》）

朱进忠医案

晋某，女，32 岁。患慢性肾炎反复发作 5 年余。应用西药治疗后，浮肿虽然已经大部消退，但下肢浮肿、腰酸腰困却一直不见改善，为此又配合中药补肾之剂治疗 2 年多，不但症状不见改善，反而急性发作更加频繁。现症见：除典型的柯兴综合征的特点外，并见其下肢浮肿，舌苔黄白而腻，脉虚大滑数。证属气阴俱虚，湿热内蕴。治宜补气养阴，利湿清热。药用：黄芪 15g，当归 6g，麦冬 10g，党参 10g，五味子 10g，生地黄 15g，苍术 10g，土茯苓 10g，泽泻 10g，丹皮 10g。水煎服，每天 1 剂。

二诊：服药 2 个月，在逐步减少激素的情况下，下肢浮肿、腰酸腰困好转，但蛋白尿不见改善；至服药4个月时，曾感冒1次，但尿蛋白却减至（＋）；服药5个月，尿蛋白转阴，临床治愈。

〔按语〕本例患者，气阴两虚，湿热内蕴，前医治疗但从补正，其效不著。朱氏善于从脉象中辨察其虚实兼夹情况。本患者脉虚大滑数，虚大之脉者，气阴俱虚也；滑数者，里热也。舌苔黄白腻者，湿热也。补正从气阴着手，祛邪清利湿热，持久用药，激素撤减，正气足，湿热祛，故而临床收效显著。

（选自《中医临证经验与方法》）

于己百医案

王某，女，46岁。1997年9月12日初诊：患者患慢性肾炎2年来，经中西医多种方法治疗，病情时好时坏，始终未彻底痊愈。常有下肢轻度浮肿，腰困，乏力，尿蛋白（＋）～（＋＋），长期不消。现症见：舌红苔薄白，脉沉细弦。血压165/83mmHg。尿化验：蛋白（＋＋＋）。证属脾肾俱虚，以肾虚为主，以致水不化气，封藏失职，精微下流。治宜培补脾肾，促进气化，升清固精。方用六味地黄汤加减。药用：生地黄15g，山萸肉10g，山药15g，茯苓30g，泽泻30g，黄芪30g，党参30g，菟丝子12g，金樱子20g，芡实15g，丹参30g。水煎服，每天1剂。

二诊（9月19日）：服药7剂，下肢浮肿、腰困、头晕等均有减轻。化验尿：蛋白（＋＋）。上方有效，再进6剂。

三诊（9月26日）：服上方，浮肿消退，腰酸腿软、头晕乏力明显减轻，尿蛋白降至（＋）。为巩固疗效，原方加益母草30g，并改汤为丸，连服2料，尿蛋白消失。随访1年未再复发。

〔按语〕于氏认为，慢性肾炎病变部位偏在脾肾，本例患者偏重在肾，且肾阴亏虚，固摄失职，因此，治以滋阴补肾为主，辅以益气固摄之品，方药对证，守方用药，故而临床疗效显著。

（选自《中国百年百名中医临床家丛书·于己百》）

八、瘀水互结证

邹云翔医案

病案一：黄某，男，10 岁。1957 年 3 月初诊：患者全身水肿，胸腹有水，尿量每天 100ml。喘息不已，呼吸不利（已输氧），胃纳甚差，舌质绛，苔中黄厚，脉细数；腹围71.5cm；酚红排泄：2 小时为 0.33；尿常规：蛋白（＋＋＋），红细胞（＋），脓细胞（＋＋）。病情危重，初服宣肺定喘补气利水方 3 剂，效不理想，尿量仍少。于原方中加活血化瘀药。药用：桃仁 9g，红花 9g，杏仁 9g，葶苈子 9g，苏子9g，净麻黄 3g，党参 18g，黄芪 24g，茯苓皮 30g，制苍术 5g，车前子 30g（包），生甘草 3g。服 3 剂后，病情好转，小便通畅（日解 1500ml 以上）。续服 9 剂，水肿消退，腹围缩小到57cm，后以整体调理而巩固。

病案二：李某，男，35 岁。患者有慢性肾炎，水肿半年不退，腹部膨隆，肾囊亦肿，溲少而清，脘胀纳少。前医投温肾运脾行水之剂，效不显，后以温肾运脾方中加活血化瘀之品。药用：桃仁 9g，红花 9g，当归 9g，白芍 9g，白术 9g，淡附片 15g（先煎），生黄芪 18g，党参 18g，防风 6g，云茯苓24g，合欢皮 24g。服药 10 余剂，水肿尽消。

病案三：唐某，女，20 岁。一身悉肿半年，同时经闭，经治疗，面部浮肿得减，而腰以下浮肿，腹部有移动性浊音，下肢按之没指，形体消瘦，面色暗黄，脉细弱。化验尿：蛋白（＋＋＋）。证属血瘀化为水，治宜活血化瘀。药用：生黄芪9g，桂枝 4.5g，赤芍 9g，当归 9g，桃仁 9g，红花 4.5g，川芎4.5g，马鞭草 15g，路路通 9g，泽泻 9g，泽兰 15g。水煎服，每天 1 剂。

二诊：上方服用 1 个月，腹水及下肢浮肿逐渐消退，面色转红润，但月经尚未来潮。尿化验：蛋白（＋＋），红细胞（＋），颗粒管型（＋）。原方加大黄䗪虫丸，1 日分 2 次服。1 周后，月经来潮，色紫量多，夹有血块，经来之后水肿迅速消退。尿化验：蛋白（＋），其余阴性。治法转从气血双调，培补正气。后来信说：尿蛋白已消失，完全恢复健康。

病案四：许某，男，24 岁。1964 年 5 月 8 日初诊：患者水肿 1 年，经治消长反复，于 1963 年 10 月入某医院，入院前曾服用激素，一度水肿消退，但不久又反复，入院后诊断为慢性肾炎，经用胃苓汤、五皮饮、麻黄加术汤等方治疗，并用促肾上腺皮质激素 1 疗程，效果不稳定。现症见：口干不欲饮，脘部嘈杂不适，时泛黏液，腹胀膨大（腹围 93cm），小便量少，每日 650ml 左右，面浮，下肢按之凹陷，有时大便溏薄，苔白腻，脉弦滑。脉症合参，水肿与肺脾肾有关，脘腹胀大经久不消者，证属肝络瘀阻。治当温肾运脾，化瘀通络。药用：金匮肾气丸 12g（包），全当归 9g，生黄芪 15g，青防风 5g，炒党参 12g，炒白术 15g，北沙参 12g，白蒺藜 9g，炒赤芍 9g，单桃仁 9g，杜红花 5g，淡附片 0.9g，茯苓皮 24g，广陈皮 3g，生姜皮 3g，小红枣 7 个（切）。水煎服，每天 1 剂。

二诊（5 月 13 日）：药后小便量增多，每天在 2000ml 左右，腹胀减轻。自觉头昏微痛，精神疲乏，右胁略痛，药证相合，宗原方加味而用。药用：金匮肾气丸 12g（包），制附片 1.5g，生黄芪 15g，青防风 5g，炒党参 15g，炒白术 15g，茯苓皮 30g，生炒苡米各 5g，全当归 12g，赤白芍各 9g（炒），单桃仁 9g，杜红花 9g，广陈皮 5g，北沙参 12g，生姜皮 5g，白蒺藜 12g。水煎服，每天 1 剂。

三诊：上方服 15 剂，尿量每天在 2000ml 左右，水肿全部消退，腰围缩至 66.5cm，胃纳增进，日进 1 斤以上，精神渐振，已能下床活动，继用健脾化湿、柔肝养肺法调理，巩固疗效。

〔按语〕水肿长期不消，从肺、脾、肾治疗皆无效果者，中医学中有从气分治疗无效，当于血分求之之说。因此邹氏认为从气分治无效之水肿，乃由久病瘀血内阻所致，在辨证基础上经常运用活血化瘀法，不少病人取得了良好的效果。水肿而夹有瘀滞症状者，运用此法疗效更著。如水肿反复消长，尤以腹部膨胀、腹水长期不消者，除与肺、脾、肾功能有关外，尚有肝络瘀阻因素。故在辨证中佐以化瘀通络、养血调肝，常有效果。妇人高度水肿，又夹经闭症者，名曰血分水肿。经为血，血不利，则为水，治疗中治水为标，治血为本，故在辨证中常用此法，甚则运用破血逐瘀通经之大黄䗪虫丸而能见效。

（选自《当代名老中医临证精华·肾炎尿毒症专辑》）

徐嵩年医案

汪某，男，46岁。1980年2月4日初诊：患者于1978年4月患病，在某医院化验小便：蛋白（＋＋），红细胞（＋）～（＋＋），持续不减，肾功能轻度受损。外院屡用中西药治疗无效。现症见：形体虚弱，面色萎黄，头晕乏力，腰酸膝软，下肢轻度浮肿，舌淡苔薄，脉濡细。证属气血虚衰，络瘀内阻。按久病入络、久漏宜通的原则，治以益气行瘀，予益气活血方。药用：党参15g，白术15g，茯苓15g，炙甘草6g，桑椹子30g，黄芪30g，丹参30g，生地榆30g，马鞭草30g，黄连3g，炮姜3g，大枣5枚。水煎服，每天1剂。

二诊：以此方加减，服用5个多月，诸症俱减，尿常规基本正常。后因外感尿量减少，下肢浮肿，化验小便：蛋白（＋），红细胞（＋）。遂改用清热解毒利湿法。方用经验方清利方。药用：白花蛇舌草30g，蝉蜕9g，七叶一枝花15g，蒲公英30g，板蓝根30g，玉米须30g，生薏仁20g，田字草30g，铁扫帚30g，鲜茅根30g，升麻9g，党参15g。水煎服，每天1剂。

三诊：上方服用1个多月，外感症消除，但小便化验仍有红细胞，故又改用上方益气活血方原方药。1980年8月28日复查，24小时蛋白定量由治疗前1.14g下降至0.15g，尿常规阴性，肌酐清除率上升，获得完全缓解的效果。随访8个月，尿常规无异常，已全日工作。

〔**按语**〕徐氏认为，慢性肾炎迁延日久，蛋白尿及血尿交替出现的患者，有久病入络的见证，并发现此类患者多有气血亏虚兼有血瘀内阻之症。因而临证用久漏宜通的方法，遵王清任补阳还五汤之意，采用益气活血之法，以推动气血循行，肾脏血供好转，使尿蛋白及血尿明显好转。徐氏认为，按气血生化之说，气能生血，又能摄血，气为血之帅，气行则血亦行。用益气补虚之药，不仅促使血液生成，而且还有摄血止血之功，对于长期尿蛋白流失和血尿不止者，尤为适宜。

（选自《当代名老中医临证荟萃（一）》）

颜德馨医案

张某，男，35 岁。1 年前因血尿在当地医院就诊，疑为后尿道原因待查，予以消炎、止血对症治疗，血止后未作进一步检查。后复因感冒，尿常规检查：尿蛋白（＋＋＋），血压195/105mmHg，诊为慢性肾炎，予对症处理，但尿蛋白始终未除。现症见：眩晕，腰酸，尿中泡沫较多，夜寐欠安，纳便尚可，舌红苔腻，脉弦细。尿检：蛋白（＋＋）。证属正气已亏，脾肾两弱，精气外泄，浊阳上扰。治宜健脾利水，活血固肾。药用：苍术 9g，白术 9g，桑白皮 9g，益母草 30g，蝉蜕6g，苏叶 9g，茯苓 9g，泽泻 9g，泽兰叶 9g，葛根 9g，芡实9g，生蒲黄（包）9g，桃仁 9g，赤芍 9g。7 剂，水煎服，每天 1 剂。

二诊：服药后症有所减，尿检蛋白（＋），苔薄脉细。证属脾肾两亏，面色灰黄，胃纳欠馨，饮食劳倦，涩血耗气，气不行则湿浊难去，血不利则源头不清，还当从气血立论。药用：黄芪 30g，防己 9g，苍术 9g，白术 9g，米仁根 30g，川芎9g，益母草 30g，泽兰叶 9g，丹参 15g，楂曲（各）9g，山药9g，茯苓 9g，赤芍 9g，僵蚕粉 1.5g（吞）。14 剂，水煎服，每天 1 剂。

三诊：药后诸症悉除，尿检蛋白（－）。嘱继续服药，以图巩固。

〔**按语**〕血不利则为水，仲景用蒲灰散，已开活血化瘀先声。本案重用黄芪、苍白术，意在奠定脾土；川芎、桃仁、赤芍专理血分；参合防己、泽兰叶、益母草、茯苓利水。湿为浊之渊薮，瘀为浊之根本，络道有此两祟，则精不能安处，精浊互下矣。《说文》释尿，从尸从水，尸者腐浊，水者清冽，相混则变生尿，故尿之泄以液逐浊，借水泄浊，水之至醇者精也，与浊相混则病起。本方补气活血，健脾清浊，固本以清源，衡法真谛为颜氏的看家思想。

（选自《中华名中医治病秘囊·颜德馨卷》）

何炎燊医案

谢某，女，20 岁。1968 年初诊：患者在 1966 年夏天因患湿疹，后发现面目浮肿，曾确诊为肾炎，经治而愈。1967 年再次复发，经治又愈。今年再度复发，经本地治疗未效而求治于何氏。现症见：面色苍黄萎悴，年虽 20 岁却如 30 岁之多，全身浮肿，腹部及下肢尤甚，大腿以下按之凹陷不起，脐以下胀满，皮肉有赤纹，胸脘痞闷，气逆，时有痰嗽，纳少，便窒，小便短赤，口干不渴，夜寐不安。已闭经 2 年余。舌质暗红不华，边有瘀斑，苔薄黄不燥，六脉皆沉，细涩不匀。血化验：红细胞 2.1×10^{12}/L，血红蛋白 68g/L；尿化验：蛋白（＋＋＋），红细胞（＋＋＋），白细胞少许，颗粒管型（＋＋），透明管型（＋＋）。证属水与血结，治宜活血利水。药用：川芎 12g，当归 12g，赤芍 12g，桂枝 9g，熟大黄 9g，元胡 9g，益母草 15g，桑白皮 15g，大腹皮 15g，带皮茯苓 15g，葶苈子 15g，瞿麦 15g，槟榔 15g，陈皮 3g。水煎服，每天 1 剂。

二诊：初服 3 剂无变化，第 4 剂后小便量渐多，大便通畅，面目浮肿稍消，腹水及下肢肿势依然。服至第 9 剂，大便溏泄，日 3 次。

三诊：第 10 剂于方中去大黄、槟榔，加黄芪 30g，石韦

18g，以化气行水。服后小便日多，大便亦转好。此方又服 15
剂，水肿约消一半，舌苔退薄，然胃纳尚差。方中再减葶苈
子、元胡，加白术 15g，鸡内金 9g。服后肿消，胃纳渐好，神
气亦佳。此方服至 20 剂，患者已入院 45 天，时届深秋，凉风
倏至，此女不慎，感受外邪，发热恶寒，头痛，无汗，咳嗽，
气逆不渴，面目再现浮肿，舌苔薄，脉仍涩弱，并无浮紧之
象。乃用玉屏风散合杏苏散治之。药用：生黄芪 30g，白术
15g，防风 15g，苏叶 15g，杏仁 9g，陈皮 3g，前胡 6g，桔梗
6g。水煎服，每天 1 剂。

　　四诊：1 剂后微汗出，热退，恶寒罢，2 剂后大汗沾衣，
面目浮肿全消，下肢浮肿亦锐减。此时外邪尽解，遂停药 1
天，以观其变，再考虑今后治法。是夜，该女觉腰腹隐痛，月
经竟来，惟量少色瘀暗，次日即改用下方。药用：当归 18g，
赤芍 15g，桂枝 9g，炙甘草 6g，生姜 6g，大枣 4 枚，熟大黄
9g，川芎 9g，益母草 15g。水煎服，每天 1 剂。

　　五诊：服药 2 剂，月经量多，5 日乃净。此时水肿消退八
九，用人参养荣汤加减以治本。药用：桂枝 9g，黄芪 30g，党
参 24g，白术 15g，茯苓 15g，炙甘草 6g，陈皮 3g，远志 9g，
川芎 12g，当归 18g，白芍 18g，玉竹 24g。水煎服，每天 1 剂。

　　六诊：此后一直以上方为基础，随证加减一两味，治疗至
年底，胃纳增加，精神颇佳，二便调匀，共住院 108 天出院。
出院时检查，血化验：红细胞 $7.1 \times 10^{12}/L$，血红蛋白 11g/L；
尿化验：蛋白（-），红细胞极少。出院后 2 年内，定期来院
检查，月经如期，全身情况良好，惟舌边之瘀斑，下腹之赤
纹，1 年后始渐消退，又 2 年已结婚生子。

　　〔按语〕慢性肾炎多本虚标实，或寒热虚实错杂。若不精
细辨证，只凭化验检查，见其从尿中丧失大量蛋白，且血红蛋
白偏低，便谓其虚，径投温补，势必越治疗越坏，即如此例是
也。何氏针对病机用活血祛瘀与化气行水两法结合治疗，是从
《兰台轨范》调荣饮学来者。且以活血化瘀治疗后，加之外感
之巧合，病人月经已至，且随月经的来临，浮肿消退也较为显

著，更表明方药对证，但急则先治标，扶正解表，后采用固本治疗，病人得以治愈。

（选自《中国百年百名中医临床家丛书·何炎燊》）

高辉远医案

苏某，男，40 岁。患慢性肾炎 2 年，反复发作。现症见：腰酸痛不适，神疲乏力，腹胀便溏，小便不利，双下肢浮肿，舌质暗淡，边尖有瘀点，苔白，脉细涩。尿化验：蛋白（+++），红细胞 3~6 个/HP。证属脾肾阳虚，水湿内停，瘀血阻滞。治宜温肾健脾，佐以活血化瘀。药用：太子参 10g，仙灵脾 10g，肉苁蓉 10g，白术 10g，丹参 10g，赤芍 10g，生黄芪 15g，白花蛇舌草 15g，连皮茯苓 20g，冬虫夏草 3g，三七粉 3g（单服），神曲 10g，山楂 10g，麦芽 10g，大枣 5 枚。水煎服，每天 1 剂。

二诊：连服 24 剂，浮肿消失，复查尿蛋白（+），红细胞 0~1 个/HP。后仍守上方随证略有化裁，治疗 3 个月，尿检阴性，诸证消失而愈。

〔按语〕高氏认为慢性肾炎由于脾肾两虚，水湿停聚，而使气血运行不畅，渐致肾脏瘀阻络伤，故在治疗过程中，又善治瘀血，通补兼施，但应注意活血化瘀药物要用之得当。

（选自《高辉远临证验案精选》）

姚树锦医案

刘某，男，10 岁。患儿患慢性肾炎肾病已 2 年，以头面、全身高度浮肿求治。曾用环磷酰胺无明显好转。尿化验：蛋白（++++），颗粒管型、红细胞均有。血压 160/110mmHg。现症见：头面肿大，胸腹部高度膨隆，腹围 96cm，全身皮肤红条斑缕缕可见，尿少，患儿不能抬头坐立，呼吸喘促，痛苦异常，舌淡胖大，苔白，脉弦涩。证属先天不足，后天失养，气化失常。治宜健脾利湿，益气活血，标本兼治。方用经验方芪薏四君子汤加味。药用：黄芪 15g，薏仁 15g，党参 10g，白术 10g，茯苓 12g，甘草 6g，泽泻 10g，赤芍 10g，阿胶 10g，白茅根 15g，琥珀 6g，西红花 4g。水煎服，每天 1 剂。

二诊：服用 14 剂后，呼吸已经平稳，尿量增加，血压下降为 140/110mmHg。尿化验：蛋白（+），颗粒管型和红细胞消失。继续服上方加牛膝 10g，三七粉 3g。水煎服，每天 1 剂。

三诊：服上方 30 剂后，症状精神明显好转，患儿已下床活动，腹围下降到 76cm，尿蛋白转阴。舌红苔白，脉微弦细。原方加减调理 2 个月，皮肤红斑消失，胸腹平坦，血压恢复正常，尿化验阴性，嗣后服八味粥以巩固疗效，随访 2 年未复发。

〔按语〕姚氏认为，本病由于病程久，慢性肾炎患者多夹有瘀血证，应佐以活血化瘀。且本病肾功受损，相火内动，瘀热互结，肾络阻塞，则肾脏肿大，排尿困难，舌红有紫瘀点，舌下青筋暴露，脉细涩。临床善用西红花、琥珀、三七等化瘀祛邪，使补中有利，止中有化，推陈出新，邪去正复。

（选自《中医世家·姚树锦经验辑要》）

九、虚实夹杂证

姜春华医案

黄某，女，51 岁。有慢性肾炎史 8 年，经常浮肿，近日加甚，腰酸痛，足冷，口干升火，小便频数而赤，舌质红糙，脉细数。尿检：红细胞（++），蛋白（++），有管型。证属肾元不固，阴精下渗，阴阳两虚，气化不利，虚火妄动。治宜滋肾清火，暖肾强腰，阴阳互调。药用：生地黄 9g，玄参 9g，黄柏 9g，枸杞子 9g，黑大豆 30g，川断 9g，狗脊 9g，杜仲 9g，仙茅 15g，黄芪 30g，大红袍 15g，红眉梢 15g，六月雪 15g，鹿衔草 15g。30 剂，水煎服，每天 1 剂。

二诊：此方加减服用 1 月，浮肿退，诸症平，复检小便阴性，管型消失，随访半年未发。

〔按语〕此例慢性肾炎阴阳两损，故既有浮肿、腰酸、足冷等阳虚之症，又有口干升火、溲赤、舌红等虚热之象。姜氏用生地、玄参、黄柏、枸杞、黑大豆滋肾清热；用杜仲、狗脊、川断、仙茅、黄芪暖肾强腰，滋水暖肾，条缕清楚，融合有度。大红袍、红眉梢、六月雪、鹿衔草是姜氏治疗慢性肾炎的辨证药，有强壮补肾，调整阴阳，改善肾小管血液循环，保护肾脏功能的作用，配入复方，体现了姜氏辨证论治与为病寻药结合的用药法度。是方不用滋腻填补，也不用辛热壮阳，崇尚阴阳互求，水火同协，补中有动，温中有清，调节肾脏的自身功能，稳妥收效，堪称妙法。

（选自《现代著名老中医临床诊治荟萃》）

陈苏生医案

朱某，女，46 岁。确诊为慢性肾炎、肾功能不全已 7 年，伴有高血压 160/100mmHg，尿蛋白定性（＋）～（＋＋），红细胞 5～6 个/HP，有管型。现症见：面浮肢肿，面色㿠白无华，小溲频数失约，纳、寐尚可，口干，腰酸，带多，神疲，舌有红点，苔薄腻，脉濡。中西医久治不效。辨析：肾病既久，渗利过频，肾阳困惫，肾阴亦耗竭，最后终有不克胜任之时。治宜扶正祛邪，方用强肾泄浊煎加味。药用：桑寄生12g，续断12g，狗脊12g，鹿衔草12g，土茯苓30g，忍冬藤24g，连翘12g，白薇12g，知母9g，甘草4.5g，苍白术各9g，黄柏9g，柴胡9g，生牡蛎30g（先煎），香附9g，乌药9g，鸡冠花12g，椿根皮9g，黄精9g，楮实子9g，菟丝子9g。水煎服，每周6剂，停药1天，以苏胃困。

二诊：守上方加减服 5 个月，病情稳定，腰痛大减，血压相对稳定。原方去鸡冠花、椿根皮、知母、甘草，加蚕茧壳9g，山萸肉9g，破故纸9g，黑大豆15g，续服3个月。面浮肢肿退，面色亦略复红润，腰酸神疲带多等症大减。自述过去蛋白尿7年未断，并伴有血压波动，自服药后管型基本未再出现，虽尿检蛋白仍偶有出现，但血压基本稳定，自己很满足，乃携方去外地疗养。

〔按语〕陈氏认为，慢性肾病大多为退行性病变，既有正虚的一面，又有邪实的一面。因此，创用葆真泄浊之理论，一方面着重强肾以葆真，一方面亦重视泄浊以排毒，临床创用经验方强肾泄浊煎（桑寄生、续断、狗脊、鹿衔草、土茯苓、忍冬藤、连翘、白薇）作为基本方，灵活应用于临床上的多种慢性肾病，多起痼疾沉疴，疗效显著，本病人就是一典型的病例。

（选自《中国百年百名中医临床家丛书·陈苏生》）

叶景华医案

邹某，女，42岁。1982年11月16日初诊：患者有慢性肾炎病史已5年，半月前因工作劳累而觉腰酸乏力，咽痛，口干苦，小便短赤，舌尖红苔根黄腻，脉弦。血压169/109mmHg；尿化验：蛋白（＋＋），红细胞30～35个/HP，24小时尿蛋白定量1.3g；血甘油三酯2.4mmol/L；酚红排泄试验：2小时为0.58。证属虚实夹杂。治宜益肾清利，活血祛风。给予经验方慢肾方。药用：鹿衔草30g，怀牛膝10g，楮实子15g，金雀根30g，徐长卿30g，半枝莲30g，白茅根30g，黄柏10g，萆薢30g，山海棠片15片（分3次吞服）。水煎服，每天1剂。

二诊：服药半月症状好转，血压降至109/75mmHg，小便量多。继续服用原方药。

三诊：服慢肾方2周，复查24小时尿蛋白定量下降。守方不更。

四诊：又服药2周，一般情况好，无特殊变化。继续服用上方。

五诊：10天后复查24小时尿蛋白定量明显减少至0.79g，血压同前。继服上方。

六诊：又服用2周，复查尿24小时蛋白定量为0.4g；血甘油三酯 0.8mmol/L。至 1983 年 2 月 2 日出院。出院后 2 个月复查 24 小时尿蛋白定量维持在 0.4g。恢复工作。

〔按语〕该病例经治疗后症状减轻较快，但小便增多后尿蛋白反增加，后来有所下降，但持续在较高水平。守方不更，服药 50 多剂尿蛋白才明显下降。因此，守方用药，循序渐进，对于慢性肾炎能取得良效是一个非常重要的环节。

（选自《叶景华医技精选》）

邓铁涛医案

黎某，男，22 岁。1980 年 3 月 16 日初诊：几个月前眼睑部浮肿 2 次，均未治疗而自然消退。今年 2 月 3 日，眼睑、头部出现水肿，渐蔓延至全身而住院，西医诊断为慢性肾炎急性发作，经用激素、利尿剂与五苓散、五皮饮等治疗，水肿在 1 周内消退，而后隔日服强的松 80mg，共服 50 天，其中加用环磷酰胺半个多月，但蛋白尿持续，逐渐出现激素副作用，全身毛细血管扩张而发红，脸上长满痤疮，两颞有搏动性头痛，服安眠药始能入睡，但易惊醒，易兴奋激惹。现症见：眠差易惊，头发脱落，食欲一般，大便正常，小便稍少，色淡黄，口微苦，不渴，舌边略红，有齿印，苔灰黄浊腻，脉弦滑，左关尤甚，重按无力。尿化验：蛋白（++++）。证属脾气虚弱。治宜健脾利湿。药用：黄芪 15g，玉米须 30g，怀山药 30g，茯苓皮 15g，生苡仁 30g。每天 1 剂，水煎服，连续服用。

二诊：服上方 1 周后，尿蛋白（++）；2 周后，尿蛋白（+）；3 周后，小便蛋白（±）；第 4 周末，尿蛋白（-）。以后连续服药 3 周，尿蛋白都是阴性。嘱其以后仍服此方药，酌加龟甲，以图巩固。（治疗期间仍隔天服强的松 80mg。曾因预防感冒注射过丙种球蛋白 1 支。）

〔按语〕本病蛋白尿与脾肾两脏关系最大。脾气散精，肾主藏精。脾气虚弱，不能运化水谷精微，上输于肺而布运全身，水谷精微反与湿浊混杂，从小便而泄。肾气不固，气化蒸腾作用减弱，亦致精气下泄而为蛋白尿。故治此病，邓氏常以补脾益肾涩精，恢复脾肾功能而收效。本案为慢性肾炎急性发作，临床症状控制后，蛋白尿持续不退。就诊时虽出现一派阴虚阳亢症状，但这是激素的副作用所致，掩盖了原有病症。中医认为，肾上腺皮质激素虽有补肾阳之作用，但量过大或使用时间过长，极易耗损阴液而出现阳亢症状。根据患者舌有齿印，苔灰黄浊腻，脉重按无力，并且服用激素后蛋白尿不消退等，邓氏认为这是脾气虚弱，失于升发，水谷精微与湿浊混杂下注是主要矛盾。论治时应舍弃激素造成的假象，抓住主要矛盾加以解决，方可奏效。故以黄芪、玉米须为主药，益气升脾，降泄浊阴；佐以茯苓皮、生薏仁利水而健脾；怀山药益脾阴而固肾涩精，利水道而不伤阴，并能抑制激素的副作用，起到补阴配阳的作用。药虽少而力专宏，故能收效。

（选自《中国百年百名中医临床家丛书·邓铁涛》）

李浚川医案

兰某，女，13 岁。1991 年 4 月 26 日初诊：患者患慢性肾炎年余，来名医门诊就诊前用激素（强的松 20mg/d）治疗仍无好转。现症见：面浮无华，舌红苔薄腻，脉细。尿化验：红细胞（＋），颗粒管型 0～2 个/HP，球菌（＋），蛋白定量 730mg/d，定性（－）。证属脾肾亏虚，湿停热郁，风生络伤。治宜健脾益肾，清热化湿解毒，活血化瘀搜风。方用李氏复肾汤加减。药用：黄芪 15g，白术 10g，水蛭 5g，土鳖 10g，茜草 10g，小蓟 12g，石韦 12g，生地黄 15g，蜈蚣 2 条，车前子 15g（包），茯苓 15g，赤芍 15g，白茅根 50g。15 剂，水煎服，每天 1 剂。

二诊（5 月 7 日）：尿化验：白细胞 0～3 个/HP，红细胞 0～3 个/HP，蛋白定量 370mg/d，强的松已递减至 5mg/d。宗上方加减进之。药用：黄芪 15g，党参 15g，白术 10g，石韦 12g，车前子 15g（包），首乌 12g，山萸肉 10g，茯苓 12g，水蛭 6g，蜈蚣 2 条，白茅根 50g，益母草 10g。水煎服，每天

1 剂。

三诊（6 月 21 日）：服上方 20 剂后，诸症好转，开始逐步停用激素，尿检蛋白定量降至 220mg/d。近日感双下肢瘙痒起疹，续原方去蜈蚣，加蕲蛇 6g，地丁 15g，虎杖 15g。服药 3 个月。

四诊（9 月 13 日）：尿化验已正常，但觉头晕，面色无华，舌淡，脉细弱。治疗以益气养血、搜风利湿化瘀为法善后。药用：黄芪 15g，党参 15g，白术 10g，首乌 15g，当归 10g，白茅根 50g，车前子 15g（包），水蛭 6g，虎杖 12g，地龙 12g，山药 15g，益母草 10g。服上方药调治 4 个月而愈，至今随访 2 年未见复发。

〔按语〕本病例因急性肾炎治疗不彻底转化为慢性肾炎，以尿始终异常为其特点。因此，李氏在健脾益气的基础上，着重用了一些化瘀搜风、解毒之品，以调整机体的免疫功能，从而改善肾脏的血液循环。同时配用养阴益肾、清热利尿之品，特别是使用化瘀、搜风虫类药，对于本病蛋白尿的消除，疗效卓著。本例患者下肢瘙痒时病转甚，李氏研究认为究其原因都与风邪有关，说明治疗本病使用搜风散邪药是有其理论依据和实践基础的。重用参、芪、术益气健脾，除扶正化湿利水外，固护卫气以御外邪亦是用此药的目的之一。由于标本同治，扶正祛邪，因此疗效显著。

（选自《祛风药治疗顽症》）

张镜人医案

病案一：高某，男，41 岁。1988 年 3 月 9 日初诊：患者于 1987 年 10 月起腰酸，伴夜尿增多，至 12 月份尿频尿急明显。当地医院查尿常规：蛋白（＋），红细胞（＋＋）。曾给抗生素等治疗无效。转市某医院，拟诊为肾小球肾炎住院治疗 1 个月。曾作肾穿刺报告：肾小球局灶性硬化。因症情控制不满意而来中医门诊。现症见：仍感腰部酸楚，下肢浮肿，夜寐梦多，舌苔薄黄少润，脉细。血压 160/104mmHg。尿化验：

蛋白（＋＋），红细胞 10～20 个/HP，白细胞 0～1 个/HP。证属脾肾气阴两虚，湿热下注。治宜健脾补气，益肾养阴，兼清湿热。药用：炒白术 9g，炒山药 9g，扁豆衣 9g，炒生地 12g，莲须 3g，芡实 12g，米仁根 30g，石韦 15g，大蓟根 30g，女贞子 9g，旱莲草 30g，贯众炭 9g，荠菜花 30g，赤芍 9g，白芍 9g，炒续断 15g，香谷芽 12g。水煎服，每天 1 剂。

二诊（5 月 4 日）：服药后，浮肿已见轻减，腰脊酸楚亦有好转，舌苔薄黄腻，脉细。尿化验：蛋白（＋），红细胞 3～4 个/HP，白细胞 0～1 个/HP。仍守前法，上方去贯众炭、荠菜花，加杜仲 9g。水煎服，每天 1 剂。

三诊（9 月 21 日）：尿化验：蛋白（±），红细胞 2～3 个/HP，白细胞 0～1 个/HP。诸症均平，苔薄腻，脉细。前法续进。药用：炒生地 12g，炙黄芪 9g，炒白术 9g，炒山药 9g，芡实 12g，莲须 3g，米仁根 30g，石韦 15g，大蓟根 30g，荠菜花 30g，仙鹤草 30g，炒藕节 9g，贯众炭 9g，炒续断 15g，杜仲 9g，香谷芽 12g。水煎服，每天 1 剂。

四诊：一直随访 4 年，无明显波动，肾功能一直正常。并且本病一直单纯用中药治疗，症情比较稳定，药后自觉体质增强，不易感冒，自觉症状不多，正常参加工作，尿化验有轻度异常。

〔按语〕慢性肾炎治当益肾健脾并重，扶正祛邪兼顾，而扶正主要在气、阴，祛邪主要在湿、热、瘀。部分病例临床上尿检一直有较明显的血尿。尿血之因可由阴虚有热，气虚不摄，络脉瘀阻等多方面，但以肾虚阴亏，虚火灼络所致为主，故拟方时对此类患者宜侧重益肾清热，和络止血。方中仙鹤草、干藕节、贯众炭乃安络止血之意。不过尿血不比其他部位出血，单纯以止血法难以获效，所以重要的是从根本上图治。

病案二：黄某，男，49 岁。1982 年 3 月 20 日初诊：患者 3 年前发现患慢性肾炎，浮肿时退时现。尿常规检查：蛋白波动在（＋＋）～（＋＋＋）之间。最近 2 个月来血压偏高，服药未曾获效而来诊。现症见：面色㿠白，头晕胀痛，两足踝部浮肿，精神疲乏，腰脊酸痛，夜寐少安。舌苔薄黄腻，质淡红，脉弦滑。测血压 170/105mmHg。尿常规化验：蛋白（++），颗粒管型少许。证属湿热久羁，脾肾气阴亏损，血虚失养，肝木浮阳上扰。治宜健脾化湿，补肾清热，养血柔肝。药用：苍术 9g，白术 9g，生黄芪 15g，炒生地 12g，炒归身 9g，白芍 9g，枸杞子 9g，制首乌 9g，炒山药 9g，炒杜仲 9g，炒滁菊 9g，生石决 30g（先煎），米仁根 30g，石韦 15g，大蓟根 30g，茯苓皮 15g，泽泻 15g。水煎服，每天 1 剂。

随访：调治经年，浮肿消退，血压 150/95mmHg，尿蛋白微量或（+），症情平稳，间断服药。

〔按语〕慢性肾小球肾炎高血压的预后是较差的，容易导致肾功能衰竭。控制血压是治疗的重要一环，现临床上一般配合西药降压，而益肾平肝法治疗对于症状的改善以及降压的稳定都有较好的作用。

（选自《中华名中医治病秘囊·张镜人卷》）

盛国荣医案

郑某，女，40 岁。患全身浮肿反复发作伴腰酸痛 2 年，曾住院检查治疗，诊断为慢性肾炎，先后用青霉素、庆大霉素、强的松、双氢克尿噻及氨苯喋啶等西药，也用过中药五皮饮、胃苓汤、防己黄芪汤、实脾饮、肾气丸等加减治疗，未获痊愈，而求治于盛氏。现症见：面色㿠白，精神疲倦，面目及四肢浮肿，并诉身热口干，心烦易怒，胸胁胀闷不舒，夜寐多梦易醒，腹胀纳呆，尿少便溏，月经紊乱，来潮腹痛，舌红，苔中光根腻，脉弦细。体温 37.5℃，血压 164/116mmHg。血化验：红细胞 2.85×10^{12}/L，血红蛋白 83g/L，血浆总蛋白 49g/L，非蛋白氮 29mmol/L，二氧化碳结合力 15.3mmol/L。尿化验：蛋白（+++），红细胞少许，透明管型和颗粒管型均（+）。证属肝郁化热，横逆侮土。治宜疏肝健脾，清热养阴。药用：当归 10g，白芍 10g，泽泻 10g，沙参 15g，茯苓 15g，合欢皮 15g，车前子 15g（包），柴胡 6g，苍术 6g，白术

6g，玉米须 30g。水煎服，每天 1 剂。

二诊：上药服 10 剂后，低热已退，尿量增多，浮肿渐消，胸胁胀闷减轻，血压 156/100mmHg。尿化验：蛋白（＋），红细胞 0～1 个/HP，颗粒管型（＋）。药已见效，仍遵前法，上方加太子参 15g，怀山药 15g。又服 10 剂，血压 146/94mmHg。尿化验：蛋白（＋）。继以参苓白术散加黄芪、杜仲、枸杞等健脾理气、滋养肝肾之剂，调理 3 个月，浮肿消退，纳增神旺，血压及尿检均正常。

〔按语〕本例患者经长期健脾补肾、温阳利水法治疗而效不著，故盛氏就诊时予以重新辨证，明确诊断，依据患者的症状表现，辨证为肝郁化热伤阴，且横逆犯脾致脾虚水停之候。治当疏肝理气，健脾利水，养阴清热，方用逍遥散加减应用，并在病情稳定后，以健脾理气、补益肝肾之剂善后，疑难之病遂得以治愈。

（选自《中国百年百名中医临床家丛书·盛国荣》）

张琪医案

病案一：郑某，男，42 岁。2000 年 5 月 26 日初诊：10 年前曾患肾小球肾炎经治疗已愈，今年 2 月感冒发烧咽痛，扁桃腺肿大，化验尿蛋白（＋＋＋），潜血（＋＋＋）。某医院诊断为慢性肾炎，用青霉素等治疗发热已退，咽痛好转，但尿化验无明显变化，并发现尿中有颗粒管型 5～7 个/HP。又用雷公藤多苷治疗 2 个月，尿蛋白仍然无显著改变，求治于张氏。现症见：双下肢水肿，腰酸，周身乏力，尿色黄赤，手心发热，咽部充血，舌苔白，舌质红，脉象稍数。证属气阴两虚，夹有湿热。治宜益气养阴，清热利湿。方用清心莲子饮加味。药用：黄芪 50g，党参 30g，地骨皮 20g，麦冬 20g，茯苓 20g，柴胡 15g，黄芩 15g，车前子 20g（包），石莲子 15g，甘草 15g，白花蛇舌草 30g，益母草 30g，瞿麦 20g，萹蓄 20g，金银花 30g，大小蓟各 30g，白茅根 30g。水煎服，每天 1 剂。

二诊：连服上方 14 剂，尿化验：蛋白（＋＋），潜血

（＋）。后连续复诊，共服上方 21 剂，尿蛋白转阴，全身较有力，腰痛消失。后又巩固服用上方药 60 剂，3 个月随访未见复发，近期疗效尚好。

病案二：林某，男，37 岁。2000 年 6 月 10 日初诊：慢性肾炎病史 1 年余，经当地医院用雷公藤多苷及中药治疗效果不明显。现症见：倦怠乏力，腰酸腿软，手足心热，稍有恶心，舌质紫苔厚，脉细稍数。血压 160/100mmHg。化验尿：蛋白（＋＋＋），潜血（＋）；血肌酐 225μmol/L，尿素氮 11.5mmol/L。诊断为慢性肾炎、慢性肾功能不全、氮质血症期。证属气阴两虚，夹有血瘀。治宜益气养阴，活血化瘀。方用清心莲子饮加味。药用：黄芪 50g，党参 30g，地骨皮 20g，麦冬 20g，茯苓 20g，柴胡 15g，黄芩 15g，车前子 20g（包），石莲子 15g，甘草 15g，白花蛇舌草 30g，益母草 30g，桃仁 15g，丹参 20g，葛根 20g，生地黄 20g，大黄 7g。水煎服，每天 1 剂。同时服用降压药物。

二诊：连续服用上方 3 个月 60 余剂，尿蛋白转阴，血肌酐、尿素氮均降至正常，后经数次检查，肾功能及尿化验均无异常，从而临床缓解。

〔按语〕肾小球肾炎以蛋白尿为主，不伴有高血压及肾功能异常，或肾病综合征水肿消退后，其尿化验亦以蛋白尿为主，血浆蛋白低，临床表现周身乏力，腰酸腰痛，面色㿠白，头晕心悸，无水肿或有轻度水肿，手足心热，口干咽干，舌质红或舌尖红，苔白，脉象滑或兼有数象。张氏临床辨证为气阴两虚，兼夹湿热之证，常选用清心莲子饮加味而治。慢性肾炎初起多属气虚阳虚，日久迁延则转而伤阴，"阳损及阴"形成气阴两伤，治疗一方面要顾及气虚，另一方面要顾及阴虚。清心莲子饮出自《太平惠民和剂局方》，并谓"本方治小便白浊，夜梦走泄，遗沥涩痛，便赤如血，男子五淋气不收敛，阳浮于外，五心烦热……常服清心养神，秘精补虚"。张氏认为该方虽治气阴两虚，然方中侧重气虚，因黄芪、党参用量较大（30～50g），在辨证时以气虚为主者适宜之。治疗慢性肾炎，服用本方一段后，有的病人阴伤可能渐显，此时可加滋阴清热之品，减少参芪补气用量，否则坚持原方不变，多出现阴虚症状加重，尿蛋白又复增，临床不少类似情况出现，极应引起注意。同时张氏还认为，消除蛋白尿，黄芪的用量须大方能有效，常用量为 40 ~ 100g。

（选自《中国百年百名中医临床家丛书·张琪》）

朱进忠医案

病案一：宋某，男，11 岁。患慢性肾炎 3 年多，先在某医院以激素、环磷酰胺等治疗 2 年多，后又配合补脾补肾中药治疗 1 年多，虽然浮肿已经消退，但却明显地出现向心性肥胖，尿中蛋白（＋＋），红细胞（＋），白细胞（＋）。激素减量后，尿中蛋白很快上升到（＋＋＋＋），红细胞（＋＋），白细胞（＋＋），颗粒管型 2 ~ 3 个/HP。现症见：反复感冒，咽喉干痛，疲乏无力，尿黄赤，腹满，舌苔黄白微腻，脉虚大弦滑。综其脉症，证属气阴两虚，湿热不化。治宜补气养阴，燥湿清热。方用芪麦地黄汤加减。药用：黄芪 15g，麦冬 10g，沙参 10g，五味子 10g，生地黄 15g，山药 15g，生苡米 15g，苍术 15g，白术 10g，茯苓 10g，泽泻 10g，丹皮 10g，白茅根 30g。水煎服，每天 1 剂。

二诊：服药 2 个月后，反复感冒、咽喉疼痛、疲乏无力、食欲不振等均明显改善，但此时因停激素太快，尿蛋白反而升高，因此又增加激素内服。再审脉症，除咽喉疼痛，痰多，尿黄赤外，脉已转为浮象。证属气阴已复，风热未除。治宜疏风清热，化痰利咽。药用：蝉蜕 9g，僵蚕 9g，桔梗 9g，甘草 9g，牛蒡子 9g，苏叶 9g，连翘 9g，白茅根 30g。水煎服，每天 1 剂。

三诊：连续服药 2 个月后，又停服西药，但此次停药后，尿蛋白不但没有增加，反而降低至（＋），红细胞、白细胞偶见。再审脉症，除小便黄赤外，脉见弦涩不调，别无所苦。此风热已除，膀胱之阳气有衰之故。治宜温阳化气，清利湿热。

药用：肉桂 1.5g，知母 15g，黄柏 15g，白茅根 30g。水煎服，每天 1 剂。服药 2 个月后，诸症消失，尿化验正常，临床治愈。

〔按语〕朱氏认为，慢性肾炎蛋白尿的消除临床比较困难，原因是多数患者症状并不十分典型。因此，朱氏临证多重视脉、症并重的原则。本例患者开始气阴两虚，兼有湿热，故治疗用芪麦六味地黄汤加减，中间因激素加用后而表证显著，故又以升降散加味调理，后期温通并用，用滋肾通关丸而取得了良好的临床效果。

病案二：耿某，男，25 岁。慢性肾炎 2 年多，经中西医治疗后，虽然腹水、全身性水肿均已大部消失，但仍见下肢轻度浮肿，腰酸乏力，恶心呕吐，腹满不适。现症见：除以上症候外，并见面色㿠白，舌苔白，舌质淡而暗，面微浮，脉虚大弦滑。化验尿：蛋白（＋＋＋＋），红细胞 100 个/HP，白细胞 20 个/HP，颗粒管型 3 个/HP，透明管型 2 个/HP。证属脾肾俱虚，湿热下注。治宜补气养阴，除湿清热。方用芪麦地黄汤加减。药用：黄芪 15g，党参 10g，麦冬 10g，五味子 10g，当归 10g，山药 10g，茯苓 10g，泽泻 10g，丹皮 10g，生地黄 15g，白茅根 30g，薏苡仁 30g。水煎服，每天 1 剂。

二诊：服药 3 剂后，恶心呕吐消失，浮肿、乏力、食欲不振、腰酸等症好转。宗效不更方意，继服上方 20 剂，浮肿消失，尿蛋白减少为（＋＋），红细胞（＋），白细胞（＋）。又服药 2 个月，诸症消失，尿蛋白（＋），红细胞、白细胞少许。

三诊：仍按上方继服 60 剂后，尿蛋白却不见减少，再度审其脉弦细涩，改予瓜蒌瞿麦丸。药用：天花粉 12g，山药 30g，瞿麦 12g，茯苓 10g，附子 1.5g。水煎服，每天 1 剂。30 剂后，尿化验全部正常。

〔按语〕朱氏临床多重视脉象，前期患者脉虚大弦滑，脉虚主虚，结合症状其在气阴，弦滑主湿主热，故而以补气养阴为主，同时清利湿热。久治之后，症状消失，脉象变化为弦细涩，此弦为有寒有湿，细为有虚，结合前证多为阴虚，涩则为有寒有瘀，故方选瓜蒌瞿麦丸药证相对，故而收效显著。

（选自《中医临证经验与方法》）

李寿山医案

刘某，男，18岁。1976年4月12日初诊：患者幼年有肾炎病史，每因感冒受凉而复发。近2个月颜面及全身浮肿，按之凹陷不起，纳呆便溏，尿少色黄，面色晦暗不华，舌质淡，苔薄腻，舌下脉络淡紫细长，脉弦细小滑。尿化验：蛋白（＋＋＋），红细胞0～3个/HP，白细胞1～5个/HP。血化验：胆固醇9.3mmol/L，血浆总蛋白50g/L，白蛋白35g/L，球蛋白15g/L，血红蛋白80g/L。血压160/90mmHg。病属肾劳水肿。证属脾肾亏虚，水湿夹瘀。治宜益气化瘀，渗利水湿，佐以健脾益肾。方用经验方清化益肾汤加减。药用：黄芪30g，当归6g，白术9g，丹参12g，益母草30g，贝母6g，益智仁9g，土茯苓36g，冬葵子6g，白茅根30g。水煎服，每天1剂。

二诊（4月26日）：服药12剂后，浮肿消退，纳开食增，尿畅便实，体力见壮，腻苔已退，脉细小滑。尿化验：蛋白（＋），白细胞0～1个/HP。血压120/80mmHg。原方加健脾温肾药，治疗3个月，诸症消失，多次化验尿均为阴性，血脂、血压正常。嘱其常服黄芪大枣粥饮食调养。已复学。随访20年，一切良好。

〔按语〕久病水肿，时起时伏，漏下蛋白不能控制，脾肾两虚，已成肾劳之证。前医之所以用温肾利水法而不效者，盖由湿瘀之邪蕴结于内，邪不去则正难安之故。李氏经验方清化益肾汤以祛邪为主，标本兼顾。方中黄芪、当归、丹参益气养血化瘀；冬葵子、土茯苓、贝母、白茅根清热利湿解毒；佐以白术健脾运湿；益智仁温肾固精；益母草化瘀利水，且能降低血压。诸药合奏益气、化瘀、渗湿、益肾之功。病情完全缓解后，又增健脾益肾之品，且常服黄芪、大枣扶正，故有良效。

（选自《中国百年百名中医临床家丛书·李寿山》）

万友生医案

病案一：胡某，男，32 岁。1992 年 10 月 17 日初诊：5 年前患急性肾炎，未及时治疗，延至半年后转为慢性肾炎，虽经中西药物治疗，病仍进行性发展。现症见：腰胀痛，排尿滴沥难尽，稍感灼热，尿混浊不清，尿化验长期有蛋白、管型。面色黑，嘴唇紫暗，神疲肢倦，午后下肢浮肿明显，腹胀满，矢气，舌淡红，苔白根部薄黄，脉弦浮滑。10 月 12 日化验尿：蛋白（＋＋＋）。证属虚实夹杂。治用经验方白茅根汤加味。药用：白茅根 60g，生薏仁 30g，赤小豆 30g，蚕茧 10g，黄芪 50g，党参 50g，焦白术 15g，茯苓 30g，续断 30g。水煎服，每天 1 剂。

二诊（10 月 20 日）：服上方 3 剂，诸症见减，精神好转。化验尿：蛋白（＋）。患者云极易感冒，要求加药防止，因守上方加重黄芪为 90g，白术为 30g，再加防风 30g。合玉屏风散以防止感冒，并嘱守方长期服用，竟收全功。

病案二：郑某，男，14 岁。1989 年 11 月 23 日初诊：患慢性肾炎，尿中常见蛋白。现症见：腰酸痛，神疲肢倦，不思饮食，面色不华，有时两目浮肿如卧蚕，畏寒肢冷，手指掌色苍白，舌淡苔白，脉细弱。证属虚实夹杂。治用经验方白茅根汤加味。药用：白茅根 60g，生薏仁 30g，赤小豆 30g，鹿茸末 2g，菟丝子 15g，黄芪 60g，党参 30g，白术 30g，茯苓 15g，炙甘草 5g。水煎服，每天 1 剂。

二诊（11 月 27 日）：服上方 3 剂，畏寒肢冷减轻，腰不酸痛，胃纳稍增，夜间较易入寐，惟尿中蛋白、管型稍增。守上方加蚕茧 10 个。水煎服，每天 1 剂。

三诊（12 月 5 日）：再进上方 5 剂，腰不酸痛，手指色由苍白转红，余症减轻，舌质稍转红，脉力稍增。守上方加减。药用：鹿茸 2g，熟附子 10g（先煎），黄芪 60g，党参 30g，白术 30g，茯苓 30g，炙甘草 10g，山药 30g，山萸肉 15g，熟地黄 30g，益智仁 10g。5 剂，水煎服，每天 1 剂。

　　四诊（12 月 13 日）：服药后面色渐华，手掌色由苍白转为红润，余症基本消失，脉搏有力。守三诊方加蚕茧 10 个。水煎服，每天 1 剂。

　　五诊（1990 年 1 月 22 日）：共服上方 36 剂，食增神旺，寐安，贫血现象消失，惟大便在停药时则不成形。服用含蚕茧方 14 剂时，尿蛋白曾减为（±），但因缺药停服蚕茧后蛋白尿又升为（＋＋）。小便时黄时清，黄时较多，且尿蛋白随其黄或清而升降。守一诊方加减。药用：白茅根 60g，生薏仁 30g，赤小豆 30g，黄芪 60g，党参 30g，白术 30g，茯苓 15g，炙甘草 10g，山药 30g，莲子肉 30g，桑螵蛸 15g。水煎服，每天 1 剂。

　　六诊（2 月 18 日）：继服上方 5 剂，病情稳定，尿蛋白在（±）～（＋）之间，夜尿止，血常规化验红细胞、白细胞均正常，食欲增加。上方去莲子、薏仁、赤小豆、桑螵蛸，加菟丝子 30g，山萸肉 15g，熟地黄 15g，杜仲 30g。5 剂，水煎服，每天 1 剂。

　　七诊（3 月 7 日）：多次尿化验蛋白均在（±）～（＋）之间，诸症全除，病已向愈。嘱守上方长期服用以巩固疗效。

　　〔按语〕万氏在长期临床实践中体会到，白茅根、生薏仁、赤小豆三药（尤其是白茅根）合用对慢性肾炎有良好的疗效，因此名之为白茅根汤。该汤具有利湿热而不伤阴和养阴液而不助湿的特点，而且三药都具有不同程度补益脾胃的作用，因此万氏认为，本方用于湿热伤阴水肿，是立足于万全之地的。且因本方药力平稳，既能祛邪而不伤正，又能扶正而不碍邪，并可重用而无流弊，故无论湿热水肿的虚证或实证都适用。当然，临床上还应根据具体病情适当加味而更能适合病情。如病案一，是因湿热（湿偏胜）困肾，久而损伤肾气以及脾气所致，故用白茅根汤加蚕茧、桑寄生、杜仲、续断以固补肾气，和黄芪、党参、白术、茯苓、甘草以健补脾气，加用玉屏风散以防止感冒，并嘱坚持长服以收全功。病案二则开始以白茅根汤加补肾中阴阳之品，以补泻同用，中期由于虚损显露，故而以补肾固摄为主治疗，特此用蚕茧以消蛋白，后期由于虚实并存，故而又用白茅根汤加用补肾固摄之品，补泻兼施，最终而收良效。

（选自《中国百年百名中医临床家丛书·万友生》）

梁贻俊医案

关某，女，14岁。1993年8月3日初诊：患儿1989年10月诊断为肾小球肾炎，长年口服肾上腺皮质激素，现服强的松每天5mg，仍常出现大量蛋白尿及血尿。近1个月来外感低热，复见尿蛋白（＋＋），而来中医科就诊。现症见：咽痛，面部浮肿，双下肢水肿，夜间盗汗，晨起腰痛明显，大便正常。舌淡红，苔薄白，脉沉滑细。尿常规检查：蛋白（＋＋）。中医诊断：①低热；②肾劳。证属素日肾虚，精微下流，复感外邪，邪毒内侵，病势加重。治宜益肾解毒。药用：熟地黄20g，山萸肉15g，山药20g，杜仲15g，桑寄生20g，茯苓20g，泽泻15g，车前子20g（包），黄柏10g，板蓝根15g，益母草15g，黄芪15g。水煎服，每天1剂。

二诊：服上方药11剂，咽部已好，盗汗减少，面及双下肢水肿已消，复查尿蛋白阴性，劳累时则感腰痛，继以前方增加益肾补气药量以巩固治疗，改茯苓30g，山药30g，桑寄生25g，黄芪20g。上方服14剂，盗汗止，尿蛋白阴性。

〔按语〕该患儿系慢性肾小球肾炎，虽长期服激素，4年来反复间断出现尿蛋白、血尿、腰痛、水肿。中医诊为"肾劳，"辨证为肾虚精微下注，气化无力，水湿内停，故致上症反复。本次发病为外感诱发，原本肾虚，感邪则下侵伤肾而致病症复发。梁氏用熟地、山萸肉、山药、桑寄生、杜仲益肾强腰以固精微，用泽泻、车前子以利水，用黄柏、板蓝根以清热解毒，辅以黄芪以益气升清，益母草以活血利水。诸药合用补利同施，11剂药低热退，水肿消，尿蛋白转阴。继服14剂盗汗止，尿蛋白仍为阴性。患者以后虽有外感发热，经以上治疗后尿蛋白一直阴性，疗效得以巩固。

（选自《梁贻俊临床经验辑要》）

高辉远医案

贾某，女，46岁。患慢性肾炎1年余，每因受凉感冒而复发。近1个月来又因感冒而出现颜面及双下肢浮肿，面色苍白，常自汗出，纳差乏力，腰部疼痛，偶有尿频、尿急、尿痛，小便黄少，舌质淡红，苔白，脉细滑数。尿化验：蛋白（＋＋＋），红细胞3～5个/HP，白细胞4～10个/HP。证属脾肾两虚，湿热内蕴。治宜健脾益肾，化湿解毒。药用：生黄芪15g，连皮茯苓15g，白茅根15g，黄柏10g，车前草10g，赤芍10g，猪苓10g，建曲10g，白花蛇舌草20g，肉苁蓉12g，冬虫夏草3g（单服），大枣5枚。水煎服，每天1剂。

二诊：服上方药18剂，浮肿消失，复查尿蛋白（＋），白细胞0～1个/HP，余无异常。后仍以原方去黄柏，加仙灵脾10g，继服2个月，复查尿蛋白阴性，诸症尽除。随访1年未复发。

〔按语〕高氏认为虽脾肾两虚是慢性肾炎发病的内在基础，但大部分患者在整个病程中都有不同程度的邪实症状存在，其中以湿热毒邪最为常见，故高氏在治疗慢性肾炎过程中，十分重视湿热毒邪，但告诫应注意"祛邪不伤正"的原则。

（选自《高辉远临证验案精选》）

史沛棠医案

陈某，男，24岁。1959年6月19日初诊：去年1月份得水肿病，至今未愈，面颊及足跗明显浮肿，小溲短赤，大便2日1次，舌红，苔薄白，脉弦细略数。尿检：蛋白（＋＋），红细胞（＋），白细胞（＋），透明管型（＋＋）。证属脾肾两虚，湿热内蕴，久郁伤阴。治宜养阴滋肾，健脾理气，佐以清热利湿。药用：黄柏6g，知母6g，怀山药3g，茯苓12g，生地黄12g，熟地黄12g，泽泻9g，制萸肉9g，龟甲15g，防己6g，黄芪9g，党参9g，带壳砂仁3g。水煎服，每天1剂。

二诊：服上方药 10 剂，尿量增多，浮肿减退，尿检正常，惟腰部仍有轻度酸痛，午后略有潮热。证属肾虚阴亏未复。原方增入滋肾坚阴，清泄虚热为治。药用：清炙黄芪 12g，党参 12g，茯苓 12g，龟甲 18g，鳖甲 18g，地骨皮 9g，甘菊花 6g，冬瓜皮 15g，巴戟天 6g，续断 12g，带壳砂仁 6.5g，补肾金刚丸 6g 分吞。再服 10 剂。

三诊：上方药服后，诸症痊愈，尿检正常，自觉无不适，脉濡细，舌苔薄白，嘱继服原方。1 月后随访，病情稳定，改用补肾金刚丸、补中益气丸各 9g，每日 2 次吞服，长期服用。

〔**按语**〕本例诊断为脾肾两虚，兼有湿热内蕴，为本虚标实之证，故治以健脾滋肾，佐以清利湿热，用知柏六味地黄汤加减，治后湿热虽清，阴虚未复，故以原法增入滋肾坚阴之品，病情迅即好转，诸症均除。但肾病难以根治，故嘱长期服用补中益气丸及补肾金刚丸，有利于巩固疗效。补肾金刚丸方中萆薢能利湿热而分清泄浊，菟丝子、杜仲、苁蓉等能补肝肾而益精髓，猪腰子以脏补脏，亦能补益腰肾。全方为消补兼施之剂，对慢性肾炎夹有湿热者，甚为适用。

（选自《中国百年百名中医临床家丛书·史沛棠》）

陈以平医案

蔡某，女，45 岁。1999 年 12 月 24 日初诊：患者去年 8 月份出现蛋白尿，曾在外院确诊为肾病综合征，经治疗后蛋白尿消失，但劳累或外感后蛋白尿仍时有发作。现症见：腰酸乏力，四肢发凉，口中黏腻，胃纳欠佳，夜寐安，矢气多，二便可，舌淡苔薄腻，脉弦细。尿化验：蛋白（＋）。证属脾肾不足，湿热内扰。治宜健脾补肾，清热利湿。药用：黄芪 300g，白术 150g，防风 30g，苍术 120g，茯苓 120g，山药 200g，龟甲 120g，生地黄 120g，杜仲 150g，黄柏 120g，仙灵脾 150g，巴戟天 120g，桑寄生 120g，党参 200g，当归 120g，薏苡仁 300g，续断 120g，莲子肉 300g，玉米须 300g，石韦 300g，狗脊 120g，金樱子 200g，菟丝子 150g，白花蛇舌草 300g。膏方一料。加以人参（生晒参）100g，胎盘粉100g，龟甲胶150g，冰糖500g，黄酒为引。按膏方炼制后服用。

二诊（2000年11月22日）：服用膏方后，症状明显好转，感冒已少，肾病未再复发，尚感畏寒。多次化验尿均为阴性。脉细舌净。上方加炮附子60g（先煎），余药同上，再服一料，以进行巩固治疗。

〔按语〕慢性肾炎、肾病综合征所见蛋白尿，多因脾肾两虚，湿热内扰所致，其证虚实夹杂，缠绵难愈，临床治疗较为困难。因此，陈氏临床善用膏方小量服用，循序渐进，对于肾病的后期治疗具有良好的效果。本证初诊以虚象为主，兼有湿热之象，治疗以补虚为主，兼清热利湿以祛邪。复诊时邪象已不明显，而肾阳亏虚之象仍有，故加炮附子以温肾补阳。

（选自《中医杂志》）

邹燕勤医案

方某，男，44岁。1995年6月19日初诊：患尿血、浮肿2月余。时觉乏力，晨起眼睑浮肿，午后下肢浮肿，按之轻度凹陷，咽痛咽红，舌边有齿痕，苔薄白，脉细。尿化验：蛋白（＋＋），红细胞（＋＋），潜血（＋＋）。血压偏高，血脂高。西医诊断为慢性肾炎。证属气虚湿热证。治宜益气摄血，清咽渗利。方用经验方补气清利汤加减。药用：太子参30g，白术10g，茯苓皮40g，生薏仁10g，金银花12g，牛蒡子10g，蚤休10g，射干10g，玄参15g，胖大海3枚，车前子20g（包），泽泻20g，白花蛇舌草15g，六月雪30g，荷叶30g，白茅根30g，小蓟20g。水煎服，每天1剂。参三七1g，每天3次吞服。

二诊：服药14剂后，自觉无不适感，咽已不痛。复查尿：蛋白（＋＋），潜血（＋）。原方去银花、牛蒡子、蚤休、射干、胖大海，加全蝎3g，僵蚕10g。水煎服，每天1剂。

三诊：服药月余，尿化验阴性，尿蛋白定量亦阴性。以健脾补肾、益气渗利方调理巩固。随访到1996年8月，一般情况良好。

〔**按语**〕邹氏多年研究认为，湿热是慢性肾炎最常见的病因和诱发、加重因素之一，气虚则是慢性肾炎发生的内在基础之一。一经发病，气虚湿热证候出现颇多。因此多年研究应用经验方补气清利汤（太子参、白术、茯苓、金银花、僵蚕、玄参、桔梗、黄芩、车前草、白花蛇舌草、白茅根、甘草），共达补气健脾，清热利湿，淡渗利水之功。邹氏认为本证的辨证要点就是要抓住气虚湿热。本方补虚与祛邪紧密结合，旨在治上而助下，常可收到事半功倍之效，多年临床观察疗效显著。

（选自《中国中医药报》）

管竞环医案

王某，男，45 岁。1999 年 3 月 2 日初诊：反复双下肢浮肿半年，伴尿频、尿急、淋沥不尽，夜尿 2～3 次，头昏乏力，腰酸纳差，舌暗红苔黄厚，脉沉细。尿化验：蛋白（＋＋＋），白细胞（＋）。肾功能正常。西医诊断为慢性肾炎合并泌尿系感染。证属脾肾不足，兼瘀热湿浊，阻滞下焦。治宜先清热利湿。药用：麻黄 10g，桂枝 10g，萹蓄 10g，瞿麦 10g，栀子 10g，滑石 10g，木通 10g，车前子 10g（包），泽泻 10g，茯苓 15g，党参 20g，黄芪 20g，白术 20g。12 剂，水煎服，每天 1 剂。

二诊：药后黄腻苔已化，下肢水肿稍减，纳食增加，继以利水消肿方。药用：麻黄 15g，桂枝 15g，茯苓皮 15g，桑白皮 15g，陈皮 15g，五加皮 15g，大腹皮 15g，党参 20g，黄芪 20g，白芍 12g。6 剂，水煎服，每天 1 剂。

三诊：服药后，水肿已消，舌面仍瘀暗，治以化瘀通络，血水并调。药用：桃仁 12g，红花 12g，赤芍 12g，生地黄 12g，当归 12g，川芎 12g，益母草 15g，泽兰 15g，木香 10g，枳壳 10g，党参 12g，黄芪 12g，补骨脂 12g，杜仲 12g。12 剂，水煎服，每天 1 剂。

四诊：肢肿已消，偶感脘胀不适，前方加山楂 12g，麦芽 12g，半夏 12g，薏苡仁 15g。14 剂，水煎服，每天 1 剂。

五诊：服药后水肿基本消退，乃以济生肾气丸巩固，随访至 2001 年 5 月未见复发。

〔按语〕张景岳谓："水肿证以精血皆化为水，多属虚败，治宜温补脾肾，此正法也。"本例病延半载，迭进数法而收效甚微。久病多虚，久病必瘀，虽有脾肾不足之象，但湿热瘀滞为急为主，故急先以清利宣泻为法，水肿消退后，管氏认为，血不利则病为水，水肿病久必兼瘀滞，改用血府逐瘀汤加减化瘀通络，行气利水，更以参、芪、香、枳之属补气行气，共奏活血化瘀、补气之功，瘀去气行，水道通调，水肿方退。

（选自《中医杂志》）

郑平东医案

某男，37 岁。2002 年 2 月初诊：患慢性肾炎 3 年余，病理诊断为节段性肾小球肾炎，肾功能在正常范围内，无血压增高，既往尿蛋白常在（＋＋）～（＋＋＋）之间，曾在外院多次中西药物治疗，未见明显好转。现症见：腰酸痛，神疲乏力，头晕纳差，小便泡沫多，舌淡苔薄白，脉沉细。尿化验：蛋白（＋＋）。证属脾肾两虚，精微不固。治宜补益脾肾，固摄精微。药用：黄芪 15g，党参 15g，丹参 15g，熟地黄 15g，山药 15g，山茱萸 15g，杜仲 15g，牛膝 15g，鬼箭羽 15g，石韦 15g，薏苡仁根 15g，碧玉散 15g，金樱子 15g，当归 15g，虎杖 15g。水煎服，每天 1 剂。

二诊：服用上方 14 剂后，诸症好转，尿蛋白（＋＋），原方加川芎 15g，再进 14 剂。

三诊：诸症明显好转，尿蛋白（＋），再服 28 剂后，尿蛋白消失，嘱其坚持服药，半年内尿蛋白化验均为阴性。

〔按语〕郑氏认为慢性肾炎蛋白尿，不论其病机如何复杂，不可舍弃脾肾两脏而不顾。因此，特别重视调补脾肾两脏，推崇"肾为先天之本，脾为后天之本"之说，认为肾藏真阴而寓元阳，"受五脏六腑之精而藏之"，肾司二便，助膀胱气化以利小便排泄，只宜固藏，不宜泄漏。且"肾为先天，脾为后天，它们相互资助，相互促进，相辅相成"。因此，郑氏治疗慢性肾炎蛋白尿多以补益脾肾为主，但还重视"通法"贯穿始终。因蛋白尿与清气不升而下流，浊阴不降而留滞，致使水道堵塞，蛋白尿外漏有关。郑氏善用碧玉散滑能利窍，又可通利水道，清利湿热，使该升者升，该降者降，不要留滞水道，这样有利于蛋白尿的治疗。特别是薏苡仁根一味，郑氏认为其根多须，能固摄泥土，重用30g以上对于消除蛋白尿多有良效。

（选自《山东中医杂志》）

第三章　隐匿性肾小球肾炎

一、上焦风热证

朱进忠医案

周某，男，19 岁。初诊：在 1 次体检过程中，突然发现尿蛋白（＋），其后虽经多次复查亦无明显改变。确诊为隐匿性肾炎。始医以西药治疗半年不效，后中医又以六味地黄丸及活血化瘀、清热解毒中药治疗近 1 年亦不见效果。现症见：经常咽干，舌苔白，脉浮数。证属上焦风热。治宜疏散风热。方用升降散加减。药用：蝉蜕 10g，僵蚕 10g，连翘 10g，苏叶6g，牛蒡子 10g，姜黄 10g，元参 10g。水煎服，每天 1 剂。

二诊：服药 10 剂，尿蛋白消失，临床痊愈。

〔按语〕前医泥于活血，胶于补肾，久不得愈。朱氏观其脉证，发现其脉浮数，虽然全身症状均无，但仅凭脉象，一锤定音，从上焦风热治疗，用升降散去大黄，加清热解毒、宣肺之品，因而临床收效显著。

（选自《中医临证经验与方法》）

吕仁和医案

张某，女，27 岁。2002 年 10 月 16 日初诊：患者反复感冒，鼻塞、咽痛，排尿欠畅，尿有潜血（＋＋＋）1 年余，在当地确诊为隐匿性肾炎。曾服中药治疗 7 个月，疗效欠佳，已停用。现症见：鼻咽疼痛，口干欲饮，腰腿酸软，不耐劳作，急躁易怒，面色少华，大便偏干，舌红苔黄，脉细数。尿化验：潜血（＋＋＋），红细胞 15～20 个/HP。证属素体阴虚，外感风热入血，化毒伤肾。治宜散风凉血，清热解毒。药用：

荆芥 10g，防风 10g，蝉蜕 10g，炒栀子 10g，金银花 30g，连翘 30g，黄芩 15g，猪苓 30g，白花蛇舌草 30g，紫草 10g，苍耳子 10g，板蓝根 30g。水煎服，每天 1 剂。

二诊（10 月 30 日）：服药后，鼻咽痛减，腰腿痛减，情绪明显好转，大便转常，尿化验：潜血（＋），红细胞 3～5 个/HP。原方继续服用。

三诊（12 月 15 日）：咽不痛，腰不痛，二便调。尿化验：潜血阴性，红细胞 0～1 个/HP。患者回家继续巩固治疗。

〔按语〕吕氏认为隐匿性肾炎血尿为主者，多为素体阴虚，外感风热，化毒伤肾。临证治疗多采用疏风凉血、清热解毒之法。此方用于本病早期病情较轻者，多有良效；对病程久，病情较重者，可保护肾脏功能，延缓病情发展，经多年临床观察疗效满意。

（选自《中医杂志》）

二、湿热（毒）蕴结证

张琪医案

张某，女，52 岁。2001 年 11 月 2 日初诊：去年 10 月份感冒后发现尿混浊，有泡沫，在当地医院化验尿：蛋白（＋＋），红细胞 20～30 个/HP。用抗生素及中药治疗 1 月余，确诊为隐匿性肾小球肾炎，经多方治疗疗效欠佳，后求治于张氏。现症见：病人自觉周身酸重，腰酸腰痛，尿黄混浊，咽痛口干，舌质红，舌体胖苔白腻，脉滑。尿化验：蛋白（＋＋），红细胞 10～15 个/HP。证属湿热毒邪，蕴结下焦。治宜利湿解毒。方用自拟利湿解毒饮。药用：土茯苓 50g，草薢 20g，白花蛇舌草 30g，萹蓄 20g，竹叶 15g，薏苡仁 20g，滑石 20g，白茅根 30g，益母草 30g，山豆根 20g，玄参 15g，麦冬 15g，甘草 15g。水煎服，每天 1 剂。

二诊：服上方 7 剂，尿黄明显好转，周身觉轻松，惟仍腰酸，咽干。继以前方7剂，尿转淡黄色，咽痛口干均减轻，乏力、腰酸明显，尿化验蛋白（＋），红细胞5～7个/HP。舌体胖苔薄白，脉沉。证属湿热之邪已去，脾肾两虚症状明显，继以补益脾肾、清利湿热之剂治疗月余，尿蛋白转为（±），红细胞3～5个/HP，继以前法调治1个月而愈。

〔**按语**〕张氏临床观察到，有些肾炎患者蛋白尿长期不消，用健脾补肾法难以取效，而由于反复感染，临证中出现一派湿热证候，故而临床研究应用经验方利湿解毒饮（土茯苓、萆薢、白花蛇舌草、萹蓄、竹叶、山药、苡仁、滑石、通草、白茅根、益母草、金樱子），用此方后蛋白尿往往可以消失。但是辨别湿热证，应从热与湿之比重分析，此方对于湿重于热者较佳，如热重于湿，可用加味八正散治之。本例患者上焦咽干显著，故而张氏在原方中去掉清下焦之品，而增加利咽之品，临床疗效显著，但后期由于脾肾亏虚显露，故改用补益脾肾之品而收功。

（选自《中国百年百名中医临床家丛书·张琪》）

三、气阴两虚证

朱进忠医案

索某，男，30岁。初诊：4年前，在一次检查身体的过程中，偶然发现尿蛋白（＋＋），其后连续复查多次均见尿蛋白在（＋）～（＋＋）之间。确诊为隐匿性肾炎。始医以西药治疗1年多不效，后医以中医活血化瘀、益气利水及清热解毒、滋阴补肾等治疗2年多仍无效。现症见：除尿蛋白（＋＋）之外，别无所苦，舌苔白，脉弦大，尺脉尤甚。证属气阴两虚。治宜补气养阴。药用：黄芪15g，当归6g，麦冬10g，党参10g，五味子10g，生地黄20g，苍术10g，茯苓10g，泽泻10g，丹皮10g，黄连10g，肉桂6g。水煎服，每天1剂。同时配服肾康灵，1次4粒，1日3次。

二诊：服药 6 剂，化验尿蛋白 (+)，继服 10 剂，尿化验阴性。临床痊愈。

〔按语〕本例患者，前医泥于效方，固于成方，不予辨证，久治不愈。朱氏在辨证过程中，虽然全身症状全无，但其善于查脉视证。脉见弦大尺脉尤甚，脉弦大者，气阴虚也，尺脉大者，肾虚也。故而治从气阴着手，方用当归补血汤、生脉散、六味地黄汤加减，方证相对，故而临床疗效显著。

(选自《中医临证经验与方法》)

吕仁和医案

郑某，女，49 岁。2002 年 10 月 23 日初诊：时有腰酸乏力，排尿欠畅，尿化验有蛋白和潜血 2 年。因反复腰痛乏力，1 年前做肾穿确诊为轻度系膜增生性肾炎。2 年来服用中西药物治疗效果欠佳。现症见：面色少华，形体消瘦，畏寒怕冷，腰膝酸痛，手足心热，经常感冒，睡眠欠佳，纳谷不香，排尿欠畅，大便常溏，1 日数行，舌胖淡红，苔黄滑腻，脉细滑数，两尺不足。尿化验：蛋白 (+ +)，潜血 (+ +)，红细胞 10 ~ 15 个/HP；24 小时尿蛋白定量 0.3g。证属气阴不足，肝脾肾虚，外感风寒，热毒不清。治宜补气养阴，益肝脾肾，清热解毒。药用：黄芪 20g，生地黄 10g，芡实 15g，金樱子 15g，女贞子 20g，旱莲草 20g，猪苓 30g，白花蛇舌草 30g，倒扣草 30g，紫草 15g，地骨皮 30g。水煎服，每天 1 剂。

二诊 (11 月 13 日)：服药后，饭量增加，身倦无力减轻，腰酸痛明显好转，排尿较前通畅，大便成形，1 日 1 ~ 2 次。月经将至，经期经常有腹胀。尿化验：蛋白 (+)，潜血 (+)。上方加香附 10g，乌药 10g，以行气消胀。

三诊 (12 月 25 日)：诸症均减轻，尿化验：红细胞 0 ~ 2 个/HP。患者仍服用上方。然后服六味地黄丸巩固治疗。

〔按语〕吕氏认为隐匿性肾炎常有正气的不足，由于气阴不足，易外感风寒，化热伤肾。因外感风寒不解而化热伤肾，同时肝之疏泄、调节能力下降，与脾之转输功能降低有关，因此，在扶正治疗中，吕氏多重视气阴双补，益肝脾肾，同时还重视清热解毒，才能取得良好的治疗效果。

（选自《中医杂志》）

四、脾肾两虚证

邹云翔医案

病案一：范某，男，34 岁。1975 年 9 月 25 日初诊：患者 3 月份因轻度浮肿、腰酸乏力而在某医院诊断为慢性肾炎，经治半年未愈，后求治于邹氏。现症见：腰痛耳鸣，精神不振，肢体懈怠，大便稀溏，颜面、四肢轻度浮肿，苔白，舌质淡，脉细。尿化验：蛋白（＋＋），红细胞 1~4 个/HP，颗粒管型少。证属肾虚脾弱。治宜补肾健脾，化瘀渗利。药用：杜仲 18g，功劳叶 24g，苍术 9g，生薏仁 15g，党参 12g，荷叶 9g，防风 9g，红花 9g，血余炭 9g，白茅根 60g。水煎服，每天 1 剂。

二诊（10 月 6 日）：精神好转，体力增加，耳鸣已止，腰酸痛减轻，惟大便仍不成形，苔白，脉细。乃火不生土。尿化验均微量。宗原法加温阳益肾之品。药用：补骨脂 5g，全鹿丸 9g（包），杜仲 18g，功劳叶 24g，苍术 9g，生薏仁 15g，党参 12g，荷叶 9g，防风 9g，血余炭 9g，红花 9g，白茅根 60g。水煎服，每天 1 剂。

三诊（10 月 14 日）：药合病机，腰酸痛已不著，体力转佳，大便尚未全调实，晨起及午睡后眼睑微肿，尿蛋白微量。原法再进。药用：补骨脂 5g，全鹿丸 9g（包），杜仲 18g，功劳叶 24g，苍术 9g，生薏仁 15g，党参 12g，荷叶 9g，防风 9g，血余炭 9g，红花 9g，白茅根 60g。水煎服，每天 1 剂。

四诊（11 月 6 日）：服药后病情稳定，无自觉症状，尿化验蛋白痕迹。一直巩固至尿蛋白极微而停止治疗。

〔按语〕此例系慢性肾炎隐匿性，病情虽轻，然治疗不辨证，执死方而治活病，终难获效。本例患者病属肾虚脾弱，昭然若揭，故邹氏投以温养脾肾，佐以渗利和络之剂，病情得以稳定。

（选自《中国百年百名中医临床家丛书·邹云翔》）

病案二：吴某，女，24岁。1975年7月初诊：1974年9月因突发浮肿而就诊。尿检：蛋白（＋＋＋），脓细胞少，上皮细胞少，红细胞（＋＋＋），颗粒管型少，透明管型（＋）。经治疗，浮肿基本消退，但尿检仍未恢复，精神未复。现症见：精神倦怠，头昏腰酸，心慌纳差，溲混量少，下眼睑浮肿，面色灰滞，萎黄无华，苔白，脉细。尿检：蛋白（＋＋＋），红细胞0～1个/HP。证属脾肾两虚，气血不足。治宜健脾补肾，益气养血。药用：炙黄芪12g，党参12g，炒山药12g，生苡仁10g，茯苓10g，炒巴戟天9g，功劳叶9g，枸杞子12g，当归9g，女贞子9g，墨旱莲9g。7剂，水煎服，每天1剂。

二诊：服药后，精神好转，胃纳增加，尿检：蛋白（＋＋）。8月感冒后病又反复。9月18日尿检：蛋白（＋＋＋），脓细胞0～1个/HP。自觉腰酸乏力，纳少便稀。再宗温肾健脾治疗。药用：淫羊藿30g，功劳叶30g，杜仲12g，补骨脂12g，炒山药12g，法半夏6g，陈皮6g，茯苓10g，生炒苡仁各10g，红枣5个（切）。水煎服，每天1剂。

三诊：服药后病情好转。继续服用上方至10月份。尿检：蛋白（＋），红细胞0～1个/HP。即上班工作，并继续服药。至11月，尿检：蛋白少量。

〔按语〕此例为慢性肾炎隐匿型，辨证属脾肾两虚。邹氏宗脾肾双补而获得良效。

（选自《邹云翔医案选》）

吕仁和医案

丁某，男，25岁。2002年10月23日初诊：患者1年前体检时发现尿蛋白（＋＋），无明显不适。此后多次尿化验蛋白（＋）～（＋＋），自服中药六味地黄丸 2~3 个月无效。曾多次于多家医院检查，24 小时尿蛋白定量 0.56g。现症见：全身疲乏，四肢无力，腰膝酸软，常有遗精，纳食不香，大便常溏，舌胖嫩红，苔黄厚腻，脉滑数。尿化验：蛋白（＋＋）。证属脾肾亏虚，风寒湿热，化毒伤肾。治宜调补脾肾，清化湿毒。药用：苍术 10g，黄柏 10g，牛膝 20g，薏苡仁 30g，芡实 10g，金樱子 10g，金银花 30g，连翘 30g，黄芩 10g，猪苓 30g，白花蛇舌草 30g，倒扣草 30g。水煎服，每天 1 剂。

二诊（11 月 13 日）：服用上方 14 剂后，体力渐复，纳食增加，腰膝酸痛减轻，遗精减少。尿化验：蛋白（＋）。舌质淡红，苔转薄白，脉弦滑。继续服用上方。

三诊（2003 年 1 月 22 日）：尿化验阴性。纳谷改善，大便转常，体力增加。继服原方巩固治疗。

〔按语〕吕氏认为隐匿性肾炎病久者，多脾肾亏虚，易感风寒转化为湿热，且容易化毒伤肾。因此，吕氏治疗采用四妙散合水陆二仙丹清热利湿，调补脾肾，使脾肾康健，则能化湿散寒，同时加用清热解毒之品，以增加临床疗效。

（选自《中医杂志》）

第四章　肾病综合征

一、风邪外袭证

张琪医案

张某，女，19 岁。2001 年 1 月 4 日初诊：肾病综合征病史 2 年余，水肿反复发作，近日因感冒水肿又复发，周身肢节酸痛，恶寒发热，咳嗽，小便不利，头面水肿，舌苔白，脉沉滑。尿化验：蛋白（＋＋＋＋）。证属风寒犯肺，肺气不宣，脾肾阳虚。治宜宣肺解表，温肾利水。方用麻黄附子细辛汤加味。药用：麻黄 15g，细辛 5g，附子 15g（先煎），苍术 15g，杏仁 15g，生石膏 50g，生姜 15g，红玉米须 50g，红枣 5 枚。水煎服，每天 1 剂。

二诊：服药 3 剂，尿量增多，24 小时尿量从 150ml 增加至 2000ml，水肿消退，咳嗽、恶寒、发热、肢痛均减除，后用清心莲子饮治疗 2 个月，尿蛋白由（＋＋＋＋）降至（±）。继续以本院制剂清心莲子丸巩固治疗 4 个月，随访尿蛋白转阴，无明显症状，体力增强，远期疗效巩固。

〔按语〕张氏认为水肿的治疗宜从肺脾肾入手，辨证论治必须抓住何脏为主，何脏为辅，用药方能分清主次。本例患者风水水湿不得下行，关键在肺，也与脾肾有关，故本方是以治肺为主，脾肾为辅，宣肺利水为首选，温脾肾辅之，相辅相成，故能取得良好的临床疗效。

（选自《中国百年百名中医临床家丛书·张琪》）

朱进忠医案

么某，男，30 岁。初诊：肾病综合征 3 年多，近年来，浮肿尿少更加严重。前医先以激素、抗生素等治疗无效，后又配合中药补气养阴、养阴补肾、培补肾气、清热解毒、活血利水等治疗亦无明显效果。现症见：除典型的柯兴综合征的表现外，并见浮肿尿少，咽喉疼痛，反复感冒，舌苔黄白而腻，脉浮滑数。证属表里同病。治宜解表清里。方用升降散加味。药用：蝉蜕10g，僵蚕10g，姜黄10g，大黄3g，白茅根15g，连翘10g，紫苏6g。水煎服，每天1剂。

二诊：服药2个月，药进50剂，咽喉疼痛好转，尿蛋白由（＋＋＋＋）降至（＋＋），管型消失。舌苔黄白腻，脉弦大紧数。综合脉症，临证分析：脉由浮滑数转为弦大紧数，乃因表邪得解，而气阴大衰之状仍著也，当以扶正，不可再予祛邪也。治宜补气养阴，利湿清热。药用：黄芪18g，当归6g，党参10g，麦冬10g，五味子10g，生地18g，苍术10g，茯苓10g，泽泻10g，丹皮10g。水煎服，每天1剂。

三诊：服上方药60剂，在逐渐减少激素的情况下，尿蛋白降至（＋），乃停全部西药，继服上药2个多月，临床治愈。

〔按语〕某医云：前医亦用补气养阴而却不效，其故何也？朱氏答曰：标本缓急，前后用药未分耳。某医又云：余用上方之法亦不效，其故何也？朱氏答曰：不当变而变，当变而不变所致。当久服而用药辄止，即所谓火候不到即停止用药，故不效也。并且标本不明，缓急不分，前后不清，以缓作急，以急作缓，前后不分，乱施药饵。早期朱氏反思浮肿、肥胖之人脉当见沉，今脉反浮，而浮者为病在表，且症见咽喉疼痛，合而论之，当为病在表在上，舌苔黄白当为病在里，脉症合参，当为表里同病，故而早期治从表里同治。后又发现脉浮滑数转为弦大紧数，证为气阴大衰，故治从气阴着手，补气养阴，守方用药，临床得以治愈。

（选自《中医临证经验与方法》）

石景亮医案

秦某，男，22岁。1987年5月19日初诊：患者1年前曾确诊为肾病综合征，经综合治疗后临床缓解。1987年2月病情复发，再次出现水肿，且日益加重，经治疗后疗效不佳，求治于石氏，现症见：中度浮肿，面部痤疮，脘腹胀满，胸闷，恶心呕吐，稍动即汗出，易感冒，舌质暗，苔厚腻，脉细弱。血化验：血沉55mm/h，胆固醇9mmol/L；尿化验：蛋白（+++）。证属虚实夹杂，升降失宜。治宜清利湿热，宣化畅中。方用藿香正气散合三仁汤加减。药用：藿香10g，苏梗10g，大腹皮12g，厚朴6g，杏仁10g，白豆蔻10g，薏苡仁30g，萹蓄15g，茯苓15g，连翘12g，赤小豆30g，玉米须30g，麦芽30g。水煎服，每天1剂。

二诊（6月3日）：上方药连服10剂后，腻苔去，饮食增加，面部痤疮依然，面部虚浮，多汗，易感冒，舌质淡，苔滑，脉细缓。治当固表祛邪，方用玉屏风散加味。药用：生黄芪30g，白术15g，防风10g，连翘10g，赤小豆30g，蒲公英30g，薏苡仁30g，地骨皮20g，蝉蜕10g，玉米须30g，芦根30g，白茅根30g，麦芽30g。水煎服，每天1剂。

三诊（6月25日）：上方连服23剂，外感减少，食纳正常，体力有增，病情日益好转。但近10天出现遗精，3~5天1次。尿化验：蛋白（++）。证属精气不固，上方略作加减。药用：生黄芪30g，白术10g，防风10g，山药30g，芡实30g，金樱子15g，枸杞子15g，知母15g，地骨皮20g，炒栀子15g，益母草30g，玉米须30g，麦芽30g。水煎服，每天1剂。

四诊（9月5日）：上方连服72剂，病情明显趋愈，尿化验：蛋白（+）。当患者因食肉食后，晚上出现脘腹胀痛，经用保和汤加味，重用山楂、山楂炭各30g，病情渐好转。

五诊（9月14日）：患者进食松花蛋后，当晚即脘腹胀痛，次日早晨，恶心呕吐，不能进食，伴尿量减少，大便不爽，面色晦暗，下肢浮肿，舌质暗，苔滑厚腻，脉沉实。尿化验：蛋白（＋＋＋＋）。证属湿浊壅滞胃肠，治用小承气汤加味。药用：枳实20g，厚朴10g，大黄30g（后下），丹参20g，乌药12g，苏梗12g，槟榔10g，炒莱菔子30g，肉桂6g，山楂炭30g，制香附20g，麦芽30g，松花蛋2枚（烧炭存性）。水煎服，每天1剂。同时停食1天，进半流质饮食2天。

六诊（9月26日）：上方服用1剂，泻下秽臭溏便3次，恶心缓解，要求进食，将上方作如下调整：炒莱菔减为15g，大黄改为大黄炭6g，加茯苓20g，白术10g。连服10剂，每天1剂。

七诊（10月14日）：病情再度好转，继续应用前期有效方药：生黄芪30g，白术10g，防风10g，山药30g，芡实30g，金樱子15g，枸杞子15g，知母15g，地骨皮20g，炒栀子15g，益母草30g，玉米须30g，麦芽30g。水煎服，每天1剂。

八诊（10月20日）：患者出现低热，体温37.4℃～37.8℃，经用中西药物治疗均无效，10月28日经X线检查为：左上肺浸润性肺结核。患者证属少阳证兼有痰浊，治用小柴胡汤加味。药用：柴胡15g，黄芩20g，半夏15g，葶苈子12g，苏子12g，白芥子12g，生黄芪30g，白术15g，防风10g，百部15g，地骨皮20g，浙贝母12g，地龙30g，冬瓜子30g。水煎服，每天1剂。

九诊（12月1日）：上方服用9剂，体温正常，服至26剂时，拍胸片报告：病情明显好转。血沉20mm/h；尿化验：蛋白（＋）。舌体稍胖，质淡，苔薄，脉细弱。治宜益气补肾法。药用：生黄芪60g，白术15g，防风10g，山药30g，芡实30g，覆盆15g，菟丝子15g，枸杞子12g，百部15g，浙贝母15g，冬瓜子30g，麦芽30g，益母草30g。水煎服，每天1剂。

十诊（1988年2月27日）：上方服用2个月后，改用中成药巩固治疗：六味地黄丸、归脾丸，每天各2丸。尿化验阴性，病告彻底缓解。

〔按语〕石氏多年研究认为，肾病综合征多属虚实夹杂症。其虚多属先天禀赋薄弱，脾肾不足，其实多与应用激素后气、血、湿、痰、郁、瘀引起气机升降紊乱有关，且多与郁滞中焦有关，但后期仍是虚象毕露显著。本案患者，早期治疗一方面宣肺祛邪，同时清利中焦湿热，以改善后天之本功能，但患者饮食不慎即出现肠胃积滞不消，故而及时消导通下，特别是取伤食之物烧炭存性，取同气相求之理，故而疗效显著。但后来患者又患肺病，虽诊断明确，但初期用药疗效欠佳，后改用小柴胡汤加味而治，不但肺病好转，且体温也恢复正常。后又转入益气补肾固精之法，强化先后天之功能，汤丸共施，持久见功也。

（石景亮教授亲增医案）

张志坚医案

何某，男，10 岁。1983 年 8 月 18 日初诊：患者去年 11 月确诊为肾病综合征，经激素等治疗病无改善，今年 2 月又在上海某医院确诊为难治性肾病综合征，病情难以控制，求治于张氏。现症见：激素面容，踝部微肿，经常鼻塞，近又新感 3 天，恶寒微热少汗，咽痛，咳嗽，痰少带黄，尿黄多沫，舌嫩红，苔薄黄，脉浮数。体温 37.6℃。尿化验：蛋白（＋＋＋），红细胞少许，白细胞少许，颗粒管型（＋）。血清胆固醇 15.5mmol/L；血浆总蛋白 40g/L，白蛋白 27.3g/L，球蛋白 12.7g/L；血沉 80mm/h。证属久病卫弱，风热犯肺，水失通调。治宜宣肺祛风，澄源洁流。药用：金银花 15g，连翘 15g，荆芥 10g，牛蒡子 10g，僵蚕 10g，蝉蜕 10g，桔梗 10g，鸡苏散 10g（包），佛手 10g，浮萍 15g。3 剂，水煎服，每天 1 剂。逐渐递减强的松用量。

二诊：服药后汗出漐漐，身热罢，咳嗽止，咽痛轻，踝肿减。尿化验：蛋白（＋＋）。守上方并佐入益气固卫之品，调治 3 月余，激素已撤，诸症消失。乃嘱停服汤药，予玉屏风散，早晚各服 6g，扶正固卫，以善其后。随访 3 年，病未复发。

〔按语〕本病病程虽久，但风邪外袭，肺气失宣之病机依然存在。肺因风窒，水由风起，风激水浊，源不清则流不洁。故治疗着眼于宣肺以洁水源，祛风以孤水势，辛以散邪，凉以泄热，乘其势而利导之，终于扭转败局。

（选自《古今名医临证金鉴·水肿关格卷（上）》）

马光亚医案

丁某，男，26岁。1986年3月1日初诊：患肾炎年余不愈，化验小便蛋白常为（＋＋＋＋）。曾服激素甚久，觉其有副作用而停服，改服中药或单方亦乏效，求治于马氏。现症见：心悸，腰两侧酸痛，舌苔厚腻，脉动右弦。尿化验：蛋白（＋＋＋＋），红细胞少许。证属肺热留恋，肾失封藏。治宜清肺解毒。方用千金苇茎汤加味。药用：灯笼草15g，桑叶9g，玄参12g，焦栀子6g，丹参15g，赤芍9g，茯苓12g，淡豆豉9g，金银花15g，连翘9g，板蓝根15g，芦根15g，薏苡仁12g，红花3g，浙贝母9g，冬瓜子9g。水煎服，每天1剂。

二诊：服上方7剂，尿化验蛋白为（＋＋），诉小溲热痛，前方加车前子、龙胆草清尿道之热。药用：板蓝根15g，灯笼草15g，车前子15g（包），蛤粉15g，龙胆草6g，生地榆12g，玄参15g，赤芍9g，红花6g，焦栀子6g，泽泻12g，淡豆豉9g，金银花15g，连翘9g，旱莲草12g，菟丝子15g。水煎服，每天1剂。

三诊：服上方后蛋白已转阴性，血尿消失。照前方未加减，继续服用上方，水煎服，每天1剂。

四诊：惟血压仍高，更方如下。药用：蛤粉15g，玄参15g，生地黄9g，龙胆草6g，旱莲草12g，女贞子12g，钩藤9g，天麻9g，焦栀子6g，川楝子9g，枳壳9g，砂仁4.5g，灯笼草15g。水煎服，每天1剂。

五诊：更方如下：生地黄9g，天麻9g，炒枣仁9g，五味子3g，百合9g，女贞子12g，知母9g，旱莲草9g，钩藤9g，焦栀子6g，蛤粉15g，甘草3g，合欢皮12g，珍珠母15g。水煎服，每天1剂，进行巩固治疗。

〔**按语**〕先贤有言，"肺为娇脏"，而马氏考校临床，发现肾脏居下，为藏精之宫，常受病邪较肺更多，六淫之中，风、湿、热诸邪，咸能侵犯之，故马氏认为"肾亦为娇脏"，然肾受六淫之邪，往往取道于肺罢了。因此，马氏认为：面目及上身发肿者，多为病生于外，在肺而亦在肾，治肺即治肾，故治其外即效。此例患者，因咽喉炎引起肾炎之证，肾炎年余，肺中热分留恋，以千金苇茎汤合冠心1号清肺即获初效，后虽视证变化增益清热利尿之品，然治肺大政方针不移，故而临床疗效显著。

(选自《中国百年百名中医临床家丛书·马光亚》)

郑荪谋医案

病案一：赵某，男，19岁。1985年3月23日初诊：半年前市某医院确诊为肾病综合征，现停学1年。经常感冒，小便常规反复见有蛋白（＋＋），脓球1～2个/HP，上皮细胞1～2个/HP，红细胞少许，颗粒管型1～2个/HP。现症见：面浮，眼睑肿，神差，畏冷，喷嚏，咽红，腰酸痛，疲乏，纳呆，大便正常，小便有泡沫，舌淡红苔黄腻，脉数。证属风邪外袭，肺气不宣，水道失调。治宜宣肺行水。药用：紫浮萍10g，连翘10g，赤小豆15g，川黄柏9g，蝉蜕3g，小木通6g，生蒲黄6g（包），六一散18g（包），泽泻9g，苍术5g，怀牛膝9g。5剂，水煎服，每天1剂。

二诊（3月28日）：尿化验：蛋白（±），上皮细胞0～1个/HP，脓球偶见，红细胞1～2个/HP。咽红，腰酸仍疲劳，纳呆。治法同上，佐以益肾。药用：生蒲黄9g（包），滑石18g，蝉蜕3g，甘草梢5g，茯苓10g，仙鹤草12g，台乌药6g，泽泻10g，山药12g，熟地黄18g。7剂，水煎服，每天1剂。

三诊（4月12日）：服药后，尿化验蛋白少许，纳食一般，仍疲乏，腰背不酸，咽红，苔微黄，脉沉弦。治以宣肺益肾。药用：紫苏叶5g，蝉蜕3g，生地黄24g，泽泻10g，丹皮

6g，茯苓 10g，生黄芪 12g，山药 18g，益母草 10g，怀牛膝 9g。5 剂，水煎服，每天 1 剂。

四诊：服上方 5 剂后，另嘱患者用羊肉 250g，炖黄芪 30g，去渣饮汁，每周 2 次。病情比较稳定后，用上方治疗年余，小便常规化验正常。

病案二：郑某，女，12 岁。1984 年 5 月 12 日初诊：患肾病综合征已 1 年半，并经住院治疗数月不愈。服激素后身体更加肥胖。现症见：面及全身浮肿，口不干，纳呆，欲呕，胃脘胀满，气喘，动则为甚，小便少，大便溏，每天数次。尿化验：蛋白（＋＋），红细胞少许。目前已停激素 1 周。证属脾虚作胀，肾虚作喘。治宜先宣肺顺气，通调水道而消肿。药用：紫苏叶 6g，丹皮 8g，蝉蜕 3g，生黄芪 18g，山药 15g，茯苓 10g，益母草 12g，车前草 2 株，泽泻 10g，紫浮萍 10g。水煎服，每天 1 剂。

二诊（5 月 18 日）：其母代诉：服 3 剂后，面肿消退，但腹部仍肿，压之凹陷，视物模糊，纳食转增，胃胀，欲呕，气仍喘。仍按原法，照上方加当归尾 6g，续服 3 剂。

三诊（5 月 31 日）：其母代诉：纳食少，小便长。尿化验：蛋白少许，红细胞少许，脓球少许。病有转机，治以宣肺益肾法治之。药用：生黄芪 12g，熟地黄 18g，怀牛膝 10g，蝉蜕 3g，益母草 12g，紫苏 5g，山药 18g，菟丝子 9g，茯苓 10g。服 5 剂，并嘱用羊肉 250g，炖生黄芪 30g，去渣饮汁，每周 2 次。

四诊：依前法加减治疗 3 个月，服药 30 余剂后，诸症悉除。随访 3 年无复发。

〔按语〕郑氏认为，治肾病应以宣肺为急，益肾为本。肾本肺标，肺气顺则膀胱之气化，而水自行矣。以格物之理论之，凡禽畜之类，有肺者有尿，无肺者无尿，足见宣肺在治水中的重要地位。治肺不仅在无外邪侵袭时着手，在外邪袭肺之时，更应抓住治肺之机，肺肾兼治，临证多年常用苏蝉六味地黄丸化裁，多有良效。

（选自《当代名医临证精华·肾炎尿毒症专辑》）

二、脾气虚弱证

时振声医案

钟某，男，23 岁。住院号：17337。因眼睑及下肢浮肿 1 月余而住院，同时尚有腹胀尿少。现症见：眼睑浮肿，心肺无异常，两胸下部叩浊，腹部膨隆，腹水征明显，腹围 76cm，下肢亦有明显的水肿。血压 130/100mmHg。尿化验：蛋白（＋＋＋＋），红细胞 0～2 个/HP，白细胞 0～1 个/HP，颗粒管型 0～1 个/HP，透明管型 0～1 个/HP。血化验：胆固醇 19.4mmol/L，白蛋白 12g/L，球蛋白 20g/L。胸透视两侧胸腔积液。证属脾虚气滞。治宜健脾行气利水。初治以健脾行气利尿，尿量由 400ml 增加至 1000ml 以上。后合并用禹功散攻水，每日 1 次，每次 10g，共 3 次。20 天后腹胀减轻，因泻水后小便减少，每日仅 350～500ml，以后单纯以行气利水为治，用五皮饮加木香、槟榔、厚朴、茯苓、泽泻、滑石等缓图。结果尿量又增加至 1000～1500ml，浮肿逐渐消退，20 天后腹水征（－），腹围 66cm，惟尿蛋白仍为（＋＋＋），红细胞及白细胞 0～2 个/HP。仍在调治之中。

〔按语〕本例为脾气滞水肿，经健脾行气利水后，尿量增加。其间配合攻泻逐水法，以禹功散（黑白丑、小茴香、木香）泻水 3 次，攻补兼施，以后又以行气利水为治，终于使水肿消退。攻泻逐水法现在不作为常法应用，因为攻泻可以伤正，大剂量攻泻逐水，可使正气更虚，反而不利于病情的恢复，小剂量虽然可用，但必攻补兼施，且应间断应用，庶可不致伤正，有利于病情的恢复。

（选自《时氏中医肾脏病学》）

张琪医案

刘某，男，23 岁。2001 年 2 月 12 日初诊：2 月前因水肿发病，在当地医院检查确诊为肾病综合征，用强的松治疗 20 余天，水肿消退，但尿蛋白仍为（＋＋＋），血浆白蛋白 21g/L，为进一步治疗而求治于张氏。现症见：面色㿠白无华，体重倦怠，饮食无味，大便溏薄，腹胀尿少，舌质淡，苔薄白，脉细弱。证属脾胃虚弱，湿邪留恋。治宜补气健脾胃，升阳除湿。方用升阳益胃汤。药用：黄芪 40g，党参 20g，白术 15g，茯苓 15g，黄连 10g，半夏 15g，陈皮 15g，防风 15g，泽泻 15g，羌活 15g，独活 15g，柴胡 15g，白芍 15g，生姜 15g，大枣 5 枚。水煎服，每天 1 剂。

二诊：连服上方 14 剂，病人尿量增多，腹胀明显减轻，大便转正常，食欲增加。继以上方加减服药 14 剂，体力明显增加，化验尿蛋白（±）～（＋），血浆白蛋白 21g/L。病情好转，带药出院，1 个月后复查尿蛋白转阴，血浆白蛋白恢复正常，病获临床痊愈。

〔按语〕肾病综合征水肿消退后，常有脾胃虚弱，清阳不升，湿邪留恋，症见体重倦怠，面色萎黄，饮食无味，口苦而干，肠鸣便溏，尿少，大量蛋白尿，血浆蛋白低，舌质淡，苔薄白，脉弱。张氏认为此乃脾胃虚弱，治从补气健脾胃，升阳除湿，常用升阳益胃汤。该方补中有散，发中有收，健脾益胃，升阳除湿。同时张氏认为风药必须与补脾胃药合用，取其升清阳之功，以利脾之运化，脾运健则湿邪除而精微固，于是尿蛋白消除。

（选自《中国百年百名中医临床家丛书·张琪》）

姚树锦医案

高某，女，35 岁。1995 年 6 月 10 日初诊：患者 10 年前疲劳过度后出现双下肢浮肿，腰酸乏力，在某职工医院化验尿：蛋白（＋＋＋），24 小时尿蛋白定量 5.6g。曾用激素、利尿剂、免疫抑制剂治疗，病情无改善。1 年前始有血尿素氮、肌酐增高，间断服用中药治疗。近 1 月来病情加重，血化验尿素氮 18mmol/L，肌酐 336μmol/L。求治于姚氏。现症见：面色㿠白，下肢浮肿，按之没指，形寒畏冷，纳呆便溏，尿少腹胀，舌质胖嫩，苔白滑，脉沉细。证属脾肾阳虚，水湿泛滥，下元不固，精微外泄。治宜益气健脾，化湿和胃。方用经验方芪薏四君子汤加味。药用：生黄芪30g，生薏仁30g，红参10g，白术15g，茯苓15g，甘草6g，怀牛膝12g，车前子12g（包），山药15g，砂仁6g，鸡内金10g，阿胶10g。水煎服，每天1剂。

二诊（7月10日）：服药30剂，浮肿消退，尿量增加，形寒便溏好转，胃纳大振。化验尿：蛋白（＋）。尿素氮、肌酐基本正常。上方去车前子，加芡实15g。水煎服，每天1剂。

三诊：继服上方30剂，症状基本消失，稍感神疲畏寒，劳则肢肿，纳少食呆，舌转淡红，脉濡。尿化验阴性，24小时尿蛋白定量0.13g，肾功能正常。嘱其常服八味粥，2年后随访，病未复发。

〔按语〕 "盖水为至阴，其本在肾，其标在肺，其制在脾"。脾居中央，为上下之通道，升降之枢纽，是慢性肾炎发展和治疗的关键。故姚氏创用芪薏四君子汤加味而治，甘温益气，健脾利湿，调中和胃，扶正固本。中土健运则气血生化有源，通过脾的转输，经脉环绕不息，源源不断地化为脏腑之精，肾精得以充养，精关自然坚固。"胃气一败，百药难施"，故多以砂仁、鸡内金醒脾消滞，使补中有通，补而不滞，扶正不助邪。"五谷为养"，用八味粥（生薏仁、莲子、山药、糯米、扁豆、大枣、陈皮、砂仁）调养善后，故收全功。

（选自《中医世家·姚树锦经验辑要》）

李少川医案

某女，7岁。病历号：467711。1990年3月9日初诊：患儿半年前因高度浮肿，尿蛋白（＋＋＋＋），胆固醇9.88mmol/L，血浆蛋白46g/L，在市某医院就诊，诊断为肾病综合征，给予强的松等药物治疗，3周后尿蛋白转阴，强的松减量后，病情反复，尿蛋白持续在（＋＋）～（＋＋＋）之间，并伴有眼睑浮肿，故来我院小儿肾病专科门诊。现症见：眼睑浮肿，面色㿠白，形体虚胖，纳呆食少，倦怠乏力，小便色白泡沫多，舌淡红，苔薄白，脉缓。尿常规：蛋白（＋＋＋），白细胞（＋＋＋），红细胞1～3个/HP。证属脾气不足，水湿不运之水肿证。治宜健脾利湿。方用肾病合剂加减。方药：苏梗9g，连翘12g，桔梗9g，枳壳9g，泽泻9g，猪苓9g，知母9g，厚朴9g，麦冬9g，陈皮10g。14剂，水煎服，每天1剂。

二诊（3月23日）：眼睑浮肿消退，纳增，小便正常，舌脉同前。尿蛋白（＋），白细胞（＋＋），红细胞（－）。上方去连翘，加茯苓10g，甘草梢6g。14剂，水煎服，每天1剂。

三诊（4月6日）：患儿纳可，二便调，无倦怠乏力等症，尿蛋白阴性。嘱继服上方3个月。1年后随访，患儿已上学，未见复发。

〔**按语**〕李氏认为，小儿肾病水肿乃因脾虚湿困，三焦气化失司所致。夫一身水液代谢，当求之于肺、脾、肾三焦，且惟与脾脏关系最密切。脾胃同居中焦，为气机升降之枢，主水湿之敷布。若脾胃失调，气化失常，升降失枢，则水湿不能敷布，停而为水，溢于肌肤，发为水肿。小儿脏腑稚嫩，尤易受损，故临床每见此症。治之大要不外燥、渗、利三法，而健脾不失为治本之举。因此，李氏自拟健脾化湿、调理脾胃之法，多年研用小儿肾病合剂，并常以此法随证化裁，每多奏效。

（选自《肾病综合征》）

高辉远医案

孙某，男，40岁。初诊：病近1年，自感心慌气短，动则喘促，疲乏无力，食少纳差，腰膝酸软，腹胀，手足心热，口渴，双下肢浮肿。肝功能与转氨酶异常，乙肝五项均阳性，尿蛋白（＋）～（＋＋＋），透明管型（＋＋），血浆白蛋白

26g/L。西医诊断：乙型肝炎，免疫复合物肾炎，肾病综合征。应用保肝及激素已久，效果不满意。前辨证为肝肾阴虚，用六味地黄汤加减治疗已久，开始自感口渴，手足心热等稍减，久服腹胀更甚，食欲全无，精神体力极差。因中西医治疗效果不佳，慕名而来求治于高氏。现症见：前症俱在，舌质淡，苔白腻，脉沉细。高氏改弦易辙，用健脾益气、养胃生津之法，方用补脾养胃方。药用：生黄芪15g，太子参10g，炙甘草5g，连皮茯苓15g，鸡内金10g，石斛10g，陈皮8g，建曲10g，生姜3片，大枣5枚。水煎服，每天1剂。

二诊：上方药服用12剂后，自感腹胀减轻，守上方继服18剂后，诸证基本消失，饮食倍增，精神大振，复查尿蛋白（+），肝功能转氨酶正常，乙肝五项中只有HBsAg（+），余均转阴，血浆白蛋白46g/L，继续治疗3个月而愈。

〔按语〕本病例前医只着眼于阴虚，久用六味地黄汤加味，结果使本来虚弱的脾胃又受阴药遏制，则更难以运化水谷精微，所以用后使病情更甚，高氏审证求因，取"上下交虚治其中"的原则，用健脾益气、养胃生津之法，重在调理脾胃，以助其生化功能，施治得法，终使顽症得瘳。

（选自《高辉远临证验案精选》）

徐小洲医案

唐某，男，5岁。1988年3月5日初诊：患儿半年前感冒后，出现面部浮肿，咳嗽，咽部不适，纳呆，溲少，舌质微红，苔薄白，脉象濡滑。尿常规：蛋白（++）~（+++），红细胞3~4个/HP。患儿素来体虚，表卫不固，肺气失宣，脾运失司，水湿逗留，治宜宣肺固表，健脾利水。药用：炙黄芪20g，赤小豆20g，汉防己10g，白术10g，连翘10g，麻黄根10g，大青叶10g，鱼腥草15g，茯苓皮15g，山楂15g，炙甘草5g，防风3g。7剂，水煎服，每天1剂。

二诊：患儿浮肿已见消退，咳嗽减少，咽部无不适，胃纳略香，精神活泼，苔脉如前。再予前法加减。药用：炙黄芪

20g，防风 3g，焦白术 10g，赤小豆 20g，麻黄根 10g，鱼腥草 15g，大青叶 10g，山药 10g，泽泻 10g，茯苓皮 15g，山楂 15g，炙甘草 5g。7 剂，水煎服，每天 1 剂。

三诊：患儿面部浮肿不明显，咳除，纳谷亦香，二便如常，舌苔薄润，脉象小滑。肺脾虚损均见康复。病情已见改善，宜调养补气益肾，以资巩固。药用：炙黄芪 20g，防风 3g，焦白术 10g，麻黄根 10g，山萸肉 10g，山药 10g，茯苓 10g，熟地黄 10g，泽泻 10g，枸杞子 10g，女贞子 10g，炙甘草 5g。水煎服，每天 1 剂，服 7 剂后，尿常规基本正常。

〔按语〕徐氏治疗肾病综合征，认为该病以肾为本，以肺为标，而其治则应在脾，因"水最畏土"。只因本案肺脾同病，故其治则肺脾同调，治脾为主，兼以理肺，因此临证则有良效。

（选自《肾病综合征》）

刘炳凡医案

肖某，男，11 岁。初诊：患者反复浮肿 3 年，经省某医院诊断为肾病综合征。曾使用激素治疗，呈满月脸，但病情时轻时重，反复发作，乃求治于中医。现症见：此因重感冒后，出现颜面浮肿渐延及全身，尤以双下肢明显，压之呈凹陷性水肿，尿黄量少而灼热，面色苍白，口微渴，喜冷饮，食纳尚可，舌质淡红，苔薄黄而腻，脉细滑。尿化验：蛋白（＋＋＋），白细胞 0~1 个/HP，颗粒管型 0~1 个/HP，脓细胞 0~1 个/HP。证属脾虚气弱，湿热内阻。治宜健脾利湿，养阴清热。药用：太子参 12g，白术 10g，土茯苓 12g，半夏 5g，陈皮 5g，薏苡仁 18g，蚕砂 12g，山药 15g，女贞子 15g，墨旱莲 12g，赤小豆 12g，白茅根 30g，麦芽 10g，鸡内金 4g。水煎服，每天 1 剂。

二诊：服上方 20 剂，尿量增多，面部浮肿减轻，精神好转，嘱渐停激素。食欲增进，舌质淡红，苔薄白，脉细。尿化验：蛋白（＋），管型、红细胞、白细胞、脓细胞未再出现。

原方再服 14 剂。

三诊：因遇感冒，面部又见浮肿。小便化验：蛋白（＋＋），红细胞 0 ~ 1 个/HP，白细胞 0 ~ 2 个/HP。饮食尚可，舌脉同前。因考虑病情屡次反复是由于卫外之阳不固，失于治本的问题，故原方去蚕砂、白茅根，加黄芪 20g，玉米须 60g，并治其尿蛋白，亦一矢双雕的治本之法也。服此方 14 剂后，肿消未反复，小便正常，效不更方。3 个月后，多次化验小便，蛋白（－），面色红润，体重增加，无不适感，而疗效巩固。

〔**按语**〕本例关键在于因人制宜，治病求本。健脾是利湿之本，益气摄精是治尿蛋白之本，固卫护表是防感之本，无余蕴矣。

（选自《中国百年百名中医临床家丛书·刘炳凡》）

三、脾阳亏虚证

赵绍琴医案

王某，女，68 岁。患者病水肿 3 年余，时轻时重，经某医院诊断为肾病综合征。服中西药无效，近 2 个月来水肿加剧，下肢尤甚，几乎难以行走，由其女儿搀扶前来就诊。现症见：患者面目一身悉肿，按之凹而不起，下肢肿甚，面色㿠白虚浮，眼睑难以开启，两眼如线状，肚腹胀如鼓，自觉胀满，小便不利，大便艰涩难下，一身关节沉重，动则作痛。舌胖质嫩色淡，舌苔白腻滑润有液，诊其两脉沉迟涩滞，如病蚕食叶状，关尺脉虚微若无。检视其前所用方，不外五苓、五皮、肾气丸之类，然均无效验。综合脉、舌、色、症分析，证属中阳不足，真元大伤，寒湿阻络。治宜温阳散寒。方用四逆汤加味。药用：淡附片 30g（先煎），淡吴茱萸 10g，淡干姜 10g，肉桂 6g，炒川椒 6g，细辛 6g，茯苓 10g。3 剂，水煎服，每天 1 剂。

二诊：4日后患者自己步行前来就诊，既不需人搀扶，也不需扶手杖。观其肿势已消大半。患者自述服前方1剂后，至午夜腹痛作泄，下如稀水，连续3次，其势如注，总量约5000ml。因其泻势甚猛，家人甚为担忧，意前来急诊，后因见其泄后自觉舒适，且精神尚佳，遂较放心观察。泄后安然入睡。次日服第2剂后又泄3次，约3500ml。第3剂服后又泄水2次，约2000ml。3日之内，水肿日见消退，精神日增，饮食知味，已能自主活动，遂来复诊。再诊其脉已由沉迟涩滞变为沉缓濡滑，按之已觉有力，舌白水滑之象已减，说明三进大剂温热，阳气已得振奋，驱逐阴寒水湿之邪由大便泄出，此为三焦畅通之象。益火之源以消阴翳，仍以前法继进，温阳益气，崇土制水。药用：淡附片30g（先煎），吴茱萸10g，干姜10g，桂枝10g，川椒6g，黄芪30g，党参20g，白术10g，茯苓10g。5剂，水煎服，每天1剂。

三诊：药后水肿全消，面色渐转红润，精神日增，饮食睡眠均佳，二便如常，行动自如，能协助家人干些轻活，舌白苔润，脉象沉软濡滑。寒湿虽去，恐其复来，赵氏拟丸药处方，嘱其常服以资巩固。药用：黄芪60g，党参60g，附片60g，干姜10g，肉桂10g，当归30g，白芍30g，熟地黄60g，川芎30g，白术30g，陈皮60g，炙甘草30g，鹿角霜20g，鸡内金30g。上药共研细面，炼蜜为丸，每丸9g，每早、午、晚各服1丸，白开水送下，如遇感冒发热可暂停。上药服完后，身体日渐强健，水肿未再反复。

〔按语〕此案为阴寒水肿，缘于阳气衰微，阴寒内盛，闭阻络脉，气血不得流通，三焦不得通畅，水湿无由泄越，溢于肌肤而为水肿。仲景云：病痰饮者，当以温药和之。即指此言。其症肤肿按之没指，凹而不起，肌肤四肢沉重发凉，时时畏寒，口淡不渴，舌胖质嫩，苔白水滑，脉象沉微，按之无力。治疗此证当以温药为先，使阳气振奋，则寒湿自去。观本案服温热回阳剂后，由大便泄水如注，其理即如《伤寒论》所云"由脾家实，腐秽当去故也"。其方用淡附片、淡干姜、淡吴茱萸，三者合用，名三淡汤，最善温阳散寒，是师门口授心传之经验方，是治疗阴寒内盛，元阳衰微之阴寒证之要方。再合辛甘大热之肉桂温阳化气，走窜行水之椒目，温经散寒之细辛，健脾利水之茯苓，故能振奋脾肾之阳气，而泄寒湿之壅盛。此证以温阳为急，故加入阴柔之药，若援引张介宾"阴中求阳"之例，加入熟地等补肾滋腻之药则误矣。故初诊、二诊皆不用之。水肿消退之后，以丸药善后调理则可用之。

（选自《赵绍琴临证验案精选》）

高辉远医案

韩某，男，42岁。1991年6月4日初诊：患者腰酸乏力，面部及双下肢浮肿，气短自汗，小便不利，食纳不佳，便溏。尿化验：蛋白（＋＋＋＋），24小时尿蛋白定量7g。血总蛋白40g/L，白蛋白28g/L，球蛋白12g/L，胆固醇11.84mmol/L。经口服强的松40mg/d等药物治疗2个月，复查尿蛋白（＋＋＋），24小时尿蛋白定量为4.5g，胆固醇7.89mmol/L，血浆白蛋白30g/L，球蛋白22g/L。西医诊断：肾病综合征Ⅰ型。现症见：舌质淡胖，苔白，脉沉细弦。证属脾肾阳虚，气化不利。治宜益气温阳，补肾健脾，化气行水。药用：太子参10g，黄芪15g，附子8g（先煎），熟地黄15g，茯苓10g，猪苓10g，泽泻10g，白术10g，桂枝8g。水煎服，每天1剂。

二诊：守上方连续用36剂后，强的松减至20mg/d，查尿蛋白（＋），24小时尿蛋白定量为0.6g，血浆白蛋白4.5g/L，球蛋白26g/L。继服50剂后，强的松已减至5mg/d，尿蛋白（－），血浆白蛋白、球蛋白、血胆固醇均正常，浮肿等诸症消失，体健纳佳，临床治愈出院。

〔按语〕肾病综合征，属中医"水肿"、"肾虚"等范畴。高氏认为本病的病机要点是本虚标实，对此虚实夹杂之病，主张以肾之阴阳为本，益肾健脾则开阖有度，水邪有制而肿可自消的学术观点，并创制了"新加春泽汤"，临床应用10余年，治疗肾病综合征疗效确切。春泽汤出自明代王肯堂《证治准绳》，为在张仲景《伤寒论》五苓散中加人参而成。高氏在继承前人的经验基础上再加附子、熟地、黄芪组成。方中附子以温肾阳，熟地以滋补肾阴，参、芪、术健脾益气，二苓、泽泻淡渗利湿，桂枝化气行水。全方共达扶正固本、益肾健脾、化气得水之功效。本案例运用经过体现了高氏的思维方法及特点。

（选自《高辉远临证验案精选》）

张志坚医案

王某，女，25岁。1985年5月6日初诊：患肾病综合征3年，曾先后住院治疗5次，历时8个月。日服强的松80mg，持续3个月无效。最后确诊为难治性肾病综合征，后求治于张氏。现症见：面如满月，㿠白无华，头枕部按之软绵，肢体高度浮肿，神疲气短，身倦乏力，运动则更甚，经常感冒，咳嗽，脘腹坠感，纳食不佳，尿频量少，混浊多沫，大便易溏，经闭半年，舌淡胖而苔白，脉浮细而软弱。尿化验：蛋白（＋＋＋＋），白细胞少许，红细胞（＋），颗粒管型0～2个/HP。血浆总蛋白32g/L，白蛋白15g/L，球蛋白17g/L。证属风邪恋肺，脾虚气陷，精微下泄，水湿停聚。治宜宣肺祛风。方用华盖散合春泽汤加减。药用：麻黄10g，杏仁10g，炙甘草3g，茯苓30g，陈皮10g，苍术10g，泽泻15g，猪苓30g，桂枝10g，党参15g，生薏苡仁30g，生姜3片。水煎服，每天1剂。

二诊：守方服药30余剂，浮肿消退，身倦乏力亦轻，咳嗽渐疏，纳食稍启，尿频略减，但有时咽痛，活动后脘腹坠胀，小便次数较多。尿化验：蛋白（＋＋），上皮细胞少许。按上方药加用桔梗、连翘、红参、益母草、生黄芪，继续服用。

三诊：用药2个月，患者体力大增，诸症悉平。尤为可喜的是，患者月经来潮，尿化验蛋白转阴性，血浆蛋白基本恢复到正常范围内。乃嘱病人改用补中益气丸，以资巩固。

〔按语〕《内经》谓："饮入于胃，游溢精气，上输于脾，脾气散精，上归于肺，通调水道。"患者久病不已，脾虚中气下陷，风恋肺窒于上，以致水道失司，故投华盖散合春泽汤化裁，寓华盖开而窍宣，春水满而回泽之意，使清阳升运，脾健湿除，则精微自固，蛋白尿随之而消失。

（选自《古今名医临证金鉴·水肿关格卷（上）》）

四、肾阳亏虚证

张琪医案

申某，男，14岁。2001年4月6日初诊：患肾病综合征3年，曾用强的松治疗病情缓解。本年2月因感冒疾病复发，经治疗感冒已愈，但全身水肿不消，腹胀满，小便不利，手足厥冷，畏寒，下肢尤甚，面色㿠白，大便溏，舌紫，苔滑润，舌体胖嫩，脉沉。尿化验：蛋白（＋＋＋）。血浆总蛋白46g/L，白蛋白26g/L，球蛋白20g/L。证属脾肾阳虚，夹有瘀血。治宜补益脾肾，活血利水。方用真武汤加味。药用：附子片20g（先煎），白术20g，茯苓25g，白芍15g，党参15g，生姜10g，益母草30g，红花15g，桃仁15g，泽泻20g，甘草15g。水煎服，每天1剂。

二诊：连服上药14剂，24小时尿量由200ml增加至2500ml，浮肿消退，继以升阳益胃汤等药调治2个月，尿蛋白降至（±），血浆蛋白升到基本正常。察舌质红润，脉象沉而有力。临床缓解出院。

〔按语〕当肾病综合征以水肿为主，出现周身水肿，腰以下肿甚，按之凹陷，不易恢复，或水肿时重时轻，反复不愈，尿少腰痛，畏寒肢冷，神倦，脘腹满，便溏，面色㿠白，舌体胖嫩，舌质淡，苔白滑，脉沉细，或伴有口唇发绀，面色晦暗，舌质紫有瘀斑，脉沉涩，临床辨证属脾肾阳虚夹有血瘀之证。张氏认为此乃由于脾肾阳虚无力温运水湿形成水肿，谓之阴水，治疗采用温肾健脾、利水活血之剂，方用真武汤与参麦饮加味而治。本例患者证型表现比较典型，方药对证守方用药，后又用调胃之剂而巩固治疗，故而能取得良好的临床疗效。

（选自《中国百年百名中医临床家丛书·张琪》）

杜雨茂医案

张某，女，42 岁。1969 年 9 月 14 日初诊：患肾病综合征 6 年，6 年来病情时轻时重，近半年来加重，全身浮肿，面肢尤甚，按之深陷不起，胸满微喘，恶风无汗，小便不利。用过多种西药利尿剂及利水消肿中药，效果不显。现症见：上症俱在，手足不温，舌质淡红而胖嫩，苔薄白，脉沉细。证属少阴寒化证。治宜温肾壮阳，宣散并施。药用：桂枝 9g，生姜 12g，大枣 5 枚，麻黄 6g，炙甘草 6g，猪苓 15g，冬瓜皮 30g，车前子 9g（包），茯苓 12g。水煎服，每天 1 剂。

二诊：服上方药首剂后尿量增加，2 剂得微汗，尿更利，3 剂尽，水肿已消去大半，舌淡红，苔薄白，脉细较前明显有力。原方进 6 剂，水肿消退，仅足踝微肿胀，余症消除，精神较佳。改用金匮肾气汤调理善后。随访 2 年，可操劳家务，未再现明显水肿。

〔按语〕本例患者罹患肾病已达 6 年之久，半年来诸症加剧，观其症状表现，属少阴寒化无疑，但此证不等同于一般阳虚水泛，治法上采用温宣并举之法，温肾中真阳，散表郁之气，取效较捷。

（选自《杜雨茂肾病临床经验及实验研究》）

马骥医案

王某，男，28 岁。1985 年 8 月 9 日初诊：患肾炎 4 年余，曾多次在省级医院住院，以中西药治疗，水肿消退，但尿蛋白始终是（＋＋＋）～（＋＋＋＋），出院后在家服六味地黄丸，偶见轻微浮肿。近 10 天来浮肿加重，求治于马氏。现症见：双下肢浮肿，按之没指，眼睑微肿，脘闷腹胀，纳减便溏、肢冷神疲，小便短少（500ml/d），腰酸痛重，舌质淡，苔白滑，脉沉弱而滑。尿化验：蛋白（＋＋＋），白细胞5～7个/HP，红细胞0～1个/HP。血浆白蛋白17.5g/L，球蛋白22.5g/L，血胆固醇16mmol/L，尿素氮10mmol/L。证属脾肾阳虚，水湿不化。治宜温补脾肾，利水消肿。方用经验方离明肾气汤加味。药用：干地黄25g，制附子10g（先煎），白术15g，桂枝20g，山萸肉15g，山药15g，泽泻20g，茯苓25g，巴戟天20g，车前子30g（包），生黄芪30g，泽兰30g，大腹皮30g，淫羊藿30g，丹参30g。水煎服，每天1剂。

二诊：上方服1月余，手足转温，浮肿消退，仍以上方出入，继服近2个月，精神转旺，浮肿全消，腰部酸痛痊愈，体力逐渐复常。尿化验阴性，血浆蛋白上升至基本正常，尿素氮正常。遂以临床治愈出院。

〔按语〕本例病人的特点是本虚标实，治疗上马氏认为应温补脾肾与利水消肿两法并用，便可达到"泻之可也，补之有功"之效。同时马氏还体会到：治阴水而不复肾气，但攻其邪者，非其治也。强调补肾则开阖有度，水邪有制而肿可自消。本例病人，正是体现了这一治疗思想，因而临床疗效显著。

（选自《名医名方录》）

张志坚医案

徐某，女，25岁。1981年8月7日初诊：患者罹患肾病综合征3年，先后用强的松、环磷酰胺治疗，效果欠佳。现症见：面色㿠白，腰脊凉痛，畏寒肢冷，天阴尤甚，神疲乏力，小便频数，夜尿3～5次，头晕，耳鸣，平素易感冒，经常咳嗽，咯吐白痰，咽部微红，扁桃腺肿大Ⅱ°，下肢浮肿，经闭半年，舌质淡嫩，边有齿印，苔薄白，脉细数。尿化验：蛋白（＋＋），红细胞（＋），白细胞1～2个/HP。血清胆固醇8.2mmol/L。证属风寒窒肺，肾病伤督。治宜宣肺祛风，益肾填督。方用阳和汤加味。药用：炙麻黄 8g，熟地黄 15g，白芥子 10g，干姜 5g，鹿角片 10g（先煎），生甘草 3g，佛手 10g，肉桂 5g（后下），荆芥 10g，茯苓 30g，炒山楂、神曲各 10g。水煎服，每天 1 剂。

二诊：守方出入，连服 30 剂。药后，自觉身有热感，背脊冷痛著减，鼻塞、咳嗽亦已，尿频疏而尿量清，下肢浮肿渐退，头晕耳鸣减轻，纳食转香。尿化验阴性。效机已获，慎防反复，乃予龟鹿二仙膏方加紫河车 15g 化裁。

三诊：调治 2 月，月经来潮，诸羔告愈。追访 3 年，已经生育，旧病未发。

〔按语〕尤怡在《静香楼医案·下卷》云："背脊为督脉所过之处，风冷乘之，脉不得通则恶寒而痛，法宜通阳。"本例患者肾病日久，督脉虚损，失其温煦和养之功，阳气不到之处，即为风寒乘袭之所，一旦肺气失宣，则水停而为肿。临证时，一开始即抓住风寒犯肺，肾督亏损这一病机，进阳和汤化裁，寓宣肺祛风于温补肾督之中，俾使离照当空，阴霾自散，病获转机后，改投龟甲、鹿角片、紫河车等血肉有情之品，着意充填督脉，则精微自摄，尿蛋白消失，痼疾乃愈。

（选自《古今名医临证金鉴·水肿关格卷（上）》）

徐小洲医案

童某，男，8 岁。1986 年 12 月 10 日初诊：患者 3 月前骤然浮肿，在市儿童医院确诊为肾病综合征，而收住院治疗。入院时，患儿面肿，两眼似一线状，腹胀如膨，腹围 78cm，阴囊水肿，四肢末端肿胀如馒头状，溲少如涓滴，神情软弱淡漠，纳谷欠香，时有泛恶，形寒肢冷，呼吸气弱，寐则蜷缩，大便如常，舌淡胖，苔白如霜，咽部微红，脉象濡细。尿常规：蛋白（＋＋＋）～（＋＋＋＋），颗粒管型 2～3 个/HP。证属肾阳虚衰，气化失司，水湿泛滥，阴雾弥漫。治宜温肾益火，通阳利水。药用：黑附块 5g（先煎），桂枝 5g，干姜 2g，熟地黄 10g，白术 10g，山药 10g，山茱萸 10g，泽泻 10g，当归 10g，白芍 10g，牛膝 10g，茯苓皮 15g，车前子 15g（包），炙甘草 5g，鹿茸粉 1g（分 3 次吞服）。5 剂，水煎服，每天 1 剂。

二诊：患儿全身浮肿略见消退之势，小便渐增，日约 750～1000ml，神情较前舒畅，已思饮食，呼吸亦见平静，苔脉如前。上方尚称合度，再予前方加减。药用：黑附块 5g（先煎），桂枝 5g，干姜 2g，熟地黄 10g，白术 10g，山茱萸 10g，泽泻 10g，当归 10g，白芍 10g，牛膝 10g，茯苓皮 15g，炙甘草 5g。鹿茸粉 1g（分 3 次吞服）。5 剂，水煎服，每天 1 剂。

三诊：患儿面部、四肢、腹部及阴囊水肿减退，腹围 66cm，全身浮肿显见改善，前后判如二人，精神亦见恢复，已能起坐，饮食显增，小便量日约 2000ml 以上，大便溏薄水样，舌质淡红，苔薄白，脉象濡滑。尿常规：蛋白（＋）～（＋＋），颗粒管型 0～1 个/HP。肾阳不足，已见来复之势，阴雾亦见消散，病势日见好转，再宗前法损益。药用：黑附块 5g（先煎），桂枝 5g，山茱萸 10g，山药 10g，熟地黄 10g，茯苓皮 10g，丹皮 10g，当归 10g，白芍 10g，炙甘草 5g，鹿茸粉 0.5g（分 2 次吞服）。上药连续服用将近月余，好转出院。出院时，患儿全身浮肿消失，精神活跃，饮食如常，已能起床活动，二便正常，尿常规蛋白（±）。

〔按语〕徐氏治疗肾病综合征，常以补肾为本，益气宣肺为标。因肾为诸阳之本，肾气充沛，则膀胱气化正常，尿出而自利。肺为水之上源，水入于肾，气化于肺，肺气宣肃有权，则水道通畅矣。徐氏常以金匮肾气汤为基础加减运用于临床，疗效满意。

（选自《肾病综合征》）

汪承柏医案

患者，男，22 岁。1978 年 5 月初诊：发现全身浮肿半年余，曾查尿有蛋白，以肾炎住院，医院用环磷酰胺、强的松、中医辨证等治疗，症状有所减轻，但停用强的松后立即出现反复，再次服用强的松每天40mg，因未能减轻浮肿及蛋白尿而来京求治。在京期间因急性细菌性痢疾住本院，1周后痢疾治愈，为治疗浮肿、蛋白尿而要求会诊。现症见：全身浮肿，蛋白尿半年，自汗气短，形寒肢冷，小便清长，夜尿频数，质淡，苔黄腻，脉沉细。化验：血浆白蛋白：球蛋白＝22.1：19.6。尿蛋白定性（＋＋＋）～（＋＋＋＋）。证属脾肾阳虚，阳虚水泛。治宜温阳利水，益气固肾。方用真武汤合参苓白术散加减。药用：熟附子10g（先煎），肉桂末（冲服）3g，茯苓30g，炙黄芪30g，山药30g，当归15g，川芎15g，芡实15g，升麻6g，黄芩15g。5剂，水煎服，每天1剂。西药强的松每天40mg，加用中药后开始递减：11月20日减为每天30mg，11月24日减为每天20mg。

二诊（11月14日）：用药后尿量增加，每天3600～4900ml，水肿明显减轻，体重下降7kg，腹围由94.5cm减到88.5cm，纳可，睡眠较前明显好转，舌尖微红，脉沉细。调整处方如下：炮附子12g（先煎），肉桂粉5g（冲服），余药同前。1978年11月20日化验：血浆白蛋白：球蛋白＝32.2：16.0。尿蛋白微量，体重70kg。

三诊（12月26日）：自我感觉良好，舌脉同前，查血浆白蛋白：球蛋白＝41.1：26.0。尿蛋白阴性。将炮附子加至20g，余药同前。因患者急于出院，嘱其出院后将强的松缓慢减量，继续服中药治疗。后通过去信联系3年，1年内停用激素，尿蛋白保持阴性，未再出现浮肿，健康状况良好。

〔按语〕汪氏认为，人体水液的气化、输布，主要由肾阳的蒸腾、推动来完成。若肾阳虚衰，则水液的气化失常，出现周身水肿。肾阳不足之水肿症状，有周身浮肿，腰痛膝软，畏寒肢冷，小便不利或夜尿较多，舌质淡白，而尺脉弱。本例情况就临床所见特征，完全符合肾阳虚之水肿。汪氏本着师古不泥古的原则，考虑到其严重的水肿系血浆蛋白过低，而低蛋白血症又因大量蛋白尿丢失所致，尿中丢失有形成分系肾气不

固。结合其脾肾阳虚，以附子、肉桂温阳化气以行水消肿；用
芡实、山药以固肾而保留蛋白；用当归、川芎补血行血达到血
行则水行之目的；重用黄芪30～60g，有利尿消肿、消除蛋白
尿的作用，配用茯苓其作用尤为显著，《经验良方》载"黄芪
半两，茯苓一两，有利湿、益气作用"；伍用升麻，既可提升
中气，又可加速下肢水肿之消退。

（选自《中医药学临床验案范例》）

龚惠芬医案

高某，男，13岁。住院号：17144。1991年9月7日初
诊：患儿因反复浮肿半年余，加重3天，我院门诊以肾病综合
征合并肾功能不全收住院。患儿半年来几度出现下肢水肿，经
几所医院检查诊断为肾病，使用激素、雷公藤等药治疗，病情
迁延不愈。现症见：全身性高度凹陷性水肿，以下肢为甚，颜
面浮肿，头额处按之凹陷，24小时尿量300ml，咽红，扁桃腺
肿大，舌体胖，边有齿印，舌质淡红，苔白，脉沉细。血压
150/75mmHg。尿化验：蛋白（＋＋＋＋），潜血（＋），尿胆
原（±）。血化验：总蛋白48.55g/L，白蛋白18.13g/L，球蛋
白30.42g/L；血胆固醇16.2mmol/L；血沉72mm/h。肾功能
化验：尿素氮18.4mmol/L。B超：双侧胸水、腹水。西医诊
断为难治性肾病综合征合并肾功能不全。中医辨证：水肿
（阴水）。治宜温阳利水。方以真武汤加味。药用：附子3g
（先煎），牵牛子3g，茯苓10g，车前子10g（包），猪苓10g，
连翘10g，蒲公英10g，黄芪20g，甘草6g。水煎服，每天1
剂。配合强的松按中长程疗法治疗。服药2剂，尿量增加，浮
肿开始消退，呼吸平稳，恶心呕吐消失。

二诊：10剂后，浮肿明显减轻，体重从79kg减到61kg，
腹围从106cm减到88cm。患儿面色红润，食欲亢进，口干，
耳软，舌痛，舌红少苔，脉细数。尿复查阴性。B超：右肾盂
积水，胸腹积水。证属阴虚内热。治宜滋阴降火。方选六味地
黄汤加减。药用：生地黄10g，牡丹皮10g，山药10g，白术

10g, 泽泻 10g, 茯苓 10g, 丹参 10g, 连翘 15g, 蒲公英 15g, 知母 6g, 甘草 3g。水煎服，每天 1 剂。头痛时加菊花、石决明；流清涕加荆芥、防风；腰痛加枸杞子、杜仲。

三诊：服上药 30 余剂，患者已无自觉症状，舌淡红，苔薄略干，脉细数。尿化验：蛋白（－）。化验检查：总蛋白 61.85g/L，白蛋白 41.05g/L，球蛋白 20.80g/L；血胆固醇 4mmol/L；血沉 8mm/h。肾功能化验：尿素氮 5.4mmol/L。B 超：双侧胸水、腹水消失。方选六味地黄汤合防己黄芪汤。药用：熟地黄 24g，黄芪 20g，枸杞子 15g，山药 12g，山茱萸 12g，防己 10g，牡丹皮 9g，茯苓 9g，泽泻 9g，菊花 9g。水煎服，每天 1 剂。服上药 20 余剂，治疗过程中曾感冒 2 次，未诱发肾病复发，尿化验蛋白转阴后持续阴性，肾病得到完全缓解。

〔按语〕难治性肾病有反复发作、激素依赖、对激素不敏感的特点。中医认为其主要病理机制是脾肾气虚，导致阳虚、血瘀。气虚失固，邪气留恋而反复发作。目前，激素疗法是治疗肾病有效的方法，但存在不少的副作用，如浮肿、肥胖、满月脸、柯兴综合征、免疫力低下、易感染和高血压等。在使用激素的同时配合中医辨证论治，可以拮抗激素的副作用，防止激素减量过程中出现反跳现象。在激素诱导阶段，先宜温肾助阳，后宜滋阴降火；激素减量阶段，治宜温补脾肾；激素维持阶段，宜平调阴阳。此外，还应注重活血化瘀以改善机体血液的高凝状态，清热解毒可以预防和消除感染。

（选自《中医杂志》）

高辉远医案

陈某，男，33 岁。1975 年 2 月 17 日初诊：患者在 1972 年 8 月因面浮足肿而被医院确诊为肾病综合征，经应用激素、环磷酰胺及中药等措施疗效不明显，至 1974 年 3 月患者竟出现黄疸，恶心呕吐，腹胀，腹水，和少尿症状。肝功能检查：总胆红质 15.5μmol/L，谷丙转氨酶 92u。尿化验：尿胆红质阳性，蛋白（＋＋＋＋）。血非蛋白氮 51mmol/L。经中药和白蛋白静脉点滴等对症疗法，1个半月后肝功能缓解，但肾脏病情更见加重，尿蛋白定性和定量毫无好转，且易感冒，身体日渐衰弱，腰腿酸痛，浮肿尚显，睡眠极差，纳减便溏，尿少，伴高血压、心律不齐等，卧床不起。现症见：舌质淡，苔呈地图状，色白而微腻，脉象两寸尺俱弱，两关独弦，时有结象。证属肾损及肝，兼累心脏，肾虚阳微。治宜益肾温阳，扶正固本。方用桂附八味丸加味。药用：生地黄10g，熟地黄10g，怀山药10g，附子8g（先煎），桂枝6g，茯苓10g，泽泻10g，山萸肉10g，丹皮8g，狗脊15g，革薢10g。水煎服，每天1剂。

二诊：上方连服45剂，患者精神好转，浮肿减退，腰腿酸痛亦轻，食欲进步，大便不溏，尿量每天600~800ml，睡眠尚差，脉虽沉细，关已不弦，亦无结代脉，地图舌已平，苔薄白。尿化验：蛋白（＋＋＋），24小时蛋白定量4.95g。患者开始下床，且已住院491天，要求出院治疗。同意门诊治疗。目前仍以肾病为主，方用新加春泽汤主之。药用：猪苓10g，茯苓15g，泽泻10g，炒白术10g，桂枝8g，党参10g，生地黄10g，熟地黄10g，生黄芪10g，附子8g（先煎），怀山药10g，生苡仁10g，车前子10g（包）。带药出院，每天1剂。

随访：患者坚持服药至1977年7月13日，体力增强，活动增加，精神较好，面色红润，食欲佳，二便通利，除睡眠多梦外，无其他不适。肾功能检查正常，肝功能正常。化验尿：蛋白定性、定量均为阴性。至此肾病综合征已获临床治愈，随访10年未复发。

〔按语〕本例为顽固性难治之肾病综合征，在病情发展过程中，累及肝脏和心脏，出现黄疸和心律不齐，增加了病情的复杂性。虽经用激素和免疫抑制剂，其效不彰。高氏审时度势，紧扣病机，于病情垂危之时，先以桂附地黄汤加味益气温阳，化气行水，滋肝养心，扶正固本，俟病情一有转机，始用新加春泽汤为主以建其功。由此可见，医者不仅要探寻行之有效的主要方剂，而且要严格掌握"辨证论治"的基本原则。

（选自《高辉远临证验案精选》）

五、脾肾两虚证

刘炳凡医案

张某，男，36 岁。初诊：患者素有慢性肾炎，治疗未彻底，经常反复发作，因几次重感冒，病情加剧，浮肿尿少，经某医院诊断为尿毒症。血化验：二氧化碳结合力 11.7mmol/L，尿素氮 362mmol/L。尿化验：蛋白（＋＋＋）。血压 160/120mmHg。医院使用激素，准备腹部透析，患者拒绝，求治于中医。现症见：神志尚清，语声低微，呼吸急促，面及全身浮肿，形寒肢冷，面色暗滞，呼气有氨味，食入即吐，口干不欲饮，头晕心悸，大便秘，小便极少，日夜 300～400ml。舌质淡胖，苔白腻，脉细缓。证属肾阳亏虚，脾气不升，浊阴不降。治宜崇土制水，温经回阳。方用六君子汤合真武汤加减。药用：人参 5g，黄芪 30g，白术 15g，土茯苓 20g，白芍 12g，附子 10g（先煎 1 小时），炙甘草 3g，生姜 5g，肉苁蓉 15g，锁阳 15g，草决明 12g，半夏 6g，陈皮 6g，砂仁 4g，鸡内金 4g。水煎服，每天 1 剂。

二诊：服上方 20 剂，大便通，小便量增多，恶心止，浮肿消，胀减纳增，精神好转，血压 130/90mmHg。血二氧化碳结合力 17.1mmol/L，尿素氮 124mmol/L。尿化验：蛋白（＋）。患者全身仍怕冷，以下肢为甚。坚持原方再服 15 剂，外用艾叶 40g，附子 15g，煎汤洗手足以促进循环。

三诊：上方服 35 剂，浮肿全消，形寒已愈。化验指标均接近正常，诉腰酸无力。原方附子减为 3g，加杜仲 15g，补骨脂 3g，善后再服 15 剂而疗效巩固。

〔按语〕本例血中非蛋白氮含量突然增高，西医院有腹部透析法，这是近年来肾炎尿毒症急救措施之一。本法通过腹膜透析排毒泄浊，以降低血中氮质和血钾浓度，减轻肾周围水肿，改善肾血流量，有利于肾功能的恢复。这种应急的局部疗法是可取的。《内经》治水有"去宛陈莝"之法，与此正同。且肾司二便，从整体考虑，强肾以润肠通便实两全法，故本例初诊即便秘不通，遣方用药少不了锁阳、肉苁蓉（以肾司二便）、草决明（以肝主疏泄），使大便逐渐畅通，陈莝去而毒不留，此增水行舟比用大黄剂推陈致新安全，以三药不损胃气，对进食无碍也，而锁阳、肉苁蓉强肾不仅润肠且能助小便之通利也。此整体疗效养正平疴之用意所在。

（选自《中国百年百名中医临床家丛书·刘炳凡》）

宋祚民医案

付某，男，5岁。1980年3月21日初诊：患儿自1年前因感冒发热，眼睑浮肿，热退后即觉尿少，经化验尿有红白细胞，蛋白（＋），经用抗生素治疗病情已稳定。于去年11月份出现全身浮肿，即住医院治疗，当时诊为肾病综合征。于1980年3月出院后来门诊就医。现症见：面色㿠白，头面全身浮肿，两眼肿胀睁不开，睾丸肿大光亮，尿少，烦躁不安，不思饮食，大便溏，每日2~3次。舌质淡红，苔白略厚腻，脉沉细弱。化验尿：蛋白（＋＋＋），红细胞1~5个/HP，白细胞2~4个/HP，管型1~3个/HP。证属脾肾两虚，三焦失利，水湿泛滥。治宜益气健脾，温补肾阳，行水利尿。药用：生黄芪15g，党参10g，茯苓皮12g，生薏米10g，白术10g，附片15g（先煎），椒目1.5g，细辛3g，萆薢10g，泽泻6g。水煎服，每天1剂。

二诊：上方服7剂后，尿量增多，浮肿减轻，精神稍安，夜寐得安，胃纳略好转，大便日行1次为软便，舌淡，苔白中根略厚腻，脉沉弱。化验尿：蛋白（＋）。再拟前方加龙葵30g，石韦10g，继服10剂。

三诊：服药后浮肿全消，尿量较前为多，胃纳尚可，舌质略红，苔薄白。化验尿：蛋白（＋）。于上方减细辛、川椒，加熟地10g，金樱子15g。继服7剂后，化验尿蛋白（－），肾功正常。改服金匮肾气丸早晚各1丸，巩固前效。

〔**按语**〕宋氏研究认为肾病综合征属阴水范畴，其病因病机为脾肾两虚不能制水，故此治疗自当益气健脾，温肾利水。正如方中所用：生黄芪、党参、白术益气健脾；生薏米淡渗利湿，健脾养胃；附片温肾助阳，化气利水；川椒、细辛行水化饮；草薢、泽泻利水渗湿。故药到尿增，肿减，再服则肿消，最后以肾气丸收功。同时宋氏还认为水肿一病应注意其饮食禁忌。元·危亦林《世医得效方》指出："凡水肿惟忌盐，虽毫末许，不得入口，若无以为味，即水病去后，宜以酢少许，调各饮食。"根据现代对水肿的研究，危亦林的看法是十分正确的，但不可绝对忌盐，应限制盐的摄入量，并增加蛋白质丰富的饮食。

（选自《中国百年百名中医临床家丛书·宋祚民》）

六、脾肾亏虚证

邹云翔医案

孙某，女，15 岁。1975 年 5 月 22 日初诊：患儿 1967 年患肾病综合征，全身浮肿，有胸水、腹水，经治疗，浮肿向退，但多年来尿蛋白不消。现症见：患肾病综合征已 8 年，夜间尿多（解溲 3 次），下肢微肿，微咳痰少，胃纳一般，苔白，脉细。尿检：蛋白（＋），红细胞少，脓细胞少。血压100/70mmHg。证属肾虚不固，脾虚下陷，肺气失宣。治宜益肾固摄，健脾补气，宣肺化痰。方用经验方健脾固肾宣肺汤。药用：枸杞子 12g，菟丝子 15g，党参 15g，黄芪 12g，芡实9g，怀山药 12g，茯苓 9g，当归 9g，防风 3g，桔梗 3g，炙甘草 3g。水煎服，每天 1 剂。

二诊：服上方 40 剂后，夜尿减少，最多 1 次，下肢肿退，咳止，尿蛋白稳定在（＋），皆属佳象，效不更方。再服 30剂后，自觉症状消失，尿蛋白稳定于微量，余项皆正常。续服原方，巩固疗效。

〔按语〕肾病综合征与肺脾肾三脏有关，调整和恢复其功能，是治疗水肿病之关键。治疗须有恒心，有效方药可常服以缓图，水到渠成，欲速则不达。邹氏之健脾固肾宣肺汤，紧扣水肿病机，着重调整肺脾肾三脏之功能，三脏功能健，水肿自可消除。

(选自《当代名医临证精华·肾炎尿毒症专辑》)

祝谌予医案

杨某，男性，18 岁。病例号：C155129。1978 年 4 月 5 日初诊：患者全身性水肿 2 年余。患者 2 年前因水肿、大量蛋白尿在国外确诊为肾病综合征，间断服用激素治疗，效果不理想，故来诊治。现症见：双下肢明显浮肿，按之凹陷不起，尿量不少。形体虽丰但弱不禁风，极易感冒后咽痛，疲乏无力，腰酸膝软，舌淡胖，舌尖红，有齿痕，脉沉细。强的松口服 40mg。化验尿蛋白（＋＋＋）～（＋＋＋＋），24 小时尿蛋白定量超过 3g。证属脾肾两亏，水湿内停。治宜培补脾肾，利水消肿。方用六味地黄汤、防己黄芪汤加减。药用：生地黄 10g，熟地黄 10g，五味子 10g，山药 10g，牡丹皮 10g，茯苓 25g，泽泻 10g，黄芪 30g，防己 10g，白术 10g，炙甘草 5g，石莲子 15g，车前草 30g，旱莲草 15g，白花蛇舌草 30g。每天 1 剂，水煎服。

二诊：上方药经加减服用 30 余剂，患者自觉体力增加，感冒次数减少，水肿减轻，化验 24 小时尿蛋白定量 2.3 ～ 3.2g。守方再加菟丝子 15g，续服 45 剂，患者水肿大减，体力基本恢复，经常去院内花园锻炼，查尿蛋白（＋＋）。口服强的松减至每天 30mg。前后服药共计 90 余剂，经治 3 个月，患者水肿消退，化验 24 小时尿蛋白微量，口服强的松减至每天 20mg 维持，乃将原方稍事加减，改丸药，缓图收功。

〔按语〕前贤论治水肿，总不离乎肺、脾、肾三脏。如张景岳云："凡水肿等证，乃肺脾肾三脏相干之病。盖水为至阴，故其本在肾；水化于气，故其标在肺；水惟畏土，故其治在脾。"可知攻水与补虚乃治水肿两大法则。本案病程 2 年，肿势严重且正气已虚，治之较难。若径用攻逐利水之法，虽可取快于一时，但复伤正气，终非良策。祝氏认为，肾病综合征从中医辨证分析多呈本虚标实之证，由于脾虚不摄，肾气不固，精微物质下泻所致，因此，其治应攻补兼施，方有良效。

（选自《祝谌予临床验案精选》）

邓铁涛医案

梨某，男，22岁。1980年3月16日初诊：患者几个月前脸部浮肿2次，均未治疗而自然消退。今年2月3日，又出现眼睑、头部水肿，渐蔓延至全身水肿而住院。西医诊断为慢性肾炎急性发作，经用西药激素与中药五苓散、五皮饮等治疗，水肿在1周内消退，而后隔日服强的松80mg共50余天，其中加服环磷酰胺半个多月，但蛋白尿持续，逐渐出现激素副作用，全身毛细血管扩张而发红，脸上长痤疮，两颞有搏动性头痛，服安眠药始能入睡，但易惊醒，易兴奋激惹，头发脱落。现症见：眠差易惊，头发脱落，食欲一般，大便正常，小便稍少，色淡黄，口微苦，不渴，舌边尖略红，有齿印，苔灰黄浊腻，脉弦滑，左关尤甚，重按无力。化验尿：蛋白（＋＋＋）或（＋＋＋＋）。证属脾肾亏虚，精微下泄。治宜补脾益肾，涩精固摄。药用：黄芪15g，玉米须30g，山药30g，茯苓皮15g，生薏苡仁30g。每天1剂，水煎服，连续服用。

二诊：服上方1周后，化验尿蛋白（＋＋）；2周后，尿蛋白（＋）；3周后，尿蛋白（＋）；第4周后，尿蛋白（－）。以后连续服药3周，尿蛋白都是阴性。嘱其以后仍服此方药，酌加龟甲，以图巩固。

〔按语〕本病辨证审察，其蛋白尿与脾肾两脏关系最大。脾气散精，肾主藏精。脾气虚弱，不能运化水谷精微，上输于肺而布运全身，水谷精微反与湿浊混杂，从小便而泄。肾气不固，气化蒸腾作用减弱，亦致精气下泄而为蛋白尿。故治此病，常以补脾益肾涩精，恢复脾肾功能而收效。

（选自《邓铁涛临床经验辑要》）

杜雨茂医案

病案一：吴某，男，28 岁。1991 年 4 月 28 日初诊：患者 2 个月前因淋雨后而出现眼睑、颜面浮肿，继之双下肢亦肿，经本厂医院确诊为肾病综合征，经过应用激素等药物治疗 2 个月，病情无好转而求治于杜氏。现症见：颜面肿胀，双下肢浮肿，按之凹陷，自感腰酸困痛，小便色黄，尿量减少，泡沫多，手足心发热，手汗多，舌淡红，苔薄白，脉沉细弦数。强的松仍然服用 1 片半/日。证属太阴少阴并病。治宜滋阴益肾，健脾除湿，兼以清热。方用参芪地黄汤加味。药用：生地黄 12g，山药 15g，山萸肉 9g，猪苓 15g，泽泻 12g，丹皮 10g，桑寄生 15g，川断 12g，党参 15g，黄芪 24g，白术 12g，益母草 30g，萹蓄 30g，丹参 15g。水煎服，每天 1 剂。

二诊（5 月 28 日）：服上方 28 剂，现小便利，颜面及下肢浮肿明显减轻，惟感腰部酸困，以久坐后为著，周身乏力，舌尖红，苔薄白，脉沉细数，重按弱。化验尿阴性。继以上方去山萸肉、山药，加淫羊藿 20g，炒杜仲 12g。水煎服，每天 1 剂。嘱其逐渐减停激素。

三诊（6 月 16 日）：浮肿消退，7 月 15 日停用激素，其间复查尿均为阴性。继服上方至 9 月 20 日复诊，惟觉腰部时有酸困不适，尿化验均阴性，病已去八九，当宗病情向愈应益肾健脾之理以巩固疗效。药用：生地黄 12g，山药 15g，山萸肉 9g，怀牛膝 12g，狗脊 12g，丹皮 10g，茯苓 15g，泽泻 10g，黄芪 30g，桑寄生 15g，沙苑子 15g，石韦 12g，当归 12g。水煎服，每周 5 剂，连服 1 个月。

病案二：任某，男，11 岁。1992 年 11 月 27 日初诊：患者 3 年前因感寒而发热、恶寒、头痛，继之出现眼睑浮肿，并迅速加剧，即入西安儿童医院确诊为肾病综合征，住院 3 个月，经用激素等治疗，病情缓解，尿转阴性而出院。1990 年 10 月再度外感后复发，又入陕西中医研究院附院就诊，服用中药 2 年余，尿蛋白基本微量。今年 11 月初，因感冒诸症再次恶化，服上药无效而求治于杜氏。现症见：眼睑及双下肢浮肿，小便泡沫多，量可，气短乏力，盗汗，舌质淡红，边尖红，苔薄黄，脉沉细而数。证属太阴少阴并病。治宜健脾益气，滋阴泻火，固摄精微，兼以化瘀利湿。方用参芪地黄汤加味。药用：党参12g，黄芪30g，猪苓12g，泽泻10g，生地黄10g，山萸肉9g，山药12g，丹皮9g，益母草30g，石韦15g，丹参15g，白术10g，芡实15g，鱼腥草24g。水煎服，每天1剂。

二诊（12月11日）：服上方14剂后肿消，小便泡沫减少，色正常，气短乏力、盗汗均减。近日感冒，发热，未引起水肿，现已无明显不适，舌质淡，边尖略红，苔微黄，脉细数，重按无力。当日化验尿阴性，有白细胞少许。加强健脾除湿之力。药用：党参9g，黄芪30g，白术9g，芡实12g，茯苓10g，生地黄10g，山萸肉8g，山药10g，丹皮8g，柴胡8g，益母草30g，石韦12g，鱼腥草25g，怀牛膝9g。水煎服，每天1剂。

三诊：上方略有出入服至1993年5月21日，各症均消。其间虽有感冒发热数日，但化验尿均为阴性。病情已稳定，即守原方，嘱其隔日1剂。继服3个月后，改为每周2剂。直服至1994年1月14日，各项指标均正常，患者已无不适，即将上方变汤为丸，继续服用巩固治疗，促其彻底治愈。

〔按语〕上2例患者均系肾病综合征太阴少阴并病，但临床表现不一，病机略有差异。前例患者一派少阴阴虚热化之证，如腰酸、五心烦热、小便色黄及舌脉之象等等，故治疗侧重于少阴，以滋阴泻火为主，健脾益气为辅。后例患者，临床表现较少，结合病史等仔细辨证，而以太阴气虚为主，少阴阴虚为次，故在治疗上，侧重于健脾益气。由此可见，临床上即使同一疾病为同一证型，因个体差异，治疗大法可以一致，但亦应有所侧重，才能更好地发挥疗效。同时，后例患者表明，对于病情顽固、容易复发者，坚持守方守法，长期服药巩固治疗十分重要，否则前功尽弃。

（选自《杜雨茂肾病临床经验及实验研究》）

病案三：李某，女，25 岁。病历号：750266。1975 年 6
月 12 日初诊：患者 1974 年 10 月患肾炎，水肿明显，先后在
山西及西安某医院住院治疗半年多，用过环磷酰胺、强的松及
中药等，水肿明显减退，但其他症状改善不著，且尿蛋白一直
为（＋＋）～（＋＋＋），颗粒管型时有时无，脓球（＋），
白细胞（＋＋），上皮细胞（＋）～（＋＋）。血压偏高。特
出院来咸阳求治。现症见：面肢微浮肿，面色萎黄，体瘦，头
昏，乏力，恶心纳呆，腰酸，小便色黄不畅利，大便正常，舌
淡红苔白，脉细弱。证属久病水肿，大邪虽衰而未尽，肾脾两
虚。治宜补气健脾益肾，清肃余邪。药用：党参 12g，黄芪
21g，白术 9g，茯苓 15g，苡仁 24g，炙甘草 4.5g，陈皮 9g，
白蔻 6g，怀牛膝 12g，泽泻 15g，桑寄生 12g，益母草 30g，白
茅根 30g，石韦 12g。水煎服，每天 1 剂。

二诊（6 月 28 日）：服上药 15 剂后已不浮肿，食欲增进，
余症亦大减。化验：尿蛋白阴性，上皮细胞（＋）。血压已趋
向正常，舌淡，苔薄白，脉细缓。上方增黄芪 9g，另加芡实
15g，当归 12g，泽泻改为 9g，去白茅根。水煎服，每天 1 剂。

三诊：上方连服 15 剂，自感精神好转，食欲接近正常，
偶有头昏及腰酸，化验小便正常，乃携二诊方回原籍续服以巩
固疗效。

〔按语〕杜氏认为慢性肾炎以虚为主，病变主要累及脾
肾。由于脏腑功能低下，水液代谢失调，气血运行受阻，故常
夹有水湿、湿热、瘀血等邪气，邪气一旦产生，又进一步影响
及肾脾，如此互为因果，恶性循环，使病情更加复杂化。本例
患者，脾肾虚损，夹有邪实，扶正为主，兼顾祛邪，标本同
治，故而有良效。

（选自《当代名医临证精华·肾炎尿毒症专辑》）

曹永康医案

患者女性，54 岁，已患肾病数十年，中间几度病危，基
本上用中药治疗，且能带病工作，今已安然退休。其病 30 岁

以前可谓隐匿期，34～40岁是危重期，40～50岁是稳定期，50岁以后是恢复期。各阶段治疗过程如下：①幼年常喜玩耍井水受寒，由此患咳嗽及浮肿尿少。药用：麻黄3g，制附片4.5g，细辛2g，鲜白茅根20g，鲜河白草20g。此方服后，浮肿即退，20余年安然无事。②至婚后34岁生第二胎后，病乃大作。全身浮肿，无腹水，头痛神烦，恶心频作，小溲不利，两因尿毒症住院，两度发出病危通知，尿检各项指标均极高，检查肾功能极差，诊为肾病综合征。用青链霉素、双氢克尿噻、激素、输血浆等疗法，中药用和胃降逆法。药用：黄连1.5g，苏叶3g，乌梅3g，豆蔻1.5g，竹茹5g，陈皮5g（勿煎泡服，此方降逆止呕有效）。③危险期过即出院，用中药治疗。34～40岁这一阶段病情反复，尿检指标：蛋白（+）～（+++），红细胞（±）～（+），脓细胞（+），上皮细胞（±）～（+），颗粒管型（－）～（+）。浮肿不退，上午面浮，下午足肿，头昏腰酸，气短乏力，尿少泡沫多，舌苔时厚时薄，脉弦细而弱。此肺脾气虚，宣运之机失健。药用：太子参10g，北沙参10g，山药10g，百合10g，茯苓10g，茯神10g，防己10g，薏苡仁10g，泽兰10g，泽泻10g，黄芪12g，半夏6g，陈皮5g，玉米须12g。此方平补甘淡，随证加减，服用年余，病情稳定。尿检各项也见好转：蛋白（±）～（++），红细胞（±）～（+），脓细胞（±）～（+），颗粒管型（－）。④39岁春夏之交，突发全身黄疸，色如装金，尿如柏汁。血检黄疸指数极高，肝功正常。怀疑恶性病变，而无体征可稽。曹氏再三思考，认为尿毒症潴留，与湿热为伍，溶于血分，渗溢于肌肤。药用：麝香0.02g，犀牛黄0.03g，琥珀3g，三七3g，制大黄3g。上药共研细末，装入胶囊，用泽兰10g，茵陈10g，木通5g，煎汤送服。此方服1星期，黄疸基本消退，疗效甚佳。⑤经此波折，肾病幸未加重。40～50岁，病证逐渐转入脾肾阳虚，浮肿不太甚，而畏寒肢冷，头昏心悸，纳减便溏，舌淡苔润，脉象软弱。药用：制附片8g（先煎），白术10g，白芍10g，茯苓10g，茯神10g，党参10g，泽泻10g，炙甘草3g，磁石15g，煨姜6g。此方作为基本方，服用时间最久，其间或出现脾肾气阴两虚，则拟参苓白术散合黄芪防己汤加减，交替服用，或因节令变化而见湿阻现象，则以藿香、杏仁、半夏、陈皮、桔梗、豆蔻、茯苓、薏苡仁等组方暂服。⑥每至冬令，则拟温肾助阳，固摄精气之方，以培根本。药用：党参12g，炙黄芪12g，熟地黄12g，白术10g，山药10g，山茱萸10g，杜仲10g，菟丝子10g，鹿角霜10g，芡实10g，枸杞子10g，茯苓10g，泽泻10g。此方也可加味熬成膏或为丸，调补体质。⑦通过长时期的扶正祛邪，病虽小有反复，而稳定无危，且坚持工作，直至退休。复查尿化验各项正常，检查肾功能亦基本恢复。现惟体质虚弱，时发牙痛，多吃油腻时大便易溏。因拟以下二方以治之，效甚佳。牙痛从骨质疏松，虚风窜扰立法。方药：鹿角霜、补骨脂、菟丝子、杜仲、牛蒡子、炙僵蚕各10g，细辛2g，荆芥5g，黄芩6g。泄泻从肾失封藏，精气不固立法。方药：制附片6g（先煎），黄芩6g，白术10g，补骨脂10g，阿胶10g，金樱子10g，砂仁拌炒熟地黄12g，炮姜5g，灶心土15g。

〔按语〕此案长达数十年，虽然有些内容曹氏出于回忆，但能反映治疗实况。并有以下四点体会：①患者能持久服药，坚持工作，从未请过长病假；星期天或节假日，要争取卧床休息。生命在于运动，保暖可养肾真。②医者遵守辨证论治的原则，病情不稳定时，随证变法，缓急有序；病情稳定时，要善于守方。治慢性病王道无近功，但求站住脚，不变即是有效，不要急切冒进。③注意"天人相应"，及时防治时令之邪，减少外来干扰，保持体内环境安定。④病见好转，药效已著，可改为间日或1星期服2剂，以资调节，既可维持药效的连贯性，又避免"胃为药困"。

（选自《肾病综合征》）

颜德馨医案

病案一：李某，男，9岁。诊断为肾病综合征，已用过激素，浮肿显著，神色萎靡，脸色㿠白，血白蛋白仅 20g/L，血胆固醇 13mmol/L，尿蛋白（＋＋＋＋）。服用强的松已 30 天，无效，治用经验方代激素方。药物组成：首乌、山药、太子参、甘草、胎盘等 6 味。各等份，合成散剂，每服 1.5g，1 日 3 次，温开水送下。共服用半载，症状次第消失，实验室检查全部正常，随访 20 年，未复发，婚后得一子，已 6 岁。

病案二：赵某，女，7 岁。诊断为肾病综合征，未用过激素。头面及全身浮肿，经门诊用麻黄连翘赤小豆汤、防己黄芪汤等治疗不效，乃收入病房。给服经验方代激素方。药物组成：首乌、山药、太子参、甘草、胎盘等 6 味。各等份，合成散剂，每服 1.5g，日 2 次。连续服用 5 个月，症状消失，实验室检查正常。随访 20 载，未复发，婚后生一女，母女均健。

〔按语〕颜氏多年研究认为，激素应用后期，多有损阳耗气、肾精亏虚之表现，出现激素性依赖，或者是停药后反跳、病情反复。代激素方方中黄芪、太子参、山药、甘草益气温补，并养阴精；何首乌补益精血；紫河车补精养血，并为血肉有情之品，补益更佳。全方共奏益气温阳、填精补血之功，对于激素应用后所致的阳气不足、精亏血少之证应用颇为合适。现代研究表明：由于长期应用激素对垂体－肾上腺皮质轴功能有抑制作用，甚至造成形态学的损害，出现不同程度的肾上腺皮质功能低下或肾上腺皮质萎缩，而中药温阳补肾之品可作用于垂体－肾上腺皮质轴系统，提高其兴奋性，促进其功能的恢复，因而能顺利撤减激素并阻止其反跳。一般连服 5～6 个月便能达到较好的临床效果。在服用本方过程中，无不适反应，颜氏经治 30 余例肾病综合征，皆取得满意疗效，未见后遗症，亦未见复发。在试用本方治疗的两组中，一组已用过激素，另一组则未用过。临床观察，对激素依赖型，在撤减激素时出现反跳，加服代激素方后，能顺利达到撤减激素的效果；而对接受激素即产生严重副作用，或碍于血尿、高血压、氮质血症等一些不能耐受激素治疗的患者，服本方后能有效地控制蛋白尿和改善高胆固醇血症，疗效巩固，很少复发。颜氏研究还发现，服用激素产生副作用后，气血乖违已成为干扰正常治疗的因素，肾病未愈而继发医源性皮质醇过多症或继发感染。由于水去浊留，蕴积化热，临床表现为面红体胖、五心烦热、夜寐少安、心悸头晕、大便秘结、舌红苔腻、脉滑而数，服上方时可加清热解毒之品，如白花蛇舌草、紫花地丁、带心连翘等；出现柯兴征，可配伍生地、甘草、知母使用。病久瘀浊交阻，肌肤甲错，舌紫苔白，脉弦而数，服上方时加活血化瘀药不可少。

（选自《肾病综合征》）

李丹初医案

徐某，女，13 岁。1982 年 3 月初诊：患者 1981 年 8 月出现尿少、浮肿，被确诊为肾炎肾病型，曾住某医院应用大剂量强的松、地塞米松及环磷酰胺等治疗，病情无好转，且并发肾性糖尿病，左眼睑蜂窝组织炎，左耳卡他性中耳炎。血压 110/70mmHg。尿化验：蛋白（＋＋），白细胞 2～5 个/HP，红细胞 8～10 个/HP，颗粒管型 2～4 个/HP，尿糖（＋＋）。血糖 14.2mmol/L；血沉 45mm/h；血浆总蛋白 48.8g/L，白蛋白 25g/L，球蛋白 23g/L。肾图提示：肾功能轻度受损。现症见：周身浮肿，脸圆背阔，左眼睑红肿，精神萎靡，腰痛腿软，思食，溺少便溏，舌质嫩，有齿痕，苔白，脉沉细无力。证属脾肾两亏，津液失布。治宜健脾益肾利水，兼以和胃。药用：生地黄 20g，山药 20g，黄芪 15g，制首乌 15g，山萸肉 15g，菟丝子 15g，巴戟天 12g，茯苓皮 15g，泽泻 12g，枸杞子 20g，地骨皮 20g，地榆 15g，石斛 15g，丹皮 12g。水煎服，每天 1 剂。

二诊：以上方调理同时，递减激素。至 6 月，激素基本递减完毕，诸症好转。但此时又不慎感邪，咽喉疼痛，腰痛明显，小便黄而不利，舌质红，苔薄黄，脉细数。证属毒滞咽喉，非标本兼顾难以奏功，拟补脾肾、解咽毒方治之。周余咽痛缓解，继以健脾益肾方以调理。至 10 月，阴部红肿痒痛，有硬块，小便灼热，轻度浮肿，遂投清热解毒方10剂，阴部红肿瘥，硬块消，舌质淡红，苔薄，脉细，仍以补脾肾为治。药用：桑椹子15g，首乌15g，黄芪15g，枸杞子12g，女贞子12g，玉竹12g，白芍12g，党参12g，熟地黄15g，黄精12g，丹皮12g。水煎服，每天1剂。

三诊：迨至1983年5月21日，患者自觉无明显不适，诸恙悉平。多次查尿常规正常，血糖亦正常，血浆蛋白升至正常。随访至今，未见复发。

〔按语〕该病例本虚而标实，治疗当从缓急，明标本，或图本为要，或治标为急，方不致偾事。腰痛腿软，精神萎靡，为肾亏之候；溺少便溏，系脾弱之象；周身浮肿，乃脾肾气虚，水津失布，水湿蓄聚所致。舌质淡，有齿痕，苔白，脉沉细，足资佐证。故治疗当以图本为要，健脾气，补肾气，后天充，先天足，诸恙悉减。在治疗过程中，外邪犯之，上有咽喉疼痛，下有外阴红肿结节瘙痒，肌表浮肿，此非清热解毒，育阴利水，难以奏功，是为治标为急。疮毒外透，血热内清，除湿渗利，故病情向愈。

（选自《当代名医临证精华·肾炎尿毒症专辑》）

徐小洲医案

顾某，男，7岁。1990年8月15日初诊：患儿已患肾病综合征1年余。服强的松60mg（2日量）后，浮肿及尿常规基本控制，但减少激素时，尿常规蛋白反复上升达（＋＋＋）～（＋＋＋＋）。现症见：浮肿不显，形体肥胖，面呈柯兴征，有毫毛，精神活跃，胃纳奇旺，两颧红，两下肢有湿疹，瘙痒。平素易感冒伤风、咳嗽。舌质红，苔薄白，脉象濡滑。证属肺脾肾三亏。治宜益气固表，益肾健脾。药用：炙黄芪30g，防风3g，焦白术10g，麻黄根10g，炙甘草5g，山茱萸10g，山药10g，生熟地各10g，仙灵脾10g，枸杞子10g，黄精10g，茯苓10g。水煎服，每天1剂。服上药加减约2月余，激素逐渐递减，无感冒等症状出现，尿常规基本正常，蛋白仅"少量"出现而基本痊愈。

〔按语〕徐氏治疗肾病综合征，常以补肾为本，益气宣肺为标，从调治脾胃着手。因肾为诸阳之本，肾气充沛，则膀胱气化正常，尿出而自利。肺为水之上源，水入于肾，气化于肺，肺气宣肃有权，则水道通畅矣。水其治在脾，因水最畏土。因此，徐氏常以肺脾肾同治，并随证加减运用于临床，疗效满意。

(选自《肾病综合征》)

沈自尹医案

赵某，男，13 岁。1995 年 11 月 2 日初诊：患者因反复尿中蛋白 12 年，肾穿刺病理提示微小病变型肾炎，持续服强的松达 10 年，用量 30mg/d 时尿蛋白消失，减服至 5～10mg/d，因感冒又现尿蛋白，只得重新加大强的松用量，进行新一轮的递减，如此反复发作共 5 次。5 年前开始每年 5 月或 6 月初哮喘发作后亦有尿蛋白增多现象。现症见：满月脸，多毛，形体矮小，身高 1.5m，易感冒，纳、寐、二便均可，苔薄，脉细。服用强的松 20mg/d，肝肾功能正常，尿蛋白阴性。证属肾气亏虚，卫表不固。治宜滋阴补肾，益气固表。方用六味地黄汤合玉屏风散加减。药用：生黄芪 30g，生地黄 15g，山茱萸 10g，山药 10g，牡丹皮 10g，白术 10g，防风 6g，茯苓 10g，甘草 4g，益母草 30g，牡蛎 30g。水煎服，每天 1 剂。

二诊：在服用上方中药的同时，改强的松 40mg/2d，在服上方的基础上每隔 2 周递减强的松 5mg，按上述方法递减至 10mg/2d 时，改为 1/4 剂量，每 2～3 周减 1 次，逐步停服。当服至 30mg/2d 时（相当于每日 15mg），淫羊藿用量为 10g，当服至 5～10mg/2d 时，淫羊藿增至 15g。服药期间虽然偶有感冒、哮喘发生，但症状较以往明显减轻，且未见尿蛋白重现。于 1996 年 6 月撤尽激素，继续服中药 6 个月。1 年后随访未见尿蛋白，哮喘未作，满月脸消退，身高增至 1.68m。

〔按语〕本例患者自幼（1 岁）因肾病综合征服用激素长

达 10 年之久，多次减服激素至 5～10mg 时均因症状反复而告失败。沈氏认为："该病多见小儿，小儿脏腑娇嫩，肾气未充，易受外邪侵袭，应从体质调理。"乃用六味地黄汤合玉屏风散方随症加减。为提高自身激素分泌加用淫羊藿，并逐步增至 15g，激素撤减成功。现代研究发现，若激素用量愈大，疗程愈长，对人体的下丘脑–垂体–肾上腺皮质轴（HPA）功能抑制越深，恢复 HPA 轴功能所需时间越长。如何恢复 HPA 轴功能，提高撤减激素的成功率，沈氏采用激素递减与补肾药递增相结合的方法。他认为，"补肾药有类激素作用，而无外源性激素的副作用，能有效地保护外源性激素对神经内分泌免疫抑制的作用，因此可用补肾药来替代口服激素，以达到撤除激素的目的"。但是在撤减激素时，需有一个缓慢替代过程。沈氏认为，"正常生理皮质醇分泌量为 5～10mg，而长期用激素的患者肾上腺皮质已停止分泌，而且处于废用性萎缩，常见减量为 10mg 时症状易反复，故在这时宜放慢递减的速度、剂量，并逐渐增加补肾药用量来促进自身激素的分泌"。具体的方法：每 2 周递减激素 5mg，服至维持量 10mg 时以 1/4 剂量递减。例如激素以 10mg/d 或 7.5mg/d 递减，每 2 周递减 1 次，而补肾药如淫羊藿 10～20g，生地黄 15～30g，附子 3～10g 等相应递增。

（选自《中医杂志》）

裴学义医案

王某，男，13 岁。1997 年 4 月初诊：患者因浮肿 1 年伴尿蛋白（＋＋＋）收住入院。患儿于 1 年前出现双眼睑浮肿，尿蛋白（＋＋＋＋），在当地诊断为肾病综合征，曾服用大剂量强的松及环磷酰胺冲击，收效甚微。入院后确诊为难治性肾病综合征，予强的松、尿激酶、肝素及输血浆、白蛋白治疗，治疗 1 个月病情不能控制，且浮肿进行性加重，遂请裴氏会诊。现症见：患儿高度浮肿，腹部膨隆，腹围 106cm，腹水征（＋），左下肢关节处不断渗液，阴囊如球状，面色㿠白，神疲气促，喜暖怕冷，纳差，大便溏泄，小便量少（200～300ml/d），舌质淡，苔白，脉沉无力。血压120/80mmHg。实验室检查：尿蛋白（＋＋＋＋）；血浆总蛋白36g/L，白蛋白18g/L；胆固醇14.8mmol/L；血尿素氮3.6mmol/L。证属肺气不宣，脾肾阳亏，三焦气化失常。治宜宣肺利水，温补脾肾，调畅三焦。药用：浮萍9g，连翘9g，草豆蔻4g，肉桂4g，姜皮16g，茯苓皮15g，车前子（包）15g，五加皮9g，大腹皮9g，橘核9g，赤小豆30g，砂仁4g，炙甘遂末4.5g（分冲）。水煎服，每天1剂。

二诊：服上方7剂，浮肿较前消退，尿量增至1000ml/d，已能步行门诊。舌质淡红，苔厚腻。于前方加滑石9g，葫芦30g，木香4g。又服7剂。

三诊：患儿浮肿进一步消退，精神明显好转，尿蛋白降至（＋＋＋）。前方加倒扣草30g。

四诊：针对蛋白尿改方如下：石韦30g，苦参10g，凤尾草15g，倒扣草30g，生山药30g，芡实9g，茯苓皮15g，草豆蔻4g，砂仁4g，橘核9g，乌药9g。服药2周患儿尿蛋白转阴。实验室复查：血浆总蛋白55g/L，白蛋白33g/L，球蛋白22g/L，胆固醇5.7mmol/L。临床显效出院，出院半年内复查病情平稳。

〔按语〕肾病综合征属于中医"浮肿"的范畴，责于肺脾肾三脏。裴氏在浮肿期侧重于上中二焦，肺脾二脏。肺为水之上源，有通调水道之功，外邪入侵，首先犯肺，肺失清肃，可致水液泛滥。脾为转运之官。刘河间云："诸湿肿满，皆属脾土。"故脾亦为肿之关键。裴氏用麻黄（或浮萍）宣肺解表利水以"开鬼门，洁净府"，用五皮饮健脾利水，以行皮水。对水结之顽症，裴氏主张用药应顾其所愈。患儿虽病久体虚，但水湿泛滥严重，则应标本兼治，以防脾肾愈加被困。因此一诊方中加用逐水之峻药炙甘遂以解五脏六腑之急困。水肿消退以后，针对蛋白尿长期难消，裴氏用药偏于中下二焦，脾肾二脏。此期处于正虚邪实之时，脾肾亏虚，实为下焦湿热亢盛，故用药虚实兼顾，扶正与祛邪并行。方中石韦、苦参、凤尾草、倒叩草均为苦寒入下焦之品，能清热利湿，固护下焦；芡实、生山药可补脾走肾涩精；草豆蔻、砂仁、桑寄生可健脾补肾以助先后天之本而增加抗病能力。恢复期裴氏则以下焦肾脏为主。由于本病程较长，虽邪气已退，但正气也被耗伤，而小儿又为纯阳之体，生机旺盛，故而裴氏在此期偏于滋养肾阴，清解余热，以达治本之目的。

（选自《中医杂志》）

李文浦医案

林某，女，39 岁。1988 年 10 月初诊：患者自 1985 年 2 月曾在他院确诊为肾病综合征，经中西医结合治疗好转，但因症状反复而就诊。现症见：周身浮肿，面肿，浮肿腰以下尤甚，神疲，面色㿠白，腰酸膝软，纳差恶心，畏寒肢冷，尿少，右胁痛，舌淡胖，苔白腻，脉沉细。血压 130/90mmHg。化验尿：蛋白（＋＋＋），红细胞 8～10 个/HP，白细胞 3～4 个/HP，颗粒管型 0～1 个/HP，24 小时尿蛋白定量 5.9g。血浆白蛋白 23g/L，胆固醇 9.3mmol/L；血沉 23mm/h，抗链"O"阳性。B 超提示胆囊增大，壁厚。诊断为肾病综合征Ⅱ型，合并慢性胆囊炎。证属脾肾阳虚证。治宜温肾健脾，益气活血利水。方用经验方肾病阳虚汤。药用：黄芪 15g，党参 30g，人参 20g，制附子 6g（先煎），肉桂 1g，白术 15g，茯苓 15g，木香 12g，益母草 15g，丹参 12g，葶苈子 12g，大黄 6g（后下），甘草 6g，地龙 6g。7 剂，水煎服，每天 1 剂。

二诊：服药后，尿量从每天 650ml 增至 1000ml，最多达 1250ml，水肿减轻，同时积极控制胆囊炎。根据辨证，随证加减，共服 60 剂，化验尿蛋白（＋），红细胞及白细胞均明显减少。白蛋白上升，血沉正常。继续加减治疗 2 个月，尿量正常，尿蛋白定量 20mg/d。病情完全缓解。随访半年余，已恢复工作。

〔**按语**〕肾病综合征，李氏认为中医辨证脾肾阳虚是其基本证型，而治疗的关键在于调整阴阳，温通命门和三焦功能，故多年总结应用肾病阳虚汤经验方，达兴阳利水、益气固肾之效，临床应用收效显著。

（选自《中国名医名方》）

陈以平医案

吴某，男，25 岁。1999 年 3 月 8 日初诊：患者浮肿、泡沫尿半年，近日加重，伴腰酸乏力，舌红苔根白腻，脉弦数。尿化验：红细胞 0～2 个/HP，尿蛋白定量为 9.96g/d。血甘油三酯 3.32mmol/L，血总胆固醇 10.87mmol/L，血清白蛋白 12.8g/L。肾功能化验正常。临床诊断为肾病综合征。肾病理诊断：膜性肾病 I 期。证属脾肾两虚，血瘀湿阻。治宜健脾益肾，活血化瘀。药用：黄芪 60g，当归 20g，苍术 15g，白术 15g，猪苓 15g，茯苓 15g，山药 20g，苡仁 30g，首乌 20g，白花蛇舌草 30g，仙灵脾 15g，党参 30g，丹参 30g，金樱子 30g，巴戟天 15g。28 剂，水煎服，每天 1 剂。辅以活血通脉胶囊、科素亚、来食可及食疗。

二诊：浮肿减轻，脉弦之势减。守方加减治疗 8 个月，浮肿消退，尿蛋白定量为 2.2g/d，血清白蛋白 36g/L。

三诊（11 月 8 日）：患者感冒，咳嗽，痰白粘，即停用原处方，改处方药用：炙麻黄 9g，杏仁 9g，甘草 6g，白前 12g，前胡 12g，紫菀 12g，百部 15g，蒲公英 30g，黄芩 15g，桑白皮 30g，瓜蒌皮 10g。并配用蛇胆川贝胶囊，直至感冒愈，继服用一诊方加减。

四诊（11 月 15 日）：临床症状消失，尿蛋白定量为 0.34g/d，血清白蛋白 48g/L。

〔按语〕陈氏认为本病水肿及蛋白尿辨证应为脾虚湿困，水湿逗留，因此应当益气健脾，崇土制水。且现代研究发现，健脾益气药物大多有免疫促进和免疫调节作用。由于患者水肿迁延不愈，脏腑功能失常，气机失于流畅，血行迟缓，形成瘀滞，久病入络，久病属瘀，因此，活血化瘀药物不仅能化瘀血，同时还具有利水作用，这是因为"水能病血，血能病水"，对本病水肿具有良好的临床疗效。难治性肾病守方用药，循序渐进，功到自然成。但一有外感，则应急则治其标，标祛则继用原方治疗，得以取得良效。

（选自《中国中西医结合肾病杂志》）

姚树锦医案

张某，女，63 岁。1999 年 3 月 30 日初诊：患者在 1995 年因浮肿、大量蛋白尿、腰痛，在解放军某医院经肾穿确诊为膜性肾病，经激素、环磷酰胺等治疗有效，尿蛋白在（＋＋）～（＋＋＋）之间波动，坚持服北京某医院中药 1 年余，尿蛋白未变动。现症见：下肢浮肿，神疲乏力，腰酸困痛，头晕恶心，夜寐不实，夜尿 1～2 次，大便尚可，纳食一般，轻度贫血貌，舌淡红，苔薄白，脉沉细。尿化验：蛋白（＋＋＋），24 小时尿蛋白定量 4.72g。血脂高，肾功能正常，血压 140/80mmHg。证属老年体弱，病久伤正，脾肾两虚，精微外泄。治宜益气健脾，补肾摄精。方用经验方芪薏四君子汤加味。药用：莲须 3g，芡实 12g，金樱子 10g，锁阳 10g，龟胶 3g，鹿胶 3g，阿胶 6g，鱼鳔胶 10g，生黄芪 30g，生薏仁 30g，党参 15g，白术 15g，茯苓 15g，甘草 10g，杜仲 15g，川断 15g，补骨脂 10g，骨碎补 10g，白茅根 30g，泽泻 10g，车前子 15g（包）。6 剂，水煎服，每天 1 剂。

二诊（4 月 6 日）：药后浮肿减轻，晨起口苦，腰困，余症同前，舌淡红，苔薄白，脉细弦。尿化验：蛋白（＋＋）。上方加黄连 3g，吴茱萸 3g，沉香 3g，三七 6g。水煎服，每天 1 剂。

三诊：上方出入服用 90 剂，其中服 60 剂期间尿蛋白持续（＋＋），后 30 剂期间尿蛋白为（±）～（＋），病情稳定，血脂正常，自感无明显不适。上方作丸药巩固治疗。

〔按语〕本例就诊时症状不很严重，但尿常规化验较重。辨证属脾肾两虚，失于固摄，蛋白外泄，守方治疗，尿蛋白波动在（±）～（＋）之间，趋向明显，直至痊愈。本案可取之处在于详审病机，确知辨证无误后予患者晓之医理，保持乐观心态，坚持积极配合治疗，终使脾气来复，肾精充足，尿蛋白减少而转阴。提示医患双方，对于慢性肾脏病蛋白尿应心中有数，坚持治疗，方获满意效果。

（选自《中医世家·姚树锦经验辑要》）

龚去非医案

王某，男，42 岁。1989 年 4 月 10 日初诊：患者全身反复水肿年余，加重半年，腰以下为甚，伴有腰酸痛，腹胀纳差，心慌气短，神疲乏力，大便溏薄。尿化验可见蛋白（＋＋＋），有颗粒管型少许。某医院确诊为慢性肾炎肾病型。用强的松及利尿剂等治疗 2 个月，病情无明显好转，时好时差，近日水肿加重而求治于龚氏。现症见：满月脸，面色㿠白，一身悉肿，双下肢为甚，按之凹陷不起，腹胀膨隆，移动性浊音阳性，舌苔薄白微黄，舌质胖大有齿印，脉沉细滑。尿化验：蛋白（＋＋＋），颗粒管型 0～2 个/HP，白细胞 0～2 个/HP，红细胞 0～3 个/HP。证属脾失健运，水湿内停。治宜健脾利水，培土益肾。方用四君子汤加味。药用：太子参 30g，茯苓 15g，白术 15g，黄芪 30g，益母草 30g，白茅根 30g，泽泻 15g，厚朴 15g，大腹皮 15g，枸杞子 15g，山茱萸 12g，甘草 10g。水煎服，每天 1 剂。

二诊：服药 15 剂后，腹胀减轻，尿量增多，饮食增加，下肢水肿渐消，神疲乏力，腰膝酸软等症消失。尿化验：蛋白（＋＋）。守上方加减继服 50 余剂，精神状况良好，尿常规化验多次阴性，诸症消失，随访 1 年无复发。

〔按语〕龚氏认为，慢性肾炎虽肺脾肾三脏俱虚，但以脾虚水停为本，水道不通调，下可致肾阴阳虚衰，精微流失，水无所主而妄行，致病情加重。故此，龚氏临床多用四君子汤加益肾之品，临床观察多有良效。

（选自《中国临床医生》）

何世东医案

患者，男，12 岁。1983 年初诊：患者于 1978 年因全身浮肿而被确诊为原发性肾病综合征，经应用激素治疗，尿蛋白消失，当减量到强的松每天 20mg 时，尿蛋白又增加至（＋）～（＋＋），如此病程反复至现在。现症见：面色㿠白，形寒肢冷，全身浮肿，双下肢尤甚，神疲，尿少，大便溏，胃纳尚可，舌质淡，苔白滑腻，脉沉以尺为甚。证属脾肾阳虚，水湿泛滥。治宜温补脾肾，利水消肿。药用：熟附子 8g（先煎），白芍 12g，白术 15g，茯苓皮 20g，生姜 3 片，五加皮 15g，大腹皮 15g，黄芪 15g，陈皮 4g。水煎服，每天 1 剂，14 剂。并服强的松每天每千克体重 1mg。

二诊：服药后，水肿已消失，精神好，大便正常，胃纳大增，舌稍红，苔薄白。改用养阴益气固肾法。药用：熟地黄 18g，山萸肉 12g，山药 15g，丹皮 8g，泽泻 9g，茯苓 20g，黄芪 20g，益母草 20g。水煎服，每天 1 剂。

三诊：上方药连服用 40 剂，尿蛋白阴性，加用环磷酰胺，激素逐渐减量。现仅见腰膝酸软，舌淡红苔薄白，脉细。治用补肾益气法。药用：熟地黄 20g，山萸肉 12g，黄芪 30g，山药 15g，茯苓 12g，菟丝子 12g，泽泻 9g，田七 5g，沙苑子 12g，杜仲 10g，芡实 15g，枸杞子 10g。水煎服，每天 1 剂。

四诊：当激素减量时，中药补肾益气药随之增加，经 2 年的治疗，完全停用激素，尿蛋白一直阴性。巩固治疗方药：熟地黄 15g，鹿角胶 8g，仙茅 8g，巴戟天 12g，杜仲 10g，沙苑子 12g，枸杞子 10g，黄芪 18g，白术 12g，田七 5g，淫羊藿 8g。水煎服，每天 1 剂。连服 3 个月进行巩固用药。此后病者痊愈，无复发，并于 1998 年结婚，生一健康女婴。

〔按语〕何氏认为本病在未应用激素的时候，大多显露的是本证，即脾肾阳虚症状。患者应用激素后的初期阶段，表现为阴虚火旺、湿热内蕴、瘀血内阻之证，随着激素用量的减少，渐显气阴两亏之证，至激素停用后，表现为阴阳两虚或脾肾阳虚，并常虚实错杂。何氏特别强调在激素减量至小量时，往往出现阴阳两虚，此时患者在症状上可能以阴虚表现为主，但应想到此病是脾肾阳虚，补益脾肾之阳更为重要，千万不要被激素伤阴之象所迷惑，应着重阴事求阳，或直接补肾阳。

（选自《疑难病杂志》）

七、湿热蕴结证

赵绍琴医案

病案一：房某，女，2.5 岁。于 1989 年 10 月 30 日初诊：患儿自 1989 年 4 月因感冒后全身浮肿去医院就诊，经检查发现尿蛋白（＋＋＋＋），并伴有大量管型，以肾病综合征住院治疗。用激素治疗后，浮肿见轻，尿蛋白仍持续在（＋）~（＋＋）。现症见：面色㿠白，全身轻度浮肿，尿量较少，智力较差，指纹色紫，舌红苔厚腻，脉滑数。激素已由每日 30mg 减至每日 7.5mg。尿化验：蛋白（＋＋）。证属湿热蕴郁于内。治宜清热化湿，佐以凉血化瘀。药用：荆芥 2g，白芷 2g，苏叶 3g，丹参 5g，生地榆 5g，白茅根 6g，芦根 6g。7 剂，水煎服，每天 1 剂。

二诊：服上方药后，浮肿消失，尿蛋白（－），夜啼不安，大便干结，舌红苔薄白。证属湿郁渐化，热郁未清。仍以前法，佐以凉血化瘀，递减激素。药用：荆芥 2g，防风 2g，生地榆 6g，丹参 6g，赤芍 6g，茜草 6g，白茅根 6g，芦根 6g，焦三仙各 6g。7 剂，水煎服，每天 1 剂。

三诊：服药 7 剂，尿蛋白（－），饮食二便正常。又按此方服药 20 余剂后，化验检查未见异常而停服激素。调整方药：荆芥 3g，生地榆 6g，焦麦芽 6g，水红花子 6g。改隔日 1 剂，连服 4 周，以资巩固。

〔按语〕肾病综合征是以高度水肿、大量蛋白尿，以及高脂血症、低蛋白血症为其主要特征的一组临床症候群，属于中医水肿、虚劳的范畴。临床治疗多以利水、行水甚至逐水等方法，治疗方剂如五苓散、五皮饮以及疏凿饮子等。赵氏经过几十年临床观察和实践，认为治疗肾炎、慢性肾病的水肿并非利水一途，因为利水的疗效不尽人意，往往是越利尿水肿越甚，尿蛋白反复不降。其病的实质是湿热郁滞，邪气不去，正气难复，而用清化湿热的方法，往往收到比较满意的疗效。治水肿不用利水剂而收消肿之效，所谓不治之治是也。

病案二：张某，男，22岁。1988年秋季参加军训后出现浮肿，经多次检查确诊为肾病综合征。尿蛋白持续（＋＋＋）。住某医院治疗，先用激素冲击疗法，未见效果，反见严重的激素副作用症状。后加用环磷酰胺等免疫抑制剂，也无效。患者的父母都是医务工作者，深知肾病综合征的调养法宝。因此，他们为其子精心安排了高蛋白饮食谱，每天的饮食鱼、虾、肉、蛋、奶不断，平均每2~3天就要进食1只鸡，以补充营养，并强制其卧床休息，不得下床活动。他们为儿子做了他们认为应该做的一切。如此治疗1年有余，患者的病情更加严重，尿蛋白定性检查（＋＋＋＋），24小时尿蛋白定量高达20g，同时，其浮肿加剧，面色惨白，体力衰弱，几乎不能下床行走。百般无奈之中，于1989年春请赵氏会诊。现症见：症状同上，舌红苔腻垢厚，切其脉濡滑数，按之有力。证属湿热蕴郁，热入血分，络脉瘀阻，因其食补太过，致使三焦不畅，气血壅滞。其诸般虚弱之证，非真虚出，乃"大实若羸"之象也。治宜凉血化瘀，清化湿热，疏调三焦。嘱其停止进食一切蛋白食物，每天的主食也减量至3两，并要求患者进行户外活动，每天散步1~2小时，逐渐增加至3~4小时。当患者和父母明确表示能够做到时，赵氏为其拟三焦并调方。药用：荆芥6g，防风6g，白芷6g，独活6g，生地榆10g，炒槐花10g，丹参10g，茜草10g，焦三仙各10g，水红花子10g，大腹皮10g，槟榔10g，大黄6g。水煎服，每天1剂。

二诊：服上方药2周后，尿蛋白开始下降，开始渐渐转阴，浮肿全消，体力也大为增加。继续按上方药巩固治疗半年，停药观察，至今未复发。

〔按语〕这个病例清楚地说明了补蛋白和禁蛋白对肾病综合征尿蛋白流失的影响。起初，患者大量进食高蛋白食物，但并未能纠正其低蛋白血症，相反却加剧了尿蛋白的流失；后来由于采用了低蛋白饮食配合中药综合治疗，其尿蛋白很快就得到了控制。从而说明，忌食高蛋白食物对于慢性肾病消除尿蛋白是多么重要。凉血化瘀、清化三焦、疏化湿热，配合禁食蛋白及运动疗法治疗肾炎蛋白尿的成功经验，经赵氏近 20 年的临床验证，确实是治疗肾炎蛋白尿的法宝之一。而这种成功的经验，与当今的现代医学新观点——限制蛋白质饮食，不仅能减少肾病蛋白尿，同时还能减轻肾功能的恶化，是不谋而合的。

（选自《赵绍琴临证医案精选》）

张琪医案

病案一：张某，男，6 岁。1982 年 5 月 6 日初诊：患儿 1981 年 5 月在某医院诊为肾病综合征，经治疗缓解，10 月份又复发，用红霉素、激素类药又缓解。今年 4 月下旬化验尿蛋白（＋＋）～（＋＋＋），5 月初浮肿加重，来张氏处就诊。现症见：患儿周身高度浮肿，头面尤重，精神萎靡，面色黄，气促，吐黏痰，不欲饮，小便甚少，舌红苔薄，脉滑。尿检：蛋白（＋＋＋＋），颗粒管型 2～3 个/HP。证属痰热壅肺，湿邪困脾。治宜宣肺，清热，利湿。药用：麻黄 7.5g，苍术 10g，生石膏 50g，连翘 20g，滑石 20g，泽泻 15g，茯苓 15g，半夏 10g，生姜 10g，赤芍 10g。水煎服，每天 1 剂。

二诊（5 月 11 日）：服药 6 剂，浮肿全消，小便畅利，不吐，精神略振，大便稍溏，手心热，舌尖红，脉滑。8 日尿检：蛋白（＋＋＋），颗粒管型（－）。证属风热已散，脾湿未清。治宜健脾利湿。药用：茯苓 20g，白术 15g，泽泻 15g，滑石 20g，桂枝 15g，陈皮 15g，木香 7.5g，槟榔 15g，瞿麦 20g，萹蓄 20g，木通 10g，甘草 10g。水煎服，每天 1 剂。

三诊：以上方出入，浮肿全消，于 5 月 18 日、23 日 2 次化验尿均阴性，继服上药巩固治疗。

〔按语〕肺为水之上源，肺气不宣则水道不利，故方中用麻黄以宣肺气而解表，配重用之石膏以清肺热，与麻黄合用一宣一清，轻宣肺气而重清热，共奏宣发肃降之效，肺气清则小便利，因而肿自消矣。

（选自《当代名医临证精华·肾炎尿毒症专辑》）

病案二：于某，男，47 岁。1998 年 8 月 12 日初诊：肾病综合征病史 1 年余，周身浮肿，腹部膨大，小便不利，尿色黄，大便秘，口舌干燥，舌苔厚腻，脉沉滑数。尿化验：蛋白（＋＋＋）。曾用强的松及速尿等无明显效果，血浆蛋白及血脂均正常。证属水热互结壅结于三焦，水邪不得分布而壅郁化热。治宜发表泻下，内外分消，利尿消肿。方用疏凿饮子加减。药用：槟榔 20g，商陆 15g，茯苓皮 15g，大腹皮 15g，川椒 15g，赤小豆 30g，秦艽 15g，羌活 15g，玉米须 50g，西瓜皮 25g，二丑各 30g，海藻 30g。水煎服，每天 1 剂。

二诊：服药 7 剂，尿量增加，24 小时达 1500ml。继以上方服之，连服 10 剂，24 小时尿量增加至 3000ml。经上方加黄芪 30g，连服 14 剂，水肿消退，尿蛋白（＋＋）。继以清利湿热、益气健脾之剂治疗 3 个月，尿蛋白转阴，临床缓解出院。

〔按语〕肾病出现周身浮肿，头面肿甚，喘息口渴，口干咽干，小便不利，大便秘结，脘腹胀满，舌质红，舌苔白厚，脉象沉数或沉滑有力者，张氏辨证认为此乃水热互结三焦之证。如《素问·灵兰秘典论》中曰："三焦者，决渎之官，水道出焉。"三焦通调，则水液分布代谢正常，反之则感受外邪，饮食内伤，气滞不调，三焦水湿与热邪郁滞不得输布，出现周身上下水肿。张氏认为疏凿饮子可促使水邪从表里内外上下分消，则水邪自然再无留滞余地。此例患者证情符合三焦水热互结之证，方证对应，其效显著。

病案三：付某，男，33 岁。2001 年 11 月 14 日初诊：患肾病综合征 3 年余，水肿屡消屡作，近 2 个月因感冒水肿加重，腹部膨大，高度腹水，尿量 1 昼夜 100ml 左右，曾用速尿等药尿量稍增，但停药后尿量仍少。现症见：五心烦热，恶心呕吐，口干舌燥，腹胀难忍，舌苔白腻，脉象弦滑。尿化验：蛋白（＋＋）。证属脾湿胃热，升降失常，湿热中阻，气滞水停。治宜健脾清胃热，除湿利水分消。方用中满分消丸加减。药用：泽泻 25g，猪苓 20g，茯苓 20g，白术 20g，干晒参 15g，干姜 10g，黄芩 10g，黄连 10g，槟榔 20g，姜黄 15g，砂仁 15g，厚朴 20g，枳实 15g，半夏 15g，知母 16g，甘草 10g。水煎服，每天 1 剂。

二诊：服上方 7 剂，24 小时尿量增加至 3000ml，恶心呕吐消失，腹部宽松。守方继服 7 剂，24 小时尿量继续增到 3500～4000ml，腹胀全消，食纳好转。经治半年仅尿蛋白（±），余症悉除，临床缓解出院。

〔按语〕肾病患者出现周身乏力水肿，以腹水为重者，症见腹部膨满，腹水明显，小便不利，大便秘，五心烦热，恶心呕吐，胃脘胀满，口干食纳减少，舌质红苔白厚腻，舌体胖大，脉弦滑或弦数。张氏认为此乃脾气虚不能升清而湿浊中阻，胃气滞不能降浊而热郁，形成虚中夹实，湿热中阻之证。治此证张氏惯用李东垣中满分消丸化裁，经多年临床观察，发现其不仅对水肿的改善疗效显著，且对消除蛋白尿也有良好的效果。

（选自《中国百年百名中医临床家丛书·张琪》）

黄中柱医案

陈某，男，5 岁。住院号：2321。1987 年 6 月 4 日初诊：患者于 2 月前出现颜面浮肿，继而下肢浮肿，并逐渐加重。在当地医院以急性肾炎治疗未见好转，于 4 月 28 日转入某医院治疗，诊断为肾病综合征。经用青霉素、强的松、双氢克尿噻、速尿等治疗 1 个月，病情稍有好转，但浮肿时起时消，尿蛋白（＋）～（＋＋），故请中医会诊。现症见：患者颜面、全身轻度浮肿，按之不凹陷，口干不欲饮，大便干燥，小便短少呈浓茶色，舌红苔黄少津，脉数。本例病人对皮质激素不敏感，因而单纯使用激素疗效不显。而且，激素使用日久而致湿热内生，耗气伤阴，所以考虑中西医综合治疗。证属湿热壅聚，气阴两伤。方先用疏凿饮子加西洋参、生地、麦冬，清利湿热，益气养阴；强的松10mg，每日3次，口服。

二诊（6月30日）：浮肿消失，二便正常，舌尖红，苔薄黄，脉弱。尿蛋白持续（+）。于上方加黄芪、益母草、菖蒲分清泌浊；强的松5mg，每日3次，口服。

三诊（7月15日）：尿常规连续3次正常。嘱其激素逐渐减量，月后停药；中药守方1月。后服六味地黄丸以巩固疗效。随访至今未复发。

〔按语〕黄氏认为，肾病辨证论治，的确是疗效平稳持久，复发、副作用、反跳现象较少，一般不会引起电解质紊乱，但其疗效出现较慢，常需半年以上疗程。对于一些重症病例，单纯使用中药效果不佳，黄氏常采用中西医结合治疗，效果显著，并认为其主要优势为：①减少副作用。如以中药清热解毒或清热利湿，能减少皮质激素所引起的医源性柯兴征的发生；以和胃健脾之品，能减少免疫抑制剂对胃肠道的刺激；益气填精药可防止免疫抑制剂对骨髓及机体正常免疫力的过分抑制。②能够巩固疗效，减少复发。在撤减西药的过程中，能减少反跳的出现，提高缓解率。③能够缩短疗程，尤其是缩短激素、利尿剂、免疫抑制剂的使用时间，减少使用剂量，加快尿蛋白阴转。中西医结合治疗肾病综合征比单纯西药或中药治疗有更多的优点，目前越来越被重视和接受。

（选自《肾病综合征》）

周仲瑛医案

汪某，男，37岁。1995年5月30日初诊：患者浮肿月余，省某医院诊断为肾病综合征，曾应用激素60mg/d，治疗月余，病情无显著改善，现尿蛋白（++++），遂来中医门诊治疗。现症见：浮肿以下肢为甚，按有明显凹陷，腹胀，腰酸痛，尿少色黄，尿意难尽，食纳平平，口干苦，舌苔中部黄腻，底白质紫，脉小弦数。证属湿热瘀阻，气不化水。治宜益气利水，清化湿热，活血通络。药用：生黄芪20g，木防己12g，炒苍术10g，黄柏10g，萆薢15g，六月雪20g，五加皮10g，猪苓15g，茯苓15g，大腹皮10g，石韦15g，泽兰10g，泽泻15g，鬼箭羽10g，车前草10g。水煎服，每天1剂。

二诊（6月7日）：服药后浮肿显减，尿量有增，小腹不胀，腰仍酸，右耳闭气，舌苔黄中后部薄腻，质紫红，脉小弦。尿检（-），效不更方，治守前法。原方7剂，水煎服，每天1剂。

三诊（6月14日）：浮肿全消，自觉腰酸，夜寐早醒，尿黄，舌苔黄腻，质暗红，脉弦。尿检正常，仅脓细胞（+）。再予清利下焦，活血通络法。药用：生黄芪20g，木防己12g，炒苍术10g，黄柏10g，萆薢15g，六月雪20g，五加皮10g，泽兰10g，泽泻15g，鬼箭羽10g，石韦15g，狗脊10g，川断12g，茯苓10g。7剂，水煎服，每天1剂。

四诊：服药后患者仅自觉劳累后腰酸，偶有便溏，续按上法加减调治，病情稳定，尿检持续阴性，肾功能检查正常。激素逐渐减撤，观察近年，始终尿检（-），血查胆固醇、血清白蛋白恢复常值，病情康复。

〔**按语**〕患者因大量蛋白尿、低蛋白血症、高脂血症、明显水肿而诊断为肾病综合征，虽用大剂量激素近月，仍未见效。根据其症状，可以归属于"水肿"范畴的阴水证。此证一般多责之脾虚、肾虚，少有从湿热、瘀血论治者。但据症分析，患者在脾肾本虚的基础上由于水液气化失常，而致因虚致实，导致水潴、湿停、热郁、瘀阻，且以湿热瘀阻为主，故治以清化湿热、活血利水。选方以防己黄芪汤、二妙丸加减。药用黄芪、防己益气利水，以治标实本虚之肿；苍术、黄柏清化湿热；六月雪、萆薢、车前草清热利湿，分清泌浊；猪茯苓、泽泻、石韦等淡渗利水；大腹皮行气祛湿；更配泽兰、鬼箭羽等活血化瘀药，使血行则水行。因辨证准确，方药与病机相切，故能一剂而应。取效后在清利湿热、活血化瘀的基础上，稍加补肾健脾，标本同治，使病情平稳康复。

（选自《周仲瑛临床经验辑要》）

何炎燊医案

苏某，女，13岁。1992年3月10日初诊：患肾病综合征1年余，屡治不效，长期服用激素，初用有效，久则不效，现每天服用40mg，蛋白尿仍未控制，体重67kg。现症见：体胖面圆，上下眼睑中度浮肿，毛发粗糙，4个月前月经初潮，至今未继至。心烦少寐梦扰，时有头痛头晕，四肢肌肉酸胀，按之坚实，肥肿难分，口苦臭秽，纳差便室，小便黄短灼热，舌质深红，苔白厚，中心黄浊，脉沉小，重按始得。化验检查：血清总蛋白51g/L，白蛋白28g/L。尿化验：蛋白（＋＋＋），红细胞（＋），管型少许。证属水邪久渍，湿郁化热，三焦决渎失司。治宜清化湿热。方用叶天士枇杷叶煎加味。药用：枇杷叶15g，杏仁12g，焦栀子12g，香豉12g，滑石25g，通草10g，茯苓皮30g，薏苡仁25g，麻黄10g，白茅根30g，黄芩15g，车前子15g（包），冬瓜皮20g。水煎服，每天1剂。

二诊：服药15剂，内热大减，目肿稍消，小便量略增，舌黄苔退薄。仍倦怠纳差，大便不畅。此湿热浊邪已减，而脾胃久为湿困，攻伐不能过度，须兼顾其虚。前方去麻黄、焦栀子、香豉、黄芩，加怀山药15g、萹蓄20g以健脾，沙参20g、麦冬15g以养胃。水煎服，每天1剂。激素减为每天25mg。

三诊：以上方为基础，随证加减1~2味，服至32剂，病情日好，胃纳日佳，小便量增，色仅微黄，舌苔退薄大半，惟浮肿未消。尿蛋白（＋＋＋），血清总蛋白无改变，考虑此时邪势已衰，正虚未复，转方以补脾为主，益肾为辅，佐以清化。药用：黄芪20g，党参20g，白术12g，茯苓20g，怀山药20g，芡实20g，萹蓄20g，北沙参15g，薏苡仁20g，冬瓜皮20g，车前子12g（包）。水煎服，每天1剂。激素减至每日15mg。

四诊：上方服至第 7 剂，小便量少而黄，眼睑浮肿较前甚，患者未来复诊，服至第 10 剂，纳差、口秽、尿黄、眼肿。尿化验：蛋白（＋＋＋），又见红细胞与管型，舌苔复黄。此乃补之过早，湿热余邪复燃之故。转方药用：北沙参 20g，怀山药 20g，茯苓 30g（皮肉各半），薏苡仁 30g，白茅根 30g，滑石 30g，萹蓄 15g，萹蓄花 15g，麦冬 15g，知母 12g，冬瓜皮 25g，车前子 12g（包），萆薢 15g。水煎服，每天 1 剂。激素仍维持每日 15mg。

五诊：此方增损服至 40 天，再度好转，热象递减，目肿全消，小便清长。头痛头晕、夜烦、肢酸诸症，自初诊以来，仍然存在。舌苔退薄七八，舌质深红不华。惟血清白蛋白未升，胆固醇未降，尿蛋白（＋＋＋），无红细胞及管型。考虑久病缠绵，证属肾阴亏损，转方以滋补肾阴为主，健脾为辅，佐以清化。药用：生地黄 15g，山萸肉 10g，怀山药 25g，茯苓 25g，泽泻 15g，芡实 20g，北沙参 20g，萹蓄 20g，白果肉 15g，车前子 15g（包），萆薢 15g。水煎服，每天 1 剂。激素减为每日 5mg。

六诊：此方间歇服之半年，头目日渐清畅，月汛如期，纳佳睡安，每周检查小便 1 次，尿蛋白（＋＋＋）渐减至（±）。1993 年 1 月 5 日检查，血清总蛋白 64g/L，白蛋白 41g/L。病已向愈（激素减至每 2 日 5mg，3 个月后停用），拟一善后之方。药用：生地黄 20g，山萸肉 15g，怀山药 25g，茯苓 25g，泽泻 15g，丹皮 10g，女贞子 15g，旱莲草 15g，芡实 20g，北沙参 20g，萹蓄 20g，萆薢 15g，车前子 15g（包）。水煎服，每天或隔天 1 剂。随访至今，已历 5 载，尿蛋白一直阴性，现已长大，而体重渐减至 53kg。

〔按语〕肾病综合征乃难治之病，而此例则疗效颇佳。何氏体会有四：①分型辨证之法，不能固执，即如此例，初时湿热郁结，继而脾虚湿阻，最后则肾阴亏损，不能强行归入某一种类型。据证立法，依法处方选药，"治病当活泼泼地，如盘走珠耳"（叶天士）。②何氏过去所治病例，早期用大量激素时，药宜清凉，激素减量以至全撤后，则宜温补。而此例则始终不受温药。在连用枇杷叶煎加味以清化湿热之后，脾虚见症明显之时，方中稍加参、芪、白术，则病情反复，可能湿热余邪独处藏奸，未易察觉，故病万变，药亦万变，"前事不忘"，未必有"后事之师"也。③消除蛋白尿，最终用滋补肾阴法，始渐生效，而处方选药又须考虑周详，不能草率。④久病入络，须用活血化瘀之品，此亦言其常也。此病自初诊至愈，历时5载，从未用活血化瘀之品，而以轻清和平之品，缓缓图功。

（选自《中国百年百名中医临床家丛书·何炎燊》）

叶传蕙医案

张某，男，31岁。1997年4月16日初诊：患者2年前确诊为肾病综合征，曾用激素冲击治疗，强的松最大量每天用至60mg，现已减为30mg。目前浮肿已不著，但尿化验持续异常，故求治于叶氏。现症见：满月脸，颜面痤疮密布，尿黄多沫，手足心热，汗多，足踝轻度浮肿，舌暗红，苔黄厚腻，脉滑数。尿化验：蛋白（+++），红细胞0~4个/HP，24小时尿蛋白定量3.67g。血清白蛋白25g/L，球蛋白23g/L。证属湿热瘀结，内风暗动。治宜清热化湿，通络息风。药用：藿香15g，佩兰15g，薏苡仁15g，黄芩10g，龙胆草6g，栀子10g，半夏15g，茵陈15g，金钱草30g，车前草30g，滑石30g，地龙20g，僵蚕20g，全蝎12g。水煎服，每天1剂。

二诊（4月30日）：患者口苦黏、恶心、脘痞纳差等症基本消失，足踝浮肿不著，舌苔已退，但舌质暗红少津，痤疮散见，溲黄有沫，手足心热，汗多。尿化验：蛋白（++），24小时尿蛋白定量1.98g。病人湿热已退，阴虚火旺渐露。治宜泻火养阴、活血化瘀、息风通络为主。药用：北沙参30g，黄柏10g，知母10g，薏苡仁15g，丹参30g，红花15g，益母草30g，地龙20g，僵蚕20g，全蝎12g，蜈蚣2条，白花蛇舌草30g，半枝莲30g。水煎服，每天1剂。

三诊（5月16日）：痤疮不显，手足心热，汗多较前明显减轻。尿化验：蛋白（＋），24小时尿蛋白定量0.42g。血清白蛋白上升至32g/L。守法继进，上方去薏苡仁、半枝莲，加芡实15g，金樱子30g。同时开始减激素用量。

四诊：上方坚持服用3个月后，患者尿蛋白化验阴性，病情完全缓解。

〔按语〕叶氏认为，肾炎蛋白尿日久难消，宜从风论治，重用息风通络之品常能获效。因肾炎蛋白尿多起病于外感风邪之后，初期固宜祛风解表，驱邪外出，但若失治误治，或治不得法致病情迁延，则风邪壅郁蕴结而深伏入络，风入血络则潜伏难出，而使病情痼顽。且风邪与水湿痰浊瘀血相夹杂为患，形成恶性循环则使肾炎蛋白尿病人病机更趋错综复杂，病情更加顽固。对此，叶氏认为常用一些草木之品难以奏捷效，惟有虫类药物，善于搜剔逐邪，息风通络，直达病所，方能将潜伏于内的风痰瘀血之邪深搜细剔，逐出于外。此例患者，虽然湿热明显，在清热利湿的同时，加用虫类药物息风通络，搜剔余邪，因而临床疗效显著。

（选自《中医杂志》）

杨霓芝医案

叶某，男，19岁。2002年1月30日初诊：患者在2000年6月份因感冒后出现全身性浮肿，而被确诊为肾病综合征，予以中药配合激素治疗，病情时好时坏，反复发作6次。1周前因劳累后再现全身浮肿，为进一步治疗而求治于杨氏。现症见：全身浮肿，双下肢凹陷性水肿，皮肤绷急光亮，胸脘痞闷，腹部移动性浊音阳性，烦热口渴，伴神疲乏力，纳谷差，睡眠差，大便秘结，小便短赤，舌暗红，苔黄腻，脉滑数。患者体重65kg。尿化验：蛋白（＋＋＋＋），24小时尿蛋白定量12g。血浆白蛋白17.3g/L，血胆固醇10.9mmol/L。证属湿热内蕴，瘀血内阻。治宜清热利湿，活血消肿。方用疏凿饮子合桃红四物汤加减。药用：泽泻20g，大腹皮12g，生地黄15g，石韦 15g，蒲公英 15g，白花蛇舌草 15g，桃仁 10g，红花 5g，当归 10g，茯苓 15g，女贞子 15g。水煎服，每天 1 剂。西药强的松 65mg，早晨 1 次顿服。

二诊：服药 14 天后，全身浮肿大减，烦热口渴减轻，胸脘痞闷消失，精神转佳，纳谷增加，睡眠正常，大便通，小便正常，舌暗红，苔白，脉沉细。体重减为 60kg。尿化验：蛋白（＋＋），24 小时尿蛋白定量 6.5g。修改药用：泽泻 20g，大腹皮 12g，生地黄 15g，蒲公英 15g，桃仁 10g，红花 5g，当归 10g，茯苓 15g，女贞子 15g。水煎服，每天 1 剂。

三诊：服用 4 周后，精神好，浮肿、烦热口渴消失，纳谷、睡眠、二便正常，舌淡暗，苔白，脉沉细。尿化验：蛋白（±），24 小时尿蛋白定量 0.3g。血浆白蛋白 27g/L，胆固醇 5.95mmol/L。体重 55kg。出院后继续按原方药治疗。

四诊（2002 年 7 月）：一般情况良好，尿化验阴性，血实验室检查均正常。

〔按语〕杨氏认为本病以肺、脾、肾气虚为主，气虚血行不畅导致瘀血，虚与瘀均贯穿疾病的始终。因此，杨氏在辨证论治的同时，强调以益气活血为基本法，方用桃红四物汤加减。本例患者，湿热内蕴显著，故此方用疏凿饮与桃红四物汤加减化裁，同时配合有效的激素治疗，因而临床疗效显著。

（选自《中医杂志》）

八、阴虚火旺证

马骥医案

某，男，29 岁。1986 年 3 月 17 日初诊：患者 1 年前出现浮肿，曾在县医院住院，经抗炎、利尿治疗，浮肿消退，俟回家后，稍劳即肿，尿蛋白化验（＋＋＋＋），自服利尿药而病未消退，求治于马氏。现症见：两颧潮红，头晕，腰膝酸软，口燥咽干，食少，五心烦热，便秘溲赤，下肢凹陷水肿，舌质暗红，苔白而少，脉沉细数。尿化验：蛋白（＋＋＋），颗粒管型 2～6 个/HP，红细胞、白细胞少量。血浆白蛋白 14g/L，球蛋白 21g/L，血红蛋白 100g/L。确诊为慢性肾炎肾病型，证属肾阴虚耗。治宜滋阴补肾，淡渗利水。方用经验方六五地黄汤加减。药用：干地黄 25g，丹皮 10g，山药 20g，山萸肉 15g，茯苓 25g，桑椹子 25g，枸杞子 20g，泽泻 10g，女贞子 20g，车前子 25g（包），地肤子 25g，白术 15g，怀牛膝 20g。水煎服，每天 1 剂。

二诊：服药 30 余剂，浮肿全消，腰膝酸软、五心烦热皆除，精神转佳，胃纳复常。尿化验：蛋白（±）。血浆蛋白升至接近正常，血红蛋白 14g/L。遂以临床治愈出院。

〔按语〕马氏六五地黄汤专为肾阴亏虚而设，这是因为肾病发病日久，或久治误治，阳损及阴而致。方中用药虽均以益肾为主，选用地黄、山萸肉、山药、枸杞等益肾之品，但更配茯苓、车前子、地肤子等以泻肾中之湿浊，具有补而不滞的特点。诚如明·赵献可在《医贯》中所谓："惟张仲景制《金匮》肾气丸，补而不滞，通而不泄，诚治肿之神方。"此论可谓深得仲景之旨。且本例患者肾阴虚亏显著，守方用药，循序渐进，疗效显著。

（选自《名医名方录》）

马光亚医案

田某，男，20 岁。1991 年 1 月 29 日初诊：患肾炎年余不愈，尿化验蛋白经常为（＋＋＋＋）。求治于马氏。现症见：小溲黄短，茎中觉热，舌红苔黄，脉数。证属下焦有热。治宜清热利湿。方用五淋散加味。药用科学提炼中药：五淋散 6.0g，益母草 1.0g，地肤子 2.0g，黄芩 1.0g。水冲服，每天 1 剂。

二诊：服方药 10 日，小便渐清，小便解时茎中已不感痛，然尿中蛋白为（＋＋＋）。仔细询问病情，知其有鼻炎及咽喉炎之风疾，鼻涕稠脓而多，喉头干而痛，显为肺热使然，更为导赤散加味。药用科学提炼中药：导赤散 5.0g，连翘 1.0g，黄芩 1.0g，栀子 1.0g，桔梗 1.0g，玄参 1.0g，射干 1.0g，牛蒡子 1.0g，桑白皮 1.0g。水冲服，每天 1 剂。

三诊：服药 10 日，尿中蛋白消失十分之八，化验尿：蛋白（＋）。诉说喉头干痒，治以广毕鼠黏汤与之。药用科学提炼中药：生地黄 1.5g，连翘 1.0g，玄参 1.5g，牛蒡子 1.0g，射干 1.0g，天花粉 1.0g，浙贝母 1.0g，僵蚕 1.0g，甘草 0.6g。水冲服，每天 1 剂。

四诊：服上方药 10 日，3 次化验尿均为阴性。停药观察良好。

〔按语〕先贤有言，"肺为娇脏"，而马氏考校临床，发现肾脏居下，为藏精之宫，常受病邪较肺更多，六淫之中，风、湿、热诸邪，咸能侵犯之，故马氏认为"肾亦为娇脏"，然肾受六淫之邪，往往取道于肺罢了。因此，马氏认为，面目及上身发肿者，多为病生于外，在肺而亦在肾，治肺即治肾，故治其外即效。此例患者，初投清热利尿，效果不显著，通过问诊，知患者有鼻炎、喉炎之肺系夙疾，明肺经有热，转清肺利水而收全功。

（选自《中国百年百名中医临床家丛书·马光亚》）

吴生元医案

孙某，男，25 岁。住院号：376。1997 年 12 月 11 日初诊：患者在 1 个半月前曾被诊为肾炎，给予激素等治疗措施，病情无明显改善。现激素减量到 50mg/d，期间反复化验尿蛋白（＋＋＋）～（＋＋＋＋）。由于病情控制不稳定，并出现了满月脸等副作用，而求治于吴氏。现症见：腰膝酸软，满月脸，面部及颈胸部散在痤疮，颜面虚浮，双下肢略肿，口燥咽干，手足心热，夜尿频多，脱发。血压 105/60mmHg。尿化验：蛋白（＋＋＋），红细胞 0～2 个/HP。血脂 7.4mmol/L，血清白蛋白 55.5g/L。确诊为肾炎性肾病综合征。证属肾阴虚有热。治宜滋阴清热。方用竹叶石膏汤加味。药用：生石膏

30g，竹叶 10g，麦冬 15g，沙参 30g，法半夏 15g，黄柏 15g，知母 10g，桔梗 10g，砂仁 15g，板蓝根 15g，生姜 3 片，甘草 10g。8 剂，水煎服，每天 1 剂。

二诊：服药后口燥咽干减轻，但仍感手足心热，潮热汗出，改用清骨散加味。药用：银柴胡 15g，胡黄连 10g，青蒿 15g，鳖甲 15g，知母 10g，生地黄 30g，牡丹皮 15g，麦冬 15g，桔梗 10g，石菖蒲 10g，白豆蔻 10g，黄芩 10g，甘草 10g。8 剂，水煎服，每天 1 剂。

三诊：服药后患者感手足心热明显减轻，夜尿少，但感腹部怕冷，舌尖红，津液增，苔薄微黄，脉细。证属上热下寒。治以清上温下。方用潜阳封髓丹加味。药用：附子 50g（先煎），黄柏 20g，砂仁 15g，龟甲 10g，山豆根 10g，露蜂房 8g，骨碎补 15g，细辛 5g，板蓝根 15g，肉桂 15g，补骨脂 15g，生姜 3 片，甘草 10g。8 剂，水煎服，每天 1 剂。

四诊：服药后患者已无手足心热，但感神倦、纳差、腰背酸痛，足肿不明显。上方去附子、山豆根，加黄芪 50g，石菖蒲 10g，以益气通阳。10 剂，水煎服，每天 1 剂。

五诊：服药后患者已无明显不适，吴氏认为虚热已清，当滋补肾阴，方选六味地黄汤加味。药用：枸杞子 15g，生地黄 30g，防风 15g，鹿衔草 10g，茯苓 15g，山药 15g，泽泻 10g，丹皮 15g，山茱萸 10g。服药期间，每周减去强的松 5mg，并监测尿常规。

六诊：至 1998 年 3 月 5 日尿常规阴性，血胆固醇正常。患者顺利撤除激素，随访 1 年余，未见复发。

〔按语〕吴氏对肾病综合征应用激素所产生的副作用，本着中医辨证施治的原则，在滋阴清热法则的指导下，分别用竹叶石膏汤、清骨散、潜阳封髓丹施治，三方各有特点，步步为营。先投以竹叶石膏汤，"去热而不损其真"；再选用清骨散，清骨蒸潮热；而后选潜阳封髓丹，清上温下，纳气归肾，引火归原。后方重用附子，《古今名医方论》云："脾家得附子，则火能生土而水有归矣；肾中得附子，则坎阳鼓动而水有所摄矣；若生姜者，并用以散四肢水气而和胃也。"虚热已清后，再治以滋补肾阴，体现了先治其标、再治其本的原则，因而临床取得了良好的疗效。

（选自《中医杂志》）

九、瘀血内阻证

张琪医案

崔某，男，59岁。1973年11月29日初诊：既往患慢性肾炎，经治疗已缓解，但尿中常有微量蛋白，于本月26日过劳后腰酸乏力，小腹痛，小便溺血，色紫有块，尿道时有阻塞，未发现砂石。现症见：下腹左侧隐痛拒按，腰痛，手心热，口干，纳差，舌质紫无苔少津，脉象滑，沉取有力。尿常规检查：蛋白（＋＋＋），红细胞满视野。观其脉症，证属热结下焦，迫血妄行。治宜泄热凉血，散结止血。药用：桃仁20g，大黄10g，桂枝15g，赤芍20g，甘草10g，生地黄30g，白茅根50g，小蓟30g，侧柏叶20g。水煎服，每天1剂。

二诊（12月3日）：用上方3剂后，肉眼血尿消失，尿道不阻塞，大便日行2次不溏，镜下红细胞50个以上，蛋白（＋＋＋），手心热，腰酸，小腹左侧仍微痛，舌紫稍润，脉象沉滑不似前有力。热象已减，宗前方增减。药用：桃仁20g，大黄7.5g，桂枝15g，生地黄30g，柏叶炭20g，白茅根50g，小蓟30g，蒲黄炭15g，甘草10g。水煎服，每天1剂。

三诊（12月17日）：服药3剂，小便色转淡黄，小腹隐痛消失，大便日行2次。尿常规检查：蛋白（＋＋），红细胞15～20个/HP。舌红有薄苔，脉象沉稍有滑象。下焦热减，血热初平，但因年迈阴亏，继以前方去辛温之桂枝，加枸杞以滋肾阴。药用：桃仁20g，大黄7.5g，柏叶炭15g，蒲黄炭15g，白茅根50g，生地黄30g，小蓟20g，枸杞20g，甘草10g。水煎服，每天 1 剂。

四诊（12 月 24 日）：连服前方 9 剂，大便稍溏，腹部微不适。尿常规：蛋白（±），红细胞阴性。舌质正常，薄苔，脉象沉。嘱其停药观察，随访已痊愈。

〔按语〕张氏认为，大黄泻热毒，破积滞，行瘀血，通利二便。因其有泄热、凉血止血的作用，故治火热亢盛，迫血上溢的吐血衄血，同时亦治热结下焦，迫血下行的溺血。临证发现有不少血尿病例，用一般凉血止血药无效，改用大黄、桃仁后，血尿即止。《伤寒论》用桃核承气汤治热结膀胱蓄血发狂，本方即师其意，瘀热除则血止。但大黄用于凉血止血，量不宜大，量大则易导致腹泻。

（选自《当代名医临证精华·肾炎尿毒症专辑》）

邹治文医案

周某，男，8 岁。1988 年 3 月 18 日初诊：患者 2 年来周身反复浮肿，时轻时重，在外院诊为肾病综合征。经常感冒，尿常规反复有蛋白（＋＋）～（＋＋＋＋），红细胞少许。现症见：全身浮肿，两眼睑尤甚，营养差，精神不振，纳呆，咽红，舌黯，苔白，脉细涩，心肺腹未见异常，血压 120/85mmHg。尿常规：蛋白（＋＋＋），红细胞（＋），白细胞（＋）。血胆固醇 7.02mmol/L，白蛋白 33g/L，球蛋白 27g/L。证属瘀血阻络，水道失调。治宜活血利水。药用：益母草 15g，泽兰 15g，黄芪 15g，白茅根 15g，丹参 9g，桃仁 9g，茯苓 9g，泽泻 9g，车前子 9g（包），茜草 9g，草河车 9g，土鳖虫 3g。7 剂，水煎服，每天 1 剂。

二诊（3 月 25 日）：服药后颜面及两下肢浮肿减轻，仍疲劳，纳呆，咽稍红，脉苔如前。尿常规：蛋白（＋＋），红细胞（＋）。原法出入，上方加白术 15g，改黄芪用量为 30g，泽兰用量为 30g，以加强益气活血利水之功。

三诊（4 月 2 日）：服上方 7 剂后，水肿日渐减退，其余诸症亦随之轻缓。尿常规：蛋白（－）。治法同上，佐以益肾。药用：益母草 15g，白术 15g，白茅根 15g，山药 15g，泽兰 30g，黄芪 30g，丹参 9g，草河车 9g，丹皮 9g，茯苓 9g，泽泻 9g，生地黄 24g。又服 7 剂后，水肿已基本消退，尿蛋白（±）。病情稳定后用上方治疗半年，尿常规正常。

〔按语〕邹氏研究认为，肾病病程较久，易反复发作，气血更虚，久病入络，经络阻滞，气血运行不畅，则气滞血瘀，又因湿为阴邪，最易阻塞气机，伤人阳气，久病则阳虚寒盛，寒湿凝滞，气血流通不畅，亦导致气滞血瘀，因此，肾病无论从生理、病理、证候等方面都同瘀血有着直接或间接的联系。邹氏在常规疗法的基础上，重用活血化瘀药，收到了很好的效果。活血可以生血，活血可以通利脉络，气行水行，所以比纯用健脾、温肾、宣肺等常法为佳。但在重用活血化瘀药的同时，应重视下列几个方面：①气虚、气滞都能导致血瘀，当临床辨治水肿属瘀血时一定要加以补气行气之品。②小儿肌肤疏薄，卫外失固，易感外邪，在脾气不足情况下更是如此。外感之后，肺气失宣，水道不利，水肿易重现，当此重点应转移于肺，给予解散外邪，宣肺利水。在无外感证候时，亦应注意采取预防措施，因肾病常因外感而加重或复发。③蛋白尿的反复出现与感染病灶有密切关系，常由热毒之邪所致，使肾失封藏，因此消除病因治疗也很重要，临床上常配合应用清热解毒凉血之品。④湿邪郁久即易化热（苔黄、脉数），故主方中应佐以清热解毒利湿。⑤水肿的病机主要是脾主运化失常和肾之气化不利，必须注意的是治疗不能单纯用健脾补肾药，应加用利水药，使脾运健、肾阳充、小便利而水肿去。⑥对病程短、病情轻者，以丹参、益母草、泽兰为主；病程长、病情重者，或用活血化瘀药后疗效不理想者，加用破血消瘀药，如桃仁、土鳖虫、制大黄等，常取得较好的疗效。

（选自《肾病综合征》）

十、气机郁滞证

邹云翔医案

病案一：夏某，女，14 岁。1971 年 4 月 7 日初诊：患者 1970 年 9 月在学校劳动中皮肤过敏而起红疹，抓破后感染化脓。1971 年 1 月 19 日发现颜面明显浮肿，尿检：蛋白（＋＋＋），红细胞 6~7 个/HP，脓细胞 5~8 个/HP。住入某专区医院。入院后，尿检：蛋白（＋＋＋），并见颗粒管型。血浆蛋白低，胆固醇升高，诊断为肾病综合征。用青霉素、维生素 C、双氢克尿噻等西药治疗，因获效不著，加用激素，并输血浆 6 次，每次 100ml，血浆蛋白有所好转，但尿检仍差，精神软弱，胸闷，胃不知饥，浮肿溲少。3 月 12 日，患者呕吐，13 日查非蛋白氮 85.68mmol/L。至 15 日又发生抽搐，经中西医两法治疗，非蛋白氮下降，但症状未改善，尿检如故。因激素副作用明显而于 4 月 7 日自动出院，即转邹氏门诊治疗。现症见：全身浮肿，精神萎靡，头晕欲倒，步履艰难，面白无华，食欲不振，汗多溲少，腹胀不舒。服激素致药物性柯兴综合征，满月脸，水牛背，围裙腹，腹部及大腿内侧有紫纹，关节酸痛，经闭 8 月，苔白腻，脉细。尿检：蛋白（＋＋），脓细胞 0~3 个/HP，红细胞 3~4 个/HP，上皮细胞（＋），颗粒管型（＋）。血胆固醇 9.689mmol/L，血清总蛋白 46g/L。证属气、血、痰、湿郁滞经隧。治宜疏滞泄郁，化湿通络。方用越鞠丸加减。药用：制苍术 5g，生薏苡 9g，合欢皮 24g，半夏 6g，橘皮络各 6g，制香附 9g，郁金 9g，川芎 5g，六神曲 5g，白芍药 9g，茯苓 9g，糯根须 12g，鲜芦根 60g（去节）。水煎服，每天 1 剂。

二诊：服上方 1 周后，激素全停。20 剂后，精神渐振，腹胀已除，关节酸痛也止。再以上方加减，佐以健脾补肾、养血调经之品调经，6 月 15 日月经来潮，10 月份浮肿向退。至

1972 年下半年，精神好转，自觉无所痛苦，面色红润，月经正常，浮肿全消。尿检：蛋白少许，脓细胞 1～2 个/HP，上皮细胞少量。非蛋白氮 25mmol/L，胆固醇 4.69mmol/L。血常规检查红细胞 35×10^9/L，血红蛋白 68g/L，白细胞 62×10^9/L。即入学读书，直至 1977 年高中毕业，病未反复。

病案二：孙某，男，7 岁。1971 年 4 月 29 日初诊：患儿于 1971 年 2 月 19 日起，发现两下肢有瘀点和紫癜，且轻度浮肿。尿检：蛋白（＋），红细胞 0～1 个/HP，脓细胞极少，颗粒管型 0～1 个/HP。血小板计数 160×10^9/L，出凝血时间均为 1 分钟。诊断为肾病综合征，过敏性紫癜肾炎型。于 2 月 22 日住某医院治疗，入院后经用去氢化可的松、青霉素、中草药等治疗，效不佳，紫癜反复出现，阵阵腹痛。尿检：蛋白（＋＋＋）～（＋＋＋＋），红细胞（＋＋）～（＋＋＋），有颗粒管型。激素治疗副作用已出现，尿蛋白未获减少，以为预后不良，4 月 29 日至邹氏处诊治。现症见：浮肿面圆，腹大如鼓，腹壁静脉怒张，小溲量少，紫癜已隐，苔白，脉细数。尿检：蛋白（＋＋＋）～（＋＋＋＋），红细胞（＋＋），脓细胞（＋），颗粒管型（＋＋）。血胆固醇 10.36mmol/L。证属痰湿郁滞，气血不畅。治宜疏泄通络。方用越鞠丸合桃红四物汤加味。药用：越鞠丸 9g（包），当归 6g，白芍 9g，桃仁 9g，红花 9g，茯苓 9g，沙参 6g，冬瓜子 12g，川芎 3g，半夏 6g，陈皮 6g，佛手 9g。水煎服，每天 1 剂。

二诊：在服上方期间，因咳嗽，原方加三拗汤，咳止痰少。经治 2 月，病情好转，浮肿消退，面色红润，腹部平软，形体正常，自觉无不适。尿检查结果蛋白微量，血压 90/70mmHg，血胆固醇 4.7mmol/L，血尿素氮 9mmol/L，血清总蛋白 64g/L，白蛋白 42.3mmol/L，球蛋白 22.1mmol/L。之后间断服药至 9 月份，病情稳定，尿检正常而完全停药，入学读书。

病案三：孙某，男，16 岁。1972 年 6 月 26 日初诊：患者

1972 年 2 月因浮肿就医，尿检蛋白（＋＋＋），脓细胞（＋），红细胞 1～3 个/HP，找到颗粒管型及透明管型。3 月份查胆固醇 6.84mmol/L，血浆白蛋白 27g/L，球蛋白 24g/L。某医院诊断为肾病综合征，于 4 月 20 日收住院治疗。用激素治疗 2 个月，因激素副作用已较明显，而于 6 月 20 日出院，26 日至邹氏处专服中药治疗。现症见：腰府胀痛，头痛不舒，脱发汗多，形体肥胖，周身浮肿，尿量减少，苔腻，脉弦。尿检：蛋白（＋＋＋），并见脓细胞、上皮细胞、红细胞、颗粒管型少许。证属气血痰湿郁滞。治宜宗疏泄法治疗。方用越鞠丸化裁。药用：制苍术 6g，生苡仁 12g，茯苓 9g，半夏 6g，陈皮 6g，合欢皮 15g，糯根须 15g，续断 6g，红花 9g，白蒺藜 9g，越鞠丸 12g。水煎服，每天 1 剂。

二诊：服上方期间随证加味，如气短加用太子参、黄芪、党参、大枣；贫血加当归、白芍、枸杞子、磁石、全鹿丸；口干加天花粉、石斛、沙参、玄参、生地；纳少便稀加用炒山药、芡实；腰痛明显加用功劳叶；尿检红细胞（＋＋）时加用白茅根、侧柏叶、旱莲草、女贞子。按上方加减治疗 3 个月，浮肿渐退，溲量每日 1000ml 左右，尿检：蛋白（＋）～（＋＋）。治疗 5 个月，精神恢复，尿检蛋白微量，尿比重 1.012，血压 110/68mmHg，血肌酐 119.34μmol/L，酚红排泄试验 67%（2 小时），胆固醇 4mmol/L，遂停止服药，入学读书。追访至 1977 年夏季未曾反复，当时已任驾驶员工作。

〔按语〕《内经》中有升降出入的理论："出入废则神机化灭，升降息则气立孤危。"《素问·五常政大论》曰："升降出入，四者之有，而贵常守，反常则灾害到矣。""四者分之为升降，为出入，合之则一气字而已。夫百病皆生于气。"又据《丹溪心法》云："气血冲和，百病不生；一有怫郁，百病生焉。"郁则气滞，气滞则升降出入之机失度，当升者不升，当降者不降，当出者不出，当入者不入，清者化为浊，行者阻而不通，表失护卫而不和，里失营运而不顺。邹氏临证观察研究认为，激素引起的柯兴综合征，即表现为人体的升降出入功能紊乱，初伤气分，久延血分，变气血精微为湿浊痰瘀，阻于脏腑络脉肌腠而成。《素问·六元正纪大论》说："木郁达之，火郁发之，土郁夺之，金郁泄之，水郁折之。"邹氏根据《内经》之理论，对肾病综合征、药物性柯兴综合征的治疗，创造了疏郁泄浊法，方用越鞠汤加味疏之泄之，疏其气血，泄其湿浊痰瘀，使失常之升降出入功能得以恢复，取得了满意的疗效。

（选自《当代名医临证精华·肾炎尿毒症专辑》）

张琪医案

陈某，女，55岁。1999年10月12日初诊：肾病综合征病史3个月，曾用速尿及中药五苓散等无效。现症见：肢体及四肢肿胀，腹膨大胀满，胸满胁胀，口苦咽干，气逆不能平卧，小便不利，尿量少，大便不爽，舌苔厚腻，脉弦滑。证属气滞水蓄，湿浊壅滞，脾运失职。治宜健脾和胃，辅以泻热利湿。方用新方流气饮化裁。药用：干晒参15g，白术20g，茯苓20g，甘草10g，陈皮15g，半夏15g，公丁香10g，木香7g，枳实15g，厚朴15g，槟榔15g，香附15g，草果仁10g，青皮15g，大黄10g，肉桂7g。水煎服，每天1剂。

二诊：服药3剂，腹中肠鸣矢气甚多，尿量亦增多。继服4剂，气体下行，尿量增至一昼夜2000ml。原方加泽泻20g，猪苓20g，继服7剂，24小时尿量增至3000ml以上，腹胀全消，全身水肿亦消，尿蛋白（＋＋＋）。经继用升阳益胃汤、清心莲子饮调治4个月，尿蛋白（±）～（＋），临床缓解出院。

〔按语〕肾病患者水肿显著时，多为水气交阻所致。张氏对此研究认为，此乃为气滞水蓄为病，水气同病，气滞则水积，水积则气郁，气与水互结，阻碍三焦不得运行，故致大腹膨满，四肢肿胀；气不下行则两胁作痛；木气侮土，脾失健运，故见脘腹胀满，小便不利，大便不通等。临床常用《局方》木香流气饮衍化。该方虽然药多，但配伍严谨，全方共达强健脾胃，温振脾阳，疏肝理气，泻热利湿之功效，张氏用此方治肾病高度腹水常获捷效。

（选自《中国百年百名中医临床家丛书·张琪》）

石景亮医案

梁某，男，12岁。1988年5月6日初诊：患者3月份确诊为肾炎型肾病，曾经应用强的松等药物住院治疗59天，疗效不佳。后求治于石氏。现症见：满月脸，胸闷纳呆，舌质暗，苔腻，脉细濡。强的松每天服用6片。尿化验：蛋白（+++）。证属激素导致体内升降出入功能紊乱，气血痰湿郁滞经隧。治宜发越郁结，清利湿邪，祛痰通络。方用越鞠汤（经验方）加味。药用：苍术6g，白术6g，生薏仁20g，制香附6g，郁金6g，栀子6g，天竺黄5g，连翘10g，赤小豆15g，蒲公英20g，茯苓6g，泽泻6g，白茅根30g，芦根30g。6剂，水煎服，每天1剂。

二诊（5月23日）：服药后，腻苔消除，饮食正常，但饭后腹胀，且感腰酸乏力，舌质淡，苔薄白，脉细弱。证属邪祛正衰，脾胃虚弱。治宜益气健脾，佐以渗湿。方用玉屏风散加味。药用：生黄芪10g，防风6g，白术6g，山药20g，赤小豆30g，薏苡仁20g，茯苓6g，天竺黄6g，地龙20g，益母草20g，芡实20g，麦芽20g。水煎服，每天1剂。强的松减为5片。上方略作加减，连续服用32剂，病情明显好转，食纳正常。尿化验：蛋白（++）。

三诊（6月24日）：虽为夏季，但患儿着衣较多，四肢欠温，活动稍多，则感腰酸体困，舌质淡，脉细缓。证属脾肾阳虚。治宜补肾益脾。药用：生黄芪20g，白术6g，防风6g，山药15g，莲子肉20g，芡实20g，覆盆子15g，枸杞子12g，地龙20g，益母草15g，制附片6g（先煎），陈皮6g。水煎服，每天1剂。将强的松减为每天4片。

四诊（7月15日）：病情稳定好转，尿化验：蛋白（+）。方药调整如下：生黄芪20g，白术10g，防风6g，乌梅炭10g，冬虫夏草 3g，芡实 20g，莲子肉 15g，赤小豆 20g，益母草 20g。水煎服，每天 1 剂。强的松减为每天 3 片。

五诊（8 月 28 日）：上方连服 42 剂，病情趋愈。尿化验蛋白阴性。血浆白蛋白恢复正常。舌质淡红，苔薄白，脉细缓。强的松减为 5mg。为巩固疗效，采取益气固肾，佐以渗湿和胃方药。药用：生黄芪 20g，白术 6g，防风 6g，薏苡仁 20g，山药 15g，白果 6g，芡实 20g，乌梅 6g，莲子肉 10g，连翘 6g，赤小豆 20g，郁金 6g，麦芽 20g。水煎服，每天 1 剂。

六诊（1989 年 1 月）：上方连续服用 60 剂，并将强的松停用。病情无复发，远期疗效可靠。

〔按语〕石氏认为，长期大剂量使用激素，致使人体阴阳失衡，升降功能失调，脏腑功能失司，气血痰湿热邪郁结体内，由此而造成清阳不升，浊阴不降，上下郁阻，中焦闭结，中土不化，出现胸膈痞闷，脘腹胀满，形体肥胖，体倦乏力等不适。宗李东垣"脾胃为气机升降之枢"及朱丹溪"凡郁皆在中焦"之说，给予发越郁结，调理中焦，创制新加越鞠汤（苍术、茯苓、生薏仁、香附、郁金、丹参、栀子、连翘、升麻、枳壳、神曲、生姜、大枣），全方通过清热化痰、调畅气机、健运中焦，而达到发越郁结之目的。石氏认为，激素类似一个纯阳之药，进入人体以后，起到取代真阳的作用，使机体内部产生依赖性，故激素减量时，可出现脾肾阳虚的证候。撤减激素汤（黄芪、白术、防风、山药、莲肉、芡实、白果、乌梅、山萸肉、仙茅、仙灵脾、肉苁蓉、鹿茸、益母草）经合理配伍之后，可达到温壮肾气、培补脾土、敛精固精之功效，可焕发脾肾生发之气，增强脾肾功能，逐步消除对激素的依赖，从而达到取代外源性激素之目的。患者应用激素及免疫抑制剂治疗后，易致免疫功能低下，经常发生上呼吸道感染或慢性咽炎。石氏认为，此时如果坚持以益气固表、培本固肾、渗湿和胃之剂久服，既可巩固疗效，又可防止复发。本此意而创用扶正御邪汤（黄芪、白术、防风、连翘、白茅根、玉米须、生薏仁、郁金、佩兰、山药、芡实、莲肉、枳壳），诸药配伍，有益气固肾、渗湿和胃之功，达扶正御邪之效。本案患者，石氏灵活应用三步疗法，稳而有序，步步为营，不仅近期疗效显著，而且长期随访也疗效满意。

（石景亮教授亲增医案）

十一、虚实夹杂证

徐嵩年医案

病案一：曹某，男，14岁。1974年6月10日初诊：患者自1974年4月患肾病综合征，伴氮质血症及腹膜炎收入病房，用中西药结合治疗，浮肿已退。尿蛋白始终（＋＋＋）～（＋＋＋＋），红细胞3～10个/HP，白细胞（＋）～（＋＋＋），颗粒管型2～3个/HP。血胆固醇16.2mmol/L，非蛋白氮25mmol/L，肌酐131.2μmol/L，二氧化碳结合率20.12mmol/L，血压80/40mmHg，血清总蛋白46g/L，白蛋白30g/L，球蛋白16g/L。初诊时曾迭进益气、健脾、清热诸药无效，自1975年2月11日改用滋阴清热之法，应用经验方滋阴清热解毒汤。药用：白花蛇舌草30g，炙龟甲15g，熟地黄24g，知母12g，黄柏12g，怀山药30g，大蓟30g，熟附子9g（先煎），黑大豆30g，补骨脂15g，石龙芮30g，生熟薏苡仁各12g。水煎服，每天1剂。

二诊：服上方药后尿蛋白逐渐减少至（＋＋）则再无进步。4月7日进投下方：当归12g，知母9g，黄柏9g，熟地黄24g，龟甲15g，扦扦活30g，菟丝子15g，玉米须30g，桑椹子15g，石韦30g，锁阳15g，赤石脂30g。水煎服，每天1剂。药后尿蛋白（＋＋）→（＋）→（－），迄今已3年未复发。

病案二：刘某，女，16岁。1977年9月20日初诊：患者于五六岁时患过猩红热，病后未加重视。3年后因面部浮肿，化验小便，发现有尿蛋白（＋＋＋＋），红细胞（＋＋＋），当时以尿路感染治疗，用红霉素后红细胞消失，但扁桃腺炎反复发作，尿检一直异常，迄今已六七年，尿蛋白（＋＋）～（＋＋＋），红白细胞少许，偶见管型，面部轻度浮肿，咽部微红，下肢无凹陷性浮肿，肾区无叩击痛，血压106/74mmHg，胆固醇2.6mmol/L，血沉11mm/h，肾功能正常，尿蛋白24小时定量为1.32g。证属脾肾亏虚。治宜益气补肾。方用经验方温肾益气解毒汤。药用：升麻9g，党参12g，蝉蜕9g，益母草30g，石韦15g，黄精15g，补骨脂15g，制狗脊30g，覆盆子30g，核桃仁15g，大蓟30g，天葵子15g。水煎服，每天1剂。

二诊：服上方药后蛋白尿（＋＋＋）→（＋＋）→（－），2月13日因感冒尿蛋白又出现（＋），投以经验方清利方：白花蛇舌草30g，蝉蜕9g，七叶一枝花15g，蒲公英30g，板蓝根30g，玉米须30g，生薏仁20g，田字草30g，铁扫帚30g，鲜白茅根30g。水煎服，每天1剂。服药后尿蛋白转阴，仍以原方巩固治疗至3月23日，停药后至今未复发。

病案三：俞某，女，40岁。患者患蛋白尿已七八年，尿蛋白维持在（＋）～（＋＋），红细胞多至（＋），透明管型、颗粒管型偶见0～2个/HP。长期服药病情反复颇多，肾功能正常，自1976年9月8日起求治于徐氏门诊。证属肾阴亏虚，湿热毒邪不去。治宜清热解毒，滋阴补肾。方用经验方温肾滋阴解毒汤。药用：白花蛇舌草30g，一枝黄花30g，扦扦活30g，玄参15g，龟甲15g，知母12g，黄柏12g，黑大豆30g，石韦30g，仙灵脾15g，补骨脂15g，火鱼草30g，灯心草4.5g。水煎服，每天1剂。药后尿常规正常，一直稳定到现在，已2年余未复发。

〔按语〕徐氏治疗肾病综合征，自拟温肾解毒汤主要从滋阴清热和温肾固涩两方面同用，治肾按"阴阳互根"或"阳中求阴"或"阴中求阳"，取"阴平阳秘"恢复肾功能为目的。治蛋白尿以补益脾肾、清化湿热为主要手段。临证时，灵活运用，视不同情况加味用药。若晨间尿蛋白少，活动后蛋白多，为肺脾气虚不能统摄，药用益气举陷之类；若晨间尿蛋白多，下午蛋白少，药用温肾固涩之类；经常感冒反复发作，治在上焦，药用清热解毒消炎之类，控制上呼吸道感染。为了增强肾的血流量，使肾功能正常，徐氏用活血化瘀、消肿散结之类药物治疗蛋白尿，具有良好的临床效果。

（选自《当代名医临证精华·肾炎尿毒症专辑》）

张琪医案

病案一：高某，女，15岁。1975年9月23日初诊：患肾炎2年余，实验室检查：尿常规：蛋白（＋＋＋），红细胞50个以上/HP；血浆总蛋白40g/L，白蛋白16g/L，球蛋白24g/L，胆固醇10.4mmol/L。现症见：全身轻度浮肿，面色㿠白，腰部酸痛，全身虚弱，小便量少色黄，手心热，舌尖红，苔薄白，脉见沉滑。血压110/80mmHg。曾在医院住院半年余，诊断为慢性肾炎肾病型，用激素及中药治疗均无明显效果。辨证分析：脾肺气虚日久耗伤阴液，形成气阴两虚，以致全身衰弱，腰酸痛，掌心热，溲黄，舌红，脉沉滑等，又属湿热蕴蓄，因而乃为正虚邪恋。治宜益气滋阴，清热解毒利湿，正邪兼顾。药用：黄芪50g，党参50g，石莲子15g，地骨皮15g，柴胡15g，茯苓20g，寸麦冬15g，金银花40g，黄芩15g，小蓟30g，白茅根50g，藕节20g。水煎服，每天1剂。

二诊：病人连续以上方加减服用100剂左右，全身有力，面色红润，腰部已不酸痛，浮肿消失，食纳增进，手心热消失，尿常规检查逐渐好转。1975年2月、3月、4月、5月连续尿化验皆呈阴性，血胆固醇5mmol/L，白蛋白28g/L，球蛋白24g/L。舌润口和，脉象沉而有力。血压110/70mmHg。

三诊（1975年11月）：病情稳定，尿常规化验皆阴性。1977年5月追踪观察，病人已上学1年余，尿常规检查正常。

〔按语〕本例慢性肾炎肾病型，以蛋白尿为主，历经中西医治疗未效。辨证以气阴两虚为本，湿邪留恋为标，治法从标本兼顾入手，方用益气养阴而兼清热解毒利湿，守方服用百余剂，而收全功。

病案二：孙某，女，22岁。1976年12月13日初诊：患病13个月。开始周身浮肿，尿少，尿常规检查：蛋白（＋＋＋），红细胞6～11个/HP，白细胞3～5个/HP，颗粒管型2～3个/HP。经中西药治疗后浮肿很快消退，尿量增多，但反复尿检无好转，尿化验结果基本同前。现症见：腰酸乏力，倦怠，手足心热，尿黄，舌体胖，脉弱。证属气阴两伤，湿热羁留。治宜清热解毒利湿，佐以益气滋阴。药用：黄芪50g，党参40g，大蓟40g，白茅根50g，白花蛇舌草50g，蒲公英50g，黄芩15g，麦冬15g，柴胡15g，滑石15g，车前子15g（包），甘草10g。9剂，水煎服，每天1剂。

二诊（1977年1月4日）：服上方9剂，仍尿黄，舌边红有薄苔，舌体稍胖，脉沉较前有力。尿常规检查：尿蛋白（＋），红细胞、颗粒管型皆阴性。继以前方增减。药用：黄芪50g，党参40g，白花蛇舌草50g，生地黄30g，蒲公英50g，白茅根50g，大蓟40g，藕节20g，蒲黄15g，木通15g，黄芩15g，车前子15g（包），甘草15g。水煎服，每天1剂。

三诊（1月18日）：服上方9剂，已无明显症状。尿常规检查：蛋白（＋），其余皆阴性。前方继服。

四诊（1月24日）：服前方9剂，自觉无不适，反复检查尿蛋白均为（±），其余皆阴性，嘱其停药观察。

〔按语〕慢性肾炎属于湿热蕴蓄之证，虽然临床上也有面㿠浮肿、畏冷等阳虚见症，但咽干口苦、尿黄、苔黄腻等湿热内蕴诸证不可忽视。此病例表现为虚实夹杂，因此，不能单纯致力于补，必须补药与清热解毒药合用，蛋白尿常常随之而消除。

（选自《当代名医临证精华·肾炎尿毒症专辑》）

病案三：某女，20岁。1999年10月初诊：患肾病综合征2年余，经用强的松、雷公藤多苷及中药益气补肾清热等皆无效，求治于张氏。现症见：眼睑及双下肢浮肿不消，口干咽痛，下午低热37.8℃左右，尿少腰痛，畏寒面㿠，舌燥质红，脉沉滑。尿化验：蛋白（＋＋＋＋），红细胞5～7个/HP。血浆总蛋白 62g/L，白蛋白 28g/L，球蛋白 34g/L；胆固醇、甘油三酯均高于正常值。临床确诊为难治性肾病综合征。证属肺热脾虚肾寒。治宜清上温下。方用瓜蒌瞿麦丸加味。药用：天花粉 20g，瞿麦 20g，附子 15g（先煎），山药 20g，泽泻 20g，茯苓 15g，麦冬 20g，知母 15g，桂枝 15g，黄芪 15g，甘草 10g，山豆根 20g，重楼 30g。水煎服，每天 1 剂。

二诊：服上方药 30 剂，体温转为 36.7℃，尿量增多，24 小时达 2000ml，浮肿明显减轻，尿蛋白降至（＋＋）。继续服用 14 剂，浮肿消退，口干咽痛，尿蛋白降至（＋）。以此方化裁继服 50 剂，诸症皆除，尿蛋白转阴，血浆蛋白恢复正常，临床缓解。

病案四：张某，男，48 岁。患肾病综合征病史半年余，曾用强的松、环磷酰胺及中药补益脾肾之剂皆效果不明显。现症见：周身水肿，小便不利，口干咽痛，胸中烦热，手心热，腰痛畏寒，少腹痛喜按，大便溏，舌质红少津，脉滑。尿化验：蛋白（＋＋＋＋），红细胞 5～7 个/HP。血肌酐 259μmol/L，尿素氮 105mmol/L。证属肺胃热盛、脾肾虚寒、上热下寒、寒热错杂证。治宜清上温下，寒热并用。方用瓜蒌瞿麦丸加味。药用：天花粉 20g，瞿麦 20g，附子 15g（先煎），山药 20g，泽泻 20g，茯苓 15g，麦冬 20g，知母 15g，桂枝 15g，黄芪 15g，甘草 10g，白术 20g，炮姜 15g。水煎服，每天 1 剂。

二诊：服药 14 剂，口干及下腹痛、大便溏均好转，尿化验蛋白降至（＋＋＋），红细胞 0～1 个/HP。嘱继服上方药，症状明显减轻，周身有力，舌见润，五心烦热亦轻。继续服用上方药 60 剂，尿蛋白化验转阴，血肌酐 150μmol/L，尿素氮 9.56mmol/L。此后病人坚持以本方化裁服药，治疗 6 个月，尿蛋白一直阴性，血肌酐、尿素氮皆下降至正常值，临床痊愈，上班已 5 年未复发。

〔按语〕一些肾病综合征患者多呈现上热下寒证，此证临床多为肺脾肾功能失调，肺热脾虚肾寒，上热下寒，寒热交错之证。张氏多年观察临床辨证要抓住三个特点：一是肺为水之上源，若肺热则失于清肃下行，则临床呈现咽干口渴舌赤少津，同时伴有小便不利形成水肿。二是脾主运化水湿，为人体水液代谢之枢纽，若脾虚则运化功能受阻以使水湿不得运行而停蓄，临床出现胃脘灼热、四肢困重、头昏沉、大便不实等症。三是肾司开阖，若肾阳虚则畏寒肢冷，开阖失司则小便不利、水肿。此症之结在于三脏寒热交错，关键在于上有肺热，中有脾虚，下有肾寒。张仲景之瓜蒌瞿麦丸正是为此而设。不过张氏认为此方略有不足之处是力量较弱，因此加入桂枝、黄芪、麦冬、知母以加强该方之功效，同时结合辨证用药，临床观察疗效确切。

（选自《中国百年百名中医临床家丛书·张琪》）

杜雨茂医案

袁某，男，20岁。病历号：77036。1977年6月28日初诊：患者去年4月患肾病综合征，住院西医治疗244天后好转。今年6月初，病又加重，经当地医院用环磷酰胺及强的松等治疗，效不显，故由宝鸡市来咸阳求治。现症见：面部及下肢浮肿，按之有轻度凹陷，自感头晕乏力，腰酸痛，尿黄少，面部有少量痤疮，面色发红，舌红苔黄腻，脉弦细。尿常规化验：蛋白（＋＋＋＋），颗粒管型5~8个/HP，脓球（＋），红细胞少许，上皮细胞少许。证属肾元亏虚，水湿留滞，夹有瘀热。治宜滋肾利水，清热化瘀。药用：生地黄12g，枸杞子12g，丹皮9g，泽泻12g，茯苓12g，车前子12g（包），怀牛膝9g，桑寄生12g，连翘18g，鱼腥草30g，白茅根30g，丹参18g，当归12g，益母草30g。水煎服，每天1剂。

二诊：服上方期间，在1周内全部撤去西药，守方服中药，至8月11日，共服药32剂，肿全消，腰不痛，惟口干，劳后稍有腰酸，余无明显不适，舌淡红，苔白微腻，脉沉缓。尿化验：蛋白阴性，上皮细胞及白细胞少许。宗前法，加重益肾，减少清利。药用：生熟地各9g，山药12g，女贞子12g，

枸杞子 12g，泽泻 12g，茯苓 12g，丹皮 9g，猪苓 12g，丹参
18g，当归 9g，鱼腥草 30g，白茅根 30g，益母草 30g。水煎服，
每天 1 剂。

三诊：上方有时稍事出入加减，至 9 月 28 日，共服 54
剂，诸症平复，予以丸剂善后调理。药用：生地黄 90g，熟地
黄 60g，山萸肉 60g，山药 45g，丹皮 45g，茯苓 45g，泽泻
45g，旱莲草 45g，巴戟天 45g，车前子 45g，党参 45g，茺蔚子
45g，黄芪 60g。共为细末，炼蜜为丸，每日 2 次，每次 9g。
连服丸药两料，病痊愈。1978 年至 1982 年，每年均来院复
查，一切正常。

〔按语〕慢性肾炎的病变部位主要在肾脏，杜氏认为其病
变根本属于肾虚。由于肾虚，功能活动衰减，以致水液代谢紊
乱，失其封藏之职，元气亏虚，从而出现蛋白尿、血尿等病理
变化。杜氏观察发现，慢性肾炎肾虚阴虚型为多，因此，肾虚
不仅是慢性肾炎发展变化的基础，而能否恰当地补肾也是治疗
慢性肾炎及蛋白尿的关键。本例病人，不仅有肾阴虚，更在此
基础上夹杂有湿热与瘀血邪实诸证，其治早期应重在补肾阴，
同时注意清除湿热蕴结及瘀血内阻之邪实，标本同治，故而能
取得良效；后期邪实已除，其治主要放在调补肾中阴阳之上，
以达远期巩固之目的。

（选自《当代名医临证精华·肾炎尿毒症专辑》）

叶景华医案

病案一：傅某，男，34 岁。1985 年 6 月 27 日初诊：患者
半月前患猩红热。现症见：面部及下肢轻度浮肿，腰部酸痛，
小便短赤，纳呆，口干苦，大便溏薄，日行 4～5 次，舌质红
苔薄黄，脉细数。化验：尿蛋白（＋＋＋＋），24 小时尿蛋白
定量为 6.6g，非选择性蛋白尿；血沉 65mm/h；血浆白蛋白
14.6g/L，球蛋白 18.4g/L；血胆固醇 9.9mmol/L，甘油三酯
3.9mmol/L。确诊为肾病综合征。证属虚实夹杂。治宜益肾清
利，活血祛风。药用：鹿衔草 30g，金雀根 30g，菝葜 30g，黄

柏 10g，苍白术各 15g，丹皮 10g，荠菜花 30g，川牛膝 15g，米仁根 30g，陈皮 10g。水煎服，每天 1 剂。并给服肿节风片 20 片，分 4 次服用。

二诊：服药 3 周小便增多，每日在 1500～2000ml，浮肿消退，24 小时尿蛋白定量 3.57g。守上方药继用。

三诊：服药 1 月余，一般情况好，血压正常，复查 24 小时尿蛋白定量 0.9g，血胆固醇、甘油三酯下降，血沉正常。现夜尿仍较多。1985 年 8 月 26 日带药出院。

四诊：继续服药 3 个月，尿正常，一般情况好。随访 1 年，情况好，恢复工作。1989 年 7 月因咽痛而浮肿又起，小便少，24 小时尿蛋白定量增至 3.3g，经治疗 1 月，肿退，尿化验正常。

病案二：徐某，女，32 岁。1982 年 1 月 12 日初诊：患者 8 岁时曾患肾炎，1 月前起咽痛，迁延不愈，至 2 周前起恶寒发热，5 天来面部及下肢浮肿，小便短少，纳呆，大便尚可。现症见：面部轻度浮肿，咽部充血，扁桃腺稍大，两下肢有凹陷性浮肿，舌苔薄尖红，脉较数。化验：尿检蛋白（＋＋＋），24 小时蛋白定量为 7.8g，有少许红白细胞；尿素氮 10.7mmol/L；血浆白蛋白 21g/L，球蛋白 29g/L，胆固醇 6.7mmol/L。确诊为肾病综合征。证属风热外袭，先以疏风清热利水，服药 1 周后表邪解，浮肿退，但尿蛋白仍（＋＋＋）。治宜益肾清利，活血祛风。方用经验方慢肾方。药用：鹿衔草 30g，怀牛膝 10g，楮实子 15g，金雀根 30g，徐长卿 30g，半枝莲 30g，白茅根 30g，黄柏 10g，萆薢 30g，党参 15g，白术 15g，黄芪 30g，肿节风片 15 片（分 3 次服）。水煎服，每天 1 剂。

二诊：上方药连续服药 1 个月，情况好转，尿蛋白（＋），24 小时尿蛋白定量减至 1.04g。1982 年 2 月 23 日出院，门诊随访。继续服药至 2 个月，24 小时尿蛋白定量减至 0.4g。随访至 1983 年 5 月复查尿蛋白阴性，血压正常，一般情况好。

〔按语〕对于肾病综合征的治疗，叶氏认为，有外感者，当先疏解清利，表证解除后，治宜益肾清利，活血祛风。多年来运用慢肾方加减化裁临床较为满意，不仅症状好转，且尿蛋白减少而转阴，血脂降低，血浆白蛋白上升，可谓之清升浊降，肾脏恢复其常功。

（选自《叶景华医技精选》）

李晏龄医案

王某，男，12 岁。1974 年 10 月 7 日初诊：患儿病前经常患扁桃腺炎，头部生小疖疮，1973 年 4 月出现眼睑浮肿，继之全身浮肿，经某医院诊为肾炎。住院后，应用青霉素、强的松、双氢克尿噻等药物治疗，症状消失后出院，但出院后不久又复发。如此反复 3 次，近半年来浮肿逐渐加重。现症见：面部及全身浮肿，头部有几处小疮疤，扁桃腺中度肿大，腹部膨隆，腹水征（＋），阴囊及两下肢浮肿，舌尖红，苔白腻，脉缓。体温、血压正常。尿检：蛋白（＋＋＋＋），白细胞（＋＋），红细胞（＋＋）。血检：白细胞 $20 \times 10^9/L$，中性粒细胞 0.88，淋巴细胞 0.12；血浆总蛋白 41g/L，白蛋白 13g/L，球蛋白 28g/L。诊断为难治性肾病合并腹水。入院后即予激素、环磷酰胺治疗，同时服用经验方益肾汤。药用：生黄芪 30g，石韦 30g，玉米须 30g，白茅根 30g，川芎 9g。水煎服，每天 1 剂。

二诊：服上方药 2 周后浮肿消退，食欲好转。2 个月后于 12 月 10 日查尿蛋白阴性，各项检查正常。强的松按规定减量，停用环磷酰胺，中药仍用益肾汤基本方，继续服药 6 个月，至 1975 年 7 月停药。至今已 15 余年，未再复发。

〔按语〕难治性肾病属于中医水肿范畴，一般以脾气虚弱、脾肾阳虚、肝肾阴虚为多见。但由于小儿为稚阳稚阴之体，且脾常不足，所以临床上常表现为寒热错综，虚实夹杂，故立法除重用黄芪补气以治其本之外，还加用活血利水之品以治其标。现代药理研究发现，黄芪具有激发实验动物网状内皮系统功能、提高淋巴细胞表面抗原性、调节机体免疫功能的作用，对防止肾病的复发具有重要的意义。因本病的发病机理复杂，病程冗长，单用中药治疗效果较慢，故临床上多采用中西医结合的治疗方法，以迅速控制病情，尔后单用中药调理以防复发。临床观察百余病例缓解10余年未再复发，此乃针对病机、标本兼治之功效。

（选自《中国名医名方》）

周仲瑛医案

夏某，女，12岁。2000年6月8日初诊：2个月前因面部浮肿、足肿、尿少、腰痛就诊于某医院，经检查确诊为肾病综合征，予强的松治疗40余天（口服60mg/d），病情无改善，乃请中医诊治。现症见：面容发胖，呈满月状，咽痛，咳嗽，痰少色白，手抖，两下肢轻度浮肿，尿频量少，泡沫较多，腰酸痛，口干，两手心热，大便偏干，咽部充血，扁桃腺Ⅲ°肿大，双肾区叩击痛（＋）。舌苔薄黄腻，舌质偏红，脉细滑数。尿常规化验：蛋白（＋＋＋），隐血（＋＋＋）。血压140/110mmHg。证属肺肾阴虚，下焦湿热，阴络受损，肾气不固。治宜肺肾同治。药用：南沙参12g，北沙参12g，生地黄12g，益母草12g，野菊花12g，麦冬10g，玄参10g，黄柏10g，一枝黄花15g，鹿衔草15g，大蓟15g，荔枝草15g，金樱子15g，生黄芪15g，白茅根15g，六月雪20g，雷公藤5g。水煎服，每天1剂。

二诊：服上方10剂后，复查尿常规：蛋白（＋），隐血（＋）。尿量增多，泡沫仍多，腰痛减轻，仍口干，手心热，大便干，血压偏高，舌苔薄黄，舌质偏红，脉细滑数。续予上方，嘱逐步撤减强的松。根据就诊时症状表现每次来时稍作加减：补益肺肾伍入山茱萸、菟丝子、芡实等药；清利下焦伍入荠菜花、蒲公英、石韦、土牛膝、知母等药；尿血多时则配合大黄炭、茜根炭、旱莲草、苎麻根等以止血。以上方加减连续服用半年。

三诊（12 月 11 日）：血压 105/66mmHg，尿常规检查：蛋白（-），红细胞少许。激素已全部撤完，原法继续巩固治疗。至 2001 年 4 月 2 日复诊时，多次复查尿常规均正常，血压稳定，症状消失，虽偶有感冒，病情也无反复。

〔按语〕肾病从水肿论治，但症状标本虚实错杂，除有肾系症状外，周氏根据患女有咽痛、咳嗽、少痰等症状，断其肺热阴虚，因金水相生，故当肺肾同治。《证治汇补》有"水肿有属阴虚者，肺金不降而浮肿……宜滋阴补肾，兼经保肺化气"之说，因此，周氏在选用南北沙参、生地黄、麦冬等养阴药的同时，还选用黄芪以"保肺化气"，兼助金樱子等以固摄肾气，与清利下焦湿热之药配伍，标本兼顾，收效显著。

（选自《中医杂志》）

朱进忠医案

赵某，女，40 岁。初诊：患者下肢浮肿、大量蛋白尿 3 年，确诊为肾病综合征。前医予西药治疗不效，继又改用中药滋阴补肾、益气利水、活血化瘀、清热解毒等治之亦无功。现症见：除下肢浮肿，大量蛋白尿外，并见头晕乏力，胸满心烦，咽干咽痛，失眠，舌苔白，脉濡缓。证属气阴两虚为本，痰郁气结，郁而化火为标。治宜补气养阴，理气化痰，清热泻火。药用：黄芪 15g，当归 6g，麦冬 10g，太子参 10g，陈皮 10g，五味子 10g，竹茹 10g，枳实 10g，半夏 10g，陈皮 10g，茯苓 10g，甘草 6g，石菖蒲 10g，远志 10g，生地黄 10g，元参 6g。水煎服，每天 1 剂。

二诊：服药 7 剂，咽干咽痛、心烦失眠好转，尿蛋白由（＋＋＋＋）降至（＋＋）。继服 40 剂，诸症大部分消失，化验尿蛋白（＋），诊其脉弦大。处方：肾康灵，1 次 4 粒，1 日 3 次，空心服。

三诊：服药 1 月，临床治愈。

〔按语〕前医久治不效，只因但治肾病，不治兼证，只知局部，不知整体。朱氏善诊脉象，标本分明，扶正祛邪，气阴着手，清热化痰，守方用药，循序渐进，得以收效。

（选自《中医临证经验与方法》）

石景亮医案

申某，男，65 岁。2002 年 8 月 22 日初诊：患者 3 年前确诊为肾病综合征，给予足量强的松及环磷酰胺等措施治疗，水肿消退，尿蛋白转阴。激素逐渐减量维持，共用 1 年半停药。20 多天前，再次出现双下肢水肿，肢体困倦，纳呆，乏力，尿量每天约 1000ml，再次给予上述药物应用，效果不佳，求治于石氏。现症见：双下肢肿甚，腹水征阳性，舌质淡，苔白腻，脉沉弦。测血压 150/95mmHg；24 小时尿蛋白定量 4.2g；肾功能：尿素氮 15.7mmol/L，肌酐 164μmol/L。西医诊断为肾病综合征并急性肾衰。中医辨证为水肿，证属水湿浸渍。治宜通阳利水，健脾化湿。方用魏氏瞿附通阳汤化裁。药用：瞿麦 15g，制附片 10g（先煎），茯苓皮 20g，陈皮 12g，大腹皮 20g，苍术 15g，白术 15g，泽泻 10g。7 剂，水煎服，每天 1 剂。

二诊（8 月 29 日）：水肿明显消退，仍诉纳差，乏力，胸闷，舌质淡，苔白润，脉沉。继用通阳化气利水法为治。上方略作加减：去二术、泽泻，加川椒目 12g，沉香 12g，地肤子 20g，车前子 30g（包），黄芪 30g，威灵仙 20g，半夏 15g。继服 7 剂，水煎服，每天 1 剂。

三诊：服药后双下肢水肿尽消，腹胀减轻，纳食转佳，尿量每天增加至 1500ml。仍觉乏力。辨析：大邪已去，正气受损，宜在原方中略加扶正之品，继服 5 剂。再诊时，患者诉腹胀消，纳食好，肢体有力。尿蛋白（＋），血浆蛋白恢复正常，肾功能恢复正常。继上方加减调理半月，尿蛋白阴性。

〔按语〕石氏治水肿，每立足于肺脾肾三脏，兼顾虚实，尤重祛邪。本案系水湿之邪内聚，三焦决渎失司，膀胱气化失常，故小便短少，水湿内聚，横溢肌肤。脾为湿困，阳气不得舒展，故身重神疲，运化失职，甚则胸闷、纳呆。总其病机乃为水邪为患。宗叶天士"通阳不在温，而在利小便"之说，治以通阳化气利水，佐以健脾化湿。方中川椒目、瞿麦、地肤子、车前子功专利水，茯苓皮、大腹皮利水渗湿兼有健脾之功，灵仙疏通经络，附片补火助阳，助膀胱气化。诸药相合，则水气消，膀胱气化有权，脾运得健，俾水湿尽去，澄源塞流，诸症好转，且无复发之虞。

（石景亮教授亲增医案）

姚树锦医案

张某，男，65岁。1986年4月20日初诊：患者去年6月因外出感冒发热后，引起腰痛、浮肿、尿中泡沫多。于市某医院化验尿：蛋白（＋＋＋），红细胞（＋），颗粒管型（＋）。血浆总蛋白34g/L，白蛋白16g/L，总胆固醇9.8mmol/L。确诊为慢性肾炎肾病型。予强的松及对症治疗后，尿蛋白未减少，24小时尿蛋白定量2.6g。求治于姚氏。现症见：双下肢浮肿，腰酸困痛，上午口渴引饮，夜间尤苦，精神倦怠，尿中多沫，四肢疲软，纳食不香，动则气短，舌略红，苔白燥，脉虚弦。证属气阴暗耗，肾之阴阳失调。治宜益气健脾，养阴固肾。方用经验方芪薏四君子汤加味。药用：生黄芪30g，生薏仁30g，西洋参15g，茯苓15g，白术15g，甘草3g，石斛6g，冬虫夏草6g，鹿角胶10g（烊化），阿胶12g（烊化），怀牛膝12g，白茅根20g。14剂，水煎服，每天1剂。

二诊（5月5日）：服后口渴、气短明显好转，下肢浮肿减轻，仍感下肢软，腰酸困痛，纳食不多，夜尿频多，舌脉同前。尿化验：蛋白（＋）。上方加鸡内金10g，砂仁6g，桑寄生15g，沙苑子15g。水煎服，每天1剂。

三诊（6月5日）：上方服30剂，诸症基本消失，舌红苔白，脉微弦滑。血浆蛋白上升，尿化验3次均为阴性。继以上方服30剂，在原方中加西红花、紫河车、海马、海狗肾配制丸药，常服巩固疗效。随访2年，病未复发。

〔按语〕肾为元气之根，水火之宅，五脏之阴非此不能滋，五脏之阳非此不能发。脾气旺则水湿自化，肾气足则气化自利。故以经验方芪薏四君子汤为主，益气健脾助水湿之化；冬虫夏草、鹿角胶、怀牛膝、阿胶补肾填精而气化旺盛。肾者少阴也，真脏病半生半死，故守法治疗，使量变达到质变，甚为重要。

（选自《中医世家·姚树锦经验辑要》）

第五章　IgA 肾病

一、风热外袭证

时振声医案

王某，男，42 岁。1993 年 10 月 7 日初诊：患者述 1 周前因感冒发热出现肉眼血尿，某医院予青霉素、止血敏等无效，遂来门诊求时氏诊治。现症见：患者仍有肉眼血尿，自觉咽痛，口干喜冷饮，且腰部不适，无尿频、尿痛、尿急等尿路刺激征，大便干，2 ~ 3 日 1 行，小便如洗肉水样红色，舌红苔薄黄，脉细数。尿检：蛋白（±），潜血（＋＋＋＋），白细胞 15 ~ 20 个/HP，红细胞满视野。证属外感风热，迫血妄行。治宜疏风散热，佐以养阴凉血。方用经验方银蒲玄麦甘桔汤加味。药用：金银花 30g，蒲公英 30g，玄参 15g，麦冬 12g，甘草 6g，桔梗 10g，大小蓟各 15g，白茅根 15g。水煎服，每天 1 剂。

二诊：服药 2 剂后，肉眼血尿即消失，咽痛好转，服药至 2 周后尿化验：蛋白（－），潜血（－），白细胞（－），红细胞 1 ~ 3 个/HP。原方继续服 2 周后尿检未见异常。再以原方去大小蓟，继服 2 周以巩固疗效。随访至今未复发。

〔按语〕本例患者因外感风热后出现肉眼血尿，时氏谨守病机，"伏其所主，先其所因"，以疏风散热，养阴凉血，清上而治下，使肉眼血尿迅速消失，镜下血尿很快恢复正常。

（选自《辽宁中医杂志》）

刘弼臣医案

宋某，女，9 岁。1996 年 3 月 1 日初诊：患儿于半年前感冒后出现血尿，经肾穿刺后诊断为 IgA 肾病，每遇感冒或劳累则血尿发作。现症见：咳嗽，低热，鼻塞流涕，易汗出，小便色赤如浓茶，大便尚调，扁桃腺肿大，咽部充血，舌红苔薄黄，脉滑数。体温 37.2℃，血 IgA 3.8mmol/L。尿化验：蛋白（＋＋＋），镜下红细胞满视野；尿爱迪氏计数：红细胞123 万/12 小时，白细胞 355 万/12 小时。证属外感风热邪毒，湿热迫血妄行。治宜清热利湿，凉血止血为主，佐以宣肺通窍，解毒利咽。方选经验方鱼腥草汤加减。药用：辛夷 10g，苍耳子 10g，玄参 10g，板蓝根 10g，山豆根 6g，鱼腥草 15g，益母草 15g，车前草 15g，倒叩草 30g，白茅根 30g，半枝莲15g，灯心草 1g，三七粉 3g（分冲）。15 剂，水煎服，每天1 剂。

二诊：服药后表证已解，肺窍已通，小便色黄略赤，舌质红，苔黄略腻，脉滑数。治疗以清热利湿，凉血止血为法。药用：鱼腥草 15g，益母草 15g，车前草 15g，倒叩草 30g，白茅根 30g，半枝莲 15g，灯心草 1g，三七粉 3g（分冲），大小蓟各 10g，玄参 10g，板蓝根 10g。15 剂，水煎服，每天 1 剂。

三诊：服药后，小便外观已近正常，上方药继服 15 剂。惟近日感腰痛，乃因肺脾肾三脏关系密切，外感风热邪毒，初侵袭肺，日久必损脾肾，脾肾虚损又易招致外感，病情反复。治宜健脾益肾，方选六味地黄汤化裁。15 剂后，腰痛明显减轻，复查尿已正常。以知柏地黄丸善后，巩固疗效，随访半年未复发。

〔**按语**〕IgA 肾病属于中医血尿的范畴，刘氏认为，其因是湿热蕴结膀胱，热伤血络所致，故治疗宜清热解毒，凉血止血为法。但在治疗中间，病情常有不同的情况，选方用药常在经验方的基础上进行随证而治，故而能取得良好的疗效。值得注意的是，IgA 肾病病情漫长，守方用药，循序渐进，也是能取效的关键环节。

（选自《中国百年百名中医临床家丛书·刘弼臣》）

二、肝郁血热证

赵绍琴医案

张某，男，30岁。1993年2月4日初诊：患者自1998年患急性肾炎，经住院治疗2个月痊愈出院。出院后2周发现尿赤、腰痛，又去医院检查：尿蛋白（＋＋），尿潜血（＋＋＋），尿红细胞10～15个/HP。住院治疗1月余，效果不明显，经肾穿刺确诊为IgA肾病（系膜增殖型）。以后尿常规化验时好时坏，有时出现肉眼血尿，曾多次住院治疗，均未彻底治愈。由一朋友介绍求赵氏治疗。现症见：心烦梦多，腰痛，尿赤，舌红苔白，脉弦滑且数。尿检验：尿蛋白（＋＋），尿潜血（＋＋），尿红细胞5～7个/HP。证属肝经郁热，深入血分，络脉瘀阻。治宜清泻肝经郁热，凉血通络止血。药用：柴胡6g，黄芩6g，川楝子6g，荆芥炭10g，防风6g，生地榆10g，丹参10g，炒槐花10g，茜草10g，茅芦根各10g，小蓟10g，大黄1g。7剂，水煎服，每天1剂。

二诊：服药后，睡眠转安，尿赤见轻，尿蛋白（±），尿潜血（＋），尿镜检红细胞消失。按上方继续服用，水煎服，每天1剂。

三诊：又服前方7剂，尿蛋白转阴，惟腰痛，尿潜血（±）。改为活血通络，凉血育阴方法。药用：荆芥炭10g，防风6g，赤芍10g，丹参10g，茜草10g，生地榆10g，丝瓜络10g，桑枝10g，旱莲草10g，女贞子10g，小蓟10g，藕节10g，茅芦根各20g，大黄1g。水煎服，每天1剂。服药20剂，腰痛消失，尿化验未见异常，无其他不适。又观察治疗3个月，未再反复，病告获愈。

〔按语〕此病案症见心烦梦多，尿赤，舌红，脉弦滑且数等，全是肝胆郁热深入血分之象。因此取柴胡、黄芩、川楝子等清泻肝胆郁热；生地榆、炒槐花、丹参、茜草凉血活血清热；茅根、小蓟凉血止血；荆芥炭、防风既能疏调气机，又能止血；大黄凉血活血，推陈致新。初诊 7 剂，症状即显著见轻。又服 7 剂，尿蛋白转阴，惟见腰痛，尿潜血未全消。改用凉血育阴方法，仅服药 20 剂，诸症皆去，化验检查亦未见异常。又以此方加减服药 3 个月以巩固疗效，未再反复。病程达 5 年的 IgA 肾病，共治疗 4 个月而痊愈。在治疗过程中，患者积极配合赵氏的治疗方案，采用中药配合走路锻炼，限蛋白饮食等，疗效比较满意。

（选自《赵绍琴临证验案精选》）

三、心火亢盛证

何炎燊医案

冯某，男，6 岁。1993 年 6 月 5 日初诊：患者春天突然血尿如注，曾肾穿确诊为 IgA 肾病，此后遍施凉血止血、活血补血中药，病情日重。现症见：纳呆，神倦，尿少，面目微肿，舌红无瘀斑，苔薄黄，脉浮数而不沉涩。尿化验：蛋白（＋＋），红细胞（＋＋＋＋），白细胞少许。证属虚火内炽。治宜展气、通津、泄热之法。药用：枇杷叶 10g，杏仁 10g，栀子 10g，黄芩 10g，茯苓皮 15g，白茅根 30g，滑石 20g，苡仁 20g，冬瓜皮 20g，车前子 10g（包），玉米须 10g，陈皮 5g。水煎服，每天 1 剂。

二诊：服方 7 剂，胃纳、精神好转，小便虽赤而通畅量多。尿化验：红细胞（＋＋＋），蛋白少许。效不更方，再服 14 剂。

三诊（7 月中旬）：舌苔退薄过半，脉数亦减。尿化验：红细胞 46 个/HP。此时内热已减，前方去栀子、黄芩，加北沙参 15g，麦冬 10g。嘱其间日 1 剂。

四诊（11 月初）：上方每周服 2～3 剂，浮肿全消，脉亦不数。尿化验：红细胞 5～10 个/HP。前方再加太子参 15g，怀山药 15g。仍然间日服 1 剂。

五诊（1994 年秋）：已健康入学读书。尿化验：红细胞 0~2 个/HP。药用丸方巩固治疗。药用：龟甲 200g，生地黄、熟地黄、天冬、麦冬、元参、白茅根各 150g，知母、黄柏、丹皮、泽泻、女贞子、旱莲草、石斛各 100g。水煎 2 次，去渣，文火熬稠，再入下药：西洋参、北沙参、怀山药、茯苓、薏苡仁、六一散各 200g，山萸肉、芡实、车前子各 120g。共为细末，与药液和匀，捣成软糕状，为小丸，制成药片，每服 6g，早晚各服 1 次。

随访：1995 年春，在美国化验小便阴性，现经当地医院全面检查，谓病已痊愈。

〔按语〕本例以血尿、脉数为主。《易经》有"龙战于野，其血玄黄"之论，故其根本乃龙雷火盛，迫血妄行使然。大法以滋阴降火为主。然初诊之际，又出现类似肾炎之浮肿及蛋白尿，可能乃过用凉血补血药，助火资湿所致，故用枇杷叶煎（经验方）即效。而最后之丸方，乃正本清源正治之法，常服不辍，庶可获得远期疗效也。

（选自《中国百年百名中医临床家丛书·何炎燊》）

四、气阴两虚证

时振声医案

董某，女，32 岁。1995 年 9 月 17 日初诊：2 个月前感冒发热咽痛后出现肉眼血尿，在某医院治疗后肉眼血尿消失，但镜下血尿持续不愈。遂来门诊求治于时氏。某医院肾活检提示：轻度系膜增殖性 IgA 肾病。临床诊断为隐匿性肾小球肾炎（血尿型）。现症见：腰酸腿软，全身乏力，经常感冒，咽干咽痛，口干喜饮，手心热。月经后期，经行欠畅，有瘀块。大便干，2~3 日 1 行，小便黄，时有尿灼热感。舌黯红，苔薄黄根稍腻，脉弦细。尿化验：潜血（＋＋＋），白细胞 0~

3 个/HP，红细胞 15~20 个/HP。证属气阴不足，阴虚内热，血热妄行。治宜益气滋肾清利，佐以化瘀止血。方用经验方益气滋肾化瘀清利汤加味。药用：太子参 15g，女贞子 10g，旱莲草 10g，生侧柏 30g，马鞭草 30g，益母草 30g，白茅根 20g，忍冬藤 30g，大小蓟各 30g。水煎服，每天 1 剂。

二诊：服上方药 2 周后，尿检示：潜血（－），红细胞 3~5 个/HP。原方继续服 4 周后，尿检未见异常。又原方去大小蓟继服 2 个月以善后。随访至今未复发。

〔按语〕本例患者因外感风热出现肉眼血尿时未能有效治疗，以致病情迁延日久，气阴内耗，阴虚内热，血热妄行。故时氏立益气滋肾清利化瘀止血之法，收效甚捷。时氏强调，凡血尿患者不宜见血止血，用大量炭类固涩，即使用之亦无效，反而留瘀为患，导致病程迁延。凡出血则必有瘀滞，故于滋肾中佐以凉血活血，其效必著。实乃经验之谈。

（选自《辽宁中医杂志》）

杜雨茂医案

病案一：韩某，男，52 岁。1993 年 6 月 14 日初诊：患者 6 年前曾患慢性肾炎，经治时好时坏，时轻时重。6 个月前，诸症加剧，即入某医科大学附属医院住院治疗，经肾穿刺活检确诊为 IgA 肾病，经应用西药治疗 2 个月，无明显疗效，后求治于杜氏。现症见：全身水肿，以双下肢为重，压陷（＋＋＋），身困乏力，口干，腰酸痛，小便时有热感，大便稍干，舌质淡红而暗，苔薄白，脉沉细数。尿化验：蛋白（＋＋）。证属少阴阴亏，太阴脾虚，湿热留滞，脉络瘀阻。治宜滋阴益肾，健脾益气，化瘀除湿，佐以清热。药用：生地黄 12g，山萸肉 10g，猪苓 15g，土茯苓 15g，泽泻 12g，丹皮 9g，当归 12g，党参 15g，黄芪 30g，益母草 40g，石韦 15g，川续断 12g，丹参 15g。水煎服，每天 1 剂。

二诊（7 月 12 日）：服上方 20 余剂，药后诸症均有改善。现双下肢仍有浮肿，小便色黄量可，仍觉困乏无力，舌淡红尖略紫，苔薄白，脉沉细微数。尿化验：蛋白（＋＋）。治仍宗前法，上方去土茯苓、川断，黄芪加至40g，加白术10g，赤芍10g，萹蓄30g，加强健脾活血利湿之功效。水煎服，每天1剂。

三诊（7月30日）：服上方14剂后，下肢浮肿继减，精神好转，舌质淡，苔薄白，脉沉细。尿化验：蛋白（＋）。观是证至此，当以太阴脾虚为突出病机，故治当改为健脾除湿，活血清热。药用：党参15g，黄芪45g，白术12g，山药12g，芡实15g，薏苡仁20g，扁豆15g，茯苓15g，丹参20g，益母草40g，萹蓄30g，石韦15g。水煎服，每天1剂。

四诊（11月18日）：患者自家中来信称，回家后服上方，病情逐步好转，水肿已消，目前已无明显不适，惟尿化验仍时有波动，尿蛋白（±），有时偶有红细胞少许。患者十分高兴，为6年来最好之期。为巩固治疗，函信上方去扁豆、萹蓄，加金樱子12g，白茅根20g。水煎服，每周5剂，3个月后改为每周2剂，继服半年。

〔按语〕本案初以少阴热化为主，在治疗过程中，随着疗效的取得，太阴脾虚转为病机之关键，故及时调整，并以此收功。临证各证型之间每每相互转化，对于慢性肾炎，在后期常常见太阴脾虚，故此补脾益气之法是治疗过程中防止复发的重要措施，每每以此收功，即使部分患者症状体征不明显，亦应以培补后天作为收功之法。

（选自《杜雨茂肾病临床经验及实验研究》）

病案二：王某，女，32岁。2000年8月19日初诊：患者3年前发现血尿及蛋白尿，1998年10月经肾穿确诊为IgA肾病，经用激素、雷公藤、免疫抑制剂及对症治疗，开始有效，继而效差，激素与雷公藤已服用近2年，除尿蛋白减轻外，其他症无显著变化。现症见：腰酸困痛，久坐更甚，身困乏力，面肢浮肿，头晕，口干，盗汗，夜寐不实，手足心热，小便不利，色黄赤，大便如常，舌淡红，苔白，脉弦细。尿化验：潜血（＋＋＋），蛋白（＋），24小时尿蛋白定量0.65g。证属肾脾气阴两虚，湿热余邪留滞入络，血液、精微妄溢。治宜补气养阴，化瘀宁络，佐以利湿清热。药用：党参 15g，黄芪 40g，白术 12g，茯苓 15g，生地黄 15g，旱莲草 12g，牛膝 15g，益母草 25g，丹参 18g，三七 4g，蒲黄 10g，大小蓟各 15g，丹皮 12g，鱼腥草 25g，石韦 15g。水煎服，每天 1 剂。同时服用芪鹿益肾片，并停用强的松。

二诊：除有时腰酸困外，余症均消失，尿化验阴性，24 小时尿蛋白定量 0.15g。乃宗前法，减去清热利湿之品，增强健脾益肾之力，连续服用以兹巩固。

三诊：至 2003 年 3 月随访，一切正常。

〔按语〕IgA 肾病病程缠绵，经久难愈，且以血尿为主，重症多同时出现蛋白尿。杜氏认为其总的病机是正虚邪留。由于正不能克邪制胜，形成正邪双方的相持局面，邪遏血瘀，血液难循故道而妄溢，气虚失于固摄，精微失于内守而下泄，故血尿及蛋白尿持续难愈。因此，杜氏临床提出"益气养阴，化瘀宁络"应为 IgA 肾病之首要治法。本案患者，气阴两虚、湿热内蕴显著，治用益气养阴、清热利湿之法，且守方用药，功到自成也。

（选自《中国百年百名中医临床家丛书·杜雨茂》）

聂莉芳医案

辛某，男，34 岁。1998 年 9 月 18 日初诊：因反复发作血尿 2 年，无尿频、尿急、尿痛、腰痛等症，未引起重视，此后经常发作，遂多处求医，服用中药汤剂和成药效果不理想。在北京某医院进行肾活检，确诊为 IgA 肾病。现症见：镜下血尿，腰膝酸软，易感冒，身软乏力，怕冷，无咽痛，大便少而干，舌红，苔薄，脉细数。尿化验：红细胞（＋＋），蛋白（＋）。证属气阴两虚。治宜益气养阴，清热止血。方用益气滋肾汤（经验方）加减。药用：太子参 15g，生地黄 15g，杜仲 15g，车前子 15g（包），川牛膝 15g，怀牛膝 15g，生黄芪 20g，芡实 20g，旱莲草 12g，当归 10g，白芍 10g，炒栀子

10g，黄芩 10g，小蓟 30g，金银花 30g，丹参 6g，虫草粉 1g（分冲），三七粉 3g（分冲）。水煎服，每天 1 剂。

二诊：服上方药后，尿色清，前述症状减轻。化验尿：红细胞（＋）。效不更方，继续服用 60 余剂，诸症消失，复查尿阴性。继续以六味地黄丸及玉屏风散调理，随访 2 年未见复发。

〔按语〕聂氏研究认为，IgA 肾病病至慢性迁延期，以正虚为主，主要是脾肾气阴两虚，脾虚不能统摄血液，肾虚封藏失职，以致血不循常道而从小便排出。故此，治疗多从益气养阴着手，研究应用经验方益气滋肾汤，同时注意应用活血化瘀及和血止血之品的应用，临床收效较为显著。

（选自《四川中医》）

五、虚实夹杂证

时振声医案

病案一：杨某，女，28 岁。患者于感冒发热后出现肉眼血尿，经本市某医院肾穿，活体组织检查确诊为 IgA 肾病，曾用激素、雷公藤治疗无效。平素尿检查，镜下血尿一直存在，红细胞 10～30 个/HP，尿蛋白（±），每因劳累、感冒而出现肉眼血尿，持续 2～3 天后，又为镜下血尿。病程已有 1 年余，此次又因感冒而加重。现症见：腰痛，咽干，口干喜饮，纳食尚可，尿如洗肉水样，大便偏干，舌苔薄黄微腻，舌质暗红，脉弦细。证属肾阴不足，阴虚内热，血热妄行，伴有瘀血、湿热。治宜滋肾化瘀，清热利湿，凉血止血。方用经验方滋肾化瘀清利汤加味。药用：女贞子 10g，旱莲草 10g，白花蛇舌草15g，生侧柏 15g，马鞭草 15g，大小蓟各 30g，益母草 30g，白茅根 30g，石韦 30g，金银花 15g，蒲公英 15g，玄参 15g，麦冬 15g，生甘草 6g，桔梗 6g。4 剂，水煎服，每天 1 剂。

二诊：服药后病情明显好转，咽干咽痛减轻，尿化验：蛋白（±），红细胞 5～8 个/HP。继用滋肾化瘀清利汤，去银花、蒲公英、玄参、麦冬、桔梗等药，调治 2 月余，尿化验全部阴性。为巩固治疗，以本方又调治 2 月，尿化验仍为阴性。

〔**按语**〕时氏认为，IgA 肾病血尿者一般以阴虚为多，但因出血必有瘀滞，因此在治疗上宜活血凉血，不宜用炭类药止血，瘀化血行，血气调和，不止血则血自止。又因阴虚生内热，肾又主水，湿热极易相合，且湿、热、瘀互结，更使病情复杂。经验方滋肾化瘀清利汤，一方面滋肾治本，一方面活血凉血、清热利湿治标，标本兼顾，故而本例能取得良好的效果。

（选自《中国名医名方》）

病案二：吴某，女，33 岁。1992 年 3 月 2 日初诊：1990 年 6 月见肉眼血尿，后曾在某医院住院治疗，经肾穿确诊为 IgA 肾病，但血尿一直不消，而求治于时氏。现症见：患者纳可，饮水不多，大便调，小便黄，舌黯红，苔薄白，脉弦细。尿常规化验：蛋白阴性，潜血（+++），红细胞 20～30 个/HP。血压、肾功能正常。西医诊断为 IgA 肾病。证属肾阴虚夹瘀夹湿热。治宜滋肾化瘀清利。药用：女贞子 10g，旱莲草 10g，生侧柏 30g，马鞭草 30g，白花蛇舌草 30g，石韦 30g，益母草 30g，白茅根 30g。15 剂，水煎服，每天 1 剂。

二诊：尿化验：潜血（++），红细胞 5～10 个/HP。患者仍感乏力，尿黄，舌脉同前。宗前方加太子参 30g。30 剂，水煎服，每天 1 剂。

三诊：服药后尿化验：潜血阴性，红细胞 0～1 个/HP。患者仍感乏力，月经持续时间较长，纳可，饮水一般，大便调，尿黄有热感，舌黯红，脉弦细。治疗仍宗前法，前方加丹参 30g，当归 10g，川芎 10g，赤芍 15g。水煎服，每天 1 剂。善后调治 1 月余。随访至今无复发，定期复查小便均正常。

〔**按语**〕IgA 肾病多以血尿为主，且久病血尿时轻时重，反复发作，肉眼血尿与镜下血尿交替出现，病势虽缓，然治愈则难。时氏认为血尿日久必伤阴分，且湿热内停又易灼伤血脉，故主张滋养肾阴、活血化瘀、清热凉血、利湿止血为法施治，并自拟经验方滋肾化瘀清利汤，临床应用疗效显著，本案例就是典型之治验经过，很值得效仿。同时时氏还认为，化瘀止血是治疗肾病血尿的有效途径之一，不主张使用炭类止血药，实为经验之谈。

（选自《新中医》）

梁贻俊医案

刘某，女，39 岁。1996 年 12 月 29 日初诊：患者 1996 年 8 月份无明显诱因发现肉眼血尿，即去北大医院就诊，经肾穿确诊为 IgA 肾病。当时查尿蛋白（＋＋＋），用雷公藤治疗，每日 3 片，药后尿蛋白（＋），减少雷公藤用量，改用他药则尿蛋白（＋＋＋），且足跟痛、腰痛，要求中医治疗。现症见：双足踝疼痛，站立则腰背疼痛，腰软无力，肠鸣不适，二便正常。舌质暗，苔薄白，脉沉滑细。查尿蛋白（＋）。证属肾虚不固，精微下注；气虚清气不升，精微下泄；久病入络而有瘀。治宜益肾健脾固精，佐以化瘀。药用：熟地黄 20g，首乌 20g，山萸肉 15g，菟丝子 15g，杜仲 10g，牛膝 10g，生黄芪 20g，炒白术 30g，赤芍 20g，红花 6g，丹参 20g。每天 1 剂，水煎服。仍服雷公藤 3 片/日。

二诊（1997 年 2 月 23 日）：患者一直服上方，药后足跟及腰背疼痛已消失，精神好，体力增加。逐渐减少雷公藤用量，2 月 7 日停用雷公藤。现尿液清亮，查尿蛋白（－）。已出院，正常工作，身无不适。舌质淡红，苔薄白，脉沉滑。继以上方改生黄芪 25g，炒白术 40g，红花 10g，加强益气活血之力，以巩固疗效。

〔按语〕本例 IgA 肾病患者足跟痛、腰背疼痛显著，从中医理论分析，腰为肾之府，足跟乃肾经所经之处，肾虚则腰及足跟失其所养而出现虚性疼痛。肾藏精而固摄精微，脾气升清使体内精微物质得以转输为用，脾肾两虚，精失固摄，清气不升，则致精微下注而出现蛋白尿、血尿。故梁氏治疗从脾肾入手，补肾强腰固精，脾肾双补，以治其本。同时参考现代医学观点，结合患者舌质暗乃为血瘀之证，在补肾的基础上加用活血化瘀之品。三法结合施治，得以良效。

（选自《梁贻俊临床经验辑要》）

陈以平医案

蔡某，女，45 岁。1998 年 10 月 7 日初诊：患者反复发作性蛋白尿、血尿 4 月余，曾经治疗效果不显著，后进行肾穿刺确诊为 IgA 肾病，又经过应用强的松、肾炎康复片及中药煎剂等治疗，无明显疗效。现症见：近 1 个月来出现咽干，腰酸膝软，全身乏力，午后低热，心烦易躁，时见眼睑浮肿，胃纳一般，仍有泡沫尿及镜下血尿，大便干结难行，夜寐欠安。尿化验：蛋白（＋＋），红细胞 4～6 个/HP，白细胞 3～5 个/HP。证属脾肾两虚，阴亏火旺。治宜健脾益肾，滋阴清热，祛瘀止血。药用：生地黄 12g，金银花 15g，苍术 15g，白术 15g，茯苓 15g，枸杞子 20g，女贞子 15g，旱莲草 15g，龙葵 30g，知母 9g，黄柏 9g，薏苡仁 30g，薏仁根 30g，首乌 12g，生蒲黄 15g（包），参三七 9g，槐花 30g，酸枣仁 30g。水煎服，每天 1 剂。同时服用强的松、金水宝。

二诊：服上方 14 剂后，尿化验：蛋白（＋），红细胞 2～4 个/HP。患者自觉口苦，上方加龙胆草 6g，继服。

三诊：服上方后，予中药方随证加减服用，遂递减强的松用量，症情趋于稳定。

四诊（1999 年 1 月 5 日）：尿化验：蛋白（＋），红细胞 0～2 个/HP，24 小时尿蛋白定量 0.75g。仅觉腰酸不适，余无特殊。处方予中药方中加续断 15g，狗脊 15g。继续煎服。强的松已由 6 片减为 3 片。

五诊：服用 1 个月后，尿化验阴性，继服中药，重在补益脾肾，清热活血，提高机体免疫力，同时减强的松用量，以维持剂量服用。随访半年，未见复发。

〔按语〕陈氏认为，对于 IgA 肾病病程较长者，持续镜下血尿或兼有蛋白尿者，以阴虚夹瘀型或气虚夹瘀型较为多见，故"祛瘀止血"是治疗的关键，其中不同的病理表现其治疗的侧重点也不同。此外，还必须重视患者全身阴阳平衡及脏腑功能的协调，提高机体的免疫力，改善患者体质，以扶正祛邪，并且应循序渐进，守方用药，才能取得良好的临床效果。

（选自《辽宁中医杂志》）

第六章　糖尿病肾病

一、血分郁热证

赵绍琴医案

梁某，女，62岁。患胰岛素依赖型糖尿病10年余，每日用胰岛素针剂，血糖得以控制。1年前发现尿中蛋白阳性，持续不降。诊断为糖尿病继发肾炎。半年前查出肌酐、尿素氮明显增高。近1个月来逐渐出现颜面及下肢浮肿，乏力殊甚，皮肤瘙痒，恶心欲吐，脘腹胀满，不欲饮食等。近查肌酐442μmol/L，尿素氮19.28mmol/L，二氧化碳结合力17.07mmol/L。现症见：患者面色苍白浮肿，下肢水肿，按之凹陷不起，小便量少色白，大便不畅，夜寐梦多，心烦急躁，舌胖苔白腻，脉象濡软，按之有力。证属中阳不足，又兼血分郁热。治宜益气行水，凉血化瘀，两兼顾之。药用：生黄芪30g，荆芥6g，苏叶10g，防风6g，白芷6g，生地榆10g，炒槐花10g，丹参10g，茜草10g，茅芦根各10g，冬瓜皮30g，茯苓皮30g，大腹皮15g，槟榔10g，大黄2g。7剂，水煎服，每天1剂。

二诊：服药后小便增多，大便畅行，面肿已消，下肢肿消大半，呕恶减轻，瘙痒尚存。脉仍濡软沉滑，舌苔白腻。继用前法进退。药用：黄芪30g，荆芥6g，苏叶10g，防风6g，白芷6g，生地榆10g，炒槐花10g，丹参10g，茜草10g，地肤子10g，白鲜皮10g，草河车10g，冬瓜皮10g，大腹皮10g，大黄2g。7剂，水煎服，每天1剂。

三诊：下肢浮肿全消，皮肤瘙痒大减，微觉呕恶，脘腹稍胀，舌白苔润，脉象濡滑。再以疏调三焦方法。药用：黄芪

30g，荆芥 6g，苏叶 10g，生地榆 10g，炒槐花 10g，丹参 10g，茜草 10g，青陈皮各 10g，木香 6g，焦三仙各 10g，水红花子 10g，大腹皮 10g，槟榔 10g，大黄 3g。7 剂，水煎服，每天 1 剂。

四诊：胀消纳增，夜寐梦多，时觉心烦，舌白苔腻，脉象濡滑，按之弦数。证属肝经郁热未清。再以前法，参以清肝方法。药用：柴胡 6g，黄芩 6g，川楝子 6g，荆芥 6g，防风 6g，生地榆 10g，炒槐花 10g，丹参 10g，茜草 10g，炒枳壳 6g，竹茹 10g，竹叶 10g，焦三仙各 10g，大腹皮 10g，槟榔 10g，大黄 3g。7 剂，水煎服，每天 1 剂。

五诊：药后眠安梦减，大便日 2～3 行，小便如常，惟觉疲乏，余全平安。近查血肌酐 282.9μmol/L，尿素氮 10mmol/L，尿蛋白（±）。舌白苔润，脉象濡软，继用前法进退。药用：荆芥 6g，防风 6g，苏叶 10g，白芷 6g，生地榆 10g，炒槐花 10g，丹参 10g，茜草 10g，茅芦根各 10g，焦三仙各 10g，大腹皮 10g，槟榔 10g，大黄 3g。7 剂，水煎服，每天 1 剂。

六诊：后以上方药加减，继服 3 个月，并控制饮食，每日配合运动，肌酐、尿素氮恢复到正常水平，尿蛋白保持在（±）～（＋）之间。

〔按语〕糖尿病继发性肾炎肾衰，治疗较为困难。因为糖尿病属气虚者多，肾炎肾衰则为郁热，补气则增热，清热则耗气，故为两难。本案即是其例，其水肿的发生，既有气虚不运的一面，又有湿热蕴郁的一面。赵氏在治疗中采用两顾之法，一方面重用黄芪补气，另一方面群集疏风化湿、凉血化瘀、利水消肿之品，使补气不碍邪，祛邪不伤正，故投之即收消肿之效。其后数诊，在大法不变的前提下，随症治之，如瘙痒加地肤子、白鲜皮、草河车，腹胀满加青陈皮、木香、焦三仙，夜寐梦多加柴胡、黄芩、川楝子、竹叶、竹茹等，药随症变，症随药消，既以不变就万变——其基本治法始终如一，又有应变之变——有是症用是药，体现了把握病机前提下的辨证论治精神。

（选自《赵绍琴临证验案精选》）

叶景华医案

沈某，男，64 岁。1991 年 9 月 19 日初诊：患者近半月来口渴多饮，尿多，纳多，消瘦，神疲乏力。近 3 天来纳差，大便秘结 5 天未解，头晕汗出，脘腹作胀，舌质暗红，苔黄腻中灰，脉细数。素有高血压病史。尿化验：尿糖（＋＋＋＋），红细胞 0～1 个/HP。血糖 24.4mmol/L；血尿素氮 17.8mmol/L，肌酐 406μmol/L。确诊为糖尿病并发肾功能衰竭。证属阳明腑实。治宜通腑泄热。药用：生大黄 10g，枳实 10g，厚朴 6g，黄连 3g，山栀 10g，生石膏 30g，知母 10g，陈皮 10g，制半夏 10g，甘草 4g。水煎服，每天 1 剂。同时以生大黄 15g，生牡蛎 30g，煎汤保留灌肠。另以消炎丸吞服，并用胰岛素。

二诊：服药 2 剂，大便通，其他情况如前。再进原方 5 剂，情况好转，大便通畅，日行 3 次，小便量多，但舌苔仍黄腻。复查血尿素氮、肌酐、血糖均下降。前方去石膏，加制茅术 15g，天花粉 30g。并静滴川芎嗪，继续灌肠 1 周。

三诊：服药后口渴引饮减，纳可，小便爽利，舌质红转淡，苔黄腻化薄。脉搏 52 次/分，血压 105/75mmHg，血糖降至 8.1mmol/L。停用胰岛素，改服 D860，再复查肌酐 106μmol/L，尿素氮 3.9mmol/L。

四诊：口渴引饮、多尿等情况改善，头晕乏力好转，纳可，舌质红，苔腻化，脉细。血糖 6.7mmol/L。改进扶正调理之剂。药用：太子参 15g，黄芪 15g，天花粉 30g，生大黄 10g，枳实 10g，苍白术各 15g，丹参 30g，陈皮 10g，制半夏 10g。出院后门诊随访，至 1992 年 7 月来院复查，肾功能、血糖均正常，一般情况好。

〔按语〕该病例糖尿病肾病，肾功能衰竭，病情非轻，用胰岛素控制糖尿病，并重用大黄为主以通腑泄热化浊，治疗肾功能衰竭取得了缓解，中西药配合得当，故能奏效。

（选自《叶景华医技精选》）

二、湿热蕴结证

赵绍琴医案

李某，女，34岁。1989年10月29日初诊：患慢性间质性肾炎已10年余，近半年来恶心呕吐，烦躁不安，小便增多，后赴县医院医治，诊断为糖尿病肾病尿毒症，肾性尿崩症。经中西医结合治疗效果不明显，专程从外地来京求赵氏医治。现症见：面色暗滞，口干且渴，时恶心呕吐，腰酸乏力且痛，小便频数而量较多，大便干结，舌苔黄白且干，脉濡滑且数。化验血：尿素氮 37.84mmol/L，肌酐 884μmol/L，空腹血糖 13.9mmol/L。尿化验：蛋白（＋＋＋），尿糖（＋＋＋＋）。血压 180/110mmHg。证属湿热蕴结，蓄久化热，深入血分，气阴受损。治应先以清利湿热，凉血化瘀方法，饮食当慎，防其恶化。药用：荆芥6g，防风6g，生地榆10g，赤芍10g，丹参10g，茜草10g，白芷6g，茅芦根各10g，大黄2g。10剂，水煎服，每天1剂。

二诊：服上方药后，症状减轻。又服上方10剂，化验检查尿素氮 18.2mmol/L，肌酐 451μmol/L；尿蛋白（＋＋＋），尿糖（＋＋＋）。恶心呕吐未作，腰痛乏力消失，仍心烦梦多，头晕目眩，血压偏高，舌红苔黄且干，脉弦滑且数。再以原方加赭石10g，竹茹10g。

三诊：服上方20余剂，查血尿素氮 13.64mmol/L，肌酐 318.2μmol/L，空腹血糖 10mmol/L，尿蛋白（＋），尿糖（＋＋），且口干渴，尿量仍多，脉舌如前。改用益气养阴，凉血化瘀方法。药用：黄芪30g，沙参10g，五味子10g，茯苓10g，山药10g，荆芥炭10g，防风6g，白芷6g，生地榆10g，茜草10g，茅芦根各10g，半夏10g，大黄2g。水煎服，每天1剂。

四诊：服药30余剂，原有症状基本消失，饮食二便正常，精神较佳，面色红润，每日早晨 1 磅牛奶，清淡饮食，仍每日坚持慢步行走 2 小时，并已半日工作。查尿素氮 10.7mmol/L，肌酐 327.1μmol/L；尿蛋白（±），尿糖（±）；血糖 5.6mmol/L，血红蛋白 100g/L。仍用前法，改上方黄芪为 50g，加补骨脂 10g，继续服用。

五诊（1990 年 5 月 30 日）：来京复诊，查血尿素氮 11.1mmol/L，肌酐 327.8μmol/L；尿蛋白（-），尿糖（-）；空腹血糖 4.4mmol/L；血红蛋白 95g/L；血压 120/80mmHg。又观察治疗半年余，病情稳定，恢复全日工作，无其他不适，以后定期来京复查取药。

〔按语〕此例患者糖尿病肾病合并尿毒症，二者在治疗上互为矛盾，颇难下手，尿毒症当以清化湿热、凉血化瘀为主，而糖尿病则应以益气养阴、扶正补虚为主。赵氏根据患者的舌、脉、色、症以及化验指标，综合分析认为，邪气实为主要矛盾，因此先以清化湿热、凉血化瘀去除邪气，待病情稳定后，又以益气养阴、凉血化瘀、分途调理为大法，相互兼顾，取效甚佳，使尿毒症、糖尿病这两个顽症均获得比较满意的疗效。

（选自《赵绍琴临证验案精选》）

三、气阴两虚证

叶景华医案

倪某，男，65 岁。1999 年 5 月 21 日初诊：患者糖尿病 8 年，诊断为 2 型糖尿病，曾用二甲双胍、达美康等。由于用药、饮食不规律，近 3 年来血糖控制不理想。常感胸闷、口干，不思饮食，大便干结。现症见：精神萎靡不振，面色萎黄，下肢浮肿，舌质暗，有瘀斑，苔白腻，脉沉细。血压 165/83mmHg。尿化验：蛋白（+++），24 小时尿蛋白定量 1.97g。血红蛋白 100g/L；血糖 10.2mmol/L；尿素氮

9.9mmol/L，肌酐115μmol/L。诊断为糖尿病肾病。证属脾肾气阴两虚，瘀血阻滞。治宜健脾益肾活血。药用：何首乌15g，制黄精15g，山药12g，山茱萸10g，玄参30g，生地黄15g，黄芪30g，党参9g，赤芍9g，丹参30g，桃仁10g，葛根15g。水煎服，每天1剂。同时服用糖适平、科素亚。

二诊：服药60天后，症状明显减轻，纳食好转，二便正常，血压稳定。尿化验：蛋白（＋），尿蛋白定量24小时0.61g。血糖6.9mmol/L；尿素氮、肌酐恢复正常。自我感觉良好。随访2年，症情稳定。

〔按语〕叶氏认为，糖尿病肾病是糖尿病的后期，脾肾亏虚则侧重于气阴两亏，在治疗上叶氏常遵循慢性病的治疗原则，以平为上，多选用平补气阴之品。在扶正的同时，叶氏还认识到瘀毒是糖尿病肾病的诱发及加重因素，治疗上始终用活血化瘀之法，可提高临床疗效。

（选自《中医杂志》）

万铭医案

某女，53岁。2000年9月23日初诊：因眼睑、双下肢浮肿16个月而入院。患者有糖尿病史4年余，曾应用降糖药物及胰岛素等措施效果不理想。现症见：眼睑、双下肢水肿，头昏，视物不清，咽干口燥，纳差，舌体适中，运动自如，舌底脉络无异常，脉细弦，沉取无力。血压206/105mmHg。眼底检查：视神经乳头水肿，眼底血管迂曲，有火焰状出血。实验室检查：尿蛋白定量5896mg/d，尿糖（＋＋），红细胞（＋）；血浆总蛋白45.5g/L，白蛋白26.9g/L，球蛋白18.5g/L；空腹血糖6.0mmol/L，餐后血糖7.3mmol/L；血肌酐254.7μmol/L，尿素氮12.7mmol/L。经治疗4天，情况未见显著改善，请万氏会诊。症状同上，证属水浊内停，阴虚阳亢。治宜益气养阴，解毒活血，佐以利水。药用：天花粉15g，黄芪30g，黄精20g，丹参10g，怀山药20g，杜仲15g，山萸肉10g，泽泻30g，车前草20g，茯苓皮15g，牡丹皮10g，红花10g，六月雪

30g，熟大黄3g，芡实30g，五味子10g，怀牛膝20g，石决明20g（先煎）。水煎服，每天1剂。知柏地黄丸8g，每日3次。同时应用胰岛素、洛汀新、尼莫地平等措施。

二诊：1周后水肿减轻，查血压190/105mmHg，空腹血糖、肌酐、24小时尿蛋白定量变化不大。于原方加益母草20g，代赭石20g（先煎），生龙骨20g（先煎）。水煎服，每天1剂。

三诊：半月后，见轻度水肿，查血压182/90mmHg，24小时尿蛋白定量为5047mg。标实转以阳亢为主，水肿为次。前方增怀牛膝为30g，代赭石为30g，熟大黄为6g。水煎服，每天1剂。

四诊：20天后，水肿消退，查血压173/85mmHg，血肌酐248.8μmol/L，24小时尿蛋白定量4139mg。其水湿已去，证属浊毒内蕴，肝阳上亢。于前方去车前草、茯苓皮，加土茯苓15g。水煎服，每天1剂。并配合灌肠方（黄芪30g，生大黄16g，六月雪30g，蒲公英30g，生牡蛎30g）灌肠。

五诊：1个月后，查血压159/75mmHg，空腹血糖6.0mmol/L，血肌酐238.4μmol/L，24小时尿蛋白定量3980mg。守方用药1周，转入门诊治疗。

〔按语〕万氏认为，糖尿病肾病，中医应称为"消渴病肾病水肿"，或简称"消渴病水肿"。论其病机，本病是在消渴病气阴两虚基础上发展而来，气阴两虚贯穿本病始终，且久病必瘀，但临床上又常见脾气亏虚、水湿内停症状，所以气虚血瘀、水湿内停是本病的基本病机。如病情进一步发展，气血俱伤，脾肾失养，浊毒内停，终可使肾元衰败，五脏受损，三焦受阻，升降失常，水湿泛滥，而转为肾衰、关格之危证。万氏认为：本例患者消渴病水肿的发生主要为消渴病治不得法，阴津持续耗伤，加之肾元禀赋有亏，终致真元虚损。肾水不足，肝木失养，肝肾阴虚，阴虚阳亢，则见头晕目花；阴虚耗气，气阴两伤，肾体劳衰，肾气不固，精微外泄，故而尿浊浮肿。本例患者虽证属阴虚阳亢，水浊内停，但其治应益气养阴固其本，结合证情用药，才是用兵取效之道也。

（选自《国医论坛》）

四、阴阳两虚证

祝谌予医案

庞某，女，52岁。1992年5月15日初诊：患者患糖尿病15年，高血压5年，蛋白尿伴双下肢水肿3年。患者自诊断为糖尿病以来一直未经系统治疗，血糖、尿糖控制不满意。1987年发现高血压，血压波动在159～179/100mmHg。1989年因急性左心衰伴双下肢水肿住院，查尿蛋白（＋＋）～（＋＋＋＋），确诊为充血性心力衰竭，糖尿病肾病。自1991年8月始，因反复感染诱发心衰加重，脑梗塞右侧偏瘫，先后3次住院，经多种西药治疗，血糖、血压极不稳定，血糖波动在3.5～14.5mmol/L，曾发生过3次低血糖昏迷。全身高度水肿伴有低蛋白血症，虽每周输白蛋白20～40g，亦未能纠正。此时求治于祝氏。现症见：面色苍白，全身浮肿，尤以双下肢为甚。乏力神疲，右半身不遂，需人扶持，右手握力差，口干思饮，食欲极差，畏寒肢冷，尿频便溏。舌淡黯，舌下络脉瘀胀，脉细弱。现服用糖适平、开搏通、心痛定、速尿等多种西药。化验：尿糖（＋＋＋＋），尿蛋白（＋＋＋）。证属阴阳两虚，瘀血阻络，脾肾不足，水湿泛滥。治宜益气养阴，活血化瘀，通阳利水。药用：黄芪50g，生地黄30g，白术10g，苍术10g，丹参30g，葛根15g，山药10g，续断15g，枸杞子10g，桂枝10g，茯苓20g，益母草30g。每天1剂，水煎服。

二诊：服上方药40余剂，1992年7月来信述血糖、血压均较前稳定，血糖5.1～7mmol/L，血压150/90mmHg。体力增加，纳食好转，未再输白蛋白，尿蛋白（＋＋）。以上方加减连续服8个月，1993年2月来信述，疗效显著，食欲极佳，体力精神恢复，可在室内活动，一直未发生急性心衰。近查空腹血糖 5mmol/L，尿素氮 26.8mmol/L，肌酐 186μmol/L，尿蛋白（＋）。目前除全身性水肿之外，余症均不明显。考虑脾肾阳虚，水湿不化为主。易桂附地黄汤合防己黄芪汤培补脾肾，温化水湿。药用：防己 10g，黄芪 50g，白术 10g，桂枝 10g，熟附子 10g（先煎），生熟地黄各 15g，山茱萸 10g，山药 10g，牡丹皮 12g，茯苓 20g，泽泻 15g，车前草 30g，旱莲草 15g，石韦 15g。每天 1 剂，水煎服。

三诊：服上方药 1 个月，全身水肿明显消退，但又有食欲下降。仍用初诊方加减治疗。1993 年 6 月通信追访，化验空腹血糖 6mmol/L，尿素氮 17.9mmol/L，肌酐 177μmol/L，血清白蛋白 34g/L。尿糖（＋），尿蛋白（±）～（＋）。病情基本稳定。

〔按语〕本病中医病机较为复杂，早期多为气阴两虚，瘀血阻络，日久则脾肾不足，虚阳上亢，夹有瘀血，水湿潴留，泛溢肌肤。若进一步发展可成为肾阳衰败，浊毒内停，耗伤气血，水饮不化，上凌心肺之证。本案由于病久失治，发生高血压、急性左心衰、脑梗塞、低蛋白血症、氮质血症等多种合并症，虽经多种西药救治，均未能满意控制。祝氏根据久病及肾、气血虚衰、阴阳俱虚、水湿泛溢之病机特点，始终以培补脾肾、活血利水为主治疗，而达血糖、血压稳定，尿蛋白下降，低蛋白血症纠正，疗效较为满意。

（选自《祝谌予临证验案精选》）

朱进忠医案

张某，女，67 岁。患糖尿病 15 年，经中西药物治疗曾一度好转，但近 6 年来，不但不再好转，且在尿中出现了大量的蛋白。2 个多月前，又突然出现头晕头胀，心烦心悸，恶心呕吐，食纳奇差，某医始作急性胃炎论治，不效，又改请中医进以柴平汤 2 剂，诸症均减，停药 10 天后，诸症又剧，再用柴平汤 4 剂，不效。乃住某医院进行治疗。住院 10 天后，血压、血糖、尿糖等明显好转，饮食亦稍增加。但至 14 天时，突然

感到咳喘气短不能平卧，发热，微恶风寒。经过详细检查确诊
为肺炎。经用大量抗生素与清热解毒、宣肺定喘中药治疗 10
天，诸证不减，反而更加严重，且出现浮肿尿少，腹水，恶心
呕吐。再次确诊为糖尿病性酸中毒、高血压、糖尿病肾病、急
性肾衰、心肌炎、肺炎、心力衰竭。医院除继续采用西药抢救
外，配合清热解毒中药、大黄灌肠等治疗 5 天，求治于朱氏。
现症见：高热达 39.5℃，咳喘，不得平卧，浮肿尿少，腹大
发胀，频频恶心呕吐，口唇厥冷，心烦失眠，舌苔黄白而腻，
脉浮紧促数。证属气阴大衰，痰湿阻滞，今复外感风寒，阳虚
阴凝。攻之泻之，均所不宜；补之散之，均有所难。思小剂量
祛邪多不伤正，小剂量扶正多不留邪，故用小剂量桂枝去芍加
麻辛附子汤治之。药用：附子 1g，桂枝 1g，甘草 1g，生姜 1
片，大枣 3 枚，麻黄 1g，细辛 0.5g，生石膏 2g，防己 1g。水
煎服，每天 1 剂。

　　二诊：服药 1 剂，喘咳稍减，腹胀稍轻。继用 1 剂，喘咳
大减，稍能平卧，尿量增多，恶心呕吐基本消失，体温降至
38℃。又服 3 剂，体温降至 37.5℃，咳喘大部消失，水肿腹
水几近消退。某医认为药量太轻，故而 10 倍于量加大，服 2
天后病情又加剧。再次诊治，症见：腹大浮肿，发热咳喘，恶
心呕吐，心烦失眠，指趾微厥，舌质淡黯，苔黄白，脉浮紧数
促。证属表里合邪，外寒内饮，心肾阳虚，水饮射肺，郁而化
热。治宜温阳散寒，通彻表里，通利气机。方用麻黄附子细辛
汤加味。药用：附子 1.5g，桂枝 3g，生姜 3 片，甘草 3g，大
枣 5 个，细辛 1g，麻黄 1.5g，生石膏 5g，防己 3g，大腹皮
3g。水煎服，每天 1 剂。

　　三诊：服药 2 剂，诸症又减。继服 6 剂，诸症消失，尿素
氮、二氧化碳结合力等亦恢复正常，临床病情缓解。

　　〔按语〕此例患者病情复杂，证属阳虚阴凝，饮留心下，
表里合邪，反以苦寒攻下，病势更甚。《内经》谓：壮火散
气，少火生气。朱氏认为该例患者病情危重，攻补两难，只有
"少火生气"，剂量轻微，才能达到其攻补兼施之目的。故用

药量轻微，3 天后疗效显著；后医不知其理，10 倍于量用后，病情又剧，表明确是"壮火散气"；后复用小量用药，循序渐进，则疗效显著，病情得以缓解。

（选自《中医临证经验与方法》）

第七章 紫癜性肾炎

一、血热灼络证

张琪医案

病案一：王某，女，7 岁。1984 年 8 月 13 日初诊：2 月前突然腹痛，继则下肢关节疼痛并出现紫斑点。尿化验：红细胞充满，蛋白（＋＋＋）。随之入哈医大一院住院，被诊断为过敏性紫癜肾炎。曾用大剂量激素等药物治疗，疗效不显，遂求治于张氏。尿检查：蛋白（＋＋＋），红细胞 50 个以上/HP，白细胞 4～6 个/HP。现症见：全身乏力，嗜卧，自汗，溲赤，手足心热，面貌呈柯兴综合征面容，便秘，舌尖赤，苔白干，脉象滑数。证属毒热蕴结于血络，迫血妄行外溢。治宜清热解毒，凉血止血法。药用：白花蛇舌草 30g，大黄 7.5g，桃仁 15g，藕节 25g，生地黄 20g，侧柏叶 20g，小蓟 40g，白茅根 50g，黄芩 10g，甘草 10g。6 剂，水煎服，每天 1 剂。

二诊（8 月 20 日）：服上方后，紫斑减轻。尿检：红细胞 10～15 个/HP，尿蛋白（＋）。仍手心热，舌尖赤，脉滑数。前方加蒲公英 30g，地丁 30g。6 剂，水煎服，每天 1 剂。

三诊（8 月 27 日）：服药后，手心热减轻，力气增加。尿检：红细胞 8～10 个/HP，蛋白（＋＋）。舌尖赤，脉滑。6 剂，水煎服，每天 1 剂。

四诊（9 月 4 日）：尿检：红细胞 50 个以上/HP，蛋白（＋＋）。病情出现反复。苔白，脉滑。综合分析，热邪虽减，但血络受损未复，宜在清热凉血基础上加炭类药以修复损伤之血络。药用：大黄炭 10g，血余炭 10g，地榆炭 15g，蒲黄炭 10g，黄芩 10g，焦栀子 10g，生地黄 20g，丹皮 10g，侧柏叶

20g，白茅根50g，桃仁15g，小蓟30g，白花蛇舌草50g，生甘草10g。10剂，水煎服，每天1剂。

五诊（9月14日）：服上方后，诸症悉减。尿检：红细胞3～4个/HP，蛋白（＋）。苔白脉滑。还须调理，方可渐趋稳定，遂以上方加黄芪30g调治，继服20余剂而痊愈。

〔按语〕本案初起即为毒热蕴结、迫血妄行所致，虽经激素治疗尚未缓解。故以公英、地丁、白花蛇舌草清热解毒，小蓟、生地、黄芩清热凉血止血，藕节、柏叶以增止血之效。临床上凡属紫癜肾炎正气未衰者，张氏喜用大黄与桃仁配伍，确有泄热开瘀止血之效，尤其是对屡用激素而有瘀热之象者，首选大黄、桃仁，常收到满意效果。

病案二：赵某，男，8岁。1987年8月15日初诊：当年3月10日发现下肢紫癜，初起两腿尤甚，后延及胸背，1周后消失，继而出现肉眼血尿，经中西药治疗未见明显好转，故来门诊求治。尿化验：蛋白（＋＋），红细胞充满。现症见：上症俱在，舌尖红，脉滑有力。治宜清热凉血止血法施治。药用：桃仁15g，大黄5g，大蓟30g，白茅根30g，侧柏叶20g，生地黄20g，丹皮15g，茜草20g，蒲黄15g，黄芩10g，焦栀子10g，甘草10g。水煎服，每天1剂。

二诊：连续服上方略加减30余剂，症状消失，尿检全阴而告痊愈。

〔按语〕本例紫癜肾初起表现为肌衄，继为尿血。据舌尖红，脉滑有力，辨证为血热妄行，病位在肾与膀胱。《内经》谓：胞热移于膀胱，则癃，溺血。故以清热凉血为法则。张氏以此法治疗大量此类病人，屡用屡效。临证中有许多病例初期血热征象明显，经用清热凉血药物治疗后，热象渐消，此时用药切忌过于苦寒，可在凉血止血药中酌加益气之品，如参、芪之类，清补兼施，可明显提高疗效。

（选自《张琪临床经验辑要》）

周仲瑛医案

病案一：王某，男，38 岁。1996 年 4 月 20 日初诊：两下肢紫癜 4~5 年，服强的松虽能控制，但易复发。此次发作自去年 12 月至今迁延 4 月，不能消退，多次化验有肾功能损害。现症见：两下肢紫癜密集，融合成形，色紫黯，压之不退色，小溲深黄，舌苔薄黄，舌质红，脉细数。尿化验：红细胞（＋＋＋），蛋白（＋＋）。血小板化验：$171.6 \times 10^9/L$。证属火郁络瘀，瘀热伤络，阴虚火旺，灼伤血络。治宜凉血化瘀，滋阴止血。方用犀角地黄汤加味。药用：水牛角片 12g（先煎），赤芍 12g，丹皮 12g，生地黄 15g，熟大黄 4g，黑山栀 10g，血余炭 10g，紫珠草 15g，生甘草 3g。14 剂，水煎服，每天 1 剂。

二诊：服药后两下肢紫癜逐渐消退，未见新生，自觉症状不多，尿黄转淡。尿检：蛋白（±），红细胞（＋）。舌苔黄，质黯红，脉细数。治用凉血化瘀，滋阴止血法继进。原方加阿胶 10g（烊化，分冲）。

三诊：两下肢出血性瘀点已控制，但吸收缓慢，消退不快，余无明显不适。尿检（－）。苔黄质红，脉小。仍当凉血化瘀消斑。药用：水牛角 15g（先煎），赤芍 10g，生地黄 15g，女贞子 10g，旱莲草 10g，棕榈炭 10g，阿胶 10g（烊化），熟大黄 5g，桃仁 10g，紫草 10g，生槐花 12g。另：参三七 1.5g，每天 2 次。上方连续服用 30 余剂，两下肢出血性紫癜逐渐吸收，尿黄不显，精神食欲俱佳，尿检亦见正常。

〔**按语**〕本例患者病已五载，久治少效，观其脉证，因火郁络瘀，瘀热伤络，阴虚火旺，灼伤血络所致，故治予凉血化瘀，滋阴止血，以犀角地黄汤加味进治。犀角用水牛角代替，效果虽然逊于犀角，但也有清热凉血解毒之功，大黄泻火解毒，凉血逐瘀，两药相合，则凉血化瘀之功更强；地黄滋阴清热，凉血止血；丹皮泻血中伏热；赤芍凉血活血；山栀、紫珠草、血余炭清热解毒，凉血止血；紫草止血而抗过敏。诸药合用，血凉则出血能止，瘀去则血自归经，故药后紫癜逐渐消退，肾损亦随之恢复正常，继则加强活血化瘀消斑，补益肝肾调理善后。

（选自《周仲瑛临床经验辑要》）

病案二：张某，女，19岁。1999年11月25日初诊：2月前因双下肢出现紫癜伴浮肿，住某医院，经检查诊断为紫癜性肾炎。予强的松、火把花根片等药治疗20余天，病情控制后出院。出院后复查尿常规又见反复，肾活检示：有新月体形成。患者拒绝使用激素治疗，转请中医诊治。现症见：疲劳乏力，失眠，腰酸腿软，口干，胃胀，左胁有胀感，大便干结，尿混黄有沉淀物，两下肢有散在瘀斑，并伴轻度浮肿，带下量多，色稍黄，月经先期1周以上，时有头昏，周身皮肤干燥发痒，舌苔薄黄腻，舌质红偏暗，脉细滑略数。尿常规化验：蛋白（＋＋＋），隐血（＋＋＋）。证属肾虚阴伤，血热络损，下焦湿热。治宜清热凉血，佐以利湿。药用：水牛角片15g（先煎），生地黄15g，茜草15g，旱莲草15g，石韦15g，制龟甲12g（先煎），赤芍12g，女贞子12g，牡丹皮10g，紫草10g，黄柏10g，知母10g，苦参10g，土茯苓20g，大黄炭5g。水煎服，每天1剂。

二诊（2000年1月13日）：上方连续服用40剂，于复诊时查尿常规示：蛋白微量，隐血（＋）。浮肿已消退，仍续用上方加减。水煎服，每天1剂。

三诊（6月8日）：查尿常规（－）。月经周期恢复正常，但仍腰酸，足心热，面部稍痒，尿转清而色稍黄，紫癜已消失，舌质红苔薄，脉细滑。转以滋养肾阴为主，辅以清热祛湿巩固疗效。药用：山茱萸10g，山药10g，牡丹皮10g，茯苓10g，泽泻10g，苍术10g，黄柏10g，赤芍10g，苦参10g，生地黄12g，水牛角片12g（先煎），大蓟20g，石韦20g，白鲜皮15g，苍耳草15g，熟大黄5g。水煎服，每天1剂，连续服用3个月，病情未见复发。

〔**按语**〕患者在阴虚湿热的基础上兼有血热，周氏在治疗上先以清热凉血为主，用犀角地黄汤（以水牛角代犀角）、紫草清解血热，龟甲、二至等滋养阴液，黄柏、知母、苦参、石韦、土茯苓清利湿热。血热得缓，继以滋养肾阴为主调治，用六味地黄丸为主方，辅以犀角地黄汤、熟大黄清解血分余热，二妙、大蓟、石韦祛下焦湿热，苍耳草、白鲜皮祛风胜湿。其中尤值玩味的是，周氏认为热与血搏，瘀热互结，血络受损，进而血溢，故辨证先用大黄一味，既可清热凉血，又可化瘀止血，出血多时用大黄炭，血止则用熟大黄，其选药之灵活精当，于此可见一斑。

（选自《中医杂志》）

张志坚医案

朱某，女，13 岁。1983 年 3 月 15 日初诊：患者平素体弱易感，于半年前感冒后 1 周，突然发现小便色红，伴见双下肢皮肤紫斑，住某医院确诊为过敏性紫癜性肾炎。服强的松、潘生丁等药治疗，紫癜减少出院。出院后不规则服药治疗，病情时有反复。现症见：患儿旬前曾经发热，今仍鼻塞，轻咳，咽红且痛，双下肢散见鲜红色紫斑，压之不退色，小便黄赤混浊，大便干结，腰酸乏力，舌红，苔薄黄，脉浮细数。查血压正常，血小板 8.5×10^9/L。尿常规：尿蛋白（＋＋），红细胞（＋＋＋），白细胞（＋）。证属风邪犯肺，搏击血热，郁于肌腠。治宜辛散肺郁，调气凉血。方用升降散合倒换散化裁。药用：僵蚕 10g，蝉蜕 10g，郁金 10g，熟大黄 6g，炒荆芥 10g，桔梗 10g，生甘草 5g，玄参 10g，生地黄 10g，连翘 15g，丹皮炭 10g，白茅根 30g，佛手 10g。水煎服，每天 1 剂。

二诊：药服 10 剂，鼻塞已，咽痛平，大便转畅，小便渐清，但仍感乏力。尿常规：蛋白（＋），红细胞（＋＋）。效机已获，守方出入。原方去郁金、大黄，加生黄芪 15g，防风 10g，白术 10g。水煎服，每天 1 剂。

三诊：上方进 20 剂，尿常规正常，诸恙消失。因虑患者平素体弱，故嘱服玉屏风散口服液及六味地黄丸，继续调理 5

个月，追踪调查，病未复发。

〔**按语**〕本例风邪内恋，搏击血热，邪不能外透，又不能里解，肺郁气机升降失常，故血为之凝滞，内伤肾络，外溢肌腠，是以表里上下同病，上现鼻塞、咽痛、咳嗽，下见紫斑、尿血。治选升降散合倒换散化裁。所用僵蚕、蝉蜕、桔梗、荆芥、连翘，着意辛凉疏散，透风于外；加入生地、丹皮炭、白茅根、郁金、大黄，旨在清热散瘀，凉血于里。全方配伍得当，终使气机正常，升降复而恋邪祛，肺郁宣而水源澄。

（选自《中医杂志》）

孔昭遐医案

李某，男，12岁。以过敏性紫癜、消化道出血伴肠道 B 组沙门氏菌感染收住儿科。患儿发热伴皮肤出血点 1 周，腹痛便血 4 天，经西医常规治疗无效，且患儿出现烦躁不安，便血日达 32 次。现症见：患儿面色苍白，腹部绞痛，辗转床第，得按稍缓，4 天未进饮食，口苦而干，皮疹渐消，大便下血无度，色紫夹块，里急后重，日行数 10 次，甚则失禁。舌淡红，苔黄腻，脉细数。大便常规除见大量红细胞外，尚见脓球。证属风湿热邪上客于肺，热邪郁久，蔓延表里，故外出皮疹，内则滞下。复因失血过多，气随血脱，血无所依，离经结瘀，瘀血阻滞，血难循经。治宜补气固脱，塞流澄源，标本兼顾。药用：①10% 白及胶浆 30ml，3 次/日。②白干参 15g，水煎成100ml，每次服 30ml，每天 3 次。③三七末 1g，每天 3 次冲服。④汤药用：蝉蜕 10g，白蒺藜 10g，地肤子 10g，炒防风8g，白术 9g，白芍 15g，地榆炭 15g，黄芩 12g，生地黄 12g，侧柏炭 12g，黄连 6g，大黄炭 6g，牡丹皮 6g，生甘草 6g。3剂，水煎服，每天 1 剂。并配合西药氢化可的松每日 100mg 静脉滴注。

二诊：经上述方法治疗后，症状明显减轻，大便减为每天3 次，色转黄褐。但 3 天后突发神昏、抽搐、目窜，血压146/107mmHg。考虑因用激素引起高血压脑病。中医证属失血后阴血大亏，木乏涵养，风阳上扰清窍。治宜益阴柔肝，息风止痉，清热凉血。药用：龟甲 10g，麦冬 10g，生龙骨 20g（先煎），生牡蛎 20g（先煎），生地黄 12g，连翘 12g，黄连 6g，牡丹皮 6g，大黄炭 6g，白芍 15g，地榆 15g，阿胶（烊化）9g，青木香 5g，炒延胡索 8g，生甘草 4g。3 剂，水煎服，每天 1 剂。西药氢化可的松减为 50mg/d。

三诊：药后抽搐未发，血压平稳，惟腹隐痛，里急后重，大便每天行 5～6 次不等。再拟祛风清热，运脾化湿为治。用一诊第④方去白蒺藜、炒白术、侧柏叶、生甘草，加连翘 12g，茯苓 12g，大蓟 15g，小蓟 15g。7 剂，水煎服，每天 1 剂。停用西药氢化可的松。

四诊：药后血压平稳，神清脉安，大便每天行 1～2 次，然又出现肉眼血尿，色深如酱油。证属肾虚而内热未尽。治宜补肾清利，凉血止血。药用：蝉蜕 10g，地肤子 10g，白蒺藜 10g，侧柏炭 10g，泽泻 10g，黄芪 15g，生地黄 15g，旱莲草 20g，大蓟 20g，小蓟 20g，仙鹤草 20g，牡丹皮 8g，赤芍 8g，茯苓 12g，续断 9g。5 剂，水煎服，每天 1 剂。停用白及胶浆、三七末。

五诊：药后症状基本改善，肉眼血尿变淡。上方去白蒺藜、侧柏炭、茯苓、泽泻，加沙参 12g，女贞子 12g，当归身 8g，阿胶 10g（烊化）。12 剂，水煎服，每天 1 剂。另以鲜茅根 100g 煎水常饮。

六诊：药后肉眼血尿消失。续服上方 15 剂，各项检查正常，病愈。随访 10 余年身体健康。

〔按语〕孔氏认为紫癜性肾炎与其他肾炎的不同之处，关键在于风、热、瘀、虚四字。本例患者最为典型，且病情危急，因此孔氏其治则采用四法，并中西医结合，才使患者得以转危为安。在治疗用药上，孔氏认为须在清热凉血药中加入含有抗过敏作用的祛风药，如蝉蜕、防风、地肤子等；同时还认为活血化瘀也是重要的治法之一，所谓"瘀血不去，血不归经"，导致反复出血；但当祛瘀活血之时，选药当凉血化瘀与活血化瘀止血相伍，采用理血与和血相互为用，才能进一步提高临床治疗效果。

（选自《新中医》）

孟澍江医案

王某，女，13岁。1999年3月17日初诊：患病多月，初起时形似感冒，恶寒发热，咽喉痛，继而身发紫癜，经查小便有红细胞、蛋白，血常规未见明显异常，诊断为过敏性紫癜性肾炎。曾在儿童医院治疗，西医主用激素，服药近4个月，患儿脸部满胖，皮肤紫癜愈来愈多，以下肢为甚，前来门诊就治，要求中医治疗。检查尿常规：蛋白（＋＋＋），红细胞（＋＋）。证属血热内盛，外溢肌肤，内损肾络。治用犀角地黄汤加味。药用：生地黄20g，丹皮5g，赤芍8g，大黄炭6g，蝉蜕6g，益母草15g，甘草3g，金银花炭9g，玄参9g，蒲黄炭9g（包）。7剂，水煎服，每天1剂。

二诊：服药7剂后，皮下出血明显减轻，斑色渐淡，尿蛋白（＋）。于是按前方加减继续服用，调治3个月，尿常规检查已全部正常，皮肤紫癜消失。

〔按语〕此证较为复杂，一方面肾脏损害，一方面皮下出血，治疗不能单重一边，既要补益肾气，又要凉血止血。方中用大黄炭目的不在攻下，而在活血化瘀，取瘀去新生之义。对本证的治疗不宜偏补偏泻，更不宜温燥伤阴。方中用蝉蜕亦是孟氏治疗肾炎的经验之一。

（选自《中国百年百名中医临床家丛书·孟澍江》）

朱良春医案

病案一：陆某，男，9岁。1978年2月12日初诊：高热后臀部及两下肢透发紫癜，伴见酱油状血尿，在某医院住院，诊为过敏性紫癜肾病，经抗过敏、抗感染，使用激素、维生素及对症治疗，有所好转，但不稳定，紫癜与血尿仍时轻时剧。现症见：面如满月，时有烘热感，口干欲饮。臀部与两下肢有散在瘀点，色紫红，按之不退。大便干结，苔少舌红，脉数。尿化验：蛋白（＋），白细胞（＋），红细胞（＋＋），透明管型少许。证属内热炽盛，迫血妄行，外溢肌肤，内渗肾脏。治宜清热解毒，凉血消瘀。药用：生地黄12g，水牛角15g，丹皮10g，小蓟10g，生大黄5g，枸杞子10g，旱莲草10g，炙僵蚕5g，甘草3g。4剂，水煎服，每天1剂。

二诊（2月20日）：服药后烘热、口干显减，紫癜逐渐消退。苔薄黄，舌红稍减，脉小数。尿化验：蛋白少量，红细胞、白细胞（＋）。内热见挫，血已循经，原法损益，上方去生大黄。5剂，水煎服，每天1剂。

三诊（2月28日）：精神颇好，紫癜未续透。苔薄，脉较平。瘀热渐清，肾功能损害未复，继当益肾培本。药用：生黄芪12g，山药12g，党参9g，当归6g，白花蛇舌草15g，仙鹤草12g，益母草15g，白槿花6g，甘草3g，红枣5枚。7剂，水煎服，每天1剂。

四诊（3月6日）：尿化验基本正常，精神亦好，苔薄，脉细。症情稳定，惟体虚未复。再进培益，以善其后。上方去白槿花，加菟丝子9g，覆盆子9g。7剂。8月3日随访，精神甚好，紫癜、血尿未作。

病案二：顾某，女，9岁。1979年12月15日初诊：2天前起病，在某医院确诊为过敏性紫癜，曾服药有所好转，迄未痊愈。现症见：紫癜以臀部及下肢为著，呈片状，口干欲饮，舌质红，脉弦带数。证属热蕴营分，迫血妄行，溢于肌肤之肌衄也。治宜清热凉血。方用犀角地黄汤加减。药用：生地黄15g，水牛角15g，丹皮10g，玄参12g，生地榆15g，旱莲草12g，炙僵蚕6g，甘草3g。5剂，水煎服，每天1剂。

二诊（12月21日）：服药后肌衄渐止，精神亦振，口干已减，舌微红，脉小弦。营热渐清，血循常道，此佳象也。药既获效，守方继进。上方加枸杞子10g。5剂，水煎服，每天1剂。

三诊（12月27日）：症情稳定，血热已清，紫癜未再透布。有时头眩神倦，纳谷欠香，苔薄脉平。此邪去正虚，脾虚气弱之证。继予培益之品以调之。药用：党参8g，枸杞子12g，山药15g，炙黄芪8g，仙鹤草10g，白芍8g，甘草3g。6剂。

四诊：1980年2月7日随访：紫癜未再作，已获痊愈。

〔按语〕内热炽盛，迫血妄行，一般以犀角地黄汤为首选之代表方。因该方是清热解毒、凉血止血、化斑散瘀的名方，随证加味，屡收佳效。以水牛角代犀角，不仅价格低廉，而且疗效亦好，它既可缩短凝血时间，又能提升血小板，用于本症，殊为切合。生地、丹皮、小蓟凉血止血。大黄泻热毒、行瘀血，长于止血，并有升高血小板之作用。僵蚕《别录》称其能"灭诸疮瘢痕"，用之可以促使紫癜加速消退，确有良效。血热炽甚者，可加地榆以增强凉血止血、清热解毒之功。紫癜肾病的紫癜控制后，而肾功能未复者，仍当以益气养血之品，以益肾培本。邪去正虚，脾虚气弱者，又宜培益脾肾，以治其本。

（选自《中国百年百名中医临床家丛书·朱良春》）

杜雨茂医案

马某，女，7岁。1991年6月27日初诊：患者于3月份不明原因出现大小不等之紫癜，继之双下肢浮肿，经治疗效不佳，6月10日又确诊为紫癜性肾炎，经应用激素、雷公藤总苷等药物，症状缓解，但尿常规终不正常，又求治于杜氏。现症见：全身已基本不肿，惟下肢轻度肿胀，精神、食纳尚可，小便次多，色稍黄，舌边尖红，苔中根白腻，脉细数。化验尿：蛋白（＋＋），红细胞（＋＋）。证属少阴热化证。治宜滋阴益肾，凉血止血，清热化湿。药用：生地黄6g，知母6g，丹皮6g，白芍6g，泽泻6g，茯苓9g，白茅根30g，石韦12g，益母草24g，大小蓟各10g，仙鹤草12g，槐花8g。7剂，水煎服，每天1剂。

二诊（7月4日）：患儿服上药后已无明显不适，曾因受凉发热 1 次。化验尿：蛋白（＋＋＋），红细胞（＋）。药用：
生地黄 8g，白芍 6g，丹皮 6g，白茅根 30g，槐花 9g，大小蓟
各 10g，石韦 12g，金银花 15g，连翘 6g，薏苡仁 18g，芡实
9g，知母 6g，黄芪 24g。水煎服，每天 1 剂。嘱西药激素等逐
渐减量。

三诊（1995 年 1 月 6 日）：上方稍加变通，随证略作加
减，服至今。患儿已于 1994 年 12 月 26 日停用激素及一切西
药，1995 年 1 月 3 日化验尿阴性。现仍觉手足心热，舌淡苔
薄白，脉细弱。药用：生地黄 12g，旱莲草 8g，山萸肉 8g，丹
皮 8g，泽泻 6g，猪苓 9g，土茯苓 9g，仙鹤草 12g，槐花 9g，
白茅根 25g，大小蓟各 12g，金银花 12g，白术 8g，黄芪 30g。
水煎服，每天 1 剂。连服 20 ~ 30 剂。

四诊（4 月 8 日）：患儿家长来信称，是病自 1 月份尿化
验正常后，每周化验尿 1 次，均系阴性，恐再复发，1 月 6 日
方服 30 剂后，每周服 2 剂，以巩固疗效。现患儿一切正常，
早已复学，要求更方巩固。即予下方：旱莲草 8g，白芍 6g，
生地黄 10g，山萸肉 6g，山药 10g，丹皮 6g，泽泻 6g，茯苓
8g，槐花 8g，大小蓟各 10g，白茅根 25g，芡实 15g，黄芪
30g，金银花 12g，连翘 6g。水煎服，每周 2 剂，连服 3 周。

〔按语〕本案患儿症状无多，辨证时紧抓小便潜血、舌脉
及西药治疗情况，断为少阴热化为本，热毒入血为标，始终坚
持调补少阴，清热凉血，终有良效。可贵的是，该患儿家属高
度重视，病症完全消失后仍坚持继续服药，经巩固疗效，终使
治疗有较好的结果。

（选自《杜雨茂肾病临床经验及实验研究》）

于己百医案

李某，女，9 岁。1998 年 8 月 31 日初诊：患儿 1 月前患
过敏性紫癜，经治紫癜基本消退，近日又因感冒发热而颜面浮
肿，小便量少，舌红苔少，脉浮数。尿化验：蛋白（＋），红
细胞（＋＋）。确诊为紫癜肾炎，证属风邪伤表，血溢脉外。

治宜祛风解毒抗敏，清热凉血止血。方用麻黄连翘赤小豆汤加味。药用：麻黄10g，生石膏30g，生姜10g，大枣6枚，金银花20g，连翘20g，赤小豆15g，茯苓20g，泽泻20g，蝉蜕12g，凤眼草30g，荆芥穗12g，小蓟20g，侧柏叶30g。水煎服，每天1剂。

二诊（9月4日）：服上药4剂，浮肿消退，小便通畅，化验尿：红细胞（＋），蛋白阴性。原方去荆芥穗，加三七6g（冲），再进6剂。水煎服，每天1剂。

三诊（9月11日）：患儿无任何不适，尿化验阴性。为巩固疗效，嘱再服上方7剂，病告痊愈。随访半年，病未复发。

〔按语〕此例患者，前有紫癜后有肾炎，且风热表证显著。因此，于氏方用麻黄连翘赤小豆汤加味而治，方药对证，且守方用药，循序渐进，功到自然成而病得以治愈。

（选自《中国百年百名中医临床家丛书·于己百》）

二、湿热内蕴证

张琪医案

王某，男，14岁。2001年3月6日初诊：半月前，无明显诱因双下肢出现紫癜，并伴有腹痛，尿化验红细胞充满，蛋白（＋＋）。确诊为过敏性紫癜性肾炎，经激素等药物治疗，紫癜、腹痛缓解，但尿化验未见减轻。后求治于张氏。现症见：全身乏力，手足心热，汗出，小便黄赤，舌红，苔干，脉象滑数。化验尿：蛋白（＋＋），红细胞50个以上/HP，白细胞2~4个/HP。证属毒热蕴结于血络，迫血妄行外溢。治宜清热解毒，凉血止血。药用：生地黄20g，黄芩10g，白花蛇舌草30g，藕节25g，侧柏叶20g，小蓟40g，白茅根50g，甘草10g。水煎服，每天1剂。

二诊（3月13日）：服上方7剂，尿化验红细胞10~15个/HP，蛋白（＋）。仍手心热，舌红，滑数。前方加蒲公英 30g，紫花地丁 30g。水煎服，每天 1 剂。

三诊（3 月 27 日）：服药 14 剂，无明显症状，尿化验红细胞 8～10 个/HP。舌尖红，脉滑。热邪已减，但血络受损未复，加炭类药以修复损伤之血络。药用：生地黄 20g，丹皮 10g，黄芩 10g，白花蛇舌草 50g，侧柏叶 15g，小蓟 30g，白茅根 50g，大黄炭 10g，血余炭 10g，地榆炭 15g，甘草 10g。水煎服，每天 1 剂。

四诊（4 月 4 日）：服上方 7 剂，诸症悉减，尿化验红细胞 3～4 个/HP。苔白脉滑。病情渐趋稳定，加黄芪 30g 调治，继服 20 剂。随访偶有红细胞 1～2 个/HP。

〔按语〕过敏性紫癜肾炎多感受毒热之邪，或热蓄日久，蓄结成毒，毒热迫血妄行，损伤脉络，血溢脉外，渗于肌肤，发为紫斑；毒热循经下侵于肾，损伤脉络，而为溺血，正如《内经》所谓"胞热移于膀胱，则癃溺血"。故此张氏认为毒热迫血妄行是引起过敏性紫癜肾炎的主要原因。因此治疗当以清热解毒，凉血止血；同时因热蕴下焦，每与湿邪搏结，致湿热蕴结于下，故常加清利湿热以止血，可显著提高临床效果。

（选自《中国百年百名中医临床家丛书·张琪》）

朱进忠医案

耿某，男，6 岁。患衄血、便血、尿血、紫斑半年，确诊为过敏性紫癜。先用西药治疗 4 个月不效，继又配合中药清热凉血、凉血养阴治疗 2 个多月亦不效。现症见：鼻衄、齿衄、便血、尿血，全身到处大片大片紫斑，面色青黄，舌苔黄燥，脉数有力。血红蛋白化验 50g/L。证属心胃实火，迫血妄行。治宜清心泻火。方用泻心汤。药用：黄连 6g，黄芩 6g，大黄 4g。水煎服，每天 1 剂。

二诊：服药 2 剂，衄血、尿血、便血俱减；继服 4 剂，衄血、便血、尿血全止，精神、食欲大增，血红蛋白升至 70g/L；又服 20 剂，诸症全失，血红蛋白 120g/L。病获治愈。

〔按语〕某医云：如此重症竟敢用三黄，且又停用其他药物而取效，吾甚不解也。朱氏答曰：为什么竟敢用三黄？大黄、黄连、黄芩者，仲景之泻心汤也。其所用者，"心气不足，吐血、衄血"证也。心气不足，不足者何？泻心汤者何？既云心气不足，为何又用泻心之药？经过数十年的研究，始知当心气不足而又心胃火旺者，但用微量之泻火药即可效如桴鼓也。今所治者，血红蛋白仅 50g/L 可谓之虚，然又有心胃之火炽，故但予三黄即可取效。前医为何不效？因不察脉舌，不思病位，但以成方，以实作虚，以气作血，终非其治。因血红蛋白低当见脉虚大或沉细而今反见滑数有力者，实火也；热入血分者，舌当见舌质红绛少苔而今反见黄燥者，病在气分，心胃实火，迫血妄行也。故而取泻心汤以清心泻火，故而能有良效也。至于为什么禁用其他任何药物，为排除各种干扰因素也。中医组方我们知道要有君臣佐使，若各种药均加其内，怎么知其君臣佐使，怎么知其相反、相恶、相杀、相畏、相使，故嘱其禁用其他药也。

（选自《中医临证经验与方法》）

宋祚民医案

黄某，女，5 岁。1990 年 7 月 24 日初诊：患儿在 2 月前发现双下肢有针尖大小的出血点，查血小板正常，当地医院诊为过敏性紫癜。约 2 周后，发现尿色变红，量少，并见浮肿，以双下肢为主。肾功能不正常。尿检：红细胞 30~40 个/HP，白细胞 3~4 个/HP，尿蛋白（＋＋）。诊为紫癜性肾炎。现症见：患儿精神尚可，眼睑微肿，双下肢浮肿，并见散在陈旧性出血点，无腹痛，纳差，倦怠身重，尿深黄量少，大便不爽。舌红，苔白腻略黄，脉弦滑。尿化验：蛋白（＋＋），红细胞 30~40 个/HP。证属湿热内蕴，灼伤血络。治宜清热祛湿凉血。药用：萹蓄 15g，瞿麦 10g，萆薢 10g，连翘 12g，赤小豆 15g，丹皮 10g，黄柏 3g，牛膝 10g，白茅根 30g，大蓟 10g，小蓟 10g，猪苓 30g，青黛 10g（包）。水煎服，每天 1 剂。

二诊：服前药 5 剂后，浮肿略有减轻，但尿量仍少，故上方加冬瓜皮 10g，车前子 10g（包），路路通 10g，以利湿消肿通络。继续服用。

三诊：服药 3 剂，浮肿明显减轻，尿色变浅。查尿常规：红细胞 3～5 个/HP，白细胞 0～1 个/HP，尿蛋白（±）。双下肢陈旧性出血点消退。效不更方，继服前方，又服 21 剂，尿检完全正常，浮肿消失，复查肾功正常。舌红苔白，脉沉弱。停服汤剂，改以六味地黄丸巩固之。后追访得知，患儿服六味地黄丸 1 个月后停药，病未再复发。

〔按语〕此患儿患过敏性紫癜 2 周后，发现尿血，浮肿，符合紫癜性肾炎的发病规律。患儿舌质、舌苔、脉象及症状均显示辨证为湿热型，故选用萹蓄、瞿麦、萆薢、黄柏清热祛湿为主药。以连翘、赤小豆、丹皮清热解毒，以白茅根、大小蓟清热凉血，牛膝活血引药下行，猪苓健脾祛湿。后又加冬瓜皮、车前子加重祛湿消肿之力，加路路通以疏经通络。全方药力得到加强，效果明显。最后加用六味地黄丸，是补先天以助后天，扶助正气，以防病复之意。

（选自《中国百年百名中医临床家丛书·宋祚民》）

何炎燊医案

尹某，男，6 岁。1995 年 12 月初诊：因感外邪，又过食鱼虾，即发热、恶心、头痛、骨楚，继而四肢发现红色斑疹，瘙痒难忍，西医用抗过敏药治之 7 日不愈。继而血尿、形浮，舌质红苔黄，脉浮滑数。化验尿：蛋白（±），红细胞（＋＋＋＋），白细胞少许。西医诊断为紫癜性肾炎。中医证属表邪未解。故先用轻透风热之剂，解肌表之邪，佐以淡渗通调水道。药用：蝉蜕 15g，僵蚕 15g，石膏 30g，浮萍 15g，金银花 15g，栀子皮 12g，丝瓜络 15g，荆芥 10g，黄芩 10g，滑石 20g，石韦 15g，白茅根 30g。水煎服，每天 1 剂。

二诊：1 剂而寒热、头痛、骨楚尽解，2 剂而瘙痒大减，小便量多，此时红色斑疹转为瘀紫，是外症已解，而离经之血郁而为瘀，须加入凉血散血之品，然与温邪逆传究有不同。药用：生地黄 15g，益母草 15g，白芍 15g，冬瓜皮 15g，白茅根 20g，滑石 20g，丹参 10g，丝瓜络 10g，金银花 10g，甘草 5g，三七 3g。水煎服，每天 1 剂。3 剂斑疹消退，诸恙向安，不劳余药。

〔按语〕从此例可知，小儿肾病，虽见血尿，未必邪在血分，病初患儿表邪尤在，故而解表透邪，表解之后方用凉血化瘀之品。何氏认为，小儿稚阴未充，稚阳未长，易实易虚。凉血之药易伤阳，散瘀之药易伤气，不可妄投，确须用药，又不可过峻也。

（选自《中国百年百名中医临床家丛书·何炎燊》）

三、气阴两亏证

张琪医案

病案一：杜某，女，12 岁。1972 年 10 月 14 日初诊：病人在某医院住院，主诉 1 月前两下肢出现紫斑甚多，紫斑消退后，腹部胀痛，大便数次，继之又吐血数口，用云南白药而血止。后又腰痛尿血。经某医院诊断为过敏性紫癜继发肾炎，曾用中西药治疗无效，后求治于张氏。现症见：面色㿠白，眼睑轻度浮肿，腰痛乏力，小便如洗肉水样。手心热，舌质淡红，脉弦滑。尿常规检查：蛋白（＋＋），红细胞满视野，白细胞 10 个/HP。证属热扰血分。治宜清热凉血止血之法。药用：小蓟 30g，蒲黄 15g，藕节 20g，木通 15g，滑石 20g，生地黄 30g，侧柏叶 20g，白茅根 30g，甘草 10g。6 剂，水煎服，每天 1 剂。

二诊（10 月 22 日）：服上方后未见成效。症见面色㿠白，腰酸，体弱如前，脉弦滑沉取无力。尿常规检查：蛋白（＋＋），红细胞满视野，白细胞 2～3 个/HP。本病用清热凉血不效，可见气阴已亏，故改用益气滋阴为主，凉血止血为辅，标本兼顾之法。药用：生黄芪 30g，熟地黄 25g，阿胶 15g（烊化），旱莲草20g，生地炭20g，血余炭15g，大黄炭10g，侧柏炭20g，白茅根50g，小蓟30g，蒲黄炭15g，黄芩15g，甘草10g。水煎服，每天1剂。

三诊：上方用6剂，血尿明显好转。尿常规检查：蛋白（＋），红细胞2～3个/HP。以上方继用60剂，病获痊愈。随访4个月未复发。

〔按语〕血尿日久，顽固不愈，多见气阴两虚，气不摄血之证。印象用药，仍用苦寒清凉之法，不但未效，反使气阴更伤。故而改用益气滋肾、固摄止血之法，益气与滋阴合用，达固摄止血之效，加诸炭类收敛止血，乃标本兼顾之法。张氏发现，阿胶有育阴、补血止血之功，对血尿日久出现阴亏者最为适宜。

（选自《当代名医临证精华·肾炎尿毒症专辑》）

病案二：任某，男，13岁。1984年6月26日初诊：患紫癜性肾炎3月余，经中西药治疗效果不显。现尿检：蛋白（＋），红细胞30～40个/HP。现症见：手心热，尿黄赤，舌尖红，苔白，脉滑有力。证属湿热蕴结，伤及血络。治宜泄热凉血止血。药用：大黄7.5g，桃仁15g，丹皮15g，茜草20g，小蓟30g，白茅根50g，藕节20g，阿胶10g（烊化），生地黄15g，侧柏叶15g，甘草10g。水煎服，每天1剂。

二诊（7月2日）：服上方6剂，略有腹泻日3次，手心热，脉滑。尿检：红细胞2～3个/HP，蛋白（＋）。前方大黄改为大黄炭5g，加白花蛇舌草30g。水煎服，每天1剂。

三诊（7月30日）：服上方18剂后，尿检：蛋白（－），红细胞4～5个/HP。腰酸乏力，舌淡红润，脉缓。遂以益气补肾、凉血止血法。药用：黄芪30g，党参20g，枸杞子15g，熟地黄20g，大黄炭5g，侧柏叶20g，白茅根50g，小蓟30g，白花蛇舌草30g，阿胶10g（烊化），甘草10g。水煎服，每天1剂。服药12剂，诸症消失，尿检无异常而痊愈。

〔按语〕本例病人初用清热凉血法而见效，然后用少量大黄即出现腹泻，说明脾气有亏虚之象。故后加参芪益脾气，熟地、枸杞滋肾阴，增强收摄精微之力，药后果然起效而愈。

（选自《张琪临床经验辑要》）

朱进忠医案

温某，男，16岁。患过敏性紫癜，大片紫癜消退后，持续蛋白尿1年余。曾确诊为过敏性紫癜性肾炎，以大剂量西药治疗7个月仍无功，特别是近3个月来，经常出现发热，咽喉疼痛，且近1周来连续发热不止，虽用中西药物治疗，症状一直不见好转。现症见：发热，体温达38.5℃，疲乏无力，咽喉干痛，口舌干燥，舌苔黄白，脉虚大弦数。证属气阴两虚为本，湿热蕴结、外受风邪为标。治宜补气养阴，燥湿清热，佐以解表。方用李东垣清暑益气汤。药用：党参10g，甘草6g，黄芪15g，当归6g，麦冬10g，五味子10g，青皮10g，陈皮10g，神曲10g，黄柏10g，葛根15g，苍术10g，白术10g，升麻10g，泽泻10g，生姜3片，大枣5个。水煎服，每天1剂。

二诊：服药2剂，发热消失，体温36.7℃。继服上方，加肾康灵胶囊，每日3次，每次4粒，空腹服。服药1个月，诸证消失，尿化验阴性。

〔**按语**〕某医云：紫癜性肾炎难治之疾也，前用激素及中药清热解毒、凉血活血而不愈，今不治此病而反愈者，何也？朱氏答曰：不察虚实，但予祛邪，反复发热，不知其过。仲景云：观其脉证，知犯何逆，随证治之者，云其先见其脉而论病，今此病既不见热毒，又不见血热，又不见瘀血，反大剂用药，此误也。至于用肾康灵胶囊何以治之取效者，乃有其脉证也。

（选自《中医临证经验与方法》）

杜雨茂医案

董某，男，10岁。1991年10月25日初诊：患者3年前曾确诊为紫癜性肾炎，反复出现血尿、蛋白尿，曾应用中西药物治疗，效果不明显，现求治于杜氏。现症见：颜面肿胖，面色㿠白，四肢消瘦，咽部干痛不适，夜尿多（每夜约2000ml），偶有夜间遗尿，常觉手心发烧，腰痛不著，下肢不肿，大便稍干，食纳尚可，咽部潮红，舌淡苔薄，脉沉弦而细。尿化验：蛋白（＋＋），红细胞（＋），白细胞（＋＋），上皮细胞少许。现服强的松 30mg/d。证属太阴气虚，少阴阴亏。治宜健脾益肾，清热利湿。药用：党参 10g，白术 10g，黄芪 20g，生地黄 10g，猪苓 9g，丹皮 8g，金银花 18g，知母 8g，益母草 28g，鱼腥草 20g，白茅根 20g，石韦 12g，芡实 10g。水煎服，每天 1 剂。并嘱其在 1 周内减去强的松 1 片。

二诊（11 月 1 日）：服上药 7 剂后，诸症俱减，咽痛消失，偶觉手心发热，夜尿减少，每晚 1~2 次，偶有遗尿。化验尿：蛋白（＋）。继以上方去金银花，加山药 8g，五味子 8g。水煎服，每天 1 剂。在服药期间，递减强的松用量，每周减 1 片。

三诊（12 月 2 日）：服上药至今，诸症消失，化验尿：蛋白（±）。病已去十分八九，为巩固疗效，仍宗上法，加重益肾，减轻清利，以培先天之本。药用：生熟地黄各 9g，山药 10g，黄芪 30g，猪苓 9g，泽泻 9g，党参 12g，白术 12g，芡实 15g，川断 12g，菟丝子 12g，怀牛膝 9g，益母草 30g。水煎服，每天 1 剂。激素维持在 5mg/d 后，继续服 2 周，以防止复发。

四诊：在服药期间，每 2 周复诊 1 次，基本守上方稍事出入加减，至 1992 年 2 月 21 日，共服药 60 余剂，已停用激素 2 周，现无任何不适，其间曾化验尿数次均为阴性。停药观察 3 个月，多次化验尿阴性，即以六味地黄丸合金匮肾气丸间服，以巩固治疗。

〔按语〕本案系患病日久，损伤正气较重，其表现完全符合太阴病及少阴热化之证基本病机，故治疗自始至终坚持以调补太阴少阴为主，以治其根本，至于湿热余毒，虽系病机之一侧面，但毕竟无急性之严重，故治在脾肾，兼顾祛邪，标本兼顾，故而效果较为显著。

（选自《杜雨茂肾病临床经验及实验研究》）

四、虚实夹杂证

宋祚民医案

王某，男，10岁。患儿双下肢出紫斑，血尿半年。半年前，患儿外感发热后，双下肢及足背可见散在针尖大小红色皮疹，2～3天即消退，但时有腹痛，大便色黑，潜血试验（＋）。尿化验：蛋白（＋＋），红细胞（＋＋）。血小板正常，无浮肿。当地医院诊为紫癜性肾炎。曾采取中西医结合治疗，效果不著。现症见：患儿精神弱，面色黄白无华，体瘦，呈慢性病容，双踝部可见暗紫色斑点，无浮肿征，尿呈茶色，略混浊。纳差，腹部隐痛，倦怠乏力，自汗盗汗，舌淡红，苔薄白，脉细弱。尿化验：红细胞多数，蛋白（＋＋＋）。证属脾肾两虚，气滞血瘀。治宜健脾补肾，益气活血养血。药用：生黄芪16g，当归10g，山药10g，白芍10g，甘草6g，仙灵脾15g，茯苓10g，仙鹤草20g，茜草10g，苏木10g，丹参10g，生薏仁18g，鸡内金10g。水煎服，每天1剂。

二诊：服上方7剂后，尿蛋白减为（＋），尿中红细胞明显减少，紫斑颜色转淡，未见新出紫斑，舌红少苔，可见剥苔。上方加女贞子、旱莲草各20g以补肾阴。水煎服，每天1剂，继续服用。

三诊：上药连服21剂，面色明显转红润，纳食增加，体重增长2kg，腹痛一直未作，大便黄软，原有紫斑已消退。舌红，苔薄，剥苔处已长出新苔。尿蛋白（±），尿中红细胞1～2个/HP。以上方为基础方，加血余炭10g，藕节炭10g，蒲黄炭10g，研极细末，炼蜜为丸，每丸重6g，每服1丸，日服3次。

四诊：连服丸药半年余，尿检正常，余无不适。3年后追访患儿，身体健康。

〔**按语**〕此患儿发病之初已有湿热之证，经中西医综合治疗及随着病程的延长，至宋氏处就诊时，湿热之象已不显现，主要表现为脾肾两虚之本象，故治疗以健脾补肾，益气养血入手。后见患儿出现剥苔，考虑患儿亦有阴虚之证，故加用女贞子、旱莲草以滋补肾阴。所用方剂中以生黄芪、全当归为主药，益气养血，茯苓、山药、生薏米、鸡内金、仙灵脾健脾补肾，白芍、甘草酸甘化阴，仙鹤草、茜草止血消斑，苏木、丹参活血化瘀。全方共奏健脾补肾、益气活血之功用。患儿服药后，病情明显减轻。考虑患儿病程日久，治疗非一日之功，故改用丸剂较长期服用，以徐徐图之。历经半年多治疗，患儿痊愈。

（选自《中国百年百名中医临床家丛书·宋祚民》）

梁贻俊医案

张某，女，22岁。1999年8月24日初诊：患紫癜性肾炎反复不愈14年，1999年7月因工作劳累而病情反复。现症见：自感乏力，易疲劳，咽干，痰少色灰，舌质淡红，边有齿痕，苔薄白，脉沉细。尿化验：蛋白（＋＋），红细胞2～3个/HP，白细胞0～2个/HP。证属脾肾两虚，余邪未尽，伤络迫血，精微下注，久病生瘀。治宜益肾健脾，清解余热，佐以活血。药用：熟地黄35g，生地黄20g，山萸肉15g，山药30g，太子参35g，生黄芪30g，当归10g，阿胶15g（烊化），连翘15g，赤小豆30g，黄连6g，丹皮10g，白茅根30g，丹参15g，焦山楂20g。水煎服，每天1剂。

二诊：服上方14剂后，复查尿蛋白转阴，红细胞、白细胞均消失。乏力解除，精神良好，仍轻微咽干。继以上方改黄芪35g，山药40g，黄连8g。再进14剂后身无不适，以上方3天1剂，巩固治疗2周，停药至今已3月余，尿常规仍正常。

〔按语〕梁氏认为，紫癜性肾炎是过敏性紫癜中较重的一型，临证多虚实并见，病程较长，迁延难愈，故在治疗中当虚实兼顾，循序渐进，当尿常规正常后，亦不可骤然停药，需巩固治疗后渐行停药，方可避免复发。部分患者无证可辨，此时应多依据尿化验结果辨病用药，并作为判断及治愈的指标。如尿中红细胞较多时，当加强凉血止血之力，兼用收涩止血及化瘀止血之品。有气虚不足时，劳则诱发或加重血尿，则需重用健脾益气之品。若尿中反复出现蛋白，当加强益肾固精。此为常理，重要的是要因人而异，认证用药，方有良效。

（选自《梁贻俊临床经验辑要》）

第八章　狼疮性肾炎

一、热郁血分证

赵绍琴医案

毕某，女，12 岁。病历号：001764。1990 年 7 月 5 日初诊：患者自 1989 年因感冒发热之后 10 余天，出现双眼睑浮肿、血尿，查尿蛋白（＋＋＋＋），尿中红细胞满视野。当地县医院以肾病综合征收住院，用激素治疗 20 余天无效，转院于北京某医院肾内科，查得狼疮细胞，确诊为狼疮性肾炎。用大剂量激素配合化疗（环磷酰胺每天 0.15g）治疗 8 个月仍无效，并出现高血脂，肝肾功能损害，特求赵氏医治。现症见：全身浮肿，面色㿠白，咽痛，恶心呕吐，失眠梦多，血尿不止，舌苔白厚腻，脉滑细数。化验检查：尿蛋白（＋＋＋＋），尿红细胞 30~50 个/HP，尿潜血（＋＋＋）；血胆固醇 25.7mmol/L，血尿素氮 10.7mmol/L，血肌酐 309.4μmol/L，血清 GPT 0.41u。B 超报告：肝脏肿大，双肾弥漫性病变。证属热郁营血，气机不畅。治宜清热凉血，活血通络。药用：荆芥炭 10g，防风 6g，白芷 6g，苏叶 10g，丹参 10g，茜草 10g，茅芦根各 10g，小蓟 10g，焦三仙各 10g，大黄 1.5g。7 剂，水煎服，每天 1 剂。

二诊：服药 7 剂，呕吐未作，浮肿见轻，血尿止，仍睡眠较差。尿化验：蛋白（＋＋），潜血（＋＋）。仍以前方加生地榆 10g，炒槐花 10g。水煎服，每天 1 剂。

三诊：服上药 20 余剂后，浮肿消失，尿化验转阴，仍用凉血化瘀方法。药用：荆芥炭 10g，防风 6g，生地榆 10g，炒槐花 10g，丹参 10g，赤芍 10g，茜草 10g，生地黄 10g，茅芦根各 10g，小蓟 10g，焦三仙各 10g，大黄 1.5g。水煎服，每天 1 剂。

四诊：服用上方 30 剂，无不适感，尿检（－），血检验：GPT 0.19u，尿素氮 2.36mmol/L，肌酐 61.88μmol/L，两对半（－），血胆固醇 5.31mmol/L，DNA 及抗 DNA 抗体均阴性。激素已停，痊愈出院。

〔**按语**〕系统性红斑狼疮而致肾损害，是一种比较难治的病症，中西医对此病均感较棘手。此患者出现高度浮肿、严重血尿，用激素冲击疗法和化疗等治疗 8 个月余无效，并出现肝肾功能损害、血脂增高等并发症，无奈转诊赵氏。赵氏用凉血清热、活血通络之法治疗，用药 1 周，尿蛋白开始下降；服药 4 周，血尿止，浮肿消失，尿蛋白阴转；又服药 30 余剂临床症状消失，化验检查恢复正常指标。本患者原治疗方法是采用绝对卧床休息、高蛋白、高营养，接受赵氏治疗方案后，采用限制蛋白进入量，清淡饮食，走路锻炼等，配合治疗 3 个月，痊愈出院。半年后来京复查，未复发。1 年后又来复查，化验指标全都正常。

（选自《赵绍琴临证验案精选》）

朱进忠医案

冯某，女，25 岁。患系统性红斑狼疮 4 年多，经用西药治疗后，发热浮肿已经基本得到控制，但激素减量时，即出现发热身痛，近 2 个多月余又出现心跳加速，下肢浮肿，心烦喜哭。尿检：蛋白（＋＋），红细胞 2～6 个/HP，白细胞 2～7 个/HP。虽然继续增加激素用量及中药益气养阴、除湿清热之剂，仍然效果不够明显。现症见：心胸烦乱，纳食不香，头晕头痛，下肢浮肿，舌苔白，脉滑而沉。证属痰火郁结。治宜疏肝理气，化痰泻火。药用：柴胡 15g，瓜蒌 30g，生姜 10g，甘草 10g，大枣 12 枚，黄芩 10g。水煎服，每天 1 剂。同时配合肾康灵，1 次 4 粒，1 日 3 次，空腹时服。

二诊：服药 12 剂，心烦心悸、浮肿均减，面色正常，红斑消失，化验尿：蛋白（＋），红细胞 1~3 个/HP，白细胞阴性。继服上方 1 个月，诸症消失，尿常规化验阴性，肝功正常，心电图正常，临床缓解。

〔按语〕某医云：小柴胡汤加减治疗红斑性狼疮的心、肝、肾损害，吾未闻也，请明示之。朱氏答曰：微妙在脉，不可不察。察什么？察阴阳，察脏腑，察先后。今脉沉而滑，说明本病乃为痰火在先，又思仲景《伤寒论》云，"若胸中烦而不呕者，去半夏、人参，加瓜蒌 1 枚"。故而以理气化痰之剂，即小柴胡汤加减而取得良效。

（选自《中医临证经验与方法》）

钟嘉熙医案

韦某，女，28 岁。1997 年 4 月 29 日初诊：反复下唇溃疡伴全身红斑、脱发 2 年余，在某医院确诊为系统性红斑狼疮，经用强的松（每天 60mg）等药物治疗后，症状无明显好转。现症见：下唇多处溃疡，全身红斑，以两面颊为甚，痒痛难忍，低热，头痒，头发几乎脱尽，全身关节间歇性疼痛，口干，口苦，纳差，小便多，大便调，月经已 2 年未行，舌质暗淡，舌尖红，苔薄黄，脉弦细略数，雷诺征（＋）。检查：抗双链 DNA 抗体阳性，血沉 158mm/h；尿化验：尿蛋白定量 5.6g/d，红细胞 25 个/HP。中医诊断：毒斑。证属血瘀化毒。治宜化毒解瘀，佐以通络止痛以透邪外出。方用青蒿鳖甲汤合犀角地黄汤加减。药用：青蒿 6g（后下），鳖甲 20g（先煎），水牛角 30g（先煎），丹皮 6g，秦艽 15g，猪苓 15g，玄参 20g，生地黄 20g，麦冬 12g，女贞子 15g，旱莲草 20g，甘草 6g。水煎服，每天 1 剂，连服 28 剂。强的松每天 60mg 照服。

二诊（5 月 27 日）：全身红斑已退尽，无痒痛，无头痒及关节痛，已不再脱发，仍时有低热及口唇溃疡，舌质暗红，苔浊，脉弦。继以清热利湿，凉血解毒为法。药用：青蒿 6g（后下），紫草 12g，蜈蚣 2 条，土茯苓 30g，丹皮 6g，秦艽 15g，猪苓 15g，玄参 20g，川萆薢 30g，乌梢蛇 12g，大青叶

30g，甘草6g。水煎服，每天1剂，连服14剂。强的松减为每天30mg顿服。

三诊（6月10日）：下唇溃疡已愈，时有唇干，无低热，脱发处已生新发，仍纳寐差，舌质暗红，苔白，脉弦。检查：血沉正常，尿化验已阴性。改用青蒿鳖甲汤加减以解毒透邪，养阴和胃。药用：青蒿6g（后下），鳖甲20g（先煎），水牛角30g（先煎），丹皮6g，猪苓15g，益母草20g，法半夏12g，竹茹12g，菟丝子12g，女贞子15g，旱莲草20g，甘草6g。水煎服，每天1剂。

四诊：上方药连服4剂后，诸症消失。后一直在此方基础上加减以巩固治疗，并将强的松从每天30mg开始渐减。1999年10月开始停服强的松（但一直坚持服用中药汤剂），病无反复。2000年3月14日就诊时患者已怀孕，无特殊不适，并长满黑发。2000年10月8日患者亲属来告，母子健康无不适。

〔按语〕钟氏认为，系统性红斑狼疮肾炎类似中医的"伏暑"，研究发现此伏邪若不能外达或透邪不尽，常使病情反复，变证迭起，病难速愈，其治如抽丝剥茧，层出不穷。据此，钟氏从瘀热（血）立论，强调治此顽疾当从分离并祛除瘀热着手，以"急则治其标"，治血（热）先治火，火平热自清，瘀去络自宁，常用犀角地黄汤加减，清热、凉血、活血、化瘀，临床多有良效。

（选自《中医杂志》）

二、阴虚内热证

周仲瑛医案

李某，女，32岁。1999年3月3日初诊：患者有系统性红斑狼疮病史10余年，7年前发现狼疮性肾炎，曾用强的松治疗，最大剂量用至100mg/d，目前维持量30mg/d。1个月前静滴环磷酰胺 0.6g/d（共 7 天）引起严重脱发。2 月 28 日尿化验：蛋白（＋），隐血（＋＋），脓球（＋＋）。现症见：满月脸，形体较胖，头发稀疏，面部潮红有灼热感，腰酸，小便混黄并有黏膜沉淀，尿泡沫不显，头晕，乏力，不耐久坐，腰脊疼痛，空腹时胃脘不适，有饥饿感，阴道有痒感，带下色黄量多，月经常衍期，量少，经行小腹不适。1 周前曾患带状疱疹，目前仍痛。舌苔淡黄，中后部腻，舌质红，脉细。证属肝肾亏虚，下焦湿热，脾胃不和，风毒痹阻。治宜补益肝肾，清利湿热，调理脾胃，祛风解毒。药用：苍术 10g，黄柏 10g，苦参 10g，苍耳子 10g，淫羊藿 10g，太子参 10g，生地黄 12g，薏苡仁 12g，萆薢 15g，生黄芪 15g，制黄精 15g，地肤子 15g，青风藤 15g，茜草 15g，鬼箭羽 15g，土茯苓 20g。水煎服，每天 1 剂。

二诊：服药后 1 周，带状疱疹消失，上方稍作损益，连续服用，每天 1 剂。

三诊：患者逐步撤减激素，到 2000 年 3 月下旬激素已全部撤完，病情稳定，满月脸逐渐恢复正常，体重已下降 4kg，小便转清，尿化验正常，惟月经周期难定，面部偶发红疹，舌苔黄腻，舌质红，脉细。证仍属肝肾亏虚，湿热瘀郁不尽，久病络瘀，乃转以调补肝肾为主。药用：山茱萸 10g，牡丹皮 10g，茯苓 10g，泽兰 10g，黄柏 10g，苍术 10g，凌霄花 10g，当归 10g，生地黄 15g，山药 15g，狗舌草 15g，鬼箭羽 12g，制黄精 12g，漏芦 12g，土茯苓 20g，萆薢 20g。水煎服，每天 1 剂。

四诊（2000 年 10 月）：月经周期正常，面容恢复常态，新发长出，已无稀疏之憾，多次尿化验及肝肾功能检查均正常，平素稍有疲劳感。病情告愈，嘱隔日服 1 剂以巩固疗效。目前仍在巩固治疗中，偶来得诊，诉无任何不适，精神状态较佳。

〔按语〕本例患者久病肝肾不足、脾胃素虚、阴血耗损为本，下焦湿热、风毒痹阻、络热血瘀为标。治疗分为两个阶段，先以治标为主，兼以培补正气，用二妙丸为基础，佐以清利下焦湿热及祛风解毒、清透瘀热共治为标，而少配黄芪等辅助正气，固护脾胃。俟标证缓解后，则专以六味地黄丸合黄精、当归培补肝肾之本，二妙丸、狗舌草、土茯苓、萆薢等祛未尽之湿热邪气，久病络瘀还佐入化瘀通络。整个治疗过程中标本主次分明，辨证准确，选药精当，因此病情虽繁杂顽固，仍获佳效。

（选自《中医杂志》）

钟嘉熙医案

李某，女，12 岁。1993 年 2 月 20 日初诊：患者 1992 年 10 月 22 日因无明显原因出现发热、口腔溃疡、关节疼痛、浮肿等，在某医院确诊为系统性红斑狼疮，经用强的松（每天 60mg）等物治疗后，关节疼痛明显减轻，但口腔糜烂及发热不退，浮肿加重，转求钟氏诊治。现症见：发热（体温 38.5℃），午后为甚，微微恶寒，颜面及双下肢浮肿，满月脸，水牛背，极度衰弱，不能行走，汗出，舌质暗红，苔黄白相间、略腻，脉弦细略数。检查：抗双链 DNA 抗体阳性，血沉 121mm/h，血红蛋白 80g/L；尿化验：蛋白（＋＋＋＋），管型（＋＋），24 小时尿蛋白定量 5.6g。证属邪伏阴分，耗伤气阴。治宜清热解毒，养阴和胃透邪。药用：青蒿 10g（后下），黄芩 10g，大青叶 20g，太子参 20g，秦艽 12g，白薇 10g，地骨皮 15g，玉米须 20g，蝉蜕 6g，岗梅根 20g，桔梗 10g，甘草 6g。水煎服，每天 1 剂，连服 14 剂。西药强的松按量逐减。

二诊（1993 年 3 月 6 日）：患者发热已退，精神好转，舌边尖略红，苔薄黄，脉弦细数。上方去青蒿、大青叶、岗梅根、桔梗，加黄芪 15g，鸡血藤 15g，乌梢蛇 12g。水煎服，每天 1 剂，再进 12 剂。

三诊（3 月 19 日）：又见低热，但精神好转，胃纳尚可，舌质偏红，苔薄干，脉弦细数。复查血红蛋白 104g/L，尿化验：蛋白（＋＋），24 小时尿蛋白定量为 153mg。病情好转，但低热又起，为余邪未尽，进补太早之故，遂以养阴、解毒透邪为主治疗。药用：青蒿 6g（后下），鳖甲 30g（先煎），丹皮 3g，生地黄 12g，黄芩 12g，大青叶 15g，白薇 12g，地骨皮 15g，玉米须 30g，蝉蜕 6g，甘草 6g。水煎服，每天 1 剂。在此方基础上加减治疗半年，复查尿阴性，血沉 28mm/h。患者激素已减至每天 15mg，诸症消失，精神如常，活动自如，重新回校上课。随访至 2001 年 5 月未见复发。

〔按语〕钟氏认为，狼疮性肾炎多以阴虚为本，邪热内伏为标，与现代研究其细胞免疫功能低下，体液免疫功能亢进相一致，为难治之病，病程长，常累及终生。临床经积极治疗病情趋于稳定后，仍时有口干、低热、心烦、关节痛、月经不调等。钟氏认为，此乃阴虚，余邪不尽之故，当以清透泄热为主，并时时顾护阴精，以养阴透邪。常用青蒿鳖甲汤加白薇、地骨皮等微苦芳香清热透络之品，养阴常用女贞子、旱莲草、玄参等透邪之品，达扶正而不助邪，并时时给邪以出路，使病得以治愈。

（选自《中医杂志》）

秦万章医案

张某，女，37 岁。1987 年 4 月 25 日初诊：患者近 3 个月来面部及手背红斑时起时伏，时有发热，一般多为低热，偶有 38℃以上高热。发病以来有明显的全身关节疼痛，以肘关节及膝关节为主，腰脊酸痛亦很明显，时有乏力、眩晕、升火，五心烦热，口干渴喜冷饮，眼花耳鸣，足跟疼痛，夜寐不安，小便色黄，大便秘结，月经超前，头发易脱落。曾怀疑胶原病，用些中西药物，效果不明显。半月前经日晒后面部皮损加重，关节疼痛更为明显，眼睑及下肢出现浮肿，肝区亦疼痛，故来诊治。现症见：体温 37.6℃，面部呈边缘明显水肿性蝶形红斑，眼睑及下肢凹陷性浮肿，手背部有多形红斑损害，颈部及腋下淋巴结肿大，有触痛，肝肋下一指，有轻度压痛。舌边尖红，舌体带有细裂纹，脉细带数，尺脉虚弱。血化验：白细胞 $4.0 \times 10^9/L$，红细胞 $3.0 \times 10^{12}/L$。尿常规：蛋白（＋＋），白细胞（＋），24 小时尿蛋白定量 2.35g。血沉 35mm/h；狼疮细胞阳性。西医诊断为系统性红斑狼疮并发肾损害。证属肾阴亏虚。治宜滋肾益阴，清热解毒。方用六味地黄汤和增液汤加减。药用：生地黄 60g，玄参 30g，麦门冬 15g，女贞子 15g，牡丹皮 12g，知母 9g，雷公藤 20g，红藤 15g，泽泻 9g，生甘草 3g。水煎服，每天 1 剂。面部及手背皮损处外擦去炎舒松霜剂，每天 2 次。

二诊：2 周后发热、关节疼痛明显改善，淋巴结缩小，皮疹开始减淡。仍诉乏力明显，舌尖红，苔薄白，脉细软，尺脉虚弱。上方加黄芪 30g，继续服用。

三诊：1 个月后眼睑及下肢浮肿消退，皮疹亦逐渐消退，部分留有色素沉着斑，乏力、眩晕、升火、耳鸣、睡眠均有改善，关节疼痛消失。尿蛋白（＋），血白细胞上升到 $5.0 \times 10^9/L$，血沉下降到 16mm/h，狼疮细胞阴性。原方继续服用。

四诊：8 周后主观不适除时有手掌心热外，其余均消退，体征及实验室检查亦有明显改善，颈部及腋下淋巴结未触及，手部、面部皮损仅留有淡棕色色素沉着，舌、脉均无异常。尿常规阴性。红细胞 $3.5 \times 10^{12}/L$，血沉 12mm/h。停用上方，改用六味地黄丸 6g，雷公藤糖浆 10ml，每天 3 次，巩固疗效。

五诊：半年后随访，病情未见反复，六味地黄丸及雷公藤糖浆间断服用，已恢复正常工作。

〔按语〕从患者病史中了解，母亲有干燥综合征，姐姐有雷诺氏病，这些疾病和红斑狼疮一样都属于自身免疫性疾病，自己有肺结核病史，这些情况都称是禀赋不足，久病虚弱，再结合腰脊酸痛、月经紊乱、脱发、耳鸣、足跟痛、尺脉虚弱等见症，符合中医肾虚辨证。病情中又见到升火潮热、五心烦热、口干渴喜冷饮、小便短赤、大便干结、红色皮疹、舌边尖红有裂纹、脉细数等一派阴虚血热征象，故本病符合肾阴虚辨证。秦氏认为，本病的发病机制是以肾为主的阴阳消长及调节机能障碍，阴虚阳亢是本病的主要表现，阳亢能致阴虚，阴虚亦能致阳亢，一般认为以阴虚为本，阴虚阳亢为标。结合本病可能发病的诱因有女性内分泌障碍、光过敏、结核病史、家族史，即久病失养、禀赋虚弱，均为伤肾伤阴的原因，可以怀疑为导致本病发生的根源，而治从滋肾养阴为主，结合调节免疫的雷公藤，从而达到标本同治的目的，取得了良好的临床效果。

（选自《中医药学临床验案范例》）

何炎燊医案

邓某，女，14岁。1990年8月20日初诊：患者患系统性红斑狼疮1年余，曾应用大剂量激素，减量时病情反复。现症见：形瘦、面赤，两颧紫红，鼻梁两侧有蝶形红斑，肩胛处亦有红色皮损数处，发热（38.5℃），血压152/92mmHg，神情烦躁，梦中妄语，头重昏沉不举，全身酸痛，指、肘、膝、踝关节更剧痛如刺缚，但无肿胀，无畸形，胸痞气促，口渴喜冷饮，小便黄短，大便秘结，舌绛，苔黄燥，脉浮数。血化验：白细胞3.7×10^9/L，红细胞2.7×10^{12}/L，血红蛋白102g/L；血沉48mm/h；血中找到狼疮细胞，抗DNA抗体（＋）；尿素氮8.4mmol/L，肌酐188μmol/L。尿化验：蛋白（＋＋），红细胞（＋），颗粒管型少许。证属内外交蒸，营血沸腾。治宜清营凉血，泻热透邪。方用犀角地黄汤加味。药用：犀角5g，生地黄30g，丹皮15g，赤芍15g，金银花5g，连翘15g，甘草8g，元参20g，丝瓜络15g，白花蛇舌草30g，七叶一枝花30g。水煎服，每天1剂。强的松现每天服60mg。

二诊：服药第2天热降，神志清朗，大便通畅，前方再进1剂，热净身和，眠食均好。惟关节疼痛未减，舌绛转淡，苔薄，脉仍数疾。患者关节疼痛已历年余，中医证属血中有风，方用防己地黄汤治血中之风。药用：防己15g，生地黄40g，防风10g，甘草7g，威灵仙15g，秦艽15g，忍冬藤25g，知母12g，玉竹20g，丝瓜络15g，白花蛇舌草30g，七叶一枝花

30g。水煎服，隔天1剂。

三诊（10月5日）：病情稳定，关节时有疼痛，已较前减轻过半，强的松减为每天50mg。惟腰尻酸疼，肢体乏力，稍劳则头晕目花，咽干口燥，小便黄短，舌红苔少，脉细数。尿化验：蛋白（＋＋），红细胞（＋），颗粒管型少许。现证属阴虚火旺，方用六味地黄汤合大补阴汤加味。药用：生地黄30g，怀山药20g，山萸肉20g，茯苓15g，丹皮15g，泽泻15g，龟甲15g，知母15g，黄柏15g，女贞子15g，旱莲草15g，白花蛇舌草30g，七叶一枝花30g，益母草15g。水煎服，隔天1剂，长期服用。

四诊（12月15日）：病情稳定，化验检查各项指标均有明显好转，强的松减至每天40mg。目前澳洲正是夏季，患者又见关节疼痛，改用二诊方去玉竹、知母，加苡仁30g，豆卷15g，木瓜15g。得天气好转关节疼痛减，仍用上方治肾。

五诊（1991年春节）：复查各项指标均显著好转，激素已减至20mg，今年已恢复学业。脉仍细数，嘱其仍须继续调理，改用丸方缓治。一方以宣通脉络、祛风胜湿为主，药用：防己150g，生地黄300g，防风150g，白花蛇舌草200g，七叶一枝花200g，忍冬藤150g，豨莶草120g，秦艽120g，地骨皮150g，薏苡仁200g，丝瓜络150g，石斛150g，地龙120g，地鳖虫120g。依法制成药片，每服6g，每天3次。二方以益气养阴滋肾为主，药用：生地黄300g，怀山药250g，山萸肉200g，茯苓20g，丹皮200g，泽泻200g，女贞子200g，旱莲草200g，龟甲300g，车前子200g，黄芪200g，太子参300g，益母草200g，牛膝200g。依法制成药片，每服6g，每天3次。以上两方，相间服用，长期不辍，强的松减至5mg。

随访：1997年春，除尿化验蛋白（＋）外，余均正常，已进入大学读书。仍用原丸药巩固治疗。1999年2月，在澳洲医院全面检查，病已基本痊愈。

〔按语〕何氏对此病有三点体会：一是中西医结合治疗，可提高近远期疗效。二是此病乃人身脏腑阴阳失调所致，除出现与脏腑有关之证候外，其共同之特点乃脉数。虽症状缓解，而脉仍数者，乃人不病而脉病，必须步步小心，继续调治，待脉和而病情始稳，不可以掉以轻心。三是中药白花蛇舌草及七叶一枝花加入辨证论治方中，可达到环磷酰胺的抗癌作用，但无其毒副作用，而久用也无不良副作用，对治疗狼疮多有良效。

（选自《中国百年百名中医临床家丛书·何炎燊》）

三、阴阳两虚证

徐宜厚医案

余某，女，16 岁。1970 年 12 月 27 日初诊：病起 1970 年夏季，发病以来，头昏目眩，耳鸣乏力，眼睑、下肢浮肿，月经未潮，面颊蝶形红斑，覆有薄白鳞屑。现症见：精神萎靡，面色萎黄少华，声音低微，面颊有 3.5cm×3.5cm 的蝶形红斑各 1 块，头发枯槁、稀少，尿少，双下肢浮肿，表皮光亮，指压凹陷。腹部移动性浊音明显，舌质淡红，苔薄白，脉象细数，尺部尤弱。体温 36.2℃。X 线胸透：两胸腔积液，左侧腋平线相当于第 6 肋间高度，右侧相当于第 7 肋间下缘，心脏左心室较饱满。心电图正常。血化验：红细胞 $3.1 \times 10^{12}/L$，白细胞 $16.5 \times 10^9/L$，血红蛋白 103g/L；血沉 32mm/h。尿化验：蛋白（＋＋＋），红细胞（＋＋），脓细胞（＋），透明管型少许，颗粒管型（＋）。肝功能正常，B 超报告有腹水。诊断：亚急性系统性红斑狼疮合并肾病综合征。中医证属脾肾阴阳两虚证，肾阳不振尤其突出。治宜温补脾肾。药用：熟地黄 15g，肉桂 4.5g，熟附子 6g（先煎），山茱萸 12g，山药 12g，泽泻 15g，茯苓 15g，大腹皮 12g，五加皮 12g。水煎服，每天 1 剂。

二诊：服药 2 周后，面部蝶形红斑渐退，下肢浮肿基本消失。鉴于胸水未消，改用标本兼治，方用葶苈大枣泻肺汤加味。药用：葶苈子 10g，大枣 5 枚，甘草 6g，天冬 12g，麦冬 12g，枸杞子 12g，熟地黄 12g，稽豆衣 10g，桔梗 6g。水煎服，每天 1 剂。

三诊：服药 1 周后，X 线胸透报告：胸水积液消失。尿中蛋白、颗粒管型等诸项未见改善。再用补肾之方，用金刚丸加减调理之。药用：炒杜仲 10g，枸杞子 12g，菟丝子 30g，草薢 12g，黄芪 15g，龟甲胶 12g（烊化），鹿角胶 12g（烊化）。水煎服，每天 1 剂。

四诊：上方连续服用 1 月余，病情明显好转，皮损、腹水消失，精神振作，食欲增进。尿中蛋白（＋），颗粒管型少许；红细胞 $3.18 \times 10^{12}/L$，白细胞 $6.8 \times 10^9/L$，血红蛋白 99g/L；血沉 10mm/h。与此同时，强的松开始剂量为 20mg/d，2 个月后降为 10mg/d，4 个月后保持在 5mg/d。病情显著缓解而出院，共住院 250 天。

〔**按语**〕徐氏认为本病是本虚标实证，尤以脏腑虚损为基础，且以脾肾两虚为主。故而，徐氏对本病以补肾为基础，健脾益肾为其治疗要点。然而，在具体运用中，当脾虚时，补之于脾；肾虚时，补肾顾脾；两者俱虚时，宜脾肾并补，而重在补脾。由于本病的病势演变，初期以阴虚为主，病程迁延，则以阳虚居多，久而久之，由于阴阳互根的原理，则出现阴虚损阳，或阳虚损阴，导致阴阳两虚证。徐氏对本病首先审察阴阳的盛衰，然后以药补偏救弊，调节阴阳。由于本病的特殊性，有时往往标证突出，"急则治其标，缓则治其本"。本例由于胸水甚急，故用泻肺治水，胸水消后，治本则自然有功也。

（选自《中医杂志》）

马光亚医案

林某，女，64 岁。1992 年 4 月 6 日初诊：原患红斑狼疮，住某医院治疗已 2 年余，近来全身肿胀，面胖如瓜，呕吐，咳嗽痰多，大便秘结，每天须服通便药，不服药便即不通，小便极少，贫血，血红蛋白在 80g/L 以下，血小板、红白细胞均低于正常值，尿素氮已近 100mmol/L。医院主治医师嘱其洗肾（血液透析），病者心存恐惧，求治于马氏。现症见：舌淡，苔垢白腐，脉沉细欲绝。其余症状同上。证属脾肾两虚，寒气结聚，阳遏不振。治宜温阳降逆，和胃通腑。药用：党参15g，代赭石 30g，姜半夏 12g，旋覆花 9g，干姜 4.5g，陈皮6g，佩兰 12g，藿香 9g，麦冬 12g，茯苓 12g，竹茹 12g，细辛3g，五味子 3g，珍珠母 30g，枳实 4.5g，怀山药 12g。水煎服，每天 1 剂。

二诊（4 月 13 日）：服上方 7 剂，吐止，大便通畅。仍以和胃温阳为主，原方加枸杞子 9g。水煎服，每天 1 剂。

三诊（4 月 18 日）：胃阳渐苏，即以温肾为重。药用：熟地黄 15g，当归 9g，山萸肉 9g，巴戟天 9g，肉苁蓉 9g，枸杞子 9g，桂枝 6g，干姜 3g，细辛 3g，牛膝 9g，五味子 3g，麦冬15g，姜夏 9g，白芍 9g，珍珠母 30g，代赭石 24g。水煎服，每天 1 剂。

四诊（4 月 25 日）：服上方 7 剂，到医院化验，血红蛋白、红细胞数值上升，尿素氮下降 40mmol/L。惟感腹胀。更方如下：熟地黄 15g，巴戟天 9g，山萸肉 9g，当归 9g，肉苁蓉 9g，杜仲 12g，桂枝 6g，续断 9g，麦冬 15g，干姜 4.5g，草蔻 9g，酒白芍 15g，沉香 6g，陈皮 6g，细辛 2g。水煎服，每天 1 剂。

五诊（5 月 2 日）：处方更改如下：党参 15g，熟地黄15g，山药 30g，山萸肉 9g，当归 9g，巴戟天 9g，麦冬 12g，五味子 3g，桂枝 6g，砂仁 6g，肉苁蓉 9g，白芍 15g，沉香 6g，附子 9g（先煎）。水煎服，每天 1 剂。

六诊：上方服之甚适，继续服用，血液化验检查渐趋正常，尿素氮降至正常值，至此脾肾功能完全恢复。

〔按语〕肾经聚水，小便不利，腹胀肢肿，腰以下肿尤甚，面色晦暗或白，尿蛋白居高不下，然有阴阳之分，不可不辨。肾阳虚者，阴无以生，则肢冷畏寒，舌头胖嫩质淡，苔白滑，脉沉细症现；肾阴虚者，阳无以化，则口干，舌红无苔，脉虚数无力症出。本例患者，脾肾阳虚极者，初期着重温脾，待胃阳渐苏，后期以补肾为主。虽然证情在肾，则其治先从脾肾，后期重在治肾，因后天健才能养先天，故而临床疗效显著。

（选自《中国百年百名中医临床家丛书·马光亚》）

四、虚实夹杂证

赵炳南医案

病案一：宋某，女，32岁。病历号：877808。1972年9月7日初诊：患者于1965年2月顺产一男婴，产后10天自觉手指关节痛，以后周身关节痛。5月份开始腹泻，伴有肝区疼痛，当时检查肝功能有异常，经保肝等治疗无效。1966年开始经常低热。于1967年面部出现红斑，诊断为盘状红斑狼疮，经激素治疗后缓解。1968年3月开始发热不退，持续在38℃左右，手指末梢关节疼痛，血中查到红斑狼疮细胞，经大量激素治疗后缓解。1971年2月因再次妊娠，病情加重，人工流产后，经治疗缓解。于1972年1月开始腰痛，全身浮肿，并出现腹水，诊断为系统性红斑狼疮合并尿毒症。后在当地某医院住院治疗，当时查血沉70mm/h，尿蛋白（＋＋＋），红细胞20~25个/HP，二氧化碳结合力为15.5mmol/L，血非蛋白氮42.1mmol/L，胆固醇12.7mmol/L。周身水肿，腹围98cm，血压200/150mmHg，血中红斑狼疮细胞大量。诊断为系统性红斑狼疮合并狼疮性肾炎。经大量激素、消炎痛、环磷酰胺等药治疗。中医辨证为肾阴亏损，脾肾两虚。治宜滋阴益肾，健脾利水，解毒。药用：白人参6g，茯苓12g，枸杞子12g，生薏苡30g，生黄芪30g，车前子15g（包煎），白术12g，乌梢蛇6g，葫芦9g，秦艽9g，仙人头9g，防己12g。10剂，水煎服，每天1剂。

二诊（9月20日）：服上方后，病情有所好转，按前法加减：秦艽 15g，乌梢蛇 6g，漏芦 9g，川黄连 6g，鸡血藤 30g，何首乌藤 30g，红人参 6g，黄芪 30g，楮实子 9g，枸杞子 9g，车前草 30g，泽泻 30g。10 剂，水煎服，每天 1 剂。

三诊（10 月 3 日）：上方服后，水肿大消，病情有所好转。再按前方加减：乌梢蛇 6g，秦艽 15g，漏芦 9g，川黄连 9g，黄芪 30g，白人参 6g，佛手参 9g，党参 15g，黄精 15g，冬虫夏草 9g，鹿衔草 6g，厚朴 4g，蔻仁 3g。10 剂，水煎服，每天 1 剂。

四诊（10 月 15 日）：上方服后，按前几方加减使用过沙苑子、菟丝子、山萸肉、补骨脂、党参、紫河车、芍药。共服中药 112 剂，病情缓解。血压 140/90mmHg，化验检查：尿蛋白（＋），尿中红细胞 0～1 个/HP，白细胞 0～2 个/HP；非蛋白氮 25mmol/L，胆固醇 5.8mmol/L，血中仍有小量红斑狼疮细胞，血沉 20mm/h。1973 年 1 月 10 日出院。出院后一直门诊通信治疗，病情稳定。

病案二：肖某，女，29 岁。病历号：877703。1972 年 5 月 10 日初诊：患者于 1966 年开始面部发现红斑，手足发凉，肝大三指，曾在当地某医院血检查到红斑狼疮细胞，诊断为狼疮性肝炎，先后住过 4 次院，于 1972 年 5 月来我院门诊治疗。现症见：疲倦无力，头晕，关节疼痛，肝痛，低热，月经不调，舌质正常，无苔，脉沉细缓。化验检查：血沉 84mm/h，白细胞 4.6×10^9/L，麝香草酚浊度试验 19 单位，转氨酶 200 单位。尿化验：蛋白（＋＋），有管型，红细胞 30～40 个/HP。西医诊断为系统性红斑狼疮，狼疮性肝炎，狼疮性肾炎。中医证属邪热犯肝肾，气滞血瘀。治宜活血化瘀，舒肝益肾。药用：秦艽 15g，生黄芪 30g，黄精 15g，玉竹 15g，川军 6g，党参 30g，女贞子 30g，漏芦 9g，川黄连 6g，白豆蔻 6g，丹参 15g。7 剂，水煎服，每天 1 剂。

二诊（5 月 29 日）：肝区疼痛好转，自汗，心烦，关节痛，舌苔白腻，脉沉细。再以上法加减：乌梢蛇 6g，漏芦 6g，丹参 15g，牡丹皮 9g，香附 6g，延胡索 9g，黄精 9g，玉竹 9g，沉香3g，荷梗9g，厚朴6g。7剂，水煎服，每天1剂。

三诊：服药后肝区不痛，关节仍痛，舌质微红，苔白腻，脉象细软。再以上方加减：乌梢蛇9g，秦艽30g，漏芦9g，川黄连6g，徐长卿9g，刘寄奴15g，生黄芪30g，黄精15g，玉竹12g，延胡索9g，川续断15g。水煎服，每天1剂。

四诊：上方服至11月1日共连服药42剂后，一般情况稳定，精神好转，食纳差，复查麝香草酚浊度试验9单位，血沉31mm／h。予秦艽丸、黄精丸、地黄丸、人参鹿茸丸等交替服用，总共治疗6个半月，全身情况明显好转，每日仅服强的松5mg，已恢复全日工作1个多月。1973年1月4日复查，自觉无不适，饮食睡眠均好，月经已正常，肝区不痛。化验检查：麝香草酚浊度试验8单位，血沉31mm／h，转氨酶100单位，尿蛋白（＋）。门诊继续观察，目前仍全日工作。

〔按语〕赵氏认为，本病的发生多由于先天禀赋不足，或因七情内伤，劳累过度，或因房事失节，以致阴阳气血失于平衡，气血运行不畅，气滞血瘀，经络阻隔，为本病的内因。另外，多数患者与曝晒强烈日光有关，而且病后若日光照射则症状加重，所以外受邪毒是本病的条件。热毒入里燔灼阴血，瘀阻经脉，伤于脏腑，蚀于筋骨则可以发病。阴阳失衡，气血失和，经络受阻，再加上毒热为患，症情交错，所以多出现上实下虚、上热下寒、水火不济、阴阳失调的复杂病象。阴阳、气血失和，气滞血瘀，经络阻隔为本；但由于外邪毒热的作用和影响，在整个病程中又会相继或反复出现整体或某脏腑的毒热现象，是为标。治疗法则上，赵氏以益气阴、调气血、活血化瘀通络治其本，清热解毒、补益肝肾、养心安神治其标。根据病人不同阶段和不同特点，标本兼治，扶正与祛邪兼顾。采用《证治准绳》中的秦艽丸加减进行治疗较为有效，是治疗本病的基本方。常用的药物如生黄芪、党参、秦艽、黄连、漏芦、乌梢蛇、鸡血藤、丹参等，也是用以巩固疗效的常用药。但赵氏认为还是要根据不同阶段的个体情况辨证施治，才是治好本病的关键。

（选自《赵炳南临床经验集》）

李浚川医案

陶某，女，18岁。1991年9月13日初诊：患者1990年8月起感发热，关节游走性疼痛，面部潮红，皮肤划痕阳性，经某医院诊断为红斑性狼疮（肾型）。经激素等药治疗效不显而前来名医门诊就诊。现症见：面部潮红，皮肤多处环形红斑，舌红苔薄黄，脉细数。化验检查：（抗核抗体滴度）dsDNA强阳性，1：160；ANA（＋＋＋＋），1：300；核型：均质型，周边；血清C3定量：IgG 22.5%，IgA 3.579%，IgM 2.419%，C3 0.539%。血沉：63mm/h。尿化验：白细胞（＋＋），红细胞（＋＋），颗粒管型1~2个/HP，蛋白定量800mg/d，定性（＋）；球菌少许。尿细胞形态：红细胞形态80%面包圈型。证属肝肾不足，血络瘀阻，虚风内生。治宜健脾益肾，养阴清热，活瘀搜风。方用复肾汤加减。药用：黄芪15g，党参15g，赤芍15g，生地黄15g，首乌15g，防己12g，水蛭9g，地龙12g，蕲蛇6g，石韦12g，车前子15g（包），白茅根50g。5剂，水煎服，每天1剂。

二诊（9月20日）：尿检：红细胞0~8个/HP，白细胞（＋），蛋白定量480mg/d，定性微量，颗粒管型0~1个/HP。宗上方续服2月。

三诊（11月25日）：患者中专即将毕业分配工作，为此，对外还隐匿病情，不但坚持上学，还参加活动量较大的军事训练，服药期间，曾尿检有反复，后避免强度大的活动，情况很快稳定。又宗上法继续治疗2月。

四诊（1992年1月28日）：尿检：红细胞0~4个/HP，白细胞0~5个/HP，蛋白定量340mg/d，定性微量。嘱仍宗上方继续治疗。月经期停药几天，一方面防止用益气药后影响月经通畅，另一方面可避免连续使用蕲蛇有毒。至今该病人还在间断地用此方此药巩固上述结果，一般情况尚好。

〔按语〕系统性红斑性狼疮是一种自身免疫性疾病。该病约半数病人有肾脏受累，尿中有蛋白、红细胞及管型出现。伴有肾病综合征者，全身水肿，肾脏症状反复发作后变为慢性，最终可出现肾功能不全而死亡。用复肾汤为主治疗本病能较快地控制病情，并使之日趋好转，可能与该方用水蛭、蕲蛇等虫类药以调节机体免疫功能有关，故治疗数月始终守方不变，其洞察病情，巧施虫类搜风药的经验值得借鉴。

（选自《祛风药治疗顽症》）

周仲瑛医案

李某，女，32岁。患者有狼疮性肾炎病史7年，前期曾静脉注射环磷酰胺而引起严重脱发。现症见：自觉头晕，饥饿时胃中不舒，腰酸，尿有泡沫沉淀，大便尚调，面部呈满月脸，最近又患带状疱疹，苔薄白，脉细。尿化验：蛋白（＋＋＋）。证属风毒痹阻，下焦湿热，肝肾亏虚。治宜补益肝肾，祛风解毒。药用：生地黄12g，淫羊藿10g，土茯苓20g，苦参10g，地肤子15g，苍耳子10g，制黄精12g，黄芪15g，青风藤15g，炒苍术10g，黄柏10g，鬼箭羽15g。7剂，水煎服，每天1剂。强的松仍用每天15mg。

二诊：头晕、空腹胃痛已平，不耐劳累，腰酸，尿有混浊沉淀，食纳尚可，大便正常，苔淡黄，脉细。再予补益肝肾，祛风化湿，清热解毒。原方加山茱萸10g，丹参12g。14剂，水煎服，每天1剂。强的松减为每天10mg。

三诊：尿浊减轻，近来左侧齿龈疼痛，连及颜面、头角，面部潮红，腰酸不著，外阴部有溃破，白带时下，苔黄腻，舌质红，脉细。复查尿蛋白（＋），白细胞（＋＋）。证属肾虚，湿热下注。药用：草薢15g，土茯苓20g，苦参12g，黄柏10g，凤尾草15g，生地黄15g，玄参10g，乌贼骨15g，鬼箭羽15g，白薇15g，知母10g，半夏10g，陈皮6g，墓头回10g。14剂，水煎服，每天1剂。

四诊：齿龈疼痛缓解，面部潮红不著，尿黄无沫，月经少色淡，苔黄腻质红，脉细。尿化验：白细胞（＋）。原方去乌贼骨、墓头回，加地肤子15g，车前草10g。水煎服，每天1

剂。强的松减为每天 5mg。上方服用半年，病情稳定，尿化验阴性。激素已撤除，仍继续服用中药巩固治疗。

〔按语〕周氏认为本病以肝肾亏虚、阴血耗损为本，故治疗期间多用培补肝肾之品，即使血分毒热证，亦宜顾护肝肾之阴。对脾肾两虚证也须气阴双补或阴阳并济，不宜多用纯阳之品，以免损伤阴津。本病风毒、瘀热为重要病理因素，故无论何种证型均可选用祛风解毒、清热化瘀之品。本例患者肝肾亏虚显著，但湿热瘀毒始终难清，虽然治疗时上下有别，但清热解毒利湿则始终随证情发展而有变化，故而据正虚与邪实的比例调整有序，循序渐进，临床疗效显著。

（选自《中医杂志》）

朱进忠医案

邝某，女，19 岁。患者头痛身痛，发热乏力 3 年，持续高热身痛，浮肿心悸，气短恶心 3 个月。确诊为系统性红斑性狼疮，狼疮性肾损害，狼疮性心肌炎。医先以西药治之不效，继又配合中药清热解毒、清气凉营等治疗亦无功。现症见：头痛，眼眶痛，全身关节疼痛，发热微恶寒，体温 40.1℃，高度浮肿，轻度腹水，心悸气短，胃脘胀满疼痛，食纳甚差，恶心欲吐，面部少量皮疹，尿少不利，大便正常，舌苔白，脉浮紧滑数。证属表寒、里热、寒饮共存之证。治宜散寒解表，温阳化饮，清热利水。药用：麻黄 6g，细辛 3g，附子 6g（先煎），桂枝 10g，生姜 3 片，大枣 7 个，生石膏 30g，防己 15g，白茅根 30g，大腹皮 10g，炙甘草 10g。水煎服，每天 1 剂。

二诊：服药 1 剂，发热、身痛头痛、浮肿尿少、气短心悸俱减。继服 4 剂，体温降至 37.2℃，浮肿消失，心悸气短消减八九，尿检：蛋白由（＋＋）降至（±），红细胞由 5 ～ 15 个/HP降至阴性，白细胞降至 1 ～ 3 个/HP。继服 10 剂，心电图亦恢复正常，临床病情缓解。

〔按语〕某医云：本病重证也，其病虽经多种西药治之不效，中药犀角（现用水牛角）、金银花、连翘、石膏均取重剂亦无效，其故何也？先生仅用石膏 30g 而其他清热之剂均不用，然其效却甚显著，其故又何也？朱氏答曰：综合脉证思之，身痛头痛，微恶寒者，风寒表证也；心下坚满，浮肿者，水饮凝聚于心下也；心下坚满，气短心悸者，水饮上凌心肺也；高热，舌不红而苔白者，阳虚寒饮也。身热，脉滑数者，热也；脉紧者，寒也。本病是一个既有表寒又有里热，既有阳虚又有实热，既有水饮又有表邪的杂证。若只清其里热则表寒更加闭郁而热反甚；若只用解表则心肾阳气必然浮越而不能纳气归肾；若过用温阳则里热必炽而邪火更甚；若只用利水化饮则热邪必然更甚炽烈。故只清不可，只温不可，只利不可，只补不可，治疗起来必须解表兼化饮，散寒兼清热，温阳兼化水。至于只清其热而热不减者，亦在此也。

（选自《中医临证经验与方法》）

杜雨茂医案

病案一：张某，女，32 岁。1988 年 6 月 15 日初诊：患者 2 年前曾在武汉某解放军医院确诊为系统性红斑狼疮，治疗 1 年后病情稳定出院。1987 年 12 月中旬因劳累后下肢浮肿，至 1988 年 2 月浮肿加重，尿蛋白（＋＋），后又确诊为狼疮性肾炎。经采取中西医结合治疗，病情未明显改善，而求治于杜氏。现症见：全身高度浮肿，以双下肢为重，压之如泥，腰痛，身困乏力，小便量少，舌红苔薄白，脉弦稍缓。化验尿：蛋白（＋＋＋＋）。血沉 114mm/h。证属太阴少阴气阴两虚，水湿泛溢。治宜滋阴益气，解毒化瘀。药用：生地黄 12g，山萸肉 9g，丹皮 9g，茯苓 15g，泽泻 12g，党参 15g，白术 10g，黄芪 30g，白茅根 30g，益母草 30g，石韦 12g，连翘 15g，鱼腥草 28g，蒲公英 10g，丹参 20g。水煎服，每天 1 剂。

二诊（7 月 5 日）：服上方 20 剂，水肿减轻，腰痛好转，已不甚疲乏，尿蛋白（＋＋＋）。上方减去丹参，加菟丝子 12g。水煎服，每天 1 剂。

三诊（12 月 1 日）：连续服上方至今，症状基本消失，尿蛋白阴性，血沉60mm/h。拟下方进行巩固治疗。药用：生地黄12g，山萸肉9g，丹皮10g，茯苓15g，泽泻10g，猪苓15g，党参15g，黄芪30g，石韦12g，金钱草30g，益母草30g，菟丝子12g，沙苑子13g。水煎服，每周6剂，间歇1日，续服1个月。

〔按语〕本案患者，病情复杂，缠绵不已，经西医诊疗病反加重，审其现症，乃是太阴气阴两虚为本，生热化毒，瘀血浊水内阻为标，故治从太少二阴，滋阴益气，解毒化瘀，标本齐治，并注意守方守法，坚持到底，前后共服药120余剂，而竟收全功。

（选自《杜雨茂肾病临床经验及实验研究》）

病案二：王某，女，18岁。2001年3月17日初诊：患者1年前确诊为狼疮性肾炎，经用激素等治疗，病情稳定，但蛋白尿及浮肿仍在，且仍服用强的松5mg。现症见：患者体略瘦，面颈部有浅红色片状红斑，乏力，自汗，盗汗较多，手足关节偶痛但无红肿，眼睑微肿，下肢压陷性浮肿明显，舌淡红暗紫，苔薄黄，脉弦滑数，重按无力。尿化验：蛋白（＋＋＋），潜血（＋＋＋），白细胞（±）。血沉72mm/h。证属脾肾亏虚，水湿不运，毒瘀内结，固摄失司。治宜清热解毒，利湿化瘀，佐以扶正。药用：黄芩10g，龙葵15g，丹皮12g，知母12g，金银花20g，秦艽12g，猪苓15g，茯苓15g，石韦15g，丹参18g，红花8g，益母草25g，生地黄15g，山萸肉10g，金樱子20g，黄芪45g，党参15g。水煎服，每天1剂。

二诊（7月21日）：守方加减服用后，面部红斑退净，症状消失，尿化验阴性，血沉23mm/h。舌淡红略暗，苔薄黄微腻。拟服浓缩中药丸以善后巩固。丸药用：黄芪1000g，生地黄400g，山萸肉300g，菟丝子400g，当归400g，川芎500g，赤芍350g，地龙350g，红花300g，金樱子350g，益母草800g，龙葵500g，鱼腥草800g，生甘草60g。上药经浓缩后制成小丸，每包8g，早晚各服1包。

三诊（2003年3月）：坚持服用半年，疗效稳定，血沉恢复正常，病情稳定，可正常学习。

〔**按语**〕杜氏在长期的临床实践中体会到，本病应属于《金匮要略》中所论述的"阴阳毒"及"水气病"的范畴，治疗宗"扶正化瘀，清热解毒"为大法。临证扶正以养阴为主，因本病在急性期热毒炽盛耗阴偏重；在阴损及阳，阳气亦虚之时，则滋养阴血与益气温阳同用。常用方药以生地四物汤、玄参、山萸肉、山药、金樱子为主；兼气阴两虚者，加用黄芪、党参、菟丝子等；化瘀常用丹参、红花、牛膝、益母草、地龙、鸡血藤；清热解毒以金银花、连翘、知母、升麻、丹皮、龙葵、石韦、鱼腥草为主。本案患者，早期治疗以清热解毒为主，佐以扶正，后期则以扶正为主，且丸药缓图，以巩固治疗成果，临床疗效显著。

（选自《中国百年百名中医临床家丛书·杜雨茂》）

第九章 尿酸性肾病

一、瘀浊痹阻证

朱良春医案

周某，男，28岁。1979年8月9日初诊：患者在10年前右足趾不慎扭伤后，两趾关节对称性肿痛。是年7月下旬发现左拇指、食指多个结节，且液化溃出白色凝块及淡黄色液体（后查血尿酸952μmol/L），病理活检确诊为痛风石。X片提示双足趾关节第5跖骨外缘有半圆形掌齿小透亮区。诊断为痛风。现症见：两上肢、指关节、髋、膝、踝关节疼痛，每气交之变增剧。平素怯冷，面㿠无华，形瘦神疲。曾服西药别嘌呤醇片，因胃肠道反应停药。苔薄舌淡，脉象细数。体温37.5℃，血沉32mm/h。尿化验：蛋白（＋）。证属湿浊留滞经脉，痹闭不利。治宜化湿浊，通经络，蠲痹着。药用：土茯苓60g，全当归10g，萆薢10g，汉防己10g，桃仁泥10g，炙僵蚕10g，玉米须20g，甘草5g。水煎服，每天1剂。

二诊（10月25日）：患者服药60剂后，复查血尿酸714μmol/L，血沉12mm/h，尿检正常。患者手足之结节、肿痛渐趋消退。药既获效，嘱继服。

三诊（11月25日）：又服药30剂，惟感关节微痛，肿胀、结节已除，复查血尿酸357μmol/L。嘱其再服10～20剂，以善其后。

〔按语〕朱氏认为，痛风疾患乃嘌呤代谢紊乱所引起，中医乃为湿浊瘀阻，停着经隧，而致骨节肿痛、时流脂膏之证，应予搜剔湿热蕴毒，故取土茯苓健脾胃、祛风湿之功。脾胃健则营卫从，风湿去则筋骨利。朱氏治疗此证，恒以土茯苓为主药，且在用量上突破常规，一般用 60~120g，参用虫蚁搜剔、化痰消瘀之品，屡收佳效。

（选自《朱良春用药经验集》）

二、湿热（浊毒）蕴结证

叶景华医案

张某，男，75 岁。1992 年 5 月 10 日初诊：患者患痛风已 40 余年，1 年半前曾因痛风肾病而住院，此次再次加重。现症见：面色少华，泛恶纳呆，口苦腻，腹胀满，大便秘结，小便短赤，头晕乏力，舌质淡暗，苔黄腻，脉弦。体查肝大，四肢有痛风结节。血化验：血红蛋白 87g/L，血沉 50mm/h，尿素氮 46mmol/L，肌酐 742μmol/L，尿酸 690μmol/L。尿化验：蛋白（+），白细胞 0~2 个/HP；24 小时尿蛋白定量 0.8g。证属湿热浊邪阻滞。治宜清化湿热，通腑泄浊。口服汤药药用：生大黄 15g，厚朴 10g，枳实 10g，制半夏 10g，陈皮 10g，黄连 5g，制苍术 30g，土茯苓 30g，徐长卿 30g，留行子 30g，白茅根 30g，甘草 4g。水煎服，每天 1 剂。另用生大黄 15g，蒲公英 30g，六月雪 30g，生牡蛎 30g，煎汤保留灌肠。另用茵栀黄 15 支加入葡萄糖液中静脉滴注。两肾区用消增膏外敷。并服开搏通、硝苯吡啶、别嘌呤醇。

二诊：经灌肠后大便解，量多，腹胀减，小便量亦增多。治疗 1 周后情况好转，泛恶除，纳较多。复查血尿素氮 36.4mmol/L，肌酐 605μmol/L。继续以前法治疗，一般情况渐好，腹中适，纳增，大便通畅，小便爽利，舌苔黄腻化，脉弦，血压 150/90mmHg。仍按上述方法用药。

三诊（5 月 21 日）：复查血肌酐降至 452μmol/L，尿素氮 17.2mmol/L，血尿酸 440μmol/L。继续治以清化，口服汤药药用：黄连 3g，陈皮 10g，制半夏 10g，土茯苓 30g，留行子 30g，徐长卿 30g，枳实 10g，厚朴 6g，制苍术 30g，生大黄

10g（后下），甘草 4g。水煎服，每天 1 剂。停保留灌肠。于 1992 年 5 月 31 日出院，尿蛋白（＋）。隔 2 月随访，情况尚可。

〔按语〕该病例为尿酸性肾病引起的肾功能衰竭，辨证属于肝肾阴亏，肝阳上亢，湿热瘀毒蕴结以湿热瘀滞明显，与尿酸体内郁积有关，因此治疗大法以祛邪为主，内治和外治相结合，故能取得良好的临床疗效。

（选自《叶景华医技精选》）

三、气阴两虚证

时振声医案

除某，男，61 岁。1995 年 3 月 19 日初诊：患者自述 1987 年 5 月突发右足趾红肿热痛，去某医院诊断为痛风性肾病，予别嘌呤醇等治疗好转，但尿检一直异常。现症见：腰酸胀，神疲乏力，下肢稍肿，纳可，口干喜饮，手足心热，大便调，尿黄，舌淡有齿痕，脉弦细。尿化验：蛋白（＋＋），潜血（＋＋）。血生化检查：尿素氮 6.2mmol/L，肌酐 125μmol/L，尿酸 633.9μmol/L。证属气阴两虚，夹瘀夹湿。治宜气阴双补，兼利湿化瘀。方用参芪地黄汤加减。药用：太子参 15g，生黄芪 15g，生地黄 10g，茯苓 15g，泽泻 15g，焦山楂 30g，苏叶 10g，丹参 30g，生侧柏 30g，马鞭草 30g，桑寄生 15g，石韦 15g，白花蛇舌草 30g。水煎服，每天 1 剂。

二诊：服药 1 个月后，症状好转。尿常规：蛋白（±）～（＋），潜血（＋）～（＋＋）。仍按原方继续服用 1 个月。

三诊：服药 20 余日后不慎感冒，咽干痒，头痛咳嗽，舌红苔薄腻，脉数。尿化验：蛋白（＋＋＋），潜血（＋＋＋），红细胞 6～12 个/HP。证属气阴两虚，又外感风寒湿热之邪，以祛邪为主。方用银翘散加减。药用：金银花 30g，连翘 10g，桔梗 6g，前胡 10g，牛蒡子 10g，杏仁 10g，橘红 10g，浙贝母 10g，荆芥穗 10g，淡竹叶 10g，薄荷 6g（后下）。5 剂，水煎服，每天 1 剂。

四诊：上方服后感冒平复，感腰痛，手胀，脚稍肿，腿沉，口苦不黏，口干喜饮，大便偏稀，日 1~2 次，尿黄，舌黯红，脉弦细。证为脾肾气阴两虚，现脾虚突出，水湿、湿热、瘀血兼夹。改健脾利湿，佐以活血化瘀，清热凉血之剂。方用当归芍药散加味：当归 10g，川芎 10g，赤芍 15g，白术 10g，土茯苓 30g，泽泻 15g，桑寄生 15g，牛膝 10g，车前子 30g（包），赤小豆 15g，冬瓜皮 30g，生侧柏 30g，马鞭草 30g，焦山楂 30g，生苡仁 30g，萆薢 10g。水煎服，每天 1 剂。

五诊：上方连续服用 2 个月，诸症减轻。血生化检查尿素氮、肌酐、尿酸均正常。尿检多次蛋白（-）~（±），潜血阴性。仍以原方加减调治，随访至今未复发。

〔按语〕时氏认为痛风性肾病累及肾脏则其治疗难度增大，其认识与现代医学观点相一致。并认为该病之初虽然有痰湿瘀热痹阻关节，或灼阴烁液，熬煎成石，但若入脏则必及肾，脾肾气虚，水湿停留，必然造成气阴两虚，肾络痹阻。因此，时氏治疗从脾肾着手，气阴调治，治脾治肾，同时清热利湿，化瘀祛浊利湿，标本同治，故而临证多有良效。

（选自《江苏中医》）

四、肾虚湿浊证

陈苏生医案

崔某，男，75 岁。1990 年确诊为慢性肾炎、肾功能低下伴尿酸性痛风结节。1 年来尿素氮高达 27mmol/L，肌酐 362μmol/L。现症见：面色㿠白，面目浮肿，腰酸乏力，精神疲惫，口淡目糊，小溲短少，大便艰约，舌质淡而胖大，脉弦细。病在静止期，证属肾虚邪实。治宜强肾泄浊。方用经验方强肾泄浊煎。药用：桑寄生 12g，续断 12g，狗脊 12g，鹿衔草

12g，土茯苓 30g，忍冬藤 24g，连翘 9g，白薇 9g，首乌 9g，苁蓉 9g，柴胡 9g，泽兰 9g，泽泻 9g，苍术 9g，枳实 9g，桃仁 9g，火麻仁 9g，厚朴 6g，生牡蛎 30g（先煎）。14 剂，水煎服，每天 1 剂。

二诊：服药后，大便行，尿意畅，但尿酸性痛风又发，足踝红肿结节灼热疼痛，不能着地。给予前方，去首乌、苁蓉、枳实，加香附、乌药、玄参、萆薢、威灵仙、瓜蒌、生苡仁。经治 2 月余，尿酸性痛风已平，面目浮肿已消，可以自己步行来门诊。嘱其再服用 1 个月，诸恙悉安。随访至今，痛风未发，肾功能始终稳定。

〔按语〕陈氏认为，治疗慢性肾炎须从整体着想，首先要为"病肾"创造有利之内环境，不宜追求赫赫之功，但冀潜移默化，为自疗机制创造良好之条件。为此，陈氏特创设强肾泄浊煎以作为治疗慢性肾病之基本方。本例患者既有慢性肾病，同时伴有肾功能低下，加之痛风之原发病因，陈氏在基本方的基础上，加用祛风除湿之品，使病情得以长期稳定。

（选自《中国百年百名中医临床家丛书·陈苏生》）

第十章　良性小动脉性肾硬化

一、阴虚阳亢证

祝谌予医案

张某，女，45岁。1993年7月23日初诊：患者有高血压病18年，现头痛2月。患者自1975年发现高血压，经常头痛头晕，未正规服降压西药治疗，血压一般在149/100mmHg。1998年因高血压导致右眼底出血，2月后吸收。1991年开始尿蛋白（＋＋）～（＋＋＋）。内科疑为高血压肾脏损害。近2月持续头晕头痛，心慌不能自主，口服心痛定10mg，每日3次，血压150/100mmHg。现症见：头晕头痛，躁热心烦，失眠多梦，心慌不能自主，口咽干燥，腰酸膝软，下肢水肿，大便偏干，舌淡，苔白，脉细弦。证属肝肾阴虚，肝阳上亢。治宜滋阴潜阳，养心安神。方用杞菊地黄汤合生脉散加减。药用：枸杞子10g，菊花10g，生熟地黄各10g，山药10g，山茱萸10g，牡丹皮10g，泽泻10g，党参10g，麦冬10g，五味子10g，柏子仁10g，白芷10g，夏枯草10g，丹参30g。每天1剂，水煎服。

治疗经过：服药14剂，头晕头痛均减，入睡好转，心慌躁热消失，8月5日查尿蛋白（＋），血压130/80mmHg。仍诉两颞头痛，下肢胀，舌淡黯，脉弦细。遵效不更方之意，守方去参、麦、味、柏，加黄芩10g，黄连5g，川断10g。再服14剂，诸症均愈，血压稳定在130/80mmHg，尿蛋白（－）～（＋）。以上方加减又服1月，病情稳定，乃将原方加益母草、白茅根、钩藤等配制成蜜丸，每丸10g，每饭后服1丸。1994年1月随诊，血压130/80mmHg，未再反复。

〔按语〕本案高血压日久，肝肾阴虚，阴不涵阳，虚阳上亢则头晕头痛；心肾不交，虚火扰心则心烦失眠多梦，躁热心烦；心血不足，心神失养则心慌不能自主；肾府不充，水液失布则腰酸膝软，下肢水肿。证属肝肾阴虚、肝阳上亢、心肾不交。祝氏之治以杞菊地黄汤为主，滋肾即可平肝，养阴即能潜阳。生脉散加丹参、黄芩、黄连可交通心肾，清热除烦；生黄芪、益母草、白茅根利水消肿，除尿中蛋白；夏枯草、牛膝、桑寄生平肝泻火，补肾降压，共奏其功。

（选自《祝谌予临证验案精选》）

二、脾肾两虚证

黄春林医案

张某，女，72 岁。1996 年 5 月 11 日初诊：患者发现高血压 11 年，间断性头晕头痛，长期服用降压药，近 3 年出现反复双下肢浮肿伴夜尿频。查血生化：肌酐 164μmol/L，尿素氮 8.1mmol/L；尿化验：蛋白（＋＋＋）。证属脾肾两虚，湿浊瘀阻。治宜健脾益肾，活血化浊。药用：党参 18g，白术 12g，茯苓 15g，甘草 6g，广木香 12g，刘寄奴 15g，干地黄 18g，牡丹皮 15g，怀山药 15g，金樱子 25g，杜仲 20g。水煎服，每天 1 剂。同时配合院内自制剂尿毒清、通脉口服液、大黄胶囊，连服用 1 个月。病人双下肢浮肿、夜尿减，头晕头痛消，复查肌酐 132μmol/L，尿素氮 7.8mmol/L，尿蛋白（＋）。

〔按语〕黄氏认为本病多因高血压引起，且高血压的时间较长，一般在 5 年以上，临床上属病程较长。病位初起肝肾，以阴虚阳亢为主，后期涉及脾，以脾肾气（阳）虚为主，而且该病多为本虚标实，虚实夹杂，并伴有瘀血或痰浊内阻的征象，故黄氏治疗主张以扶正祛邪为原则，标本兼顾，灵活应用，才能取得良好的临床效果。

（选自《心肾疾病临证证治》）

第十一章　尿路感染

一、湿热蕴结证

蒲辅周医案

病案一：姚某，女，30岁。1963年8月15日初诊：患者于1960年患过急性膀胱炎，服抗生素已好转。今年在3～6月先后复发4～5次。现症见：尿短频，尿道有灼热感，腰痛，食纳正常。舌质黯红，苔黄腻，脉右寸关弦虚，右尺微弱，左寸尺沉数，左关弦数。证属湿热蕴结下焦，清浊互结。治宜升清降浊。药用：草薢30g，益智仁15g，石菖蒲20g，赤茯苓20g，茵陈蒿20g，泽泻15g，黄柏15g（盐水炒），知母15g，肉桂2g（冲服），通草10g。6剂，水煎服，每天1剂。

二诊（8月27日）：在服中药的同时，患者自服六一散代茶饮，尿频及尿道灼热感均减轻。舌淡苔白腻，脉细微数，左关弦数。仍宜和脾利湿。原方去菖蒲，加滑石30g，草梢5g，生白术10g。5剂，水煎服，每天1剂。服药后症状消失。

病案二：王某，女，60岁。1963年12月29日初诊：昨夜小便短频，伴尿道下坠，尿道口不适，化验小便有中等红细胞、白细胞，今晨体温37.4℃，下肢酸，出汗，大便量少，舌唇皆红，苔薄黄腻，脉右三部沉数，左寸沉数，关弦细，尺沉细。确诊为膀胱炎。证属郁热下注膀胱。治宜清心泻火。方用导赤散加味。药用：甘草梢5g，木通10g，竹叶10g，黄连5g，生地黄30g，藕节30g，焦栀子8g，丹皮8g（炒），香附5g。1剂，慢火煎取200ml，兑冰糖30g，和匀，分2次食前温服。

二诊（12月30日）：药后热退，体温36.5℃，小便下坠感消失，尿量多舒畅，色淡黄。近来胃脘憋气，胃口不开。尿化验：红细胞 0～2 个/HP，白细胞 3～5 个/HP。黄苔减退，舌红少津，唇略干，六脉缓和。壮火虽去，阴液略伤。治宜养阴，续清余热。药用：玉竹 20g，石斛 30g，大豆黄卷 20g，扁豆衣 20g，荷叶 20g。2 剂。每剂浓煎，共取 160ml，分 2 次温服。

三诊（1964 年 1 月 2 日）：二便调，血常规、尿常规化验正常，尿培养无细菌。舌红无苔，六脉正常。停药，以饮食调理。

〔按语〕本例与前例热淋，前例反复发作，属湿热蕴结下焦，清浊互结，故治宜分清降浊，用萆薢分清饮合滋肾通关丸加减，重在清利湿热，升清降浊；本例为新病，有发热，舌唇皆红，属心移热于小肠，治宜清心泻火，方用导赤散加减。同病异治，视证选方，灵活化裁，故能有良效。

（选自《蒲辅周医疗经验》）

徐嵩年医案

贾某，女，41 岁。1979 年 9 月 21 日初诊：患有慢性肾炎病史 6 年，曾 2 次复发。今年以来，尿化验：蛋白（＋）～（＋＋），红细胞（＋），白细胞 1～2 个/HP。9 月 19 日出现发热、尿频、尿急、尿道涩痛，并见肉眼血尿。血常规化验白细胞增高。中段尿培养：大肠杆菌 10 万以上。证属热壅膀胱。治宜清肾与膀胱之热，以滋水之源。药用：荆芥 15g，生地黄 15g，淡豆豉 30g，木通 9g，滑石 30g，生甘草 6g，竹叶 9g，滋肾通关丸 15g（包）。水煎服，每天 1 剂。

二诊（10 月 10 日）：服药后，尿频、尿急、尿痛改善，但小腹灼热未除，小溲赤涩。复查尿常规：蛋白（＋），红细胞 2～3 个/HP，白细胞 1～5 个/HP；中段尿培养无细菌生长。此为膀胱余邪未清，宜守前方兼理肺气。药用：生地黄 12g，栀子 12g，生甘草 6g，桔梗 6g，木通 9g，瞿麦穗 30g，滑石 30g，竹叶 6g，蒲公英 30g，凤尾草 30g，滋肾通关丸 15g

（包）。水煎服，每天 1 剂。

三诊：服药后腹内灼热、小溲赤涩诸症消失。复查尿常规：蛋白少，红细胞 2～4 个/HP，白细胞 0～1 个/HP。按原方继续巩固治疗。

〔**按语**〕患者素有慢性肾炎病史，此次因感染并发急性膀胱炎。以清利下焦壅热论治，采用导赤散合滋肾通关丸加减，取得效验。在治疗中分两个阶段，前段重用荆芥、豆豉、生地黄宣透营分邪热，营分热清，血尿自止；后段血尿虽已控制，但仍腹内灼热，小溲赤涩，因而加强清热利尿之品，并在清利膀胱的同时，着眼于通调上焦肺气，是谓"上窍通，则下窍通"，取桔梗之辛散苦泄，通调水道之功。

（选自《当代名医临证精华·淋证专辑》）

赵绍琴医案

病案一：吕某，女，28 岁。1989 年 9 月 5 日初诊：自 3 天前起，因服冷饮之后，自觉恶寒发热，排尿不适，尿频，尿急，继而发冷寒战恶风，尿道灼热刺痛，去医院就诊。查体温 39.6℃，白细胞 $23×10^9$/L，尿检：白细胞 30～50 个/HP，红细胞 10～20 个/HP，脓球少许。诊断为急性泌尿系感染。用抗生素与解热止痛药后，大汗出，热退，寒战止，第 2 天开始又复痛，特来求赵氏医治。现症见：发热恶风，尿频，尿急，尿道灼热刺痛，尿急不尽，小腹拘急，腰部发凉且痛，舌质红苔薄白，脉滑细且数，体温达 38.6℃，尿检查：白细胞满视野，红细胞 20～30 个/HP，脓球大量。证属湿热蕴郁，下注膀胱。治宜清热化湿，凉血通淋。方用荆防败毒散加减。药用：荆芥 6g，防风 6g，前胡 6g，独活 6g，生地榆 10g，滑石 10g，瞿麦 10g，大黄 2g，炒山栀 6g，炒槐花 10g，大腹皮 10g，焦三仙各 10g，茅芦根各 20g。7 剂，水煎服，每天 1 剂。

二诊：服药 3 剂，发热见轻。又服 4 剂，热退，尿路刺激征消失，大便偏干，小便色赤，体温正常，尿常规检查：白细胞 3～5 个/HP，红细胞 0～2 个/HP。湿邪渐化，余热未愈。

仍以前法进退。药用：荆芥炭 10g，防风 6g，白芷 6g，独活 6g，生地榆 10g，炒槐花 10g，茅芦根各 10g，桑枝 10g，柴胡 6g，黄芩 6g，焦三仙各 10g，小蓟 10g。水煎服，每天 1 剂。又服上方 14 剂，尿检正常，无其他不适。

〔按语〕此患者素体寒湿较盛，又进饮冷，寒湿外袭，内外湿热相合，传入膀胱，气化失司，水道不畅，发为淋证。赵氏认为患者虽恶寒较重，甚则寒战，但并非冷淋。冷淋多为肾气不足或命门虚衰。此案有恶寒战栗，乃寒湿外袭，气机阻滞，阳气不得外达而致。因此治疗必先化湿邪为主，兼以清热。这里赵氏重用风药，认为风能胜湿，风能开郁，风能调畅气机。另外必须注意饮食宜忌，饮食宜清淡，生冷辛辣油腻当禁之。

病案二：郝某，女，43 岁。1993 年 10 月 15 日初诊：自 10 年前患急性肾盂肾炎，此后一直未彻底治愈，时好时坏，每遇感冒、着凉、饮食不慎、劳累后均能发作。近几年来，发作时用各种抗生素、消炎药等均无效。改服中药，开始几次有效果，现已无济于事。前天下午因气候变化又突然发作，尿痛，尿急，尿频，尿赤，同时伴有发冷发热，腰痛乏力，又去医院检查：尿蛋白（＋），尿红细胞 10～15 个/HP，尿白细胞 30～50 个/HP。诊为慢性肾盂肾炎急性发作。医生予氟哌酸之类药品未服，本人已失去信心，但又痛苦难忍，求赵氏诊治。现症见：除泌尿系刺激征外，伴见口渴欲饮，心烦急躁，大便偏干，舌红苔黄，脉滑细且数，体温 37.6℃。证属湿热蕴郁膀胱，气化不利。治宜清利湿热，疏调气机，佐以凉血通淋。药用：前胡 6g，杏仁 6g，浙贝母 10g，枇杷叶 10g，荆芥炭 10g，防风 6g，白茅根 10g，芦根 20g，木通 2g，萹蓄 10g，冬葵子 20g，大黄 1g，独活 6g，生地榆 10g。7 剂，水煎服，每天 1 剂。

二诊：服药后发热未作，尿路症状减轻，余症缓解。仍以前法进退。药用：荆芥炭 10g，防风 6g，苏叶 10g，白芷 6g，独活 6g，生地榆 10g，炒槐花 10g，茅芦根各 10g，小蓟 10g，川楝子6g, 冬葵子20g。7剂, 水煎服, 每天1剂。

三诊: 服药后膀胱刺激症状消失, 尿检正常, 精神好转, 二便正常, 惟腰痛腰酸, 疲乏无力。改用凉血育阴, 益气固肾方法。药用: 荆芥炭10g, 防风6g, 丹参10g, 赤芍10g, 生地榆10g, 炒槐花10g, 冬葵子20g, 杜仲10g, 川断10g, 丝瓜络10g, 桑枝10g, 黄芪10g。14剂, 水煎服, 每天1剂。

四诊: 服药后, 精神振作, 诸症皆除。调整方药以巩固疗效。药用: 荆芥炭10g, 防风6g, 丹参10g, 赤芍10g, 生地榆10g, 旱莲草10g, 女贞子10g, 补骨脂10g, 茅芦根各10g, 焦三仙各10g, 水红花子10g。隔日服1剂, 连服4周。

随访: 半年后追访, 除因春节时过服辛辣并劳累而轻度反复外, 未出现大的发作。

〔按语〕劳淋是由于五脏受损, 遇劳而发的一种淋病, 临床表现为病程较长, 缠绵难愈, 劳倦之后而发等。发作期宜用清化湿热、凉血通淋方法, 但用药时切不可过度寒凉, 以防克伐脏气, 阻滞气机; 也不可因脏气受损, 过早滋补, 以防气机受阻, 闭门留寇之弊。在病情稳定期宜益气固肾, 凉血充阴。始终应注意保持气机的通畅与膀胱的气化功能。另外注意饮食调养与功能锻炼。饮食宜清淡, 忌辛辣厚腻之品以及寒凉之属; 适当加强体育锻炼以增强体质与抗病能力。女性尤其应注意经期、妊娠、产后外阴部卫生, 对于防止淋证的发生与复发有重要意义。

（选自《赵绍琴临证验案精选》）

叶景华医案

病案一: 徐某, 男, 39岁。1984年12月23日初诊: 患者入院前1周起, 恶寒发热, 鼻塞, 咽痛, 咳嗽, 门诊按上呼吸道感染治疗, 但服药后发热不退, 继而出现腰部酸痛, 尿频, 尿急, 尿痛, 小腹有胀感, 口干苦, 大便干燥, 舌红苔黄腻, 脉数。化验血常规: 白细胞12×10^9/L。尿化验: 蛋白（＋＋）, 红细胞（＋）, 白细胞（＋）。西医诊断为急性肾盂肾炎。证属表里同病。治宜表里双解。药用：葛根 10g，细柴胡 10g，黄芩 15g，生山栀 10g，瞿麦 15g，萹蓄草 30g，白花蛇舌草 30g，甘草 4g，金银花 30g，陈皮 10g，制半夏 10g。水煎服，每天 2 剂。并先用大黄粉保留灌肠，继用一见喜 100g 煎汤保留灌肠。

二诊：治疗 3 天，发热退，尿频、尿急、尿痛消失，尿蛋白、红白细胞减少，血白细胞降为正常。原方去葛根、柴胡，加黄连 3g。一见喜保留灌肠再用 5 天。继续服药旬日，一般情况好，尿化验正常。于 1985 年 1 月 5 日出院。

〔按语〕 急性肾盂肾炎来势较急，多表现为表里同病，既有恶寒发热、无汗等表证，又有小便淋沥涩痛、腰酸、小腹作胀、大便秘结等里证。治疗应表里双解，重点在清里，药量应重，1 日服药 2 剂，分 4 次服，并用清热解毒之剂作保留灌肠，可增加药效。本例就是叶氏成功应用表里同治，重点治里而成功的案例。

病案二：陈某，男性，57 岁。1977 年 8 月 28 日初诊：患者入院前 1 天起恶寒发热，汗少，腰酸痛，小便频数短赤，解时涩痛，纳呆，口干不多饮，大便 2 天未解。2 年来尿路感染反复发作 3 次。入院体温 38.6℃，舌苔黄腻，脉数。化验血常规：白细胞 15×10^9/L。尿化验：白细胞满视野，蛋白（＋），尿培养大肠杆菌 10 万以上。证属湿热之邪蕴阻下焦，热毒较盛。治宜清热解毒，利湿通淋。药用：黄柏 10g，生大黄 10g，四季青 30g，鸭跖草 30g，萹蓄 30g，葎草 30g，凤尾草 30g，甘草 5g，细柴胡 10g。3 剂，水煎服，每天 1 剂。

二诊：服药 3 天汗出多，热渐退，大便解，小便仍频数不爽。又服药 1 剂热退清，尿频、尿痛减。血化验中性白细胞减至 9.8×10^9/L，但尿中白细胞仍有 100 个以上/HP。前方生大黄改制大黄，继续服药 1 周。

三诊：小便爽利，一般情况好，尿中白细胞明显减少，但尿培养仍有大肠杆菌 10 万以上。又服药 5 天，尿中白细胞明显减少，但尿培养仍有类大肠杆菌 10 万以上。又服药 5 天，尿中白细胞消失，再进以健脾益气方药。1 周后尿培养 2 次阴性，尿常规正常，出院后随访半年未复发。

〔按语〕叶氏认为，尿路感染的临床表现属湿热淋，主要由湿热之邪侵入肾与膀胱所致。轻则小便频数涩痛，淋沥不爽；重则恶寒发高热，腰部酸痛。治疗上叶氏着眼于祛邪。本方乃为叶氏经验方尿感方（凤尾草、鸭跖草、四季青、白花蛇舌草、萹蓄草、瞿麦、黄柏、土茯苓）加减而成，临床效果显著。

（选自《叶景华医技精选》）

李文浦医案

王某，女，42 岁。患者 3 天前突然小便涩痛，频数，时尿失禁，尿黄，伴小腹胀急，恶寒发热，体温 38.2℃，四肢酸软，左腰痛，胃纳不佳，月经准，白带略多，精神欠佳，舌质偏红，苔黄腻，脉滑数。血化验：白细胞 15.7×10^9/L，中性 0.82，淋巴 0.18。尿化验：蛋白（＋＋），白细胞 30～40 个/HP，红细胞 4～6 个/HP；中段尿培养大肠杆菌生长。诊断为急性肾盂肾炎。证属湿热下注，浸淫膀胱，气化不行，州都失约。治宜清热利湿。方用经验方通淋汤。药用：败酱草 20g，蒲公英 20g，黄柏 15g，木通 9g，白花蛇舌草 90g，石韦 15g，车前子 15g（包），滑石 20g，桑枝 20g，桂枝 5g，泽兰 15g，甘草梢 10g。3 剂，水煎服，每天 1 剂。

二诊：服药后恶寒发热已除，尿频尿急尿痛明显减轻，尿失禁改善。原方 3 剂。

三诊：上方加桑螵蛸 10g，金樱子 10g，益智仁 10g，以补肾缩泉。连服 6 剂，诸症消失，血尿常规正常，尿培养 3 次阴性，随访 3 个月无复发。

〔按语〕急性肾盂肾炎相当于中医的淋浊、小便失禁范畴。按古文云多以为寒，而用温涩之品，殊不知有属热者，盖膀胱火邪妄动，水不得宁，膀胱失约，故不能禁而频数来也。本病例即为湿热内蕴，下注膀胱，非肾虚阴冷所致，故认为湿邪宜利，热邪宜清。李氏治疗多循此法，均收到满意疗效。

（选自《中国名医名方》）

丁蔚然医案

谢某，女，25 岁。1964 年 8 月 18 日初诊：患者自昨日小腹急痛，尿意频数，尿道灼痛，尿量短赤，口干，心烦，大便正常。舌红苔薄黄，脉象沉细数。证属心热下移小肠，热迫膀胱，血从下溢，致成血淋。治宜清热止血，利尿通淋。药用：生地黄 6g，瞿麦 6g，泽泻 4.5g，车前子 4.5g（包），小蓟炭 4.5g，白茅根 6g，萹蓄 4.5g，滑石 6g，甘草梢 3g。3 剂，水煎服，每天 1 剂。

二诊（8 月 21 日）：小腹急痛、尿道灼痛均减轻，仍有血尿，舌红苔薄，脉象细数。仍以前法，药用：生地黄 6g，木通 3g，车前子 6g（包），白茅根 6g，蒲黄炭 4.5g，菖蒲 3g，小蓟炭 4.5g，川楝子 6g，萹蓄 4.5g，瞿麦 6g，六一散 6g。3 剂，水煎服，每天 1 剂。

三诊（8 月 24 日）：尿量增多，疼痛减轻，舌红苔薄，脉象较缓。仍以原方再服 3 剂。

四诊（8 月 28 日）：尿量增多，已无血色，疼痛消失，舌红苔薄，脉来和缓。药用：生地黄 9g，木通 3g，甘草 4.5g，竹叶 4.5g。2 剂，水煎服，每天 1 剂。服药后诸症痊愈。

〔按语〕经云："热伤阳络清窍出血，热伤阴络血从下溢。"病人小便频数，血尿色红如丝如缕，尿道灼热刺痛，小腹疼痛满急，舌红苔薄黄，脉象沉数。心与小肠相表里，心移热于小肠，小肠移热于膀胱，以致形成血淋。本案例以小便赤涩灼痛、脉数为辨证要点，治以清热止血、利尿通淋，方用八正散与小蓟饮子综合化裁，以达通利、止痛、止血之效。丁氏认为尿中之血宜化而不宜凝，且患者大便不秘结，故减去栀子、大黄二味之苦寒，以免伤阳。终以清心利尿、引热下行之导赤散为善后调理，病得痊愈。

（选自《名医奇方秘术》第一集）

朱良春医案

王某，女，35 岁。1975 年 4 月 16 日初诊：昨起恶寒发热，头痛，全身疲乏，继则腰酸且痛，尿频、尿急、尿痛，苔薄黄，质偏红，脉浮数。体检：体温 37.8℃，肾区叩击痛阳性。尿化验：蛋白（＋），白细胞 5~10 个/HP，红细胞（＋）。证属湿热下注。治宜清化下焦湿热。药用：白花蛇舌草 30g，白槿花12g，生地榆 15g，生槐角 15g。5 剂，水煎服，每天 1 剂。

二诊（4 月 21 日）：服药后，症状显减，发热头痛已解，腰酸痛、尿频、尿急、尿痛基本消失。尿化验：蛋白阴性，白细胞 5 个/HP，红细胞 5 个/HP。效不更方，上方加枸杞子15g，女贞子 15g，再服 5 剂善后。

〔**按语**〕朱氏治疗该病之轻者，常用此四味药治疗，恒获佳效。蛇舌草性味甘、淡、凉，有清热解毒利湿之功，现代药理研究证明，本品能刺激网状内皮系统增生和增强吞噬细胞活力，因而有抗菌、消炎作用，治疗本病，首推其功；配以白槿花清化下焦湿热，解毒；地榆、槐角不仅有凉血止血、清热解毒之功，地榆经药理研究且有广谱抗菌作用。药简价廉，验证临床，每收佳效。

（选自《中国百年百名中医临床家丛书·朱良春》）

何任医案

郦某，女，33 岁。1976 年 3 月 2 日初诊：患者急性肾盂肾炎，症见尿频急，腰酸痛，小腹胀满，苔黄脉数。尿化验有蛋白、红细胞、白细胞及脓细胞。证属湿热蕴结。治宜清热通利。药用：山栀 12g，车前子 9g（包），萹蓄 9g，甘草 6g，川楝子 9g，瞿麦 9g，滑石 12g（包），木通 4.5g，金银花 9g，大黄 4.5g，灯心草 1 束。4 剂，水煎服，每天 1 剂。

二诊（3 月 7 日）：方进 4 剂后，腰酸解，尿频尿急亦减，再以清热通利续之。药用：山栀 12g，白茅根 9g，车前子 9g（包），萹蓄 9g，甘草 6g，川楝子 9g，滑石 12g（包），木通

4.5g，灯心草1束。4剂，水煎服，每天1剂。

〔按语〕 患者初起多由湿热蕴结，久则脾肾两虚，或由肾累及肝脾，总属肾虚为本，膀胱湿热为标。本病属急性而偏重于湿热，苔黄脉数，便是热证，用八正散清热通利。有小腹胀满，大便秘，故不去大黄，服药后症状改善，大便通畅，故去大黄，而加白茅根、川楝子，清利之中寓于疏肝，成方加减，灵活变通，临床疗效显著。

（选自《中国百年百名中医临床家丛书·何任》）

盛国荣医案

吴某，男，44岁。1993年5月29日初诊：患右腰部疼痛，伴小便频数、短赤1周，大便秘结，舌红苔白，脉弦滑。尿化验：蛋白（＋＋），红细胞（＋），管型（＋）。血压140/100mmHg。西医诊断为急性肾盂肾炎。中医证属湿热壅盛下焦，膀胱气化不行。治宜清热化湿，佐以凉血解毒。方用《医学心悟》萆薢分清饮化裁。药用：萆薢10g，石菖蒲10g，泽泻10g，白术10g，元参10g，生地黄15g，大蓟15g，车前子15g（包），丹参15g，土茯苓15g。水煎服，每天1剂。

二诊：服上方半月，腰痛、尿频数短赤、纳寐差均见改善，大便已正常。尿检：蛋白（＋），脓细胞0~3个/HP。上方已见效验，于上方去大蓟、丹参、元参，加补肾之益智仁、桑寄生、怀牛膝，并以白茯苓易土茯苓以增强健脾之力。再服6剂，病遂渐安。

〔按语〕 本病以腰痛、尿频短赤为主症，病位在肾，苔白为湿，舌红为热，湿热在肾可知；阻碍气机则腰痛，胃纳不佳；湿热扰心则寐欠佳。治以清湿热、利气机为主。方用萆薢、泽泻、菖蒲、车前子、白术清利湿热；以生地、元参、土茯苓养阴凉血解毒；以丹参、大蓟活血止血。服药后诸症减，因尿检无红细胞，故去大蓟、丹参、元参；日久肾虚，不能摄精（蛋白），故加益肾之品；去除解毒之土茯苓，而以健脾利湿之白茯苓代之，以促脾能正常运化精微。治后症状及尿检都已正常。此病急性期以祛邪而促气化，病久加扶正之品也是恢复肾脏的正常气化功能，盛氏的用药精当，由此可见一斑。

（选自《中国百年百名中医临床家丛书·盛国荣》）

宋祚民医案

李某，女，5岁。1994年7月15日初诊：1周来患儿尿频、尿痛、尿黄赤，不发热。患儿平日脾气急躁，纳食多，喜食鱼肉，但不消化，常有口臭，腹胀痛，大便干燥，2日1行。舌质红，舌苔黄厚腻，脉弦滑数。查尿常规：蛋白（-），红细胞0~2个/HP，白细胞10~15个/HP。证属湿热下注膀胱。治宜清热利湿通淋。药用：瞿麦10g，萹蓄10g，滑石10g，木通3g，竹叶6g，车前草10g，柴胡6g，鸡内金6g，芦根15g，白茅根15g，小蓟10g，熟大黄3g，生甘草6g。水煎服，每天1剂，每剂服3次。并嘱家长多让患儿喝水。

二诊：3日后复诊，尿痛消失，尿色不红，尿次减少，大便已通，舌质红，舌苔黄而微腻，脉滑缓。前方去熟军，加生薏仁15g，再进3剂，诸症全部消失，尿常规正常。

〔按语〕该患儿发病急，病程短。追问病史因天气较热，患儿经常坐地嬉戏，感受外界湿热之邪，湿热郁积膀胱。小儿平素烦急，说明内有肝郁之气，郁而化热，又喜食鱼肉而不消化，积滞胃肠，内蕴生热，脾不运化，水湿不散，与热相结，加之外感湿热，合而下注膀胱，致膀胱气化不利，而见尿频、尿急、尿痛诸症。热伤血络，则尿色深黄而赤，尿检有红细胞。故先用清热祛湿之品治之，并加茅根、小蓟凉血止血，柴胡疏肝，鸡内金消食。3剂后症状大减，恐大黄下之太过而去之，加生薏仁健脾淡渗利湿，调和脾胃，服之而愈。

（选自《中国百年百名中医临床家丛书·宋祚民》）

董建华医案

病案一：王某，女，28岁。患尿路感染1周，尿频、尿急、尿痛，甚则点滴而出，体温37.8℃~38.5℃，腰痛，小腹拘急。舌质红，苔薄黄，脉弦。尿化验：蛋白（＋），红细胞（＋），脓细胞（＋＋）。曾服用呋喃坦啶不见好转。证属下焦湿热，膀胱气化不利。治宜清热泻火，利湿通淋。药用：木通5g，萆薢10g，车前子10g（包），竹叶5g，生甘草5g，金银花10g，连翘10g，生苡仁10g，赤芍10g，丹皮6g，香附10g。水煎服，每天1剂。

二诊：服药6剂，体温正常，小便刺痛好转，夜尿仍频，大便不畅。原方去金银花、连翘，加滑石10g，酒大黄5g。继进12剂，尿常规正常，诸症悉平。

〔按语〕董氏认为尿路感染初起，湿热之邪蕴结于下焦，正气未虚，多为实热之证，治以清热泻火，利湿通淋，临床效果显著。

病案二：孙某，女，42岁。患慢性肾盂肾炎3年，反复发作，腰痛，尿频，尿急，尿痛，昨日肉眼血尿1次，口干苦，下肢浮肿，舌质红，苔黄，脉细数。尿培养见大肠杆菌生长。尿化验：白细胞（＋＋），红细胞满视野。证属膀胱湿热，伤及血络。治宜清热利湿，凉血止血。药用：大蓟5g，小蓟5g，生地黄5g，木通5g，甘草梢5g，萆薢10g，晚蚕砂10g，车前子10g（包），丹皮10g，金银花10g，竹叶5g，赤芍10g。水煎服，每天1剂。

二诊：服药6剂，血尿消失，仍有小便涩痛，舌苔腻。遂减凉血之味，主用清热利湿之剂。药用：木通5g，生地黄10g，甘草梢5g，灯心草2g，黄柏10g，竹叶5g，萆薢10g，车前子10g（包），滑石10g，黄连5g，赤芍10g。续进6剂，尿痛好转。尿化验：白细胞（＋），红细胞偶见。原方加土茯苓15g，续服6剂，症状消失，尿常规正常。

〔按语〕湿热蕴结下焦，伤及血络，迫血妄行，则血尿而出。此为血热妄行，治以清热利湿，凉血止血。董氏认为，血尿是血热妄行所致，不宜过用收涩止血，要在凉血止血药中适当配伍活血之品，才能避免留瘀为患。

（选自《中国百年百名中医临床家丛书·董建华》）

二、肝胆郁热证

董建华医案

郭某,女,47 岁。1977 年 8 月 18 日初诊:6 月前因泌尿系统感染后常低热,热势在 37.2℃~37.5℃,偶至 38.8℃,且伴头晕、心慌、易汗,口苦纳呆,胁痛腹胀,精神疲倦,失眠多梦,五心烦热,肩胛骨酸痛,舌质红,苔薄黄,脉象沉细而弦。有肝炎史,近检查肝功能正常。尿检阴性,诸项检查均未见其他阳性体征。证属肝胆郁热,表里失和。治宜和解清热。药用:柴胡 10g,桂枝 5g,黄芩 10g,青蒿 10g,当归 10g,白芍 10g,知母 10g,秦艽 10g,鸡血藤 15g,姜黄 5g,地骨皮 10g。6 剂,水煎服,每天 1 剂。

二诊(8 月 25 日):服上方后,热势渐退,纳谷转香,惟肩胛仍痛,有时烦热,脉舌如前。守原方续进。药用:黄芩 6g,青蒿 10g,当归 10g,赤芍 10g,香附 10g,秦艽 10g,全瓜蒌 15g,枳壳 6g,地骨皮 10g,郁金 5g,柴胡 5g。6 剂,水煎服,每天 1 剂。

三诊(8 月 31 日):服二诊方 6 剂后,热势尽退,五心烦热亦除,肩胛疼痛减轻,经来量多,惟感怕冷。守方出入续进。3 剂后诸症均消。拟五味异功散加柴胡、桂枝、白芍,再服 6 剂,以善其后。随访半年,未见复发。

〔按语〕《内经》指出,"木郁达之"。若因情志不畅,木郁而不达,火郁而不发,就会形成肝胆郁热,出现五心烦热、胁痛腹胀、口苦纳呆等诸种症状;又因少阳胆火阻遏,气血闭塞不通,再兼表里之气不和,故致易汗、头晕、心慌、失眠、多梦。治从和解少阳入手,疏泄肝胆之郁热。方用柴胡桂枝汤加地骨皮、知母、秦艽等养阴之品,佐以姜黄、当归、鸡血藤等疏通气血之味。诊仅 3 次,肝胆之郁热得以疏泄,营卫气血得以流畅,低热退尽,病告痊愈。

(选自《江西中医药》)

任继学医案

王某，女，48 岁。1986 年 6 月 3 日初诊：1 个月前感受寒湿后而发腰痛，尿急、尿频、尿痛，伴腹胀坠。西医诊为急性膀胱炎。中医诊为湿热淋证。服八正散 6 剂弗效。现症见：尿频、尿急、尿痛，淋沥难尽，脐腹满闷，小腹胀坠，腰酸膝软，口苦咽干，督闷烦躁，无明显寒热，颜面黯红而苍，舌苔白薄黄干，脉弦。既往曾有尿血病史。检查尿：蛋白（±），白细胞 3~4 个/HP，上皮细胞 7~8 个/HP。此虽为膀胱尿路之疾，然病本于肝肾，故单纯清利则无功。肝之经脉环绕阴器，肾司二便开窍二阴，故肝肾二经损伤，则发淋疾。然病初暂，肾伤不甚，当以治肝为要，宜舒肝理气，佐以清热通淋。药用：柴胡 15g，牛膝 15g，香附 15g，路路通 15g，木芙蓉叶 15g，白芍 10g，威灵仙 10g，枳实 10g，紫花地丁 10g，荔枝核 20g，蒲公英 30g。水煎服，每天 1 剂。

二诊：服 3 剂知，6 剂已，尿常规阴性，药简效捷。

〔按语〕任氏认为本病初起多湿热为患，清热利尿通淋为常法之一。然病有久暂，证有虚实，不能只识其常而忽弃其变，泥于清利之法，必犯医家大忌。

（选自《名医治病》）

龚志贤医案

焦某，女，41 岁。1967 年 2 月 19 日初诊：患者于昨天下午感恶寒发热无汗，尿频、尿急、尿痛，约 10 多分钟解小便 1 次，肉眼可见尿液中有血丝，甚则呈纯紫红色血尿，少腹坠胀，排尿时有中断现象，无明显腰痛。现症见：心烦口苦，干呕不欲食，今晨呕吐少许苦水。尿色红，混浊，形胖，舌质淡，苔白薄，脉弦数。体温 37.9℃。血化验：白细胞 9.3 × 10^9/L，中性 0.82。尿化验：蛋白（+），红细胞（+++）。按急性尿路感染收住院。中医证属六淫之邪入犯人体，引起内之湿热而发为血淋之证。治疗当以肾虚为本，外证与膀胱湿热为标。标急当先治其标，后培其本。药用：柴胡30g，黄芩12g，半夏10g，猪苓12g，茯苓12g，泽泻15g，滑石25g，甘草3g，忍冬藤30g，车前草30g，白茅根30g，黄柏12g，黄连3g。急煎，每天2剂，日夜分6次温服。

二诊：服药第3天，体温36.8℃，尿道症状已减，尚食欲欠佳。上方去黄连、黄柏，加泡参25g，炒二芽各12g，以复胃气增食欲。水煎服，每天1剂。

三诊：服上方药1星期，食纳佳，精神好，尿道症状完全消失，白细胞计数分类及尿常规化验均正常。改用知柏地黄汤，服药5天痊愈出院。出院时给知柏地黄丸、补中益气丸各2瓶，嘱其每天早服补中益气丸9g，晚服知柏地黄丸9g。随访1年，未复发。

〔**按语**〕本例血淋，起因于内素有湿，加之邪犯少阳，湿热蕴结膀胱，损及膀胱血络，血溢于尿液中而发为血淋之证。正如《诸病源候论》所说，"血淋者，热淋之甚者"是也。其证之治，首当分清标本。《素问·标本病传论》云："知标本者，万举万当，不知标本，是谓妄行。"此案肾虚为本，膀胱湿热为标，标急当先治其标，方用柴苓汤加味，解少阳之郁邪，疏化三焦气机，清利膀胱湿热，使气机利，外邪解，湿热清，小便通畅，血淋诸般症状可除矣。标证已解，则当求其本，本为脾肾虚内有湿，故后以补中益气丸健脾除湿，知柏地黄丸滋阴清热补肾，培补其本而收全功。

（选自《中国现代名中医医案精华》第二集）

章真如医案

刘某，女，58岁。1993年3月29日初诊：患慢性肾盂肾炎10余年，时有急性发作。1周前，尿频尿急尿痛复发，少腹坠胀，小便短少，咽痒咳嗽，胸闷痰多，咳甚则小便失禁，淋沥灼痛而下。舌质暗红，苔薄黄，脉沉细。尿分析化验：潜血（＋＋）。尿常规检查：红细胞少许，白细胞少许，鳞状上皮细胞（＋）。证属肝经湿热，下注膀胱，上犯肺金。治宜泻肝利尿，佐以肃肺止咳。方用龙胆泻肝汤化裁。药用：龙胆草10g，黄芩10g，山栀10g，泽泻10g，通草10g，车前子10g（包），怀牛膝10g，白茅根30g，柴胡8g，当归10g，生地黄10g，桔梗10g，生甘草8g，牛蒡子10g。5剂，水煎服，每天1剂。

二诊：服上方5剂后，尿频、尿急、灼热痛明显减轻，咳嗽止，但小便量短少，少腹仍感坠胀不适。原方去桔梗、牛蒡子，加忍冬藤10g，郁金10g，再进5剂。

三诊：症状全部消失，小便常规检查正常，遂以六味地黄丸巩固善后。

〔按语〕肾与膀胱相表里，膀胱湿热邪气循经可上犯至肾，久病不已，必致肾虚。肾水肝木，母子相关，子能令母实，热郁肝经，湿阻膀胱，病损及肾，实则泻其子，有如《医宗必读》曰："北方之水，无实不可泻，泻肝之所以泻肾。"所以，对急性肾盂肾炎与慢性肾盂肾炎急性发作者，章氏均从肝论治，清泄肝木，使疏泄功能恢复，气化复常，则小便自利矣。章氏习用龙胆泻肝汤主之，获效甚捷。

（选自《中国百年百名中医临床家丛书·章真如》）

盛国荣医案

张某，女，28岁。1993年8月28日初诊：患者第2胎足月分娩已2星期，恶露未净，少腹痛。3天前，因感冒发热咳嗽，继则寒热往来，汗多，腰酸，全身骨节酸痛，口苦口干，恶心，胃脘胀满，食欲欠佳，大便较硬，2～3天1次，小便短赤频数。体温38.3℃，面色苍白，精神疲乏，神志清楚，下肢有轻度浮肿，舌质淡红，苔微黄，脉弦。血化验：白细胞12×10^9/L，中性0.85。尿化验：色黄，蛋白（＋＋），红细胞（＋＋），脓细胞（＋＋＋）。西医诊断为急性肾盂肾炎。证属邪入少阳，膀胱湿热。治以和解少阳，清利湿热，兼以祛瘀。方选逍遥散合小柴胡汤配合四苓散加减。药用：柴胡9g，薄荷4.5g，当归9g，赤芍9g，茯苓15g，白术9g，猪苓9g，泽泻9g，滑石15g，黄芩6g，赤小豆15g。水煎服，每天1剂。

二诊：服药3剂，往来寒热、恶心等症状消失，小便短。尿常规检查：蛋白（＋），红细胞（＋），脓细胞（＋）。改用茵陈五苓散加减。药用：茵陈20g，茯苓20g，猪苓15g，泽泻15g，白术20g，黄芪10g，大青叶20g。6剂，水煎服，每天1剂。

三诊：服药后，尿常规检查正常，余症痊愈。

〔按语〕本例因产后外感而致邪入少阳，恶露未净而兼有膀胱湿热，故用双解法。以柴胡、薄荷和解表里，当归、赤芍活血祛瘀，茯苓、白术、猪苓、泽泻、滑石、黄芩、赤小豆清利膀胱湿热，使表湿得解，下焦湿热解除，气机得畅，则腹痛等诸症自愈。

（选自《中国百年百名中医临床家丛书·盛国荣》）

朱进忠医案

病案一：安某，女，25岁。患者寒战高热，恶心呕吐，头晕尿痛3天。西医诊为急性肾盂肾炎。住院治疗3天无明显效果。现症见：寒热往来，体温40.2℃，恶心呕吐，脉弦而稍数。证属少阳证。治宜和解少阳。方用小柴胡汤。药用：柴胡24g，半夏10g，黄芩10g，党参10g，甘草9g，生姜9g，大枣7枚。水煎服，每天1剂。

二诊：服药1剂，热退，体温37.1℃，恶心呕吐消失。继服1剂，诸症消失。

〔按语〕某医问：此小柴胡汤也，小柴胡汤用于感冒尚可，先生可用其治疗泌尿系感染也？答曰：仲景之制小柴胡汤，言其能治少阳诸症也，而未言其治感冒与非感冒也，亦未言其不可治细菌性感染之诸疾也。仲景惟恐后人将其局限于感冒，特警曰：有柴胡证，但见一证便是。又问：前医以大剂量抗生素和清热解毒剂尚且无效，先生何仅用一味清热解毒的黄芩，而且量亦仅仅10g却其效如神也？答曰：把清热解毒药说成杀菌药，把温热药说成不是杀菌药，这本身既不符合药理实验的结果，亦不符合临床实践的结果。

（选自《古今名医临证金鉴·淋证癃闭卷》）

病案二：独某，女，29 岁。患者高热不退，恶心欲吐，心烦不安 5 天，确诊为肾盂肾炎。先以西药治疗 2 天不效，后又配合中药清热解毒剂 3 天亦无明显效果。现症见：寒热往来，体温 39.8℃，头晕乏力，恶心欲吐，纳呆食减，舌苔白，脉弦数。证属少阳证夹有郁热。治宜和解少阳，佐以泄火。方用小柴胡汤加味。药用：柴胡 24g，黄芩 10g，半夏 10g，党参 10g，甘草 10g，生姜 3 片，大枣 5 个，连翘 15g。水煎服，每天 1 剂。

二诊：服药 1 剂，寒热、呕吐均大减，体温降至 37.8℃。继服 1 剂，诸症消失，化验尿常规阴性。又服 3 剂，临床治愈。

〔按语〕本例患者，前医治疗胶于炎症，不审辨证，病在少阳，反清热毒，其病不愈。治从少阳，佐以泻火，方药对证，其效显著。

病案三：黎某，女，40 岁。患泌尿系统感染 3 个多月，前医先用西药治疗 1 个多月不效，后又配合中医利水通利、清热解毒亦效果不著。现症见：尿频、尿急、尿热痛，脘腹胀满，小腹坠痛，里急后重，欲便不能，欲罢不止，心烦不安，头晕乏力，纳呆食减，脉弦紧稍滑。证属三焦郁热，肝脾不和。治宜调肝脾，理三焦，散郁热。方用达原饮加减。药用：厚朴 10g，草果 10g，槟榔 10g，黄芩 10g，知母 10g，菖蒲 10g，甘草 6g，柴胡 10g，紫苏 6g，白芷 6g。水煎服，每天 1 剂。

二诊：服药 4 剂，诸症俱减。继服 3 剂，小腹坠胀、尿频尿痛消失，尿常规化验、尿培养均恢复正常。又服 15 剂，诸症消失，临床治愈。

〔按语〕本例患者前医胶于炎症，固于膀胱，不审气机，肝脾不调，反用寒凉，久治不效。朱氏临床善于察觉脉象，一锤定音。其脉弦者，肝胆三焦也；紧者，寒也，结也；滑者，积热也。此乃三焦郁热、肝脾不和之证也。故治从膜原着手，方用达原散加减，其效显著。

（选自《中医临证经验与方法》）

李寿山医案

乔某，女，30岁。1985年10月10日初诊：曾有宿疾肾盂肾炎，常因劳倦而发。近因外感复加疲劳而发病，小便色赤，窘涩而痛，尿急、尿频，尿道灼热，身发冷热，腰痛肢楚，倦怠少气，口苦咽干，少腹坠胀，曾用抗生素不效，且增恶心呕吐，体温38.5℃，舌红苔白腻，脉弦滑而数。尿化验：红细胞3~5个/HP，蛋白（＋＋）。证属劳淋急发，邪感少阳，湿热内蕴。治宜和解少阳，清热渗湿。方用经验清热通淋汤加味。药用：风眼草15g，金钱草15g，败酱草30g，白茅根50g，生地黄30g，柴胡20g，黄芩15g，半夏10g，萹蓄15g，冬葵子30g，甘草梢6g。水煎服，每天1剂。

二诊：服药3剂，冷热已解，呕恶亦止，小便淡黄，尿急尿痛大减，食纳转佳。原方去柴胡、半夏，又服3剂，尿急尿痛基本消失，仍有尿频不畅，体温正常，舌红苔薄白，脉转弦细不数。复查尿常规：红细胞0~1个/HP，蛋白（±）。原方增减，续进10余剂。

三诊：诸症完全缓解，舌红苔白薄，脉转弱滑，尿化验已转阴性。惟感倦怠少气，腰酸隐痛。湿热已去，正虚未复，予以扶正固本兼清余热，治以益肾通淋汤（风眼草、败酱草等），汤剂加倍改制丸剂，间断续服约半年余而停药，注意养生方法。

随访：随访1年，未见复发，面色红润，体质强壮，多次化验尿均为阴性。

〔按语〕本案系慢性肾盂肾炎因劳倦、外感而复发，在治法上仍按急则治其标法而获缓解，即"随证治之"之意，关键在于缓解后注意养生方法而不使复发。

（选自《中国百年百名中医临床家丛书·李寿山》）

三、肾虚湿热证

岳美中医案

郑某，女，30 岁。1960 年 12 月 10 日初诊：患者于 1957 年 3 月间出现不明原因的尿频症状，每昼夜约 13～14 次，尿道烧灼痛，尿后且有数滴鲜血，当时诊断为急性膀胱炎。虽经治疗，但嗣后每年均有同样的急性发病 2 次。1960 年 2 月间发作更重，除尿血、尿频、尿痛外，并有发热、脸肿及腰痛症状，尿培养大肠杆菌阳性，诊断为肾盂肾炎。经用中西药物治疗后虽有好转，但尿频、尿痛、腰痛及脸肿仍不时出现，有时更有头痛与失眠。此外，患者于 1958 年因子宫肌瘤做子宫部分切除术，术后月经尚调，但左下腹时有绵绵作痛。现症见：面色略发黯，舌淡无苔，脉滑数。血压正常，体查未见异常。尿培养大肠杆菌阳性，尿常规有痕迹蛋白，白细胞偶见。诊断为慢性泌尿系感染（肾盂肾炎及膀胱炎）。中医辨证为劳淋，证属肾虚夹有湿热证。治宜清补兼施法。药用：干地黄 12g，生黄芪 12g，车前子 12g（包），牛膝 9g，菊花 9g，茯苓 9g，猪苓 9g，枸杞子 12g，陈皮 4.5g，甘草 9g。水煎服，每天 1 剂。

二诊：上方加减服用月余，尿频症状明显减轻。1961 年 1 月 13 日做膀胱镜及输尿管插管检查，膀胱尿所见稍混。膀胱黏膜充血，右侧输尿管口肿胀，引流较差。分别检查所得之两侧肾盂尿，各有红细胞 20 个/HP，偶见白细胞及上皮细胞。酚红排泄试验：右侧出现时间为 5～7 分钟（浓度 +～+ +），左侧则为 2 分钟（浓度 +～+ + + +），分别做普通细菌培养皆无细菌生长。当时尿频、尿痛虽减，但左下腹仍有时绵绵作痛，系有瘀滞之征，遂以当归芍药散合桂枝茯苓丸作汤剂以疏和气血。进退服 10 余剂后，腹痛解，但仍感倦怠，腰痛，溲黄，脉滑数。给予内托生肌汤加味，补虚消瘀，利湿清热。药用：生黄芪 12g，丹参 9g，天花粉 18g，乳香 9g，没药 9g，生芍药 12g，滑石 12g，栀子 3g，生甘草 9g。水煎服，每天 1 剂。

三诊：上方进退服半年，尿痛、尿频相继基本消失，尿检查常规正常，尿培养也无细菌生长。后以纳呆体倦用香砂养胃丸缓调，随访 1 年除有时感冒腰痛未有急性再发，病情稳定。

〔按语〕此案属劳淋，故予清补兼施的治疗方法，既祛邪又扶正。

(选自《岳美中医案集》)

邹云翔医案

臧某，女，29 岁。1972 年 3 月 18 日初诊：患者于 4 年前曾患尿频尿急，腰痛，某医院疑为肾盂肾炎，使用抗生素后症状消失。1972 年 3 月上旬又出现与上次相似的症状，同时发热，尿赤如浓茶，在某医院用抗生素及中药等不效，尿检有大量脓细胞，尿培养有大肠杆菌。现症见：高热 39.7℃，恶寒，腰痛如折，尿频尿急尿痛，尿色如浓茶，头昏，面部微浮，恶心欲吐，不能饮食已 3 天，苔薄白腻，脉细数。证属产后（生产 4 个月）体虚，湿热下注。治宜补肾清利，仿独活寄生汤之意。药用：炒独活 4.5g，桑寄生 15g，十大功劳叶 15g，续断肉 12g，黑豆衣 15g，滋肾丸 12g（包），茅芦根各 60g，佛手片 9g，半夏 9g，茯苓 12g，车前子 12g（包）。3 剂，水煎服，每天 1 剂。

二诊：次日上午 11 时体温降至 37℃，但下午又升至 39.7℃，恶寒已解，尿频急痛稍有改善，恶心已止。至第 3 日，体温退至 37℃ 以下，腰痛、尿痛已解，尿频急仍未尽除，微微有汗，纳谷不多，苔薄，脉细。气血不足之体，肾虚湿蕴下注。再拟原法出入。药用：炒独活 1.5g，桑寄生 9g，党参 15g，功劳叶 12g，续断肉 9g，当归 9g，滋肾丸 9g（包），佛手片 9g，茯苓 12g，红枣 5 个（切开），芦茅根各 60g。水煎服，每天 1 剂。

三诊：以此方出入调理，病情日见改善，除觉腰酸、小便偏黄外，余无不适感。4 月 7 日尿培养阴性，尿检见白细胞少许。住院 32 天，于 4 月 18 日出院。

〔按语〕邹氏认为，肾为至阴之脏，故治疗慢性肾盂肾炎，寒凉药物特别是苦寒之剂宜慎用，清利之剂不宜过用，以防损伤肾气。即使是在急性发作期，出现湿热下注标象，亦不宜纯用苦寒清利之剂。本例西医确诊为慢性肾盂肾炎急性发作期。邹氏辨证为产后体虚，肾气不足，而湿热之邪乘虚所致，仿独活寄生汤之意，而不泥其方，用独活、桑寄生、续断强肾和络，知母、黄柏、十大功劳叶、黑豆衣、车前子、芦根、茅根清利湿热，肉桂反佐知母、黄柏，且助膀胱之气化，佛手、半夏、茯苓和中运脾，标本兼顾，虚实并调，疗效满意。

（选自《中国现代名中医医案精华》第一集）

张琪医案

病案一：高某，女，37 岁，1987 年 12 月 23 日初诊：10 年前曾患尿路感染，后偶有发作，近 1 年发作次数增多。4 个月前因劳累、着凉而出现尿频，尿急，尿痛，腹坠痛，腰痛，用先锋 IV 及白霉素治疗缓解。2 周前上症复发，反复不愈。现症见：腰痛腰酸，小腹坠胀冷痛，尿频，尿急，尿痛，手足及双下肢浮肿，畏寒乏力，舌苔白滑，脉沉弱。尿化验：蛋白（＋），白细胞 0～2 个/HP；中段尿细菌培养：细菌数 >104/ml。诊断：慢性肾盂肾炎，劳淋。证属肾阳虚衰，膀胱湿热。治宜温补肾阳，清热利湿。药用：熟地黄 20g，山萸肉 15g，肉桂 10g，附子 10g（先煎），小茴香 10g，补骨脂 10g，泽泻 15g，黄柏 15g，瞿麦 20g，萹蓄 20g，蒲公英 30g，白花蛇舌草 30g，甘草 10g。水煎服，每天 1 剂。

二诊：服前方 10 剂，尿频、尿急、尿痛症状消失，腰痛及小腹坠痛仍较明显，手足及双下肢似有轻度浮肿。于前方减白花蛇舌草、黄柏，加乌药 15g，杜仲 15g。继续服药 12 剂，小腹坠痛不明显，仅稍有小腹胀，腰痛减轻，尿量较多，浮肿消失，舌苔薄白，脉沉滑。1 月 22 日复查尿常规，蛋白阴性，白细胞 0 ~ 1 个/HP；中段尿细菌培养阴性。嘱其继服前方 10 ~ 20 剂，以巩固疗效。随访半年未复发。

〔按语〕慢性肾盂肾炎多属中医之劳淋，张氏认为病久多为湿热久羁伤阴，阴损及阳，或过用苦寒克伐之品，肾阳日亏，膀胱气化不利而见尿频，小腹冷痛；阳虚生外寒故见畏寒；阳气不能温运水湿，泛溢肌肤，则见手足及双下肢浮肿；尿急、尿痛乃为膀胱湿热未尽之症。由于肾阳亏虚，一则不能蒸腾气化，二又下焦湿热难除，因此病情迁延难愈。此例患者，治用温阳补肾，同时给予清热利湿，坚持服用，守方用药，最终顽疾得以治愈。

病案二：杨某，女，35 岁。1986 年 10 月 30 日初诊：尿路感染病史 2 年余。近 1 年每 2 ~ 3 个月复发 1 次，每次持续 20 天左右，服呋喃坦啶及静点青霉素无明显效果。每次发作多与劳累及外感有关。现症见：腰酸腰痛，尿频短涩，尿道微有灼热，尿黄，倦怠乏力，五心烦热，口干咽干，舌质红，苔薄白，脉细数。化验尿常规：蛋白（＋），红细胞 8 ~ 10 个/HP，白细胞 5 ~ 7 个/HP；中段尿培养：细菌数 >104/ml。确诊为尿路感染，劳淋。证属肾阴不足，膀胱湿热。治宜滋补肾阴，清利湿热。方用知柏地黄汤加减。药用：知母 15g，黄柏 15g，泽泻 15g，生地黄 20g，龟甲 10g，熟地黄 20g，山萸肉 15g，枸杞子 20g，萹蓄 20g，瞿麦 15g，甘草 10g。水煎服，每天 1 剂。

二诊（11 月 16 日）：服前方 12 剂，尿频短涩及尿道灼热症状消失，尿色转淡黄，腰痛，乏力，五心烦热及口干咽干症状俱减轻，惟少寐多梦，舌质仍红，舌苔薄白，脉细弦。上方加酸枣仁 20g。水煎服，每天 1 剂。

三诊（11 月 30 日）：服前方 10 剂，五心烦热及口干咽干症状已不明显，轻度腰痛，仍有乏力，夜已能入寐，曾有 1 次过劳稍觉尿道不适，但休息后很快消失。舌质淡，脉细。尿常规化验：蛋白（±），红细胞 2 ~ 5 个/HP，白细胞 0 ~ 2 个/HP。嘱其守方继服 10 剂。

四诊（12 月 14 日）：复查尿常规：蛋白阴性，红细胞 0 ～
1 个/HP，白细胞 1 ～ 2 个/HP；中段尿细菌培养：细菌数 <
104/ml。病人除稍觉腰酸乏力外，无其他不适，嘱停药观察。
半年后随访，尿常规化验阴性，尿细菌培养阴性，临床治愈。

〔按语〕劳淋患者湿热蕴结，或妄施渗利，损及肾阴，
"无阴则无以化"，膀胱气化失司，故尿频而短；阴虚生内热，
虚火内炽，则手足心热，口干咽干；尿道灼热，尿色赤，舌质
红脉细数等，均为肾阴虚夹有湿热之征。因此，张氏方用知柏
地黄汤加减，方药对证，循序渐进，疗效显著。

病案三：任某，女，30 岁。1988 年 3 月 14 日初诊：患者
4 年前患尿路感染，经治而缓解。去年上述症状复发，用抗生
素治疗缓解，但之后发作 4 次，用抗生素疗效不明显。现症
见：腰痛，尿少尿黄，尿频尿急尿痛，小腹胀痛下坠感，畏寒
肢冷，自汗，口干不欲饮，五心烦热，舌质淡红，脉沉。中段
尿细菌培养：细菌数 >104/ml。确诊为慢性肾盂肾炎，劳淋。
证属肾阴阳两虚，膀胱湿热。治宜补肾滋阴助阳，清利湿热。
药用：熟地黄 20g，山萸肉 20g，枸杞子 20g，山药 20g，附子
10g（先煎），肉桂 10g，白花蛇舌草 50g，蒲公英 30g，车前子
15g（包），瞿麦 20g，萹蓄 20g，甘草 10g。水煎服，每天
1 剂。

二诊（3 月 28 日）：服前方 12 剂，尿频尿痛症状减轻，
畏寒肢冷好转，仍腰痛及小腹胀痛较明显。考虑病人患病较
久，阴阳俱不足，病难速愈，嘱其继服原方。

三诊（4 月 18 日）：近日感冒，尿频尿痛症状加重，周身
不适，小腹下坠痛，尿色黄赤，口苦口干，舌苔稍腻，脉数。
尿化验：蛋白（＋＋），红细胞 40 ～ 50 个/HP，白细胞充满。
考虑病人合并感染而淋证加重，改为疏解外邪，利水通淋之
剂。药用：柴胡 20g，黄芩 15g，半夏 15g，大黄 5g，瞿麦
20g，萹蓄 20g，车前子 15g（包），甘草 10g。水煎服，每天
1 剂。

四诊（4 月 25 日）：服药 3 剂，尿频尿痛及周身不适症状

俱减轻，继服 3 剂，前症基本消失。现觉周身乏力，腰膝酸软，小腹坠胀，尿道不适，手足发热，口干不欲饮，舌苔白，脉沉细无力。尿化验：蛋白（＋＋），红细胞 5 ~ 10 个/HP，白细胞 6 ~ 8 个/HP。外邪已去，不可继用苦寒清利，改用补肾阴助阳，清利湿热之剂。药用：熟地黄 20g，山萸肉 20g，枸杞子 20g，山药 20g，泽泻 20，附子 7.5g（先煎），肉桂 10g，白花蛇舌草 50g，车前子 15g（包），瞿麦 20g，萹蓄 20g，甘草 10g。水煎服，每天 1 剂。

五诊：以上方加减调治 1 个月，5 月 28 日复查尿常规：蛋白（＋），红细胞 1 ~ 2 个/HP，白细胞 1 ~ 2 个/HP；中段尿细菌培养：细菌数 < 104/ml。病人自诉仅觉腰酸，劳累后小腹稍胀，偶有乏力，余症均已消失。随访半年未复发，仅尿化验蛋白（±），其余均正常，临床治愈。

〔按语〕张氏通过临床观察，认为劳淋的特点是本虚标实，虚实夹杂，病邪常易起伏而致病情反复发作，缠绵难愈。本例患者由于肾中阴阳俱虚，导致湿热蕴结膀胱之邪难以祛除。中途由于机体防御机能减弱，中间感冒加剧，因而治疗则外解表邪，内清湿热。外感已除，虚象显露，仍治从标本着手，循序渐进，守方用药，因此劳淋顽症得以治愈。

（选自《中国百年百名中医临床家丛书·张琪》）

祝谌予医案

张某，女，53 岁。1993 年 11 月 23 日初诊：患者自 1992 年 11 月始反复出现小便频数，腰膝酸软，下肢肿胀。在本院内科多次尿常规检查：蛋白（＋），红细胞、白细胞均大量。肾盂造影示：左肾盂呈壶腹型，右肾盂轻度扩张。肾血流显像示：双肾血流灌注尚可，左肾盂积水，输尿管上端梗阻，右肾排泄延缓。肾功能正常。多次尿培养阴性。诊断为慢性肾盂肾炎，左肾盂畸形。经长期抗炎及对症治疗仍反复发作，近查尿蛋白（±），白细胞（＋＋＋＋）。现症见：尿意频数，无明显尿急、尿痛。腰膝酸软，下肢肿胀，口干心烦，大便干燥，舌黯红，苔白，脉细弦数。证属肾阴不足，下焦湿热，热伤血络。治宜滋阴补肾，清热利湿，凉血止血。方用知柏地黄汤。药用：知母 10g，黄柏 10g，生地黄 30g，山药 10g，山茱萸 10g，茯苓 15g，泽泻 15g，白茅根 30g，仙鹤草 30g，肉苁蓉 20g，黑芝麻 15g。14 剂，水煎服，每天 1 剂。

二诊：服药后，尿频好转，大便通畅，余症同前。复查尿：蛋白（±），红细胞（＋＋），白细胞（＋＋）。舌淡红，苔白，脉细滑。仍以补肾滋阴，凉血止血为治，易方用四生丸加味。药用：生地黄 20g，生侧柏叶 30g，生艾叶 10g，生荷叶 10g，生地榆 30g，白茅根 30g，荆芥炭 10g，仙鹤草 30g，续断 15g，桑寄生 20g，狗脊 15g。20 剂，水煎服，每天 1 剂。

三诊（1994 年 1 月 14 日）：服药后，尿频明显好转，精神体力增加。查尿蛋白阴性，红细胞（＋＋），白细胞（＋＋）。舌脉同前，仍守前法，以知柏地黄汤合四生丸加减。药用：知母 10g，黄柏 10g，生地黄 30g，山药 10g，山茱萸 10g，丹皮 10g，茯苓 15g，泽泻 15g，生侧柏叶 15g，生艾叶 10g，生地榆 30g，荆芥炭 10g，炙麻黄 3g，续断 15g。水煎服。以上方加减治疗 2 月，尿频告愈，多次尿检查均示正常，随诊半年，病情稳定。

〔按语〕本案病程迁延 1 年，反复使用多种西药抗生素类，由于左肾盂畸形，尿路梗阻，感染菌易耐药，所以疗效不太理想。祝氏治疗时着眼于整体调节，辨证为肾阴不足，湿热留恋，热伤血络，一方面用知柏地黄汤滋补肾阴，清利湿热，另一方面选四生丸加生地榆、荆芥炭、仙鹤草等凉血止血，化瘀宁络。方中加入麻黄、荆芥炭辛温之药，是恐其寒凉太过，遏闭虚火，取"火郁发之"的治法。经 4 个月的调治，终于使症状消除，尿检正常，疾病向愈，从中可体会中医辨证不应拘于西医"炎症"病名之下，失去中医特色。

（选自《祝谌予临证验案精选》）

田玉美医案

边某，女，32 岁。1990 年 1 月 8 日初诊：小腹胀痛，尿频、尿急、尿痛反复发作 4 年，曾在某医院诊断为尿道综合征，用抗生素及中药治疗无效。现症见：小腹胀痛，小便滴沥刺痛，便时带血，腰痛耳鸣，齿衄，腹胀，大便偏干，3～4 日 1 行，舌质红少苔，脉弦细。证属肾虚湿热，湿热蕴结。治宜养阴清热，利尿通淋。药用：生地黄 30g，山药 15g，猪苓 12g，茯苓 12g，滑石 10g，泽泻 6g，山萸肉 6g，丹皮 10g，玄胡 10g，白芍 20g，白茅根 30g，阿胶 10g（烊化）。7 剂，水煎服，每天 1 剂。

二诊：服药后肉眼血尿消失，诸症减半，诉小腹坠胀。守上方药去阿胶、猪苓，加党参 10g，黄芪 15g。水煎服，每天 1 剂。服药 7 剂，诸症消失，随访半年，病未复发。

〔按语〕田氏认为，本病虚实夹杂，涉及气血二分，证与五脏相关，主在肾、膀胱。虚者，阴虚也，虚则易受邪；实者，湿热蕴结也；病之重者入血动血。施之治法，当权衡两端，清热养阴自不必言。热之去，本当从小便，若徒利小便，不仅伤阴，且常增热，故须以清源。火之甚，非水不能灭，欲通之，必先充之，故养阴既可补阴之虚，又能清热之流，实为标本之图，一举而两得。病入血分，当以清热凉血为法，此属灵活之治。肾具"蒸"、"渗"二性，清气非蒸不能升，浊阴非渗不能下，淋证日久为气虚蒸渗失司，往往见坠胀，当用参芪之属益气，则清者能升，浊者能降，此之治，乃得其要也。

（选自《中国名医名方》）

任继学医案

病案一：沈某，女，37 岁。1982 年 7 月 15 日初诊：患者 2 年前即发腰痛，小腹坠胀，尿频、尿急，尿道有灼热感，大便干。经某医院用青霉素、庆大霉素治疗数月不愈。后又经多方治疗，时好时犯，劳累加重，故来任氏处就诊。现症见：腰酸膝冷，少腹坠胀冷痛，四肢欠温；尿频、尿急，遇热减轻，遇寒加重，劳累尤甚；舌质淡红，苔白而润，脉沉濡无力。此乃病久，证属肾阳不足，膀胱气化不利之劳淋证。治法宜取温肾壮阳为主。方用济阳汤加减。药用：通草15g，附子5g，肉桂10g，盐茴香15g，威灵仙10g，姜黄柏15g，盐知母10g，仙茅15g，地肤子50g。水煎服，每天1剂。共服药12剂，其病告愈。

〔按语〕肾为水火之脏，元阴元阳所居之处，久病肾阳虚衰，命火不足，不能温煦膀胱，膀胱气化不利，开阖失约而致此病。药用附子、肉桂、茴香直入肾经；威灵仙入膀胱，祛寒积，专治少腹冷痛；知母、黄柏佐桂、附、仙茅，以启温化之力，邪去正复而病愈。

（选自《中国现代名中医医案精华》第三集）

病案二：崔某，女，33岁。因尿频、尿急、尿痛半年，兼见血尿，发热腰痛而来诊。半年来多方求治，曾用过青霉素、链霉素、庆大霉素及中药八正散、小蓟饮子加减120余剂，除尿痛略减外，血尿未愈，反增脘闷呕恶之症。现症见：轻度尿频、尿痛，尿色呈浓茶色，时呈黯红色，腰膝酸痛，小腹胀坠，手足心热，身时畏冷，口干不饮，倦怠乏力，面黄白少华，舌尖红，边有瘀点，苔白黄薄干，脉弦细略数而尺弱。B超检查两肾集合系统紊乱。尿常规检查：红细胞满视野，潜血（＋＋＋＋），蛋白（＋＋），白细胞4~6个/HP，上皮细胞3~5个/HP。血常规检查：白细胞5×10^9/L，中性0.55，淋巴0.45。西医诊为慢性肾盂肾炎。中医诊为血淋。证属久淋正伤，过用清利寒凉，气阴俱损，气伤则失于温摄，阴损则虚热煎灼，皆可致血淋交作。治宜补气益阴，止血通淋。药用：旱莲草30g，桑寄生30g，山药30g，熟地黄20g，续断20g，肉桂3g，甘草10g，黄柏15g，女贞子15g，爵床15g。水煎服，每天1剂。

二诊：服药8剂，尿频急减轻，尿痛若失，余症亦见好转。复查尿常规：红细胞（＋＋），蛋白（＋＋）。药已中鹄，守方继服 12 剂，诸症全失。复查尿常规 2 次均阴性，临床治愈出院。

〔**按语**〕任氏认为，淋证初起多有湿热为患，清热利湿通淋为治淋常法之一。然淋证为病有久暂，辨证有虚实。今医者只识其常而忽弃其变，或单纯以西医观点指导用药，泥于清利之法，动辄八正、五淋、小蓟饮子之辈，早犯医家大忌。且有久病者，正气已虚，不堪苦寒攻伐，一误再误，每使病者少于疾而多病于医。故良医临证，必奉辨证论治为圭臬。如《证治汇补》言："淋有虚实，不可不辨。如气淋脐下妨闷，诚为气滞，法当疏利；若气虚不运者，又宜补中。血淋腹硬茎痛，诚为死血，法当去瘀；然血虚、血冷者，又当补肾。惟膏淋有精溺混浊之异，非滋阴不效；劳淋有脾肾困败之状，非养正不除。"实为治淋简要之论，深得辨证论治奥旨。

（选自《名医治病》）

宋祚民医案

余某，女，8 岁。1995 年 8 月 30 日初诊：间断尿频、尿急、尿痛 1 年。患儿时有尿频急、尿痛，多于感冒后再现。并伴低热，以手足心为主，体瘦，盗汗，口唇干燥，夜间口渴喜饮水，腰酸痛，乏力，食欲不振，大便正常。舌质红，舌苔少，脉细数。尿常规示：蛋白（－），红细胞 0～2 个/HP，白细胞 2～5 个/HP。证属肾阴不足，湿热留恋。治宜滋阴清热。药用：元参 15g，生地黄 30g，沙参 10g，天冬 10g，茯苓 15g，猪苓 10g，竹叶 3g，泽泻 10g，炒薏仁 15g，浮小麦 10g，生谷芽 10g，甘草梢 6g，生稻米 10g。水煎服，每天 1 剂。

二诊：患儿服药 7 剂，食纳略增，尿频痛稍有减轻。原方不变，水煎服，每天 1 剂，继服 7 剂。

三诊：服药后低热消失，尿频痛缓解，尿检正常，但仍有盗汗，腰酸痛，夜间口渴。上方加煅牡蛎 15g，女贞子 10g，旱莲草 10g，以敛汗滋阴。继服 10 剂，诸症减轻。家长要求服丸药，故以六味地黄丸以善其后。患儿连服 1 月，症状消失，其间 2 次尿检均正常。1 年后随访，患儿一切正常。

〔按语〕本病案患者其突出的症状表现为阴虚之证：低热、盗汗、手足心热、口干耳鸣等。故治疗时重点在滋阴清热，佐以祛湿通淋。应用养阴之品时，尤应注意早期不可应用熟地、枸杞、桑椹、龟甲胶等，补阴药要选用既能养阴又能清热的生地、玄参等，若湿热消失，可酌情选用前者补阴药。此外后期还应注意选用健脾之品，以平和者为佳，如山药、茯苓、扁豆等，脾胃之气旺盛则自可祛邪扶正。阴阳协调，百疾不生。

（选自《中国百年百名中医临床家丛书·宋祚民》）

梁贻俊医案

刘某，女，62 岁。1998 年 2 月 17 日初诊：反复发作尿频、尿急、尿痛 2 年余，加重 2 个月。近 2 年余，每因劳累、外感即导致尿频、尿急、尿痛，服用抗生素虽可缓解，但症状愈发愈频。本次发作已 2 个月，口服氟哌酸 3 周无效，改服奥复星 10 天，仍效果不显，自停西药来中医科求治。现症见：尿频、尿急、尿道涩痛，小腹胀坠，排尿有淋沥不尽感，腰部酸痛，四肢无力，阵阵心慌，心率达 116 次/分，并伴冷汗，夜眠欠佳，甚则彻夜不寐。舌质暗，苔黄腻，脉弦细而数。尿常规：红细胞 0 ~ 1 个/HP，白细胞 3 ~ 5 个/HP。患者尚有冠心病史 12 年，间断出现心前区憋闷刺痛，现服参芍片、地奥心血康等药物。中医诊断：①劳淋，证属肾虚、膀胱蕴热；②胸痹，证属心血不足，小肠热灼。治宜清利下焦湿热，补肾培本。药用：当归 6g，连翘 25g，赤小豆 50g，木通 6g，金银花 30g，竹叶 10g，茯苓 20g，泽泻 15g，黄柏 10g，熟地黄 25g，枸杞子 20g，菟丝子 20g，砂仁 6g。水煎服，每天 1 剂。

二诊：服上药 7 剂后，尿涩痛、排尿不尽感及腰酸痛均减轻，间断发作心慌明显好转，心慌发作时心率最高已较前下降 20 ~ 30 次/分，冷汗减少，睡眠亦好转，夜间阵阵身热。尿常规正常，舌质暗，苔薄白，脉细稍数。上方加炒枣仁 20g，栀子 10g。继服，水煎服，每天 1 剂。

三诊：以上方为主，随症适当加减，服药至 3 月 24 日，上症均解，平素已无心悸及尿道不适，惟在活动多时出现腰痛及尿频，已自停参芍片、地奥心血康。上方去竹叶、栀子泻火之品，加覆盆子 15g，桑螵蛸 15g，以固肾气。自 4 月 21 日又加服五子衍宗口服液。此后方药中加入续断、杜仲、桑寄生、黄芪益肾强腰补气。至 7 月中旬，患者精神、体力明显好转，已可做一般家务劳动，去公园散步，外出旅游，身不畏寒，很少外感。至 7 月底停服汤药，坚持服五子衍宗丸、复方丹参滴丸调理。

〔**按语**〕该例患者年过 60 岁，反复发作泌尿系感染，每遇过劳及外感诱发，就诊时尿内红细胞、白细胞虽不高，但临床泌尿系感染症状突出，且有冠心病病史，反复发作心前区疼痛，综合临床表现及舌脉所见，中医辨证为本虚标实，其虚主要为肾虚，心血不足，实为下焦小肠膀胱邪热未清，故在治疗上虽应用抗生素而病不除。中医治疗祛邪补肾并用，以当归连翘赤小豆汤加味清利下焦湿热，同时辅以熟地、枸杞子、菟丝子、黄柏以益肾泻相火，肾精足则心血充，扶正有助于祛邪，祛邪有助于正复，故服 7 剂药见效，症状显减，心慌亦得以缓解。渐增益肾之品并配合五子衍宗丸补肾固本，加黄芪益气固表以御邪防止外感。通过上述综合治疗，不仅慢性泌尿系感染得以控制，且心慌、心绞痛得平。此属治疗心阴血虚心绞痛之变证。

（选自《梁贻俊临床经验辑要》）

高辉远医案

陈某，女，32 岁。1990 年 2 月 24 日初诊：患者始于 1989 年 12 月中旬因不明原因出现周身不适，尿频，尿急，尿痛，在本院门诊诊断为泌尿系感染，予常规量服用呋喃坦啶及其他消炎药，症状时轻时重，迁延不愈，而收入中医病房。现症见：一般情况好，体温、脉搏正常，双肾区叩压痛（＋），舌红，舌根苔黄，脉细数。尿常规检查：蛋白（±），白细胞满视野，红细胞多数。证属阴虚湿热。治宜滋阴清利。药用：狗脊 10g，萆薢 10g，茯苓 10g，法半夏 10g，陈皮 10g，猪苓 10g，泽泻 10g，黄柏 10g，知母 10g，生地黄 15g，白茅根 15g，炙甘草 5g。水煎服，每天 1 剂。

二诊（3 月 2 日）：患者服药后尿频、尿急、尿痛好转，但尿色仍黄，排尿不畅，舌红，苔心黄，脉细弦。尿常规检查：上皮细胞 3 ~ 6 个/HP，白细胞 4 ~ 6 个/HP，蛋白（±）。药用：狗脊 10g，萆薢 10g，茯苓 10g，猪苓 10g，泽泻 10g，白术 10g，桂枝 8g，川牛膝 10g，花粉 10g，夜交藤 15g。水煎服，每天 1 剂。

三诊（3 月 6 日）：患者尿频、尿急、尿痛消失，腰痛明显减轻，因稍有受凉，出现咽痛不适，遇冷足跟疼痛。观舌质红，苔薄黄，诊两脉细弦。尿常规检查：白细胞 1 ~ 2 个/HP，红细胞偶见，余均阴性。守上方加苏叶 10g，桔梗 10g。水煎服，每天 1 剂。再进 6 剂，药尽症消，经 2 次尿常规检查阴性，中段尿培养阴性，痊愈出院。

〔按语〕本患者表现为淋证之下焦湿热证候，临床以小便频数短涩疼痛为主，通用之法为清热利湿，方多选八正散加减，但高氏对此另有独见：首选狗脊、萆薢以强肝肾利水通淋，同时以知柏地黄汤合二陈汤化裁，滋阴泻火，燥湿祛邪，消其内热以止隐性血尿。服药后病人尿频、急、痛明显好转，舌脉象、尿常规检查有减，考虑病人肾气不足，不宜过多用苦寒，故中病即止。二诊改用五苓散加味，以通阳化气利水。三诊时尿频、急、痛皆除，腰痛渐减，尿检近于正常。复因受凉，出现咽部疼痛不适，遇冷足跟痛。为巩固疗效，早除新证，守原方加苏叶、桔梗续服，汤剂尽，新旧证消，2 次尿常规检查阴性，中段尿培养阴性，病人愉快出院上班。

（选自《高辉远临证验案精选》）

董建华医案

姜某，男，32 岁。患者 7 年前膀胱镜检查后出现血尿，间断发作，3 日前再次出现血尿。现症见：小便涩痛，向睾丸放射，腹部平片未见阳性结石。舌红少津，脉细数。尿化验：红细胞（＋＋＋），白细胞（＋＋）。证属淋证日久，肾阴已伤，虚火灼伤脉络。治宜滋阴清热，补虚止血。药用：熟地黄10g，阿胶 5g，知母 10g，黄柏 5g，猪苓 10g，白芍 10g，甘草3g，萆薢 10g，杜仲 10g，海蛤壳 10g。水煎服，每天 1 剂。服药 6 剂，血尿即止，遂以导赤散加减以善其后。

〔按语〕热淋日久，灼伤肾阴，虚火扰于血分，则血尿而出。治宜滋阴清热，补虚止血。临床效果显著。

（选自《中国百年百名中医临床家丛书·董建华》）

朱进忠医案

赵某，女，35 岁。患肾盂肾炎、肾盂积水 7～8 年。前医始用西药治疗有所好转，继而无效，再配合清利湿热、清热解毒之剂，亦是开始有效，而后又不见效。特别是近 1 年来，尿急、尿频、尿痛经常反复发作，近 4 个月来，尿急、尿频、尿痛特别严重，虽然反复应用中西药物亦不见减轻。且近 3 个月来，日渐感到腰困腰痛，疲乏无力，不得已，再求朱氏诊治。现症见：除上症外，并见舌苔薄白，脉沉细弦涩。证属肾阳不足为本，湿热为标。治宜补肾气以培本，利湿热以治标。方用肾气汤加减。药用：熟地黄 24g，山药 10g，肉苁蓉 12g，土茯苓 15g，泽泻 10g，丹皮 10g，附子 10g（先煎），肉桂 10g，车前子 10g（包），怀牛膝 10g，五味子 10g。水煎服，每天 1 剂。

二诊：服药 4 剂，尿频、尿痛、腰困腰痛大减。继服上药40 剂，诸症消失。乃以金匮肾气丸，每次 1 丸，每日 2 次，服药 3 个月，临床治疗痊愈。

〔按语〕湿热久蕴，损及肾阳，命火不足，反与泻火，损正益邪，久病不愈。肾盂肾炎、肾盂积水经过抗菌治疗久久不解，有时此种细菌虽已消失，而彼种细菌却突然出现，如此缠绵岁月者何也？今不用抗生素药物却见细菌很快消失，且肾盂积水亦获痊愈，其原因何在？朱氏认为：中医外科将细菌感染疾病分为阴证、阳证、半阴半阳证，阳证者用清热解毒细菌可以消失，阴证者用补阳益气可以使细菌消失。内科疾病与外科疾病相同，所以采用温补益阳法可以使本病获得痊愈。

（选自《中医临证经验与方法》）

杜雨茂医案

田某，女，30岁。1991年12月20日初诊：小便灼热疼痛，腰痛半年，下肢浮肿2个月。患者于7月初不明原因出现小便灼热、疼痛，全身发热，恶寒，腰痛，曾应用抗生素治疗后情况好转。10月份因劳累再度复发，并引起下肢浮肿，经西药治疗乏效，又用中药治疗也未见明显效果。现症见：腰痛，以左侧为著，叩击痛（＋＋＋），小便时热，便次增多。全身水肿已不甚明显，仅以下肢为著，按之凹陷，畏寒怕冷，时有发热，大便干，嗜睡，舌淡红苔薄白，脉沉细稍滑。尿化验：红细胞（＋＋），白细胞2~3个/HP。证属湿热瘀于太阳经腑。治宜清热利湿，解毒通淋，佐以益肾，而解太阳经腑之邪。药用：柴胡10g，连翘20g，猪苓15g，泽泻12g，土茯苓15g，金钱草30g，半枝莲30g，蒲公英15g，地丁12g，川牛膝12g。水煎服，每天1剂。

二诊（1992年1月2日）：服上方药12剂，除水肿消除外，现仍感腰痛，右下腹有隐痛，小便有灼热之感，每日3~4次，周身时有发热，舌质红，苔薄黄，脉沉细略滑。治用壮水之主，以制阳光，当从少阴热化证论治。药用：生地黄12g，山萸肉9g，女贞子12g，丹皮10g，泽泻12g，猪苓15g，萹蓄30g，半枝莲30g，旱莲草10g，蒲公英12g，怀牛膝12g，川断12g，赤芍10g。12剂，水煎服，每天1剂。

三诊（1月17日）：服药后已无明显不适，仅于经前、经期稍感腰部隐痛，月经正常，舌质淡红，脉沉细。药已对证，当坚持继服。但该病日久，正气必伤，故前法稍佐益气之品以治。药用：党参 15g，当归 12g，生地黄 12g，山萸肉 9g，山药 12g，丹皮 9g，泽泻 10g，茯苓 15g，怀牛膝 12g，川断 13g，半枝莲 28g，萹蓄 25g，旱莲草 10g，枳实 9g。水煎服，每天 1 剂。此方稍有加减，又服 36 剂，诸症皆平。嘱其将上方炼蜜为丸，每服 5g，日 3 次，以巩固治疗。

〔按语〕有时临床表现与实际病机不太相符，易出现误诊误治，犹需加以注意。本例患者自始至终未见头晕耳鸣、五心烦热、颜面潮红等明显的阴虚火旺之象，给诊治带来了一定的困难，此恐系前医治之不效的关键环节所在。但其有一特点，即服用清热药后效果不显，且内热之象更著，联系该证有关情况，测知当是阴虚火旺，水不制火所为，根本病机在于肾阴不足，系少阴热化证无疑，经调治用药方向，以滋肾阴泻相火法后，症状迅速改善。临证之时一定要注意病情真假问题，特别是少阴热化证，有时证候很不典型，此时当综合用药后之反映及舌脉来判断病机之所在，治疗才有针对性，疗效才可相应提高。

（选自《杜雨茂肾病临床经验及实验研究》）

李寿山医案

赵某，女，55 岁。1987 年 10 月 6 日初诊：患慢性肾盂肾炎 10 余年。1 个月前因过劳而急发尿频、尿急、尿痛，腰酸隐痛，住院治疗 40 多天，用大量抗生素治疗，尿道刺激症状基本缓解。惟感小腹坠胀，尿意不尽，淋沥不断，时有遗尿，倦怠乏力，腰酸隐痛，纳呆食少，恶心欲吐。后又服中药月余，仍未好转，求治于李氏。现症见：面色苍白不华，舌淡无苔有齿痕，脉象沉细而弱。尿化验：白细胞 1～3 个/HP，红细胞 0～1 个/HP，蛋白（＋）；晨尿中段细菌培养大肠杆菌（＋）。证属脾肾两亏，湿热内伏。治宜益肾健脾，清肃湿热。方用经验方益肾通淋汤加减。药用：黄芪 30g，山药 15g，熟地黄 25g，山萸肉 10g，鹿角霜 15g，冬葵子 30g，茯苓 20g，石韦 15g，土茯苓 20g，乌药 10g，益智仁 15g，砂仁 10g，陈皮 10g。水煎服，每天 1 剂。

二诊（10 月 13 日）：服药 6 剂，尿频遗尿诸症好转，腰酸隐痛、小腹冷胀如故，舌淡脉细。原方加小茴 7.5g，橘核 15g，续断 15g。继进 20 余剂，诸症消失，连续 3 次尿常规及尿细菌培养均已阴性。为巩固疗效，汤剂改丸剂，早晚各服 10g。先后治疗 3 个多月，一切良好，多次复查尿常规及尿细菌培养均为正常。停药观察，嘱注意养生，常服黄芪大枣粥。随访 2 年，未复发。

〔按语〕慢性肾盂肾炎属于中医的劳淋。劳淋者，久淋不愈，遇劳即发，常经年累月反复发作而不愈，其病理特点是本虚标实，治疗当补不足，损有余，标本兼顾。本案例属劳淋慢性迁延性，故方中黄芪、山药、熟地、萸肉皆培补脾肾为主；冬葵子、茯苓、石韦、土茯苓肃清湿热为辅；伍益智仁、鹿角霜温肾摄精，以治遗尿；乌药温通下元气机以增强培补脾肾之药效；佐以砂仁、陈皮者，使补而不滞，醒脾开胃之法也。

（选自《中国百年百名中医临床家丛书·李寿山》）

万友生医案

姜某，女，25 岁。1963 年 11 月 24 日初诊：患慢性肾盂肾炎 1 年余，近时加剧。现症见：头面四肢浮肿而下肢较甚，右腰酸痛，小便短赤混浊如橘子汁。怯寒甚，间或微热，但不汗出，容易感冒，神疲肢倦，不思饮食，有时腹胀，自觉口臭，大便时结时溏，而结时较多或带血，头昏耳鸣，心悸健忘，寐多恶梦而易醒，醒则难再入寐，舌根苔微黄腻，脉迟。证属肾阳虚弱，湿热不除。治用麻黄附子合白茅根汤加味。药用：麻黄 3g，熟附子 6g（先煎），白术 6g，茯苓 6g，白芍 6g，党参 10g，炙甘草 15g，浮萍 10g，白茅根 30g，赤小豆 15g，生薏仁 15g。水煎服，每天 1 剂。

二诊：上方服 6 剂，尿转清长，浮肿消退，腰酸痛除，口臭减轻，胃纳渐开，饮食增进，大便已转正常，精神见好，心不悸，耳不鸣，夜寐安。仍按上方再进以巩固疗效。

〔按语〕本例患者比较特殊，寒热虚实症象纷呈，从邪方面看实为寒湿遏热，从正虚方面看却是阳气偏虚。故用麻黄附子汤以温补阳气，宣化寒湿，并合用白茅根汤以清利湿热。方药对证，故而收效显著。

（选自《中国百年百名中医临床家丛书·万友生》）

张泽生医案

张某，女，39岁。1976年6月17日初诊：小便淋沥刺痛，尿次频数，月经之前发作尤甚，迄今已2～3年，面足浮肿，腰髀酸痛，舌苔糙黄，脉细数。证属肾阴不足，湿热下注，膀胱气化不利。治宜清热利湿。方用八正散合导赤散加减。药用：生地黄12g，制大黄9g，黄柏9g，甘草梢3g，瞿麦穗9g，萹蓄9g，萆薢9g，木通3g，白术9g，车前草30g。水煎服，每天1剂。

二诊（6月28日）：服药后腰酸已减，小便刺痛未已，少腹隐痛，面足仍浮肿，舌苔薄黄腻，脉小数。再拟前方出入。药用：苍术9g，黄柏9g，薏苡仁15g，茯苓9g，泽泻9g，甘草梢3g，地锦草30g，琥珀1.2g（分吞）。水煎服，每天1剂。

三诊（7月8日）：尿道刺痛已轻，少腹两侧痛亦减，胸膺仍觉气闷，面部浮肿渐消，舌红苔黄，脉细数。此仍属肾阴不足，湿热未清。原方继进，加丹皮9g。水煎服，每天1剂。

四诊（7月15日）：小便时尿道刺痛已轻，但仍有灼热感，舌红苔黄，脉细数。药用：生地黄12g，黄柏9g，泽泻9g，薏苡仁15g，甘草梢3g，丹皮9g，地锦草30g，车前草30g，琥珀1.2g（分吞）。水煎服，每天1剂。

五诊（7月19日）：前日经行，小便刺痛不著，面足浮肿已退，舌质偏淡，脉弦细。证属下焦湿热已清，脾运尚未健旺。药用：白术9g，薏苡仁15g，当归9g，白芍9g，茯苓9g，泽泻9g，陈皮6g，地锦草30g，红枣4枚。水煎服，每天1剂，进行巩固治疗。

〔按语〕本例辨证属于肾阴不足，湿热下趋，膀胱气化不利。先用八正散加减，苦寒直折，清利膀胱湿热，同时配以白术、薏苡仁等不忘健运脾气。并从导赤散意，清心火，利小便。由于尿时刺痛，故在复诊时加用琥珀粉吞服，以祛瘀通淋。至五诊时，已见显效，月经来潮，症亦不显，惟脾运不健，故用当归、白芍、陈皮、白术养血健脾，薏苡仁、茯苓、泽泻健脾利湿，以资巩固。

（选自《当代名医临证精华·淋证专辑》）

四、虚实夹杂证

邹云翔医案

倪某，女，39 岁。患者主诉因小产刮宫而并发肾盂肾炎，未能根治，反复发作，伴月经量多如崩，已历 2 年。现症见：腰部酸痛，两膝软弱乏力，小便频急，疲劳益甚，低热，盗汗，颧红，肌肤甲错，纳少，大便溏薄，屡患感冒，舌淡苔薄，脉象细数少力。尿化验：脓细胞（＋），红细胞（＋），蛋白少量。尿培养有大肠杆菌生长。辨证分析：患者乃禀质素弱，肺脾肾俱虚，冲任不固，气血亏损，虚邪来客之患。证情复杂，治当扶正祛邪兼顾为宜。药用：黄芪 18g，银柴胡 3g，炒青蒿 12g，南沙参 12g，百合 18g，炒白术 9g，茯苓 9g，芡实 12g，生苡仁 9g，当归身 9g，炒独活 3g，桑寄生 9g，杜仲 15g，炒巴戟 9g，浮小麦 30g，糯根须 9g，炙甘草 3g，炒白芍 9g，炒党参 9g，滋肾通关丸 1.8g（吞服）。此为方一。方二用法：月经来前 2～3 天，宜服调经之剂。药用：当归身 9g，炒白芍 9g，荆芥炭 3g，姜炭 2.4g，阿胶 9g，艾叶炭 3g，磁石 24g（先煎），炙乌贼骨 12g，潞党参 9g，茯苓 9g，合欢皮 18g，炙甘草 3g，震灵丹 9g（吞服）。水煎服，每天 1 剂。

二诊：患者守上方加减，服用 2 月，症状消失，月经基本正常，尿常规检查正常，尿培养转阴性。随访半年，未见复发。

〔**按语**〕本例起病小产刮宫术后，缘治疗未愈，反复发作，而由急性转为慢性，缠绵 2 年有余。邹氏认为，凡胎孕不固者，无非气血损伤之病。盖气虚提摄不固，血虚灌溉不周，所以多致小产。本例患者小产 2 胎，行刮宫 2 次，气血亏损无疑。根据患者小产月经量多如崩，行刮宫术而后并发淋证，又见低热、盗汗、颧红、肌肤甲错，屡患感冒，纳少，便溏，腰膝酸软，小便频急，脉细数少力诸症，邹氏认为该患者气血亏损之由系禀质素弱。脾虚，仓廪薄而化源亏，既无能生金，又无能制水；肺虚，治节无权而高源化绝，既失主气生水之能，又失通调水道、下输膀胱之司，终至肾不能暖土；肾水内亏无能化气，冲任穷而气血损，虚邪来客之患乃成。故拟补肾益肺、健脾益气之法。方取罗谦甫"黄芪鳖甲散"合东垣"滋肾通关丸"意化裁。又月经过多，还宜调经，邹氏另用胶艾四物加乌贼骨、局方震灵丹，固抒冲任。如此施法，而获得淋病速愈，月事归经之效。

（选自《邹云翔医案选》）

岳美中医案

彭某，女，43 岁。1969 年 7 月 26 日初诊：患者久患肾盂肾炎，经常发作，半月或 1 月即发作 1 次，腰腿酸软，小便频数，有窘迫感，一劳累发作更频。舌质淡，脉虚弱。尿检：红细胞满视野。证属劳淋。治宜固本培元，清热利湿。方用当归芍药散合桂枝茯苓丸加减。药用：当归 9g，白芍 18g，川芎6g，泽泻 18g，茯苓 9g，白术 9g，牡丹皮 9g，桂枝 9g，桃仁6g。3 剂，水煎服，每天 1 剂。

二诊（7 月 30 日）：尿中红细胞稍减，易以猪苓汤方，疏导瘀滞，清利膀胱。先固本欲用济生肾气丸，继思下焦湿热未净，用补剂过早会导致病邪留恋不去，反使病程延长，故投以此方，为用肾气丸创造条件。但此症已积年累月不愈，机体日趋衰弱，亦不宜常事清利，耗伤津液，终应长期服滋养强壮之剂如肾气丸者。

三诊（8月8日）：见尿液渐清，红细胞少见，即采取济生肾气丸作汤用。药用：熟地黄24g，茯苓12g，牡丹皮9g，泽泻12g，山药12g，肉桂6g，山茱萸9g，川牛膝9g，车前子12g（包煎），炮附子15g（先煎）。14剂，水煎服，每天1剂。嘱服2周。

四诊（8月28日）：服药后，腰膝已觉有力，检查基本正常。仍用济生肾气丸嘱服一段时间，以巩固疗效。追踪观察2年，未见复发。

〔按语〕　由于本病比较顽固，病情迁延，有的积年累月，致伤正气，机体抗病能力不免减弱，治疗常需要较长时间。但具体治疗措施，应注意阶段性。在初期正气壮实，应以祛邪为主，服清热利湿之猪苓汤，能够很快奏效，不用强壮之剂以辅之，则可达到治愈，所谓"祛邪即所以扶正"。到中期邪仍在，正见衰，邪正分争，应祛邪兼以扶正，看邪有几许，正伤几许，在处方遣药上宜分别细致地加以照顾，在服药日程上也宜斟酌得当，服几日清热利湿剂，在病势缓解后，服几日固本培元剂，交替使用，标本兼治，病则得愈，所谓"祛邪与扶正并重"。及到后期，体力不支，抗病能力衰减，往往容易急性发作，此时措施，切忌当发作时过度强调利湿清热，以戕伤仅存之正气。应当在发作时，适当地予以抑制，服几剂猪苓汤，一见缓解，即投济生肾气汤或丸，坚持服用。若再见急性发作，仍宜服猪苓汤。如此反复治疗，则抗病之机能渐增，而复发之距离渐远，病势亦渐轻，终于不再复发而告痊愈，所谓"扶正即所以祛邪"。待检查完全正常，仍宜服肾气丸3月到半年以巩固疗效，并宜忌劳累兼避免风寒引起感冒，以防复发。以上是一般规律，当然还有变例，若临床一旦遇到，则须随机相度以施治之。

（选自《岳美中医案集》）

邓铁涛医案

周某，女，67岁。1999年7月7日初诊：患者曾反复出现尿路感染，经治疗后时好时坏，因小便异常而求治于邓氏。现症见：形体稍胖，面色少华，唇稍暗，舌胖嫩，苔白润，脉沉细。证属脾虚湿困。治宜健脾祛湿。药用：桑寄生30g，太子参30g，茯苓12g，白术12g，百部12g，白及10g，山药20g，黄芪15g，小叶凤尾草15g，珍珠草15g，甘草6g，大枣3枚。水煎服，每天1剂。

二诊（10月5日）：服药后尿化验正常。又因过度劳累，外加精神刺激等因素，复查尿常规：白细胞（＋）。舌象同前，脉细稍弦。仍守法续进，佐以疏肝理气。药用：黄芪30g，太子参30g，桑寄生30g，茯苓15g，白术15g，小叶凤尾草15g，珍珠草15g，百部12g，素馨花10g，三叶人字草20g，山药20g，甘草6g。水煎服，每天1剂。

三诊：服药后小便恢复正常，继续服上方进行巩固治疗。

四诊（11月15日）：因感冒、出差停药，尿化验又见白细胞（＋）。诊见其面色转华，舌胖嫩少苔，脉沉细，尺弱。此正虚邪却，治宜扶正稍为侧重。药用：太子参30g，山药30g，桑寄生30g，三叶人字草15g，黄芪15g，茯苓12g，白术12g，百部12g，薏苡仁12g，炙甘草6g，鳖甲20g（先煎），大枣4枚。水煎服，每天1剂。

五诊：上方共服用60剂后停药，至2000年1月3日每月化验尿均正常。停药1年，于2000年12月复查尿常规未见异常。

〔按语〕本例所用西药只是治标，未能治本。根据中医辨证，患者不仅有湿邪，更兼脾虚，故治疗首用四君子汤以健脾，加山药、桑寄生、大枣以固脾肾，用百部、珍珠草、凤尾草等以祛邪。白及补肺止血，又能治痈疽肿毒，用之既能扶正，又可祛邪。拟第2方时因患者过劳复发，故黄芪倍用，鉴于情绪因素故加素馨花以疏肝，三叶人字草善止泌尿系之出血。拟第 3 方时因舌嫩、少苔，故加鳖甲以补肝益阴，以薏苡仁易珍珠草、凤尾草，重在扶正。

（选自《新中医》）

张琪医案

病案一：杨某，女，50 岁。1987 年 11 月 19 日初诊：10 余年前曾患尿频、尿急、尿痛，发热，腰痛，确诊为肾盂肾炎，用抗生素治疗暂愈。以后每年时有 1～2 次复发，用抗生素治疗症状可缓解。近半年来发作频繁，约 1 个月发作 1 次。20 天前无明显诱因上症又复发，用抗生素治疗效果不显。现症见：尿痛尿频，尿道有灼热感，倦怠乏力，口干不欲饮，手足心热，舌质淡红，脉细无力。尿常规化验：白细胞 50 个以上/HP；中段尿细菌培养：细菌数 >105/ml。确诊为慢性肾盂肾炎，劳淋。证属气阴两虚，湿热未尽。治宜益气养阴，清利湿热。方用清心莲子饮加减。药用：黄芪 30g，党参 20g，石莲子 15g，茯苓 15g，麦冬 15g，车前子 15g（包），地骨皮 15g，瞿麦 20g，萹蓄 20g，蒲公英 30g，白花蛇舌草 50g，甘草 10g。水煎服，每天 1 剂。

二诊（11 月 26 日）：服前方 6 剂，尿频及尿道灼热感均减轻。效不更方，继续服前方治疗。

三诊（12 月 4 日）：除腰酸乏力外，其他症状均消失。舌质淡红，苔薄白。尿化验：白细胞 10～20 个/HP；中段尿细菌培养转阴。继续服前方。

四诊（12 月 25 日）：服药 20 剂，尿化验：白细胞 1～3 个/HP。尿路症状未再出现，腰酸及乏力症状均减轻。嘱其继服前方 10 剂以巩固疗效。半年后复查，疾病未有复发，尿常规及细菌培养均为阴性。

〔按语〕本案劳淋，张氏研究认为属转化期气阴两虚、膀胱湿热证，且本型临床最为常见。气阴两虚，湿热留恋，更易致劳淋反复发作。张氏临床常选用清心莲子饮化裁。方中黄芪、党参、茯苓、甘草补脾益气，合麦冬、地骨皮、石莲子养阴而清心火，增白花蛇舌草、瞿麦、萹蓄、车前子等清利下焦湿热，解毒通络，共奏益气养阴、清利湿热之功效。扶正祛邪，恰中病机，不仅近期疗效好，远期疗效也较为理想。

病案二：姜某，女，50岁。2001年4月3日初诊：小便频数1年余，夜间尤甚，腰痛，下肢轻度浮肿，畏寒甚重，小腹冷，不敢在室内穿拖鞋。尿化验：红细胞20～30个/HP，白细胞30～40个/HP。确诊为尿路感染。1年来不断用中西药治疗，尿化验时重时轻，反复不愈，而且用药后经常出现药疹。现症见：面容虚浮，苦于小便频，乏力倦怠，遇劳加重，腰痛，咽干，口干，手心发热，小腹发凉坠胀，舌体胖，白苔，脉沉。证属气阴两虚。治宜益气养阴，温肾以固摄扶正，清热解毒以除邪。方用清心莲子饮加减。药用：黄芪30g，党参20g，石莲子15g，地骨皮15g，柴胡15g，茯苓15g，麦冬15g，车前子15g（包），白茅根30g，小蓟30g，山萸肉20g，山药20g，益智仁15g，补骨脂15g，桑螵蛸15g，金银花30g，蒲公英30g，小茴香15g，肉桂10g，甘草15g。水煎服，每天1剂。

二诊（4月10日）：服药7剂，小腹觉暖，全身有力，畏寒轻，小便频亦减，尿后仍有尿意。药用：黄芪30g，党参20g，石莲子15g，花粉15g，地骨皮15g，知母15g，麦冬15g，柴胡15g，车前子15g（包），白茅根30g，蒲公英30g，金银花30g，小茴香15g，肉桂10g，补骨脂15g，益智仁15g，山萸肉20g，桑螵蛸15g，山药20g，菟丝子20g，甘草15g。水煎服，每天1剂。

三诊（4月17日）：诸症均减轻，畏寒轻，小便后仍有尿意，小腹胀，脚凉，全身较前有力，舌苔已化，脉沉。药用：益智仁20g，乌药15g，山药20g，补骨脂25g，肉桂10g，桑螵蛸15g，车前子15g（包），巴戟天15g，山萸肉15g，蒲公英30g，金银花30g，黄芪30g，党参20g，石莲子15g，地骨皮15g，柴胡15g，麦冬15g，覆盆子15g，小茴香15g，瞿麦15g，甘草15g。水煎服，每天1剂。

四诊（5月14日）：服药14剂，5月11日尿化验均为阴性。全身有力，小便频大轻，小便后仍有尿意，腰未痛，荨麻疹未发作，身重感全除，为1年来无有之现象。仍以上方加减治疗。药用：黄芪30g，党参20g，石莲子15g，地骨皮15g，柴胡15g，麦冬15g，茯苓15g，白花蛇舌草30g，金银花30g，连翘20g，天花粉15g，瞿麦20g，萹蓄20g，覆盆子20g，桑螵蛸20g，益智仁15g，巴戟天15g，补骨脂15g，山萸肉15g，枸杞子15g，小茴香15g，肉桂10g，甘草15g。水煎服，每天1剂。

五诊（6月5日）：服药14剂，荨麻疹未发作，全身明显有力，腰未痛，且觉有力，小便频大好，畏寒已除，脉象沉滑。药用：黄芪30g，党参20g，石莲子15g，地骨皮15g，柴胡15g，麦冬15g，茯苓15g，白花蛇舌草30g，金银花30g，连翘20g，益智仁20g，乌药15g，补骨脂15g，覆盆子15g，山萸肉15g，枸杞子15g，小茴香15g，肉桂10g，天花粉15g，瞿麦20g，巴戟天15g，肉苁蓉15g，甘草15g。水煎服，每天1剂。

六诊（7月3日）：服药14剂，荨麻疹未发作，全身有力，精力好，小便已无频急，腰过劳稍酸，舌体见小，脉沉有力。嘱其再服若干汤剂以巩固疗效。药用：黄芪30g，党参20g，石莲子15g，地骨皮15g，茯苓15g，益智仁20g，补骨脂15g，覆盆子15g，巴戟天15g，肉桂10g，小茴香15g，乌药15g，麦冬15g，白花蛇舌草30g，金银花30g，天花粉15g，柴胡15g，枸杞子20g，山萸肉20g，肉苁蓉15g，甘草15g。水煎服，每天1剂。

〔按语〕张氏认为，劳淋反复发作，多与正气不足，湿热浊邪不祛有关。正气不足多为气阴两虚，因而导致湿热蕴结难以祛除，且随着病程的进展，病人会出现阴阳两虚的虚象，但是湿热蕴结仍然为病情不能稳定的症结。故而，本例患者开始治用清心莲子饮加味，其后加用温阳补肾之品，但清利湿热之品仍然不能减用，这就是依据病人的情况重在扶正，少用祛邪之品，循序渐进，因而疗效巩固。

（选自《中国百年百名中医临床家丛书·张琪》）

朱进忠医案

病案一：李某，女，23岁。患慢性肾盂肾炎2年，前医以中药、抗生素等治疗后，尿急、尿频、尿痛已经消失，尿培养已无病原菌。现症见：仍感经常疲乏无力，食欲不振，恶心呕吐，失眠心悸，口干咽痛，面色㿠白无华，脉虚大弦滑。化验尿：蛋白（＋＋＋），红细胞（＋＋），白细胞（＋），脓球少许。证属气阴两虚，痰热不化。治宜益气养阴，化痰清热。方用十味温胆汤加减。药用：黄芪15g，当归10g，麦冬10g，党参10g，五味子10g，竹茹10g，半夏10g，陈皮10g，茯苓10g，甘草10g，菖蒲10g，远志10g，知母10g。水煎服，每天1剂。

二诊：服药3周后，精神、食欲、睡眠等症均好转。尿化验：蛋白（＋＋），红细胞、白细胞少许，脓球消失。根据效不更方的原则，按上方继服1个月，除口干、舌苔白、舌尖红赤外，症状大部消失，尿蛋白亦减为（＋），红细胞、白细胞消失。但此时再继续服用1个半月却不见明显效果。诊其脉沉滑小数，舌尖红赤。此乃心火下移于小肠所致也，治用导赤散：生地黄10g，木通10g，甘草10g，竹叶10g。水煎服，每天1剂。

三诊：服药半月后，查尿蛋白微量，但脉象见微涩。此时仿用滋肾通关丸：附子1g，知母10g，黄柏10g。水煎服，每天1剂。1周后复查尿蛋白消失。其后为防止复发继服上方20剂，尿连续化验7次均正常。

〔按语〕朱氏临证十分重视脉象，此例患者慢性肾盂肾炎症状不十分典型，但从脉象判断病情虚实及病情的进退，的确造诣较深。初期患者脉虚大弦滑，脉虚大则为虚，虚在气阴，弦则为痰，滑则有热，故而治用益气养阴，化痰清热；中期则脉沉滑小数，沉在下焦，滑则有热，小数乃为热象明镜，结合舌尖红赤，则知为心经有热移于小肠，故而治用导赤清心，使心热下去；最后则见脉象微涩，微则阳虚，涩则下焦不利也，故而滋肾化气，清利下焦，则最后收功。

（选自《中医临证经验与方法》）

病案二：王某，女，45岁。患者尿频尿急尿痛反复发作，经常疲乏无力，腰酸痛又年余。确诊为慢性肾盂肾炎，两侧肾盂积水。近半年来，发现身热，疲乏无力有所加重，体温持续在37.6℃~38.5℃之间，腰酸背痛，尿频尿痛发作更加频繁，且用多种抗生素及中药清热解毒、养阴清热、利湿通淋始终不效。现症见：除上症外，并见舌苔白，脉弦大紧数，尺脉尤甚。证属气阴俱虚，湿热留恋。治宜补气养阴，除湿清热。方用李东垣清暑益气汤。药用：人参10g，甘草6g，黄芪15g，当归6g，麦冬10g，五味子10g，青皮10g，陈皮10g，神曲10g，黄柏10g，葛根15g，苍术10g，白术10g，升麻10g，泽泻10g。水煎服，每天1剂。

二诊：服药2剂，乏力、身热减。继服10剂，发热消失，体温36.5℃。继予肾康灵胶囊，1日3次，1次5粒，服药2月后，诸症消失，痊愈出院。

〔按语〕某医问：疲乏无力，午后低热，阴虚也，何用养阴清热不效，而予补气养阴反效？答曰：肾盂肾炎者多为湿热之病也，湿热者，久久不愈非仅伤阴亦且损气也，且本证舌象不表明阴虚，脉象弦大紧数尺脉尤甚，则为气阴俱虚，故以补气养阴、除湿清热始效也。又阴虚之脉为细数，本证不是也，故但予养阴清热不效也。

（选自《古今名医临证金鉴·淋证癃闭卷》）

任继学医案

常某，女，49岁。1990年10月18日初诊：患者10年前浴后出现尿频、尿急、尿路灼痛，某医院确诊为尿路感染，经用抗生素治疗症状缓解。每遇寒冷或劳累则发作，且伴腰痛。经常服用抗生素，但愈发愈频。10天前又复发作，服前药不效，求治于任氏。现症见：腰痛绵绵，畏寒肢冷，尿频尿急，尿涩痛，小腹坠胀，周身沉重，夜卧多梦，表情急躁，口唇红干，双眼睑浮肿，舌体胖大，苔薄白，脉弦数。证属下焦亏损，阴寒凝结，膀胱气化不利。治宜温阳化气，佐以解毒之品。药用：虎杖15g，牛膝20g，海金沙15g，淫羊藿15g，荔枝核15g，肉桂10g，盐茴香15g，土茯苓20g，砂仁15g，蒲公英50g，紫花地丁15g。水煎服，每天1剂。

二诊：上方服用2剂，腰痛尿频尿痛大减，小腹坠胀如前，仍觉疲乏无力。前方加蜜炙黄芪15g，升麻5g。水煎服，每天1剂。

三诊：上方服用2周，同时服用补中益气丸，症状消失，病始告愈。

〔按语〕淋证之用，一般多责诸湿热，每以清热除湿为治，然久病及肾，命火衰微，相火下达，肝失疏泄，以致邪气内伏于膀胱而成。证属命火式微，肝气不适。治宜温肾壮阳，疏肝止淋。本例患者肾气受损，邪气留恋，下焦亏损，阳气不化，阴寒凝结，土气壅塞，膀胱气化不利，且久病气虚，中气下陷，故合用补中益气汤升阳举气，则扶正祛邪，故而临床疗效显著。

（选自《古今名医临证金鉴·淋证癃闭卷》）

李振华医案

王某，女，43岁。1985年4月20日初诊：患者近1年来，不定期出现尿急、尿频、尿道热痛，少腹下坠拘急，有时疼痛，腰部困痛，小便色黄，下肢午后微肿。经某医院作尿培养发现有大肠杆菌生长，诊断为肾盂肾炎。多次应用抗生素，可以缓解症状，未能根治。近半月余，上述症状又发作。现症见：面白少华，下肢轻度浮肿，舌体胖大，舌质淡红，舌根部苔黄腻，脉象滑数。尿化验：红细胞（＋），白细胞（＋＋），脓细胞（＋＋），蛋白微量。证属脾气虚弱，健运失职，湿邪下注，阻滞气机，郁而化热，膀胱气化不利，而成热淋。治宜健脾利湿，清热凉血。方用经验方清淋汤。药用：白术 10g，茯苓 18g，泽泻 12g，白茅根 30g，黄芪 10g，石韦 30g，蒲公英 15g，丹皮 10g，黑地榆 15g，生苡仁 30g，滑石 18g，甘草 3g，乌药 10g。6 剂，水煎服，每天 1 剂。

二诊（4 月 28 日）：服上方后，尿道热痛，少腹拘急坠痛消失，余症减轻，惟腰痛未减，舌苔黄腻减少，脉滑。上方加补骨脂 10g，续断 15g。6 剂。

三诊（5 月 5 日）：服药后，诸症消失，尿检正常，嘱服归脾丸以巩固治疗，半年后随访未复发。

〔按语〕慢性肾盂肾炎常因劳累而反复发作，李氏的清淋汤就是专门针对此证而设。李氏认为，劳淋患者不仅有湿热证的存在，更有脾气亏虚之表现，呈现虚实夹杂之证，因此，一方面要扶助正气，同时还要清利湿热以祛邪毒，本例就是典型的长期难治之劳淋，经扶正祛邪兼顾的治疗，病人得以治愈。

（选自《中国名医名方》）

龚志贤医案

康某，女，36 岁。1965 年 7 月初诊：患慢性肾盂肾炎 5 年，复发后来门诊治疗。现症见：尿频，尿急，尿热，尿少色黄，尿道疼痛，腰痛腿软，肢体倦怠，舌苔薄白，脉弦细微数。收入住院治疗。中段尿培养：变形大肠杆菌 > 105/ml。西医诊断为慢性肾盂肾炎急性发作。证属气阴两虚，膀胱湿热。方用清心莲子饮化裁。药用：石莲肉 15g，麦冬 15g，黄芪 30g，党参 20g，黄芩 10g，柴胡 15g，地骨皮 30g，茯苓 12g，滑石 20g，金银花藤 30g，车前草 30g，甘草 6g。水煎服，每天 1 剂。

二诊：服上方药 10 剂后，症状基本消失，惟中段尿培养仍阳性。守方再服 15 剂，中段尿培养转阴后出院。改用丸药，补中益气丸早上服 6g，知柏地黄丸晚上服 6g，连服 3 个月，2 年随访未复发。

〔按语〕龚氏认为，清心莲子饮临床上用得最多，急性肾盂肾炎湿热伤气伤阴之后，处于气阴两虚而膀胱湿热未尽之，用此方疗效最佳；慢性肾盂肾炎急性复发阶段，往往出现气阴两虚，膀胱湿热症状，用此方亦非常相宜。本例患者，患病数年，气阴两虚，湿热留恋，正气不足，湿热难祛，采用清心莲子饮加味而治，扶正祛邪，守方用药，正气足，湿热祛，故多年痼疾得以治愈。

（选自《当代名老中医临证荟萃（一）》）

肖俊逸医案

彭某，男，65岁。1974年10月14日初诊：患者主诉脓尿20余日。现症见：头晕，神疲，肌肉消瘦，口渴，不思食，下肢浮肿，大便闭结，小腹有一碗大包块，坚硬不移，压痛明显，舌心灰黑，苔黄厚，脉细弦。证属下焦湿热蕴结，形成膀胱痈肿（脓疡）。治宜托里排脓，清热解毒。药用：黄芪12g，甘草9g，皂刺9g，金银花18g，黄芩10g，花粉18g，冬瓜仁18g，乳没各10g。4剂，水煎服，每天1剂。

二诊：服药后小腹痛减，精神较好，大便已通，脓尿无变化。守方服药，再进4剂。

三诊：脓尿已明显减少，小腹包块已见缩小，纳食增加，舌心已不灰黑，黄苔转薄。效不更方，仍守服上方药4剂。

四诊：脓尿已止，惟大便时尿道有少许脓汁泌出，小腹包块消退大半，诸症明显好转。药用：黄芪12g，甘草10g，党参12g，白术9g，金银花15g，花粉18g，乳香10g，陈皮4.5g，皂刺9g，冬瓜仁12g。水煎服，每天1剂。上方药服5剂后，小腹包块全消，精神饮食如常。

〔按语〕本例苔黄厚，舌灰黑，便闭，本系实热证，治当清热解毒为主，但患者年老体衰，病延日久，气血亏耗，肌消神疲，不思饮食，且疮形坚硬，流脓不止，此时已形成正虚邪实，半阴半阳之局，只有采取托里排脓、清热解毒之法。服药旬余，毒净，苔化，脓尿渐止，包块日消，精神食欲俱见好转。此时邪衰正复，故将原方去其苦寒之黄芩，而加益气健脾之参术，促其生长肌肉，疮口能早日愈合，而恢复健康。

（选自《中国现代名中医医案精华》第一集）

印会河医案

王某，女，42岁。患泌尿系统感染10余年，近因工作劳累后病情复发。现症见：少腹急满疼痛，按之更甚，腰胀乏力，尿频尿急尿浊，尿后疼痛难忍，偶见血尿，苔薄黄，脉弦滑。曾肌注庆大霉素、口服呋喃坦啶乏效。证属热瘀互结膀胱。治宜清热祛瘀散结，方用当归贝母苦参丸合导赤散加减。药用：当归10g，苦参10g，川贝母9g，木通9g，淡竹叶9g，甘草梢9g，黄芩9g，生地黄12g，金钱草30g。3剂，水煎服，每天1剂。

二诊：服上方3剂后，血尿止，色转清，尿频急减，少腹满痛稍缓。于前方加琥珀末（冲服）2g，枸杞子、桑螵蛸各12g。继服5剂，诸症消失。

〔按语〕印氏认为泌尿系感染肾虚是本，膀胱湿热是标，标本虚实互为因果。不顾肾虚之本是临床之忌，治疗斯疾不能胶执古人"淋无补法"之说。印氏主张补泻兼顾，标本同图，清热利湿勿忘补肾固涩，但须与抓主症、辨病位相结合，才能提高疗效。

（选自《名医治病》）

宋祚民医案

王某，女，38岁。1990年9月2日初诊：患者自觉小腹不适2年余，曾到多所医院就诊，服药后症状时轻时重，并时有腰酸乏力。尿化验：白细胞5～20个/HP，偶有红细胞、上皮细胞。现症见：倦怠，心慌，少气懒言，自汗较多，易感冒，纳食较少，大便稀，但可成形，日1～2行。舌质淡，舌苔薄，脉细弱无力，尺脉沉。证属脾肾两虚。治宜健脾益气，佐以补肾。药用：白术10g，苍术10g，山药15g，生黄芪15g，五味子6g，茯苓20g，炒薏仁30g，炒扁豆15g，仙茅

6g，续断 12g，连翘 12g，炙甘草 10g。水煎服，每天 1 剂。

二诊：服药 3 剂，患者精神好转，周身自觉较前舒适。尿化验：白细胞 8～15 个/HP。原方继服 7 剂。

三诊：服药后，患者心慌、少气倦怠、腰酸明显减轻，少腹不适亦明显减轻，大便成形，日 1 行，仍纳少，自汗仍较重。前方加浮小麦 15g，生谷芽 10g，生稻芽 10g，鸡内金 6g。水煎服，每天 1 剂。

四诊：患者服 7 剂后，又连服 14 剂，自觉症状全部消失，尿化验亦恢复正常，近 1 个月未感冒，停药。此后每周查尿常规 1 次，连查 3 次均正常。1 年后随访，患者尿常规正常，仅有 1 次感冒，泌尿系感染痊愈。

〔按语〕本例患者气虚为主，重点在脾，但病久或症情加重后可波及于肾，形成脾肾两虚。且本例患者脾虚症状较为突出，如患者倦怠乏力、自汗、易感冒、纳少、便溏等均为典型的脾虚症状，经健脾益气（佐以补肾）治疗后，脾虚症状改善亦最早有反应。本病痊愈后，患者感冒次数明显减少，说明辨证施治得当，故疗效明显。

（选自《中国百年百名中医临床家丛书·宋祚民》）

高辉远医案

胡某，女，28 岁。1992 年 4 月 10 日初诊：患者间断性尿血 4 年余，加重 1 个月。发病以来尿血时发时止，过劳后更易复发，西医检查确诊为慢性尿路感染。长年间断服用复方新诺明等药物，或口服八正散、小蓟饮子等中药之剂，未能收效。终日寡郁，苦恼不堪。近 1 个月因劳累后小腹坠胀，尿血复发，小溲微有淋沥不爽，伴有气短懒言，身倦乏力，头昏欲寐，故延请高氏诊治。现症见：上症俱在，观舌质淡红，苔白，脉虚软。尿化验：红细胞满视野，白细胞 8～10 个/HP。证属病久伤脾，脾虚气陷，摄血无权而致尿血症。治宜益中升阳，兼以养阴清热之法。药用：生黄芪 10g，白术 10g，升麻 3g，柴胡 3g，当归 10g，陈皮 3g，炙甘草 5g，知母 6g，黄柏

5g，太子参10g。水煎服，每天1剂。

二诊：服10剂药后，尿血偶见，小腹坠胀减轻，仍有气短懒言，身倦乏力，头昏不适。守方再进6剂，诸症较前好转，舌脉同前。改投补中益气丸，每日2次，每次6g，温开水冲服。停汤剂改丸药调治20天，精神复振，症状消失，尿常规正常。嘱患者禁劳累，定期门诊复查。嗣后随访，病愈未发。

〔按语〕尿血一证，《金匮要略》虽有"热在下焦者则尿血"一语，系指热结膀胱之实证而言，然尚有虚证，故临证当责之心脾肝肾诸脏。本例患者尿血久延，前医只注重以清利凉血为常法，而疏于益脾，故愈治益甚。高氏审证明晰，施以补中益气汤加味，益中升阳，佐以滋阴清热，其病豁然而愈。所谓中医治病，贵在辨证，诚不我欺。

（选自《高辉远临证验案精选》）

董建华医案

病案一：孟某，女，52岁。患者罹患慢性肾盂肾炎10年，反复发作，迭进清热利湿之剂，缠绵不愈。现症见：头昏神倦，纳差，下肢轻浮肿，尿浊，夜尿频数，舌质淡胖，苔白腻，脉沉。证属淋证日久，过服清利，正虚邪恋，脾肾两虚。治宜健脾补肾，佐以利湿。药用：黄芪10g，党参10g，白术5g，茯苓20g，甘草6g，续断10g，杜仲10g，牛膝10g，萆薢10g，车前子10g（包），蚕砂10g，牡蛎15g。水煎服，每天1剂。

二诊：服药5剂，头昏好转，夜尿仍频。原方去车前子，加山药20g，续用12剂，腰痛大减，夜尿1～2次，浮肿亦减轻，食欲差。继以原方去牡蛎，加焦三仙各10g，再进6剂，症情缓解。

〔按语〕古人有"淋证忌补"之说。董氏认为，淋证初起，湿热蕴结，正气未虚，固当清利为主，务使邪净，不宜轻易使用补法。但淋证日久不愈，就要注意寒热虚实的转化，不可拘泥古人淋证忌补之说。董氏尝谓：淋证过用清利，正虚邪恋，是病程缠绵不愈的重要原因之一，但运用补法要注意调畅气血，避免壅补。

病案二：杨某，男，40岁。患者腰痛、小便涩痛反复发作近10年。在某医院诊断为慢性前列腺炎，长期服用清热利湿之剂效果不显。近2月受寒后病情加重。现症见：腰膝酸软，小腹冷痛坠胀，小便涩痛，有烧灼感，舌红中裂少津，脉细数。尿化验：红细胞（＋），白细胞（＋＋）。证属久淋不愈，过用清利，湿热未净，气阴两伤。治宜滋阴补肾，温阳化气，佐以利湿。药用：续断10g，牛膝15g，杜仲10g，茯苓10g，泽泻10g，生地黄10g，熟地黄10g，车前子10g（包），菟丝子10g，仙灵脾10g，丹皮10g，生牡蛎15g。水煎服，每天1剂。

二诊：服药12剂，腰酸坠痛明显好转，小便涩痛减轻，仍有热感。原方去续断、杜仲、菟丝子，加黄柏6g，草薢15g，蚕砂15g。水煎服，每天1剂。

三诊：服药12剂，小便已无灼热感，尿常规正常，仍感小便不适，苔白根黄，脉细弦。转以理气通淋调治。药用：柴胡10g，山楂10g，桑寄生10g，牛膝10g，香附6g，黄柏6g，乌药15g，珍珠母15g，土茯苓15g，草薢10g，蚕砂10g。水煎服，每天1剂。服药12剂，诸症悉平。

〔**按语**〕热淋日久，肾气已伤，而湿热未净，形成寒热错杂的局面。治宜温清并用，重在扶正，补脾益肾，少佐祛邪而不伤正的药物，标本兼治，故而临床疗效显著。

（选自《中国百年百名中医临床家丛书·董建华》）

第十二章　尿路结石

一、湿热蕴结证

施今墨医案

病案一：施某，男，53 岁。1962 年 4 月 16 日初诊：患者 2 个月前开始右侧腰痛，尿血，经某医院 X 线检查发现：右侧输尿管相当于第 3 腰椎之下缘处，有约 0.8cm × 0.5cm 之结石阴影。同年 3 月，又进行泌尿系统静脉造影，结石下移至骨盆腔，距离输尿管口约 5cm。治用猪苓汤治之。药用：猪苓 10g，茯苓 10g，泽泻 12g，滑石 20g，阿胶 10g（烊化）。14 剂，水煎服，每天 1 剂。

二诊（5 月 2 日）：服药后，小便血止，尿转短赤，仍腰痛。1 周前进行腹部拍片检查，结石位置未动，因改服下方药。药用：金钱草 60g，滑石 15g，石韦 12g，冬葵子 10g，海金沙 12g，车前子 12g（包），泽泻 12g，茯苓 10g。水煎服，每天 1 剂。此方药服近 20 剂，结石排出，诸症消失而痊愈。

病案二：阿某，男，40 岁。1962 年 4 月初诊：患者腰痛，尿检查经常有多数红白细胞，经泌尿系统静脉造影及腹部拍片多次检查证实，为右侧输尿管第 2、第 3 狭窄部之间有结石 1 块。药用：金钱草 60g，木通 10g，车前子 12g（包），瞿麦 9g，滑石 15g，冬葵子 10g，茯苓 12g，海金沙 10g，甘草梢 10g，石韦 10g。水煎服，每天 1 剂。此方药服 10 余剂，结石排出，诸症霍然。X 线摄片检查：结石阴影消失，自此后未再有不适感。

病案三：余某，男，50 岁。1962 年 6 月初诊：患者因腰痛住入某医院，该院摄片检查：左侧输尿管有约 0.3cm ×

0.4cm 之结石阴影数个。药用：石韦 10g，木通 6g，车前子 12g（包），瞿麦 10g，滑石 12g，茯苓 12g，甘草梢 10g，冬葵子 10g，金钱草 30g，泽泻 12g。水煎服，每天 1 剂。服药至 28 剂，小便时排出结石 5 块，大者如黄豆，小者如粳米，后检查结石阴影消失，诸症亦未再现。

〔按语〕对于泌尿系统结石属于下焦湿热者，常用石韦散、八正散、猪苓汤等方剂治疗，虽均主在清利，但其用法各不相同。如湿热蕴蓄膀胱，出现小便短赤、尿道灼热者，以石韦散为宜；若湿热较甚，不仅小便短赤或不通，大便亦秘者，当用八正散兼泻二阴；若湿热踞于下焦，灼伤阴络，尿血者，苦寒清利之品非其所宜，若勉为其用，必更损阴液，此时应用猪苓汤治之，二苓甘平，泽泻、滑石甘寒，清利湿热而不伤阴，阿胶养血止血而不碍清利。因此，案二、案三湿热不盛，均以石韦散加减取效。而案一则用猪苓汤，迫血止阴复，而后再用石韦散加减收功。方剂必须辨证选用，恰如其分，方能奏效。

（选自《中国现代名中医医案精华》第二集）

邹云翔医案

马某，男，56 岁。1974 年 3 月 4 日初诊：患者 2 年前曾有右肾绞痛病史，并发现有结石存在。邹氏追溯其病史，得知患者平素饮食口味嗜咸，10 天前右腰牵及少腹有刀绞样疼痛发作 1 次，伴见明显的肉眼血尿。现症见：右腰酸痛隐隐，苔薄黄，脉细弦。证属湿热久蕴，气血瘀阻，气化无权。治宜清热利湿，通淋化石，活血化瘀。药用：制苍术 9g，生苡仁 9g，金钱草 45g，鱼脑石 15g，冬葵子 15g，六一散 15g（包），红花 9g，当归 9g，炙鸡内金 4.5g，滋肾丸 9g（包），红枣 5 个。14 剂，水煎服，每天 1 剂。

二诊（4 月 3 日）：服药后，小腹开始发胀，次日其胀益甚，且有隐痛，渐及膀胱满而欲便，尿又不能出，急迫之状难以忍受，屏气努力挣，尿液才滴沥而下，约有 1 分钟，卒然从尿中冲出如黄豆大小的结石1枚，顿时尿畅，全身亦感轻松，血尿就此消失。现右腰尚痛，不耐劳累。尿检查仅见脓细胞0~1个/HP，苔脉如前。原方略加损益续服，腰痛症状消失，小溲如常，恢复正常工作。

〔按语〕邹氏认为，下焦湿热久蕴积结，固可成石，必因肾虚膀胱无权化气。故在湿热蕴阻，气血瘀滞，结石绞痛发作之标象较为突出之时，虽宜攻石，亦切不可忘其化瘀。本例患者，年已半百又六，病石淋已有2年，饮食过咸。根据《素问·阴阳应象大论》所说"年四十而阴气自半也"，《素问·生气通天论》所言"阴之所生，本在五味；阴之五宫，伤在五味。……味过于咸，大骨气劳，短肌，心气抑"，可知其患之真阴未有不衰、不伤、不减之理。故邹氏治用金钱草、六一散、鱼脑石、炙鸡金等清热、通淋、化石之品的同时，必用益肾通关之滋肾丸鼓舞气化，以资长养。配苍术、苡米、红枣补脾化湿之味，以清生湿之源，杜湿遏伤阳之患。又结石久停，气滞势必血瘀，所以加入当归、红花养血化瘀。可见治标不忘顾本，泄浊不忘通阳，通淋必欲化气，乃能取得因势利导，标本兼治之果焉。

（选自《邹云翔医案选》）

徐嵩年医案

姚某，男，55岁。1978年8月1日初诊：患者于去年7月突然出现右下腹剧烈疼痛，拟诊为阑尾炎，用抗生素治疗后疼痛消失。今年7月腹痛又发作，并向下放射至同侧阴部，血化验白细胞增高，尿常规化验：红细胞（＋＋＋＋）。遂于7月20日作静脉肾盂造影，发现在右侧输尿管入口处有0.3cm×0.3cm密度增高的结石影。现症见：排尿不畅，尿道涩痛，小腹坠胀，腰酸腹痛，舌苔腻，脉滑数。证属下焦湿热蕴结。治宜通淋排石。药用：升麻9g，党参12g，金钱草30g，石韦30g，瞿麦30g，海金沙30g，木贼草15g，朴硝9g（冲），鸡内金15g，失笑散15g（包），香附12g，滋肾通关丸12g（包）。水煎服，每天1剂。

二诊：服上方 4 剂后，自感尿道刺痛较甚，窘迫难忍，即排出圆形如大青豆样结石 1 枚。复诊续予清利，8 月 17 日 X 线腹部平片示：右侧输尿管入口处结石阴影消失。

〔按语〕本例患者用八正散、石韦散配伍，取其软坚化瘀，通淋排石。但方内加用升麻、党参、滋肾通关丸等，有助于肺肾气化和通利膀胱的功能，起到推波助澜作用。

（选自《当代名医临证精华·淋证专辑》）

叶景华医案

病案一：朱某，男，44 岁。1975 年 8 月 12 日初诊：患者主诉右侧腹部绞痛阵作 3 天，小便时有中断。化验尿中有红细胞 5~7 个/HP，诊断为尿石证。入院后给予对症处理，症状较减轻，以中医药治疗。现症见：右侧腹部绞痛阵作，腰部亦痛，小便短数，时有中断，下腹部胀甚，大便 2 日未解，纳呆泛恶，舌苔薄腻，脉缓。证属结石阻滞，气机不利。治宜理气止痛，利尿排石。药用：川楝子 10g，延胡索 10g，厚朴 6g，枳实 10g，木香 6g，青皮 10g，陈皮 10g，生大黄 10g，金钱草 60g，乌药 10g，车前子 30g（包）。3 剂，水煎服，每天 1 剂。

二诊：服药 3 天，大便未解，给予灌肠后解出稀薄大便，腹胀痛略减。继续服用原方加冬葵子 12g，大腹皮 15g，槟榔 15g。3 剂，水煎服，每天 1 剂。

三诊：又服药 3 天，小便 3 次排出芝麻大小的砂石一堆，腹痛除，下腹不胀，但纳呆，舌苔腻，脉缓，有低热。治用和解清里。药用：柴胡 6g，黄芩 10g，厚朴 6g，枳实 10g，冬葵子 12g，留行子 12g，金钱草 30g，青皮 10g，陈皮 10g，块滑石 30g，车前子 30g（包）。水煎服，每天 1 剂。服药 2 天，低热退，小便爽利，尿化验阴性。

病案二：周某，男，30 岁。于 1965 年 8 月 6 日初诊：因右侧腰部绞痛 4 小时而入院。患者近 3 年来腰部疼痛阵发性发作，每于劳累后痛甚。入院前 4 小时起，右侧腰部绞痛并延及下腹部，小便时痛甚，尿量少，右侧腰部有叩击痛。诊断为右侧输尿管结石。住院后，给予止痛剂，并予中药治疗。现症见：昨起右侧腰部及右下腹部疼痛，小便尚爽，但解至终末时疼痛，纳呆泛恶，舌苔白腻，脉缓。证属湿热蕴结，结石阻滞。治宜清利排石。药用：金钱草60g，石韦30g，海金沙10g，怀牛膝9g，青陈皮各9g，乌药6g，炒枳壳9g，泽泻9g，赤猪苓各9g，车前子12g（包），冬葵子10g，萹蓄草60g。4剂，水煎服，每天1剂。

二诊：服药4剂，至入院后第4天下午小便时疼痛甚，解出如绿豆大结石2颗。从此小便爽利不痛，苔薄，脉缓，腰部已无叩击痛。又服药1周，作膀胱镜检查，无异常发现而出院。

〔**按语**〕尿结石属"石淋"范围，砂石的形成乃由湿热蕴结所致，故治疗应清利湿热而排石。一般如绿豆大小的结石服中药是可以排出的，但服药时间长短不一。尿结石症绞痛发作时，常有恶心呕吐、舌苔腻、腹胀、大便秘结等表现。叶氏在治疗时常在清利排石剂中加理气通腑之品，可使绞痛缓解，达标本同治之功效。这两例患者服药数剂即排出结石，疗效较好。

（选自《叶景华医技精选》）

方致和医案

病案一：周某，男，35岁。1978年2月初诊：患者发现左侧肾结石半年。X线肾盂造影：整个肾区充满结石。曾去上海广慈医院及曙光医院等多处诊治。根据上海医院检查，左侧肾脏充满结石，必须手术治疗。但由于发现右肾先天性发育不全（B超检查仅如花生果大），且肾脏功能严重损害，因此不能手术，嘱其返苏调治。现症见：患者精神萎靡，面㿠无华，消瘦异常，伴有腰酸，血尿，小溲不畅，胃纳呆滞，舌苔薄腻，舌嫩而胖，有齿痕，脉细数。证属肾气不足，湿热蕴聚下焦，尿液受灼，煎熬成石。病情十分严重，治宜滋肾利水，清热排石，标本兼顾。药用：①六味地黄丸，每天12g吞服。

②四川大金钱草 30g，每日煎汤代茶饮。③海金沙 30g，石韦 30g，四川大金钱草 30g，车前子（包）30g，滑石 30g，萹蓄 10g，瞿麦 12g，赤芍 20g，续断 12g，牛膝 12g，泽兰 12g，泽泻 12g，冬葵子 10g，生地黄 30g，党参 12g，琥珀末 3g（吞），水煎服，每天 1 剂。

二诊：经上方加减连续服用后，半年内从小便中陆续排出砂粒及米粒大小结石 100 多枚。精神食欲逐渐好转，腰酸消失，小便通畅。尿常规检查基本正常，仅见红细胞、白细胞少许。X 线腹部平片复查：肾区结石已大部分消失，仅见剩余结石 3 枚。经随访，目前病者已恢复健康，上班工作。

病案二：张某，男，33 岁。于 1980 年 8 月 23 日初诊：患者于 1972 年因腰痛伴血尿在某西医院诊断为尿路结石，1977 年曾发作 1 次。今晨又突然右下腹部剧痛，伴血尿而入院。现症见：发育营养中等，神志清楚，呈痛苦貌，腹部柔软，右肾区叩击痛（＋），右下腹压痛明显，无肌紧张，舌苔薄，脉濡。检查：体温 37℃，脉搏 64 次/分，呼吸 24 次/分，血压 160/70mmHg。尿常规：蛋白（＋），红细胞（＋＋＋＋）。X 线腹部平片：右输尿管下端、膀胱右上角见黄豆大致密阴影，提示为右输尿管下端结石。证属下焦湿热，蕴结成石。治宜清热利湿，通淋排石。药用：瞿麦 12g，萹蓄 12g，猪苓 12g，茯苓 12g，泽兰 12g，泽泻 12g，滑石 30g，冬葵子 30g，车前子 30g（包），木通 10g，海金沙 30g，甘草梢 10g，金钱草 30g。水煎服，每天 1 剂。

二诊：服上药 3 剂，病者右下腹疼痛呈阵发性，恶寒，发热（38℃），舌苔薄腻，脉数。再投前方加减。药用：黄柏 12g，知母 12g，白花蛇舌草 30g，赤芍 15g，炙内金 10g，瞿麦 12g，萹蓄 12g，泽泻 12g，猪苓 30g，茯苓 30g，车前子 30g（包），赤茯苓 12g，海金沙 30g，四川大金钱草 30g。水煎服，每天 1 剂。

三诊：上药连服 2 剂后，当晚从小便中排出结石 1 枚如黄豆大，质硬光滑，腹痛等症状亦随之消失。X 线腹部平片复查：原右侧输尿管下段结石消失。痊愈出院。

病案三：华某，男，54 岁。1979 年 12 月 1 日初诊：患者 6 天前右肾区隐隐作痛，曾在某医院肌注杜冷丁，症状未见改善，来院急诊收住入院。现症见：2 日来疼痛加剧，肾区绞痛向右下腹放射，伴有尿频、尿急及尿中断，恶心呕吐多次，神志清楚，发育良好，呈痛苦貌，腹部柔软，右肾区明显叩击痛，右下腹压痛，无肌紧张，舌苔黄腻，脉象细软数。检查：体温 37.5℃，脉搏 60 次／分，呼吸 20 次／分，血压 110/70mmHg。尿常规：蛋白少许，红细胞（＋＋＋＋），脓细胞少许。某医院腹部平片报告：右肾区输尿管入口处见有斑点状不完整、呈多角样的结石阴影 1 枚，左侧未见异常。证属石淋，治宜清热利湿，通淋排石。药用：玉枢丹 0.6g，姜滴开水送服。海金沙 30g，石韦 30g，萹蓄 12g，瞿麦 12g，泽兰 12g，泽泻 12g，赤芍 20g，陈皮 6g，滑石 30g，姜半夏 10g，生大黄 10g，玄胡 10g，炙内金 10g，金钱草 30g。水煎服，每天 1 剂。

二诊：上药连服 5 剂，夜间小便时排出如黄豆大结石 1 枚，腹痛症状完全消失而出院。

〔按语〕中医认为，泌尿系结石是由于肾虚而膀胱气化失调，湿热蕴于下焦，尿液受热煎熬，日久结成砂石，故其治疗方法以利水通淋、清热消石为主要立法。方氏多年研用的"通淋汤"，就是在上述理论的指导下结合临床实践所组成。在其临床上治疗 46 例病人的临床总结中可以看到，痊愈好转的有效率为 93.4%。"通淋汤"治疗本病，按中医辨证论治的特点，熔利尿通淋、清热利湿、活血化瘀、调补气血等法则于一炉，总的目的在于改善机体状况，调整脾肾功能，促使尿量增加，并松弛输尿管平滑肌，使结石下行而排出体外。然而由于结石有大小，加上生理部位的限制，临床上排石效果尚不太满意，还有不少结石（特别是肾结石）患者治疗无效，或不能完全治愈。因此对溶石、化石的探索是当前治疗泌尿系结石的方向问题。方氏认为，清利法虽为治疗泌尿系结石的主要方法，但若单纯地一味清利，容易耗损肾气，效果并不理想。因此，应当根据患者的体质，或攻或补，或标本兼治为宜。如对静止不活动的泌尿系结石，以渗湿利尿行气为主，佐以活血化瘀之剂；对于绞痛发作者，以行气为主，佐以利尿化瘀；对于久停不移动的较大结石，以活血化瘀为主，佐以行气利尿；对合并有尿路感染者，当以清利下焦湿热为主。总之，治疗不可拘执一法，贵在灵活变通。

（选自《名医奇方秘术》第一集）

周仲瑛医案

徐某，女，42岁。1989年10月初诊：患者反复发作性腰部绞痛伴肉眼血尿2月。曾摄腹部平片发现右肾结石数枚（0.4cm×0.6cm左右）。伴少量肾盂积水。现症见：腰部酸痛，经常发作，少腹拘痛不适，小便赤涩，舌质红苔薄黄腻，脉弦。证属下焦湿热，蕴结成石，阻于尿道，气化不利。治宜清利湿热，排石通淋。药用：苍术10g，黄柏10g，川牛膝10g，石韦10g，冬葵子10g，瞿麦12g，沉香6g，乌药6g，琥珀3g（研末分吞），王不留行10g，滑石15g（包），泽兰15g，泽泻15g，车前子12g（包）。水煎服，每天1剂。

二诊：服14剂，腰痛发作渐缓，血尿也有改善，仅偶尔镜检可见红细胞（+），尿黄，小便微有灼痛，舌脉如前，原方续服。上方继服20剂后，腰痛消失，小便常规检查未见异常，复查腹部平片已无结石阴影。

〔按语〕周氏研究认为，无论何种淋证，治疗总宜标本兼顾，通补合用，在调养通利的基础上，参以化气、利水、活血、消石等法，方能取得较好疗效。

（选自《专科专病名医诊治经验丛书·肾脏病》）

张镜人医案

俞某，女，25岁。1980年5月27日初诊：患者有尿频，尿血，伴腰痛月余。自述1月前突然溲频，尿血，腰酸疼痛，5月13日经静脉肾盂造影检查，诊断为左侧输尿管结石，现尿血虽平，左腰部仍感针刺样疼痛，晨起眼睑浮肿，胃纳尚可，小溲黄赤。舌根黄腻，脉细。中医诊为石淋，证属下焦湿热结聚，膀胱气化失司。治宜利湿清热，化石通淋。药用：生白术9g，金钱草30g，海金沙藤30g，炒知母5g，炒黄柏5g，生鸡内金5g，虎杖9g，炒川断15g，炒陈皮5g，王不留行9g，冬葵子9g，炒牛膝9g，荆三棱5g，莪术5g，香谷芽12g。14剂，水煎服，每天1剂。

二诊（6月10日）：腰部刺疼已瘥，腹酸胀已消，舌苔薄腻，脉细。治宗上法。上方去三棱、莪术，加石韦15g，指迷茯苓丸12g（包）。水煎服，每天1剂。连续服至8月份，排出黄豆大小结石2枚。

〔按语〕石淋多由下焦湿热蕴结煎炼，乃成砂石，清利通淋排石是大法，但结石之成为有形邪实，尚夹痰夹瘀，故尚宜配合三棱、莪术以活血攻坚，指迷茯苓丸以化痰散结，融攻、冲、松、化、散、溶诸法于一方，乃可取得较好的排石效果。

（选自《中国百年百名中医临床家丛书·张镜人》）

俞慎初医案

病案一：陈某，男，27岁。1978年10月15日初诊：患者经常腰痛，有时痛如针刺，甚则小便点滴不通。经县医院及部队医院静脉肾盂造影，确诊为左输尿管结石，特来榕求治。现症见：夜间入寝时感咽喉干燥，察其舌质绛而苔淡白，切其脉象沉数有力。尿化验：红细胞（＋＋）。证属湿热蕴结下焦，煎熬尿液，积结成石，阻塞水道，气化不行，砂结较大，阻于尿路，损伤血络。治宜渗利湿热为主，凉血止血为辅。方用五金汤合导赤散加味。药用：金钱草15g，海金沙12g，鸡内金12g，金铃子10g，郁金10g，元胡索10g，玉米须15g，仙鹤草12g。水煎服，每天1剂。另：四川大金钱草15g，玉米须15g，水煎代茶饮。

二诊：服上方2剂后，排出结石1颗，为锥形，约1.1cm×0.7cm×0.5cm。继续服药至10余剂，诸症消失。

查尿路平片，已无结石阴影。

病案二：张某，男，17 岁。1979 年 2 月 12 日初诊：患者反复腰痛，尿道涩痛，排尿困难，尿中带血已历半年，曾经县医院检查，确诊为尿道结石。现症见：患者常感咽干口燥，舌苔白舌质绛，脉象细数。证属湿热气滞，砂石内伤血络。治宜清热利湿，化结止痛，佐以凉血滋阴。方用五金汤加味。药用：金钱草 30g，海金沙 15g，鸡内金 10g，金铃子 10g，郁金 10g，丹参 12g，赤芍 10g，白芍 10g，元胡索 10g，车前草 12g，生地黄 12g，麦门冬 12g，仙鹤草 12g。水煎服，每天 1 剂。另：四川大金钱草 12g，海金沙 12g，鸡内金 10g，水煎代茶饮。

二诊：以上 2 方各服 5 剂后，先后排出黄豆大小结石 4 枚，均为不规则形状，诸症亦随之消失。

〔按语〕俞氏认为，结石均属于湿热蕴结下焦，煎熬尿液而导致的石淋，临床上均以小便短频困难，腰腹疼痛为主症，故皆投以利湿通淋之五金汤（经验方）为主加减。案一患者不仅气滞显著，尚见热灼血络之尿血，故加清热止血之仙鹤草等，根据兼症的不同，对症下药，故而收效甚速。特别是俞氏擅用水煎代茶之大金钱草以助药力，有异曲同工之妙。

（选自《中国百年百名中医临床家丛书·俞慎初》）

焦树德医案

王某，男，28 岁。1966 年 5 月 18 日初诊：主诉左侧腰痛，左少腹痛向前阴部放射，小便淋沥涩痛已 19 个小时。患者在 4～5 天前开始左侧腰痛，尿黄赤，大便干燥，纳食不香，口干不欲饮水，舌边尖发红，舌苔微黄，脉象滑略细。X 线报告：左侧腰部第 3 横突处有 1.0cm×0.8cm 结石 1 块。确诊为石淋病，证属膀胱湿热。治宜清利下焦湿热，滑窍、活血、消石。药用：海金沙 15g（包），金钱草 60g，萹蓄 15g，滑石 15g，车前子 12g（包），路路通 9g，生大黄 6g，元胡粉 1.5g（分冲）。水煎服，每天 1 剂。

二诊（5月19日）：药进1剂，症状无变化。上方去元胡、生大黄、路路通，加川牛膝9g，炒杜仲9g，生甘草5g。4剂，水煎服，每天1剂。

三诊（5月23日）：服上药后，腰及少腹部已不疼痛，尿量增多，但排尿后尿道仍痛。改生甘草为生草梢。2剂，水煎服，每天1剂。

四诊（5月25日）：服药后经综合方法，从尿中排出结石如瘦小花生米状，拍X线片报告结石消失。诸症消失，精神佳，舌脉已平，再进中药3剂予以调理。药用：海金沙9g，金钱草15g，滑石15g，怀牛膝9g，炒杜仲9g，茯苓12g，炒白术9g，陈皮6g，生甘草6g。水煎服，每天1剂。

〔按语〕患者素食肥甘，蕴而生热，湿热下注，热蓄膀胱，久受煎熬，水结化石，发为砂石淋痛。《诸病源候论·石淋候》中说："肾主水，水结则化为石，故肾客砂石。肾虚为热所乘，热则成淋。其病之状，小便则茎里痛，尿不能卒出，痛引少腹，膀胱里急，砂石从小便道出，甚者塞痛令闷绝。"本病人舌边、舌尖发红，舌苔黄，知为热证，脉滑主有湿邪。四诊合参，断为膀胱湿热证。其治以海金沙散加减，共成清热利湿、清窍活瘀消石之剂。服后效果不佳，则去通下之品，而加入补肾之品，用后效果显著，表明治疗湿热证显著的患者，也要考虑加入补肾药物，可大大提高临床疗效。

（选自《焦树德临床经验辑要》）

查玉明医案

修某，女，24岁。1978年1月27日初诊：3个月前突然腰痛，尿血，发热，恶心呕逆，经治疗腰部痛稍减，但尿血时好时发，阵发性腰腹痛。某医院肾盂造影报告：右输尿管上端见有豆粒大小密度增高影。确诊为右侧输尿结石。现症见：面部虚浮，右侧腰胁部疼痛，肾区叩击痛（＋），痛掣脐腹，尿少不利，舌绛苔黄腻，脉弦滑。尿化验：红细胞满视野，白细胞15~20个/HP，蛋白微量。证属湿热互结。治宜清利湿热，通淋排石。方用石韦散加味。药用：金钱草50g，海金沙15g，鸡内金20g，冬葵子20g，木通10g，甘草10g，瞿麦20g，滑石25g，石韦20g，旱莲草25g，黄柏20g。水煎服，每天1剂。

二诊（2月26日）：服药20剂，腰腹剧烈绞痛5～6次，尿量增多，排泄通利。于3月初复查，肾盂造影报告：右侧输尿管下端近脐部位见豆粒大显影。与上片对照，结石较上次位置下移。但脐下偏右近髋部隐痛，时有小腹掣痛，尿色深黄，舌体胖尖红，脉弦滑。尿化验：红细胞15～20个/HP，白细胞0～3个/HP。继续服用上方。

三诊（4月2日）：服药15剂，自诉于3月下旬有1次腰部剧烈绞痛，掣引小腹，头出冷汗。最近症状消失，尿液通畅，面色正常，精神尚佳，舌苔薄润，脉沉缓而细。尿化验阴性。1个月未见腰痛发作，活动如常，诸症平息。考虑结石排出，为涤荡余邪，以绝砂石杂质内蓄，仍照前方加怀牛膝25g，继服6剂。腹部平片复查，未见异常。

〔按语〕查氏认为本病治疗中不宜用补法，因本病初起，常正盛邪实，补之恐滞邪于中。淋之治法，古有忌补之说，"气得补愈张，热得补而愈盛，血得补而愈涩"。故补法须慎。治疗期间应忌辛辣厚味，以免助湿生热，有碍砂石下行。砂石排出后应予扶正益气、培补肝肾，巩固疗效，以善其后，杜绝复发，尤为必要。治疗上查氏常用石韦散之通淋、导赤散之清热、四金汤之涤化砂石，三方辨证加减，导热下行，具有促其溶解杂质、排泄砂石的作用，故而临床疗效显著。

（选自《中国百年百名中医临床家丛书·查玉明》）

于己百医案

陈某，男，50岁。1991年11月1日初诊：患者4年前因腰腹部阵发性剧烈疼痛，在某医院检查，发现有右侧输尿管结石、肾结石。屡服中西药治疗未效。今年10月28日因作输尿管造影感染，以致病情加重，小便涩痛，求治于于氏。现症见：证如前述，舌红，苔黄白相间，脉弦数。证属湿热下注，煎灼成石。治宜清热利湿，通淋化石。方用导赤散合当归贝母苦参丸加味。药用：生地黄 15g，木通 10g，甘草 10g，竹叶 10g，金钱草 30g，海金沙 15g，枳壳 20g，白芍 20g，王不留行 15g，瞿麦 30g，当归 12g，贝母 12g，苦参 12g，乌梅 10g，鸡内金 10g，威灵仙 30g。水煎服，每天 1 剂。

二诊（11 月 9 日）：上药连服 8 剂，诸症悉减，腰腹不痛，小便亦畅。效不更方，原方再进 5 剂，诸症悉愈。随访 3 年，未再复发。

〔按语〕本案病例，当属湿热蕴结下焦，蒸煎灼熬成石，故治疗以清热利湿、通淋化石为法。于氏用导赤散合当归贝母苦参丸，重加瞿麦、金钱草、海金沙、鸡内金等通淋化石，加芍药、枳壳、王不留行等调气行血，消瘀散结，加乌梅生津软坚，加威灵仙通络并可化石止痛。如此组方配伍，力有专攻，照顾全面，祛邪而不伤正，故服后尿畅痛止，其病若失，收效满意。

（选自《中国百年百名中医临床家丛书·于己百》）

二、肾虚湿热证

邹云翔医案

病案一：董某，男，43 岁。1964 年 8 月 29 日初诊：患者 8 月中旬突然少腹剧痛如刀绞，出现肉眼血尿，右侧腰府酸疼隐隐，遂至某医院 X 线摄片检查，拟诊为右侧输尿管结石。现症见：自觉症状不著，望舌苔薄白而根部黄腻。证属湿热蕴于州都之府，肾虚气化不利，气血交阻，通降失常。治宜益肾化气，清利湿热。药用：炒独活 3g，桑寄生 12g，炒巴戟肉 9g，金毛狗脊 12g，当归 9g，人参 1.5g，白蒺藜 9g，制苍术 3g，生苡仁 12g，芦根 2 尺，陈皮 3g，金钱草 45g，滋肾丸 2.4g（吞）。水煎服，每天 1 剂。

二诊：上方服 10 剂后，于同年 9 月 9 日晚间骤然腹痛剧烈，腰酸，小便频数不爽，而排出如黄豆大小之结石1枚，诸症顿时消失。

〔**按语**〕邹氏认为，本例石淋为湿热蕴于膀胱，气化不利，肾气失充。方用桑寄生、白蒺藜、巴戟天、金毛狗脊、当归、人参益肾化气；用独活、滋肾丸、苍术、陈皮、苡仁、芦根、金钱草清利湿热。益肾化气，清利湿热，扶正祛邪，标本兼顾，故而能有良效。

病案二：饶某，男，56岁。1965年2月11日初诊：患者自1964年10月开始经常发生右腰部阵发性绞痛或胀痛，痛剧时出冷汗，呕吐，小便深黄，量少而次频，尿道有不适感。住某医院诊治，确诊为右侧输尿管结石。曾服过疏肝、苦降、清利之剂，效不显，乃延请邹氏诊治。现症见：右侧腰部绞痛或胀痛，时轻时重，阵作无定时，小便有淋沥不尽之感，溲痛不著，口味干苦，苔色黄厚，脉沉细而微弦。尿常规检查：红细胞（＋）～（＋＋）。静脉肾盂造影见：右侧输尿管有黄豆大小之结石阴影。证属肥人多湿，湿热下注。但治宜益肾通络，标本同治。药用：炒独活2.4g，续断肉9g，制苍术3g，金钱草60g，炒桑寄生12g，生薏仁30g，金毛狗脊12g，茯苓12g，鲜芦根4.5g，滑石9g（包），血余炭9g（包），滋肾丸3g（包），生甘草梢1.8g。10剂，水煎服，每天1剂。

二诊（2月22日）：患者说今天上午尿中排出黄豆大小之结石1枚，诸症减轻，但仍感少腹微痛，舌淡白，苔厚亦化。再拟前方化裁。原方去滑石、甘草，加六一散12g（包），当归3g，金钱草改为45g。5剂，以杜根株。

〔**按语**〕本例石淋患者，邹氏根据其病程短，而腰府剧痛，血尿刚刚缓解，又有纳谷不香，口黏腻不爽，舌苔淡黄而厚，脉象弦滑等症，认为病机在乎湿热阻遏中州，蕴伏肾络，膀胱窍涩，气化不利。治之当重取分利渗泄之法，本"甘缓而淡渗"，"缓之，泄之"之旨。方取茯苓之甘淡，舒脾气以渗湿；滑石味甘气寒，滑以利窍，寒以泄热；又益脾胜湿，必用甘为助，是以甘草为佐，且生用其梢，又能缓急以泻火，而止茎中之涩痛。盖以皆淡味渗泄之品，而气薄为阳，正是气药。然独阳无阴则阳无以化气之机，故又投以滋肾丸，令能施化有权。由此可见，法于阴阳，然有阴中求阳、阳中求阴之分别矣。

（选自《邹云翔医案选》）

岳美中医案

马某，男，44 岁。1964 年 10 月 8 日初诊：患者 1963 年 5 月因患右眼视网膜广泛剥离症而住院，在某医院期间，突然发生右侧腰痛，呕吐。尿常规检查有多数红细胞，当时认为乃泌尿系感染，采取一般治疗而缓解。此后，腰痛经常发作，痛时尿频，尿中红细胞逐次增多，直至形成肉眼血尿。因此，于 1964 年 9 月 2 日该院作泌尿系统静脉造影及摄 X 线腹部平片，发现右侧输尿管第 2、第 3 狭窄部之间有 0.6cm × 0.4cm 及 0.1cm × 0.3cm 之结石 2 枚，成竖列，已引起肾盂积水。数日后，又摄片复查，发现积水逐渐发展，结石未移动。患者述近日腰部剧痛，小便有频数意，但尿量不多，色黄，食欲不振，大便正常。望其形躯硕大，气色尚佳，舌苔白腻，切其脉虚，两尺短。虚短皆为不足之征，而尺短尤为肾气不足。腰为肾之府，肾虚故腰痛；肾气虚，不能化气行水，故肾部积水而小便不利。小便短而黄，是下焦有虚热之象。当时，患者眼疾正盛，视物模糊不清。眼与肾之关系至为密切，若置其不顾而专攻结石，恐为眼疾害。故当时未予处方，建议请中医眼科诊治，视其治疗趋向而决定结石之用药。10 月 10 日中医眼科会诊，予香砂六君子汤，足知温补之剂与眼疾不悖。患者证属肾虚膀胱湿热。治宜温补肾阳，清利湿热。方用济生肾气丸加减。药用：砂仁 9g、熟地黄 9g、山药 9g、山茱萸 9g、粉丹皮 9g、云茯苓 12g、建泽泻 10g、牛膝 12g、炮附子 4.5g（先煎）、紫油桂 4.5g、金钱草 30g、生薏仁 12g、车前子 12g（包）。水煎服，每天 1 剂。

二诊（12 月 21 日）：上方共服 50 余剂，服至 30 余剂时复查，结石下移1.5cm。腰痛减轻，小便仍黄，溲时尿道有刺激感，脉沉细。腰痛未剧，为肾气渐复之象，复则有力鼓动结石下移。然脉沉而细，肾阳尚属不足，乃于前方增加强肾温阳之品。因小便仍黄，清热利湿之药不减，更加重金钱草为120g，并加鹿角胶9g，巴戟天6g，淫羊藿9g。水煎服，每天1剂。

三诊：1965年1月23日、2月9日两次X线摄片检查，均未见结石存在，然而小便中亦始终未见结石排出，可能为结石分解成细砂排出，故不易被人发现。考其病史，患阳痿2年，张景岳谓"阳痿者，火衰十居七八"，更证实接治之初诊为肾阳虚之不误。顷切其脉，已见有力，结石既去，湿热已除，停服汤药，以丸药缓图治阳痿。桂附地黄丸，早晚各服9g，白开水送下，坚持常服。鹿茸9g，蛤蚧9g，研为细末，临睡时服0.3g，白开水送。

〔按语〕一般治疗泌尿系结石症，都采用八正散、石韦散加减成方，以利湿清热，促进结石排出，很少用金匮肾气丸、桂附地黄丸加味以施治。古籍中虽有所提出，但未见治验之记录。此案根据脉象并结合眼科以温补治目的措施，径用桂、附、巴戟天、淫羊藿等温热之品以温阳强肾，收到结石化解消于无形的疗效。

（选自《岳美中医案集》）

张琪医案

病案一：某男，35岁。于1995年7月24日初诊：2年前体检时，B超发现右肾有1个小结石，直径25mm，因无明显症状未予治疗。1个月前腰痛如针刺，B超示：右肾有结石4~5块，直径2.9~5.6mm，右肾积水。西医治疗无明显疗效，服消石素、溶石素效果不显。现症见：尿意仍频，尿急，自觉双下肢酸软无力，尿黄赤，舌苔白稍腻，舌质紫，脉沉滑。尿化验：红细胞25~30个/HP，白细胞15~20个/HP。辨证属肾阳不足，血络瘀阻。治宜活血化瘀，利尿通淋，温肾助阳。药用：三棱 15g，莪术 15g，桃仁 15g，赤芍 20g，金钱草 30g，海金沙 15g，石韦 15g，皂刺 10g，山甲珠 5g，王不留行 30g，玄明粉 7g（单包冲服），大黄 7g，乌药 15g，益智仁 20g，桂枝 15g，橘核 20g，熟地黄 20g，附子 10g（先煎），威灵仙 15g，甘草 10g。7 剂，水煎服，每天 1 剂。

二诊：服药后自觉腰痛明显减轻，尿路症状明显好转，尿化验红白细胞明显减少，体力增加。病人先后复诊 5 次，以上方加减化裁，共服药 40 余剂，先后排出结石 4 块。B 超示结石消失，但仍有肾积水。病人自觉腰酸，舌质淡苔白，脉沉细。继以温阳通络，清热利湿法化其积水。药用：附子 10g（先煎），桂枝 15g，丹参 20g，三棱 15g，莪术 15g，内金 15g，赤芍 15g，丹皮 15g，石韦 15g，白茅根 30g，薏苡仁 25g，败酱草 30g，金银花 30g，连翘 20g，甘草 15g。水煎服，每天 1 剂。服上方 20 余剂，病人自觉诸症消失，B 超复查肾积水已消失，随访半年再无复发。

病案二：某男，71 岁。于 1996 年 8 月 17 日初诊：病人于 4 天前突然出现肾绞痛，西医诊断为左肾及输尿管中上段结石，伴左肾积水，因年高体虚不适于手术，求治于中医。现症见：腰酸痛，倦怠乏力，排尿时有中断现象。尿化验：白细胞 8 ~ 12 个/HP，红细胞 5 ~ 10 个/HP。舌质淡苔白厚腻，脉沉而无力。B 超示左侧肾盏有结石 1 块，直径为 3.5mm，右侧输尿管中上段有结石 2 块，直径分别为 1.3mm 及 1.4mm。证属肾阳不足，正气虚衰，湿热蕴蓄，血络瘀阻。治宜温肾阳助气化，清热解毒，利湿通络排石。药用：乌药 20g，白芷 15g，三棱 15g，莪术 15g，金钱草 30g，海金沙 20g，内金 15g，车前子 30g（包），瞿麦 20g，萹蓄 20g，桃仁 15g，威灵仙 15g，桂枝 15g，附子 10g（先煎），甘草 15g。水煎服，每天 1 剂。病人服药 70 余剂，结石全部排出，B 超示肾积水消失，病遂痊愈，随访年余，状态稳定无复发。

〔按语〕张氏认为，肾结石多由膀胱湿热久蕴，煎熬水液，日积月累，聚为砂石。砂石阻塞尿路，则排尿艰涩中断。

结石积于膀胱则影响其气化功能，尿出不利，甚则欲出不能，窘迫难受，痛引小腹；结石滞留于肾，则影响肾司二便之职。砂石阻滞，则气血运行不畅而瘀滞，故不通则痛，砂石伤络则出现尿血，若久病耗伤肾中阳气，不能正常运化水液，则水湿停聚，而发为肾积水。石淋初起多为实证，久病伤及正气，或为气虚，或为阴虚，或为肾气不足，而砂石未去，故为虚实夹杂之证。在治疗上张氏常采用消补兼施，寒温并用之方法，故而临床能取良效。特别是肾积水，往往是肾阳虚衰，无力驱邪的表现，故张氏肾积水常用温阳化气之品，这是能够取效之关键。

（选自《中国社区医师》）

乔保钧医案

郭某，男，21岁。1986年7月17日初诊：患者4年来经常腰痛，时轻时重，屡服金匮肾气丸、壮腰健肾丸未根治。6天前，疼痛急剧发作，剧痛难忍，持续1天，经用杜冷丁逐渐缓解，7月16日某医院B超检查：右肾集合系统内有一液性暗区，直径1.3cm，内可见1.0cm×0.9cm的强光回声，其后伴声影，提示右肾结石伴肾盂积水。现症见：腰胀痛，小便频数不利，乏力肢软，大便正常，舌质红苔白，脉沉弦缓，两尺弱甚。证属肾虚气化无力，水湿停聚成石。治宜益气补肾，温阳化气，利水排石。药用：生黄芪30g，附子7g（先煎），山药15g，山茱萸15g，猪苓30g，泽泻13g，萹蓄15g，肉桂3g，海金沙15g，石韦15g，枳壳9g，王不留行9g，滑石15g（包），金钱草60g，黑大豆30g，胡桃肉5个（生吃）。6剂，水煎服，每天1剂。

二诊：上方稍事出入，连进20剂，腰腹疼痛明显减轻，但仍小便不利。上方继进15剂，自述某日排尿时，先觉一阵刺痛，痛不可忍，突然尿量猛增，畅利无比，自觉症状皆失。遂嘱其X线复查。12月22日患者函告：经静脉肾盂造影证实，未见阳性结石。

〔**按语**〕乔氏认为泌尿系统结石属本虚标实之证。标实，在于石阻气机；本虚，在于肾气虚衰，阳不化气，水液代谢失常。因此，对本病的治疗，乔氏一方面应用大剂量清利之品，利尿以排石，治病之标；另一方面，必须适当注意温阳（在清利之品中应酌加适量附子、肉桂等），使命火旺盛，蒸腾有力，水液代谢自可复常。由于肾气充实，气化有力，既可从根本上提高治疗效果，亦可避免久服清利苦寒之品损阳伤正之弊。

（选自《乔保钧医案》）

丁光迪医案

霍某，女，37 岁。1999 年 2 月 23 日初诊：右肾结石，经 B 超、肾盂造影报告，结石已经移至右输尿管上段，阻塞不得下，肾盂积水。现症见：腰痛如折，不能动弹，恶心呕吐，二便不爽。从腰痛开始至今，已经 1 周，并有低热，胃不欲纳，烦不能寐，舌苔黄厚，脉细滑。证属湿积中阻，气化不行。治宜行气化湿，通腑排石。药用：桑寄生 15g，炒川断 15g，萆薢 15g，醋炒延胡 10g，制乳香 10g，赤白芍各 15g，姜川朴 7g，炒枳壳 10g，炒枳实 10g，生大黄 7g，姜半夏 10g，六一散 30g（包）。3 剂，水煎服，2 天服完。嘱煎药分多次频饮，防其痛剧药汁吐出。

二诊（2 月 25 日）：第 1 剂服后大便未排，将生大黄加至 10g。服药后症状大减，发热已退。复查：X 线报告输尿管通畅。原方法继用，中药从前方去半夏、枳实，大黄减半，加陈皮 10g，青皮 10g，藿香 10g。3 剂，水煎服，每天 1 剂。

三诊（2 月 28 日）：据述此次发病与 1992 年 10 月发病一样，并已是第 2 次发生尿路结石病了。现腰部痛尚未全除，腹中仍有胀感，欲得矢气乃宽，大便不爽，但小便通利。苔黄腻未尽化，舌见中腻，脉细滑。昨天又发热，今晨又降，发热似有起伏，参用四逆散意。药用：柴胡 10g，青蒿 10g，藿香 10g，黄芩 10g，赤白芍各 10g，鸡苏散（包）25g，陈青皮各

7g，乌药 10g，炒枳壳 10g，白术 10g，泽泻 10g，谷麦芽各 10g。3 剂，水煎服，每天 1 剂。嘱带药回家服。注意保暖，防感冒。

四诊：从回家以后至 3 月 2 日起，左肾又发病，证候与 2 月 16 日发病时一样，B 超、肾盂造影报告亦与上次相同。腰痛腹胀，大小便不利。经服 2 月 23 日中药方，又排出结石，大小便爽利，后遗留低热起伏，腹胀，至本月 21 日全部平复。

五诊（3 月 22 日）：诸症均平，但后遗左腹股沟淋巴结炎，结块如白果样大，按压有痛感，左脚步履亦似牵掣，不平稳，小便亦似有些刺激不舒，苔薄，脉细。再治肾与膀胱，养阴利尿，廓清余邪，以为善后。药用：桑寄生 15g，独活 10g，炒川断 5g，瞿麦 10g，萹蓄 10g，炒青皮 10g，赤白芍各 15g，当归 10g，贝母 15g，川怀牛膝各 10g，牡蛎 30g（先煎），六一散 25g（包），谷麦芽各 10g。5 剂，水煎服，每天 1 剂，巩固用药。

〔**按语**〕现代治疗结石的方法很多，但是丁氏却采用中医传统的辨证论治，按证下药，循序渐进，步步为营，标本同治。治之初期，治从湿热，但不忘肾虚为本，中期寒热往来，治从清热利湿，和解少阳，最后仍以补肾治本，兼顾标证，得以收全功。

（选自《中国百年百名中医临床家丛书·丁光迪》）

周凤悟医案

病案一：郭某，女，53 岁。1975 年 7 月 24 日初诊：患者于 7 月 19 日下午出现肾绞痛，后拍 X 线片，发现右输尿管下段有 1 枚 0.3cm×0.4cm 结石阴影。尿化验：红细胞（＋＋），白细胞（＋＋），蛋白（＋），上皮细胞（＋＋）。经应用消炎、止痛西药等措施后，效果不显，2 天后肾区持续隐痛，呕吐不止，不能进食。遂用中药治疗。药用：半夏 10g，茯苓 15g，金钱草 30g，车前草 18g，萹蓄 15g，瞿麦 12g，生地黄 12g，竹叶 12g，伏龙肝 30g，柿蒂 6g，生姜 3g。8 剂，水煎服，每天 1 剂。

二诊：服药后，呕吐减轻，能进水少许，但仍腰痛。7 月
30 日出院，继续服用内金胡桃膏一料：蒸胡桃仁 500g（轧
细），炙鸡内金 250g（研细粉），蜂蜜 500g。将蜜熬开，合胡
桃仁、鸡内金二味，搅匀为膏，瓶贮备用。每天 3 次，每次 1
茶匙，服后多饮些温开水。

三诊：服内金胡桃膏至半月，腰痛缓解，胃口大开，饮食
正常。8 月 9 日化验尿：蛋白（±），脓细胞（＋＋），上皮细
胞（＋）。8 月 15 日拍 X 线片示：结石下降至膀胱，位于右下
方。尿化验：蛋白（±），脓细胞（＋），上皮细胞少许。继
服此膏，8 月 17 日突然感尿道有不适感，稍痛，重坠，此时
口渴欲饮，尿量不多，至 8 月 18 日下午 3 点排尿时排下灰黑
色绿豆大之纯圆形结石 1 枚。至此停服膏剂，休养阅月，身体
康复。

病案二：陈某，男，56 岁。1981 年 3 月 26 日初诊：患者
夜间突发腰痛，牵引睾丸，其痛难忍，呕吐黄水，食水难进。
X 线片未发现结石阴影，但仍考虑为尿路结石。用内金胡桃膏
一料：蒸胡桃仁 500g（轧细），炙鸡内金 250g（研细粉），蜂
蜜 500g。将蜜熬开，合胡桃仁、鸡内金二味，搅匀为膏，瓶
贮备用。每天 3 次，每次 1 茶匙，服后多饮些温开水。嘱其每
天接尿观察。

二诊：患者服药 10 天，即排下如高粱大之结石 1 枚。自
此饮食调摄月余，恢复工作。

〔按语〕周氏认为，泌尿系统结石的病机在于肾虚有热。
肾虚有热，非火有余，仍常阴阳不足。故此，周氏治疗常是三
金胡桃汤（金钱草、海金沙、炙鸡内金、生地、玄参、天冬、
石韦、萹蓄、瞿麦、怀牛膝、车前草、滑石、木通、炒胡桃
仁、生甘草）合胡桃膏二方，共奏滋肾清热，渗湿利尿，通
淋化结之效。如此标本兼顾，故而功效显著。

（选自《中国现代名中医医案精华》第一集）

傅宗翰医案

苗某，男，58岁。1981年9月10日初诊：患者今年8月23日突感右下腹疼痛，伴有尿血，当时拟诊为泌尿系统结石，静脉肾盂造影示：右肾及输尿管积水，右肾内见3枚阳性小结石阴影。现症见：常感右侧腰部隐痛，有时牵引少腹不适，小便较黄，无尿频尿痛，口干，舌略红，苔薄黄，脉弦细。尿化验：红细胞0～2个/HP。证属肾阴不充，湿热蕴结成石。治宜通利排石为主，兼以护肾。药用：生地黄12g，女贞子12g，炒黄柏5g，金钱草15g，海金沙10g，白茅根12g，桑寄生10g，杜仲10g，炮山甲10g，地龙6g，丹参10g，甘草梢5g。14剂，水煎服，每天1剂。

二诊（9月24日）：服上方后，腰痛渐缓，右侧少腹偶感不适，口干咽干，小便短黄，大便偏干，原有肾结核病史，新病泌尿系结石，曾出现梗阻症状，苔薄而黄，舌红露底。鉴于病情虚实夹杂，不任一味攻伐，议用滋肾清利，化石利水。药用：猪茯苓各10g，阿胶6g，泽泻10g，生地黄12g，黄柏5g，龟甲12g，金钱草15g，石韦10g，冬葵子10g，荸荠苗12g，生草梢4g。7剂，水煎服，每天1剂。

三诊（10月22日）：迭服中药自觉症状改善，但未见结石排出。周前同位素肾图报告：右侧肾图曲线各段正常，左侧肾图曲线C段延缓，提示：左肾尿路不全梗阻。原法损益续治。原方去荸荠苗，加炒地龙5g，炮山甲5g，玄参10g，继服7剂。

四诊（1982年2月1日）：患者服前方药14剂后仍未见结石排出，遂于1981年11月13日住院，拟行手术治疗，但术前经肾盂造影、肾图等项全面检查结石已不复见，肾盂积水已消失，故予出院。今诊无明显自觉症状，苔薄舌底红，脉弦。遂用滋肾利水法，匡扶肾元，廓清尿路，巩固疗效，防其再发。药用：生地黄10g，阿胶6g，猪茯苓各8g，泽泻6g，地龙5g，龟甲12g，女贞子12g，墨旱莲10g，白茅根12g，怀牛膝10g，丹参10g。1年后门诊随访，一切正常，复摄腹部平片，亦未再见结石阴影。

〔按语〕泌尿系结石，依其主要临床表现，归属"石淋"、"砂淋"范畴，其发病机理主要在于肾和膀胱湿热蕴结，熬煎尿液，使其由浓而浊，日久无形湿热酿成有形砂石，如汤瓶久熬底结白碱然。故本例一诊主以通利排石，借增尿而推动结石下移。但药后出现口咽干燥，舌红露底，脉弦而细，兼之患者病久体弱，乃肾阴不足之象外露，虚实夹杂。若再重用通利，譬犹求渔竭泽，枯涸肾阴，结石愈益固着，遂转以猪苓汤法滋阴利水，增以地黄、龟甲、黄柏加强养阴泄热之力，金钱草、萆薢苗、石韦通利化石，冬葵子、甘草梢甘淡滑利，取"滑以去暑"之意，炮山甲攻坚排石。诸药相配，药后肉眼虽未见结石排出，但自觉症状消失，且经复查原结石影不再复见，遂得治愈。方随法移，乃辨证施治之精华所在，缘木求鱼，殊属不取也。

（选自《中国名中医医案精华》第一集）

张镜人医案

沈某，男，49岁。1981年2月14日初诊：患者有左输尿管结石病史，近来经常腰痛乏力，以左侧为甚。舌苔薄黄，脉细而滑。静脉肾盂造影显示：左输尿管下段结石，左肾积水。尿化验：红细胞（＋）。证属肝肾两虚，气化失司。治宜益肝肾而助气化。药用：炒生地9g，赤芍9g，白芍9g，炒川断15g，桑寄生15g，茯苓皮15g，泽泻15g，制狗脊15g，生白术9g，制首乌9g，香谷芽12g，滋肾通关丸9g（包）。21剂，水煎服，每天1剂。

二诊（3月10日）：左侧腰酸腰痛略减，乏力，苔薄黄，脉细弦。治守上法。上方加萆薢9g，补骨脂9g，菟丝子9g。水煎服，每天1剂。上方药持续服药半年。9月10日肾绞痛发作1次。9月18日左腰部剧痛后排出结石1粒，呈多角形，黄豆大。以后诸症均平，尿检亦正常。

〔**按语**〕尿结石而从益肝肾着手，此增水行舟之意。古人虽云"淋无补法"，此乃指下焦湿热炽盛，小溲涩赤热痛之时。尿结石虽常与石淋混为一谈，但此案患者并无"淋"的表现，仅感腰部酸痛乏力，因此临床不应拘泥，采用扶正以益肝肾，温通以助气化之法，果然取得满意疗效。

（选自《中国百年百名中医临床家丛书·张镜人》）

吕仁和医案

吴某，男，61岁。2001年1月16日初诊：患者在某医院查腹部平片及双肾B超提示：双肾多发性结石。于2000年12月1日行体外碎石治疗，治疗前插双猪尾巴导管，以保持输尿管通畅。经5次治疗，腹部平片及B超提示：双肾结石排出，有3枚豌豆大结石嵌顿于左侧输尿管端，且伴左肾盂积水。现症见：左侧腰、臀、腿胀痛加重，烦躁，尿频，尿急，腹胀，饮食无味，形体肥胖，面色灰暗，舌胖嫩，苔白腻，脉弦滑。证属石湿瘀积，阻滞经络。治宜通经活络，化瘀行气，佐以温利排石。药用：狗脊10g，续断10g，附子10g（先煎），鸡内金10g，葛根10g，生黄芪30g，木瓜30g，牛膝20g，赤芍20g，白芍20g，生鹿角片20g，金钱草20g，丹皮20g，丹参20g，柴胡6g，枳实6g，甘草6g，肉桂3g。7剂，水煎服，每天1剂。同时嘱其精神放松，清淡饮食，以免伤脾；勿做跳跃运动以免加重结石嵌顿；体位宜勤换，最好平卧于床，做敲腿运动（一侧承筋穴或合阳穴顶于另一侧膝盖部做上下敲打各20次，两侧交替进行）。

二诊：上法治疗后，左侧腰、臀、腿胀痛逐渐消失。腹部平片及B超提示：结石阴影消失。偶感腰酸，无尿路刺激症状，舌苔白腻，脉滑数。上方去黄芪、鹿角片、肉桂、附子，加苍术、白术、炒山楂、炒麦芽、巴戟天各10g，继服半月，痊愈。

〔**按语**〕中药治疗泌尿系结石常用利水通淋化石法，但过于通利有时会使结石嵌顿，导致肾盂积水。吕氏认为此类患者大多为石湿瘀积，阻滞经络，故而治在通经活络，化瘀行气，利水排石的同时尚需"温药"反佐，否则水肿不易消退，常加肉桂、附子、生鹿角片。泌尿系结石常用跳跃运动辅助治疗。但由于嵌顿结石部位不同，不合理的运动可致某些病情加重。吕氏用敲腿治法，是根据经络腧穴内属于脏腑，外系肢节，沟通内外，贯穿上下的原理，使与结石嵌顿相关的经络疏通，气血运行畅达。同时调摄饮食，使脾运恢复，机体活力增加，结石易于排出。

（选自《新中医》）

朱进忠医案

黄某，男，53 岁。患者脘腹绞痛，痛彻腰胁、少腹，欲尿不出 3 天。确诊为肾及输尿管结石，左肾盂积水。先用西药治疗不减，后配合中药排石利水及针灸治疗仍不效。现症见：脘腹绞痛，痛彻腰胁少腹，并见发热，舌苔薄白，脉弦紧数。证属寒凝不化。治宜温阳通下。方用大黄附子汤加味。药用：附子 10g（先煎），细辛 4g，枳实 10g，厚朴 10g，大黄 3g。水煎服，每天 1 剂。

二诊：昼夜 16 个小时内连服 2 剂，服药至 4 个小时时，腹痛即止，为巩固疗效，又服用 2 剂。1 月之后，经 X 线、超声波探查，肾盂积水、结石均消失。

〔按语〕某医云：诸家报道云利尿排石为治砂石淋之惟一方法，而老师却反不用之何也？朱氏答曰：本病前医已用过此法而无效，而且表明前医寒热不分，但予通淋，寒凝不化，疼痛更甚。今见脉弦紧数，弦紧数脉者，为寒也，为寒邪凝滞，且其症状与仲景所述"胁下偏痛，发热，其脉紧弦，此寒也，以温药下之，宜大黄附子汤"相符合，故而只可用温药散之，故用大黄附子细辛汤加味而治，且不再用利尿排石之剂治之，因此收效显著。

（选自《中医临证经验与方法》）

杜雨茂医案

杨某，男，41 岁。1993 年 10 月 20 日初诊：患者于春节期间发现患有胆囊结石，经西药对症处理后疼痛缓解，旋即出现腰痛，小便混浊。化验尿：蛋白（＋＋），白细胞（＋），红细胞少许。肾盂造影提示：右肾盂积水，左肾有散在之小结石。应用西药消炎后，症状有所好转，又求治于杜氏。现症见：右胁疼痛，呈阵发性，腰酸困痛，小便混浊，手心微热，舌质淡红，苔薄白，脉弦细，尺部有力。化验尿：蛋白（＋＋），白细胞（＋），红细胞少许。证属少阴热化，少阳湿阻。治宜滋阴益肾，疏利少阳，清热利湿。药用：猪苓 10g，茯苓 15g，泽泻 12g，车前子 12g（包），金钱草 30g，怀牛膝 15g，石韦 15g，川断 12g，狗脊 12g，半枝莲 20g，柴胡 10g，郁金 10g，白芍 12g，元胡 9g。水煎服，每天 1 剂。

二诊（11 月 8 日）：服药至今日，胁痛已基本消失，现仍然觉腰酸困不适，腰痛以尿憋时明显，尿则消失，身困乏力，精神不振，舌淡，边尖红，脉细滑。昨日尿化验：蛋白（＋），白细胞（＋）。现症以肾阴不足，湿热内蕴为主，病情已变，应及时变法，治宜滋阴益肾，佐以利湿清热。药用：生地黄 12g，怀牛膝 12g，山萸肉 9g，茯苓 15g，泽泻 12g，丹皮 10g，石韦 15g，车前子 12g（包），金钱草 30g，狗脊 12g，柴胡 10g，白芍 12g，半枝莲 20g。水煎服，每天 1 剂。

三诊（12 月 13 日）：服上药 34 剂，现腰痛已消失，小便正常，精神明显好转。11 月 23 日化验尿：蛋白阴性，白细胞（＋）。12 月 12 日化验尿：白细胞 0～2 个/HP，红细胞 0～1 个/HP。治宜益气固肾，清利余邪。继以上方去车前子、柴胡，加党参 15g，海金沙 9g，郁金 10g，益母草 30g。水煎服，每天 1 剂。

四诊：2 个多月后复诊，诉服上方 10 剂后诸症消失，肾盂造影提示右肾盂积水显著改善，左肾结石消失，停药后至今，体健如常。

〔按语〕本例患者原为湿热之体，春节期间又恣食肥甘酒水，加重湿热，阻塞气机，引动宿石，发为疼痛。湿热为患，最易生热，灼伤真阴，灼津为石，阻于肝胆，则络塞道闭，经气不畅，发为胁痛；阻塞肾府，发为腰痛，少阴阴虚，虚火妄动，加之湿热内阻，气化不行，故见小便混浊，手心微热。其病机关键在于少阴少阳二经，治初从二者着手，等病情好转，而变为以滋肾为主，因而取得了较好的临床疗效。

（选自《杜雨茂肾病临床经验及实验研究》）

石景亮医案

陈某，女，25 岁。1989 年 10 月 2 日初诊：患者 2 周前突然左侧腰痛如折，且间断发作 3 次，痛时向左侧少腹及会阴部攻窜。在某院进行 B 超报告：左侧肾盂积水并左侧输尿管结石。现症见：面色㿠白，婚后 2 年未孕，月经不调，3 个月或 5 个月 1 次，量少，舌质暗，苔薄黄滑润，脉沉细无力。证属肾阳不足，寒湿瘀阻，气血不通。治宜温肾助阳，化瘀排石。方用魏氏瞿附通阳汤加减。药用：瞿麦 15g，制附子 10g（先煎），石韦 10g，鸡内金 10g，炮姜 10g，白芷 10g，桃仁 10g，郁金 12g，泽兰 30g，牛膝 30g，细辛 3g。6 剂，水煎服，每天 1 剂。

二诊（10 月 9 日）：服药后，尿量增加，绞痛近日未发作，觉腰痛酸困重减轻。守方 6 剂。嘱其药后可做跑跳活动，多次饮开水以助排石。

三诊（10 月 15 日）：腰痛明显减轻，自觉腰部轻松，口渴欲饮，查舌苔薄微黄。上方加天花粉 10g，黄精 10g，以助肾阴，健脾运化。5 剂，水煎服，每天 1 剂。

四诊（11 月 3 日）：上方共服 50 余剂，于今日从尿中排出小米粒砂石数粒，无疾病感，复查 B 超肾盂积水和输尿管结石均消失。拟八珍益母丸合宣坤丹服用，补肾扶正，益气活血。随访至今，腰痛未作。

〔按语〕肾藏元阴元阳，五脏功能活动全赖阳气推动，全身水液代谢更需肾阳蒸化及开合作用。今肾阳受损，阴寒内盛，阳不化气，寒湿凝滞，气血不通，久而湿瘀交阻，积而成石，尿道阻塞，水道不通，则腰痛频作。若苦寒滑利之剂攻伐，则如冰上加霜，使阳气更损，寒湿胶固难化。治疗非大辛大热、辛香攻窜之品，阴寒难解，阳气难复；非滑利通瘀之剂，湿瘀难开，气血难通。若阴霾蔽日，必以阳光驱散之。魏氏瞿附通阳汤化裁后，有大辛大热之附片、炮姜，辛香温燥、透关达窍之白芷、细辛，利尿通瘀之瞿麦、石韦、泽兰、牛膝，故而具有温通散寒、利尿排石之功。因此，临床疗效显著。

（石景亮教授亲增医案）

万文谟医案

康某，男，57 岁。1973 年 3 月 17 日初诊：患者去年 4 月 X 线诊断为左侧输尿管上段结石如黄豆大，尿化验有白细胞、红细胞。初服大量清利之品 60 余剂，未见结石排出，并因结石嵌顿而出现肾盂积水。现症见：腰部胀痛，纳食欠佳，疲乏无力，稍见形寒畏冷，两手欠温，苔薄白根腻中心微黄，脉沉细。证属肾阳不足，寒湿内滞，兼有膀胱湿热未清。治宜温补肾阳为主。方用金匮肾气丸加减。药用：黄芪 30g，熟地黄 15g，山药 15g，枸杞子 15g，淫羊藿 15g，黄柏 8g，肉桂 6g，附片 6g（先煎），小茴香 6g，茯苓 6g，泽泻 6g。水煎服，每天 1 剂。

二诊：上方服用 12 剂，腰腹痛缓解，形寒畏冷明显好转。上方加金钱草 90g，郁金 9g。服用 2 剂，即见结石排出，X 线复查已不见结石阴影。服金匮肾气丸合补中益气丸调理 1 月而康复。

〔按语〕《景岳全书·淋浊》云："治淋之大法，……凡热者宜清，涩者宜利，下陷者宜提升，虚者宜补，阳虚者宜温补命门。"说明淋证初期实证较多，可清可利，病久或苦寒分利太过，则耗伤肾阳，致气化不利，石不得出，水积肾盂，故先温肾益气以恢复气化，继而抓紧时机，于温补之中加用清利排石之品。

（选自《当代名医临证精华·淋证专辑》）

三、虚实夹杂证

刘炳凡医案

病案一：姜某，男，45 岁。患者经常劳累而左侧腰腹隐痛，阵发性加剧 1 年余，不能从事体力劳动。经某医院 X 线检查示：左侧输尿管结石，如豌豆大小，上下两枚。患者拒绝手术，就诊于我院。现症见：自诉左腹部经常疼痛，阵发绞痛牵引腰胯部及膀胱、尿道，痛时拒按，小便淋沥，色暗红，剧痛时，咬牙握拳，辗转不安，十分痛苦，口不渴，舌质淡红，舌边紫青，苔满薄白而润，脉弦牢。证属气滞血瘀，湿热煎熬，络脉阻滞。治宜益气活血，化瘀通络，利石通淋。药用：党参 15g，当归 10g，白芍 10g，五灵脂 10g，蒲黄 10g，金钱草 30g，六一散 12g，火硝 5g（胶囊装吞），桃胶 30g（蒸兑），川楝子 10g，延胡索 10g，八月札 12g，隔山消 12g，摇竹消 5g，鸡内金 8g。水煎服，每天 1 剂。

二诊：服上方 10 剂，夜间小便时，自觉有物连续从尿道排出，痛即缓解。仍原方再进 10 剂，嘱多喝开水，尿血转清，痛止而愈。已恢复劳动 4 年，未见复发。

〔按语〕《儒门事亲·十形三疗》云："热在腑中，下焦为之灼，结成沙石，如汤瓶煎炼日久，熬成汤碱。"此为本病形成之因。本例舌质青紫，腹痛拒按，知有瘀血内阻，热与瘀结。治宜益气活血，消石通淋，结合化瘀通络。方中党参补气，当归、白芍活血养血以解痉挛，五灵脂、蒲黄活血化瘀，六一散、金钱草清热利湿，火硝化石通淋，桃胶之用在于"滑以去着"以减少局部摩擦之痛苦。《本草纲目》记载："桃胶治石淋，用如枣大，夏以冷开水三合，冬以热汤三合和服，日三次，当下石，石尽即止。"验之临床，确有其效。

病案二：何某，女，31 岁。患者体质素虚，患右侧腰腹痛，阵发性绞痛已半年，痛时口渴尿少，肉眼可见血尿，汗出，气短，疲乏无力。经 X 线片检查为右侧输尿管下段结石，如黄豆大。现症见：因剧痛后精神较差，食纳亦少，面色无华，舌质淡红微干，苔薄白，脉弦带数。证属气阴两虚，热郁成石。治宜益气养阴，通络排石。药用：太子参 15g，沙参 12g，玉竹 12g，丹参 12g，黄芪 20g，金钱草 30g，六一散 12g，火硝 3g（胶囊装吞），桃胶 30g（蒸兑），当归 10g，白芍 12g，女贞子 18g，墨旱莲 12g，八月札 12g，鸡内金 8g。水煎服，每天 1 剂。

二诊：连服上方 16 剂，排出多棱形结石 1 粒，如黄豆大，色棕褐。从此痛止，以滋补气阴调理善后，未复发。

〔按语〕本例"输尿管下段结石"，其症见气短，神疲，面白，纳少，均属气血不足，此时应注重益气养血兼顾胃阴，扶助正气，使病去而正不伤。由此可见，必须重视中医学整体观和辨证论治，因人制宜，同时结合使用针对性较强具有特殊治疗作用的药物，方能收到一定的疗效。如张锡纯《医学衷中参西录》云："鸡内金为鸡之脾胃，中有瓦、石、铜、铁皆能消化，本品含有稀盐酸，不但能消脾胃之积，无论脏腑何处有积，鸡内金皆能消之。"内金以生用为佳。

病案三：龙某，女，25 岁。患者劳累后患右侧少腹阵发性绞痛反复发作已年余。某医院摄 X 线片证实为：右输尿管上段结石，有豌豆大小。经中西医结合治疗，结石未下，患者求诊于我院。现症见：面色苍白，痛甚时冷汗淋漓，甚至休克。大便秘结，小便不畅，有坠胀感，小便肉眼可见血尿，舌质红而润，苔薄白，脉沉弦。证属血虚气陷，膀胱受阻。治宜益气养血，通络化石。药用：太子参 15g，沙参 10g，黄芪 20g，桔梗 5g，当归 10g，延胡索 10g，何首乌 15g，肉苁蓉 12g，草决明 12g，金钱草 20g，六一散 12g，火硝 3g（胶囊装吞），桃胶 30g（蒸兑），白蜜 30g（兑服），鸡内金 8g。水煎服，每天 1 剂。

二诊：服上方 7 剂，肾绞痛未发，大便又润通，但小腹仍胀痛，喜热饮。原方加小茴香 5g，肉桂 2g，以促进肾与膀胱气化，继服 14 剂。

三诊：服药中因结石下移而发剧痛 1 次，随即砂石排出，大便正常，尿化验阴性。原方去肉苁蓉、延胡索、白蜜，再进 18 剂，诸症悉除。后经 X 线复查结石阴影消失。

〔按语〕本病右肾输尿管上段结石服初方大便通后，小腹胀痛，喜热喜按，乃因用六一散、金钱草等苦寒、甘寒之品，易方少佐小茴香、肉桂以温阳化气，促进膀胱之气化。金代医家张元素谓："秋冬下部腹痛非桂不能止。"刘河间谓："用寒凉药必须少佐温散以防冰伏。"亦即此意。本例尿血而用肉桂辛甘大热，似难解释，须知血尿是结石的从属症群，据小腹冷痛，用温阳化气协助排石，则血尿自然消失。

病案四：欧阳某，男，11 岁。患者始因感冒高热，继而出现血尿。小便化验：红细胞（＋＋＋），蛋白（＋＋），草酸钙结晶少量。经中西医治疗病虽好转，仍时有反复，经常出现眼睑浮肿，腰部胀痛，排尿疼痛而混浊，经某医院摄片检查，确诊为：肾结石（泥砂样结石）、局灶性肾炎。要求以中药治疗。现症见：面色苍黄，血尿肉眼可见，排尿疼痛，其色混浊，时而中断，腰胀痛，精神疲乏，纳食不香，需辛辣才能进食少量，口干喜冷饮，大便如常，舌淡红，苔薄黄，脉弦小。证属湿热蕴结下焦，膀胱气化失司，久则致阴虚气结。治宜滋阴开结，清热渗湿，化石通淋。药用：太子参 15g，沙参 10g，丹参 10g，金钱草 15g，八月札 12g，蒲黄炭 10g，荆芥炭 3g，女贞子 15g，墨旱莲 10g，郁金 3g，桃胶 20g（蒸兑），琥珀 3g（研末冲服），六一散 10g，火硝 3g（分 6 个胶囊作 3 次吞服），鸡内金 5g。水煎服，每天 1 剂。

二诊：上方连进 10 剂，排出泥砂样结石约 1g，腰痛减轻，肉眼血尿未见，但排尿时仍觉疼痛，胃纳仍差，舌脉如前，苔转薄白。上方加核桃仁 15g，炮穿山甲 3g。水煎服，每天 1 剂。

三诊：仍继续排出泥砂样结石，虽尿时痛止，但经常眼睑浮肿。上方去女贞子、墨旱莲、核桃仁，加薏苡仁 15g，茯苓皮 10g，赤小豆 10g，以利水渗湿。水煎服，每天 1 剂。

四诊：砂石排出渐无，腰痛缓解，小便通畅，口不渴，小便化验及诊察舌脉均属正常，惟体虚神疲，纳差。此系久服清热苦寒之品伤其正气，宜健脾益气，和胃助化。以六君子汤加黄芪 15g，嘱服 14 剂。服系列方后精神转佳，面色红润，饮食增进，浮肿消失，腰痛、小便混浊消失。1 年后随访，未再反复。

〔按语〕肾结石属于中医学砂淋和石淋范畴，其小者如砂，大者如石。《诸病源候论》云："诸淋者，肾虚膀胱热也。"本病初起乃湿热蕴结下焦，膀胱气化不利，肾与膀胱相表里，由于湿热蕴结不化，则小便混浊，久则损肾阴、伤血络，故出现血尿。且《素问·至真要大论》云："诸转反戾，水液混浊，皆属于热。"治宜滋阴开结，清热渗湿，利石通淋。用太子参、沙参、何首乌、女贞子、墨旱莲，滋养气阴，以澄其源；金钱草、六一散，清久蕴之湿热，以洁其流；火硝、琥珀、桃胶，软坚化石以通淋；丹参、蒲黄炭、荆芥炭，活血化瘀而止血。久病正气必伤，终则用六君子汤加黄芪健脾以助化，故能收到邪去正安之效。

病案五：安某，男，40 岁。患者右侧腰部隐痛已 1 年余，常稍劳累及受寒则诱发，呈阵发性绞痛，每至难以忍受，辄用杜冷丁以图缓解一时。曾住某医院检查诊断为：右侧输尿管中段结石。治疗月余无变化，就诊于我院。现症见：自诉口渴引饮，小便黄赤，剧痛时尿检：红细胞（＋＋＋＋）。舌质红，苔薄黄带干，脉弦数。血压偏高，肾区叩击痛明显。证属阴虚有热，而成结石。治宜益气养阴，通络化石。药用：人参 15g，沙参 12g，玄参 12g，黄芪 20g，天花粉 12g，金钱草 30g，六一散 12g，火硝 3g（胶囊装吞），桃胶 30g（蒸兑），鸡内金 7g。水煎服，每天 1 剂。

二诊：服上方 7 剂，尿量增多，排出如绿豆、芝麻大小之白色结石若干枚，疼痛霍然而解。但患者仍感觉排尿有灼热感，伴腰痛，舌淡红，苔薄白，脉弦仍数。上方加海金沙 12g，鸡眼草（人字草）30g，摇竹消 10g。继服 14 剂，灼热除，腰痛亦止。经 3 次 X 线摄片检查，结石未再见。

〔按语〕《诸病源候论》云："石淋者，淋而出石也，肾主水，水结则化为石，故肾客砂石，肾虚为热所乘，热则成淋。"此病例乃阴虚热乘，症见口渴尿赤，舌红苔燥，属气液两虚，在清热利湿的同时，必须兼顾气液，以滋水之化源。火硝"性上升，能解散阴中之郁热"，"能化七十二种石"，本病服药前 X 线显影如花生粒大，而服药后排下石粒仅绿豆、芝麻大，说明方中火硝确有化石之功，足见前人经验之可贵。

病案六：李某，男，44 岁。患者经常劳累熬夜，患发作性左侧腰腹剧痛已 3 年。1976 年元月在长沙市二医院经 X 线摄片检查，诊断为左肾输尿管结石（0.6cm×1.0cm 大小），发作次数逐渐增多。现症见：剧痛时汗出如雨，腰腹部拒按，平时小便短涩，大便干结，舌质淡红，苔薄白，脉弦小。证属阴虚气结。治宜养阴润肠，化气利尿，佐以排石消石。药用：生何首乌 15g，干地黄 12g，白芍 12g，锁阳 12g，金钱草 30g，郁金 5g，肉桂 1g，六一散 15g，阿胶 12g（蒸兑），鸡内金 8g，八月札 12g，摇竹消 5g，火硝 3g（胶囊装吞），桃胶 30g。1 剂煎 3 次，每次煎成 200ml 当茶服。

二诊：服 8 剂自觉尿中有砂粒排出，痛即缓解，坚持原方服至 22 剂，未再发痛。先后 2 次 X 线摄片复查，未见结石阴影。据面色失华，小腹气坠，乃阴虚气陷，更方药用：党参 12g，黄芪 20g，桔梗 6g，当归 10g，白芍 12g，熟地黄 12g，陈皮 5g，荆芥穗 5g，八月札 12g，摇竹消 5g，炙甘草 5g。7 剂痊愈。3 年后因他病就诊，告以结石病未复发。

〔按语〕本例患输尿管结石 3 年，清热利湿之药服之屡矣，病不除而发作反频。据脉证分析，便结尿涩，属阴虚有热，单纯利水排石则更伤其阴，故治宜育阴利尿以增水行舟。

方中用桃胶、火硝，系根据《本草纲目》记载，桃胶治石淋作痛，本品有"滑以去着"作用（如无桃胶可用阿胶代之）。火硝（消石）能化七十二种石，本品有破积软坚作用。再加阿胶、滑石，既育阴利尿，又能增强滑以去着的疗效。金钱草、滑石性寒凉不宜久服，故用六一散，借甘草之缓和，增肉桂以化气。痛证用参芪者以脾虚气陷之故，所谓"见微知著"也。

（选自《中国百年百名中医临床家丛书·刘炳凡》）

俞慎初医案

李某，女，25岁。1977年9月30日初诊：患者排尿时，右腰部刺痛，且痛连右下腰部已2年多。曾经医院行静脉肾盂造影诊断为右肾结石，经治疗多时，也无减轻。近日来腰部剧痛，右下腹拘急疼痛，小便时尿道刺痛，颜面、足背浮肿，口燥，胃脘胀满不舒。舌质绛苔淡白，脉细数。证属湿热蕴结下焦，燔灼煎熬尿液，积聚成石，阻塞水道，而且脾虚气滞，形成斯症。治宜清热利湿，通淋排石为主，佐以健脾理气，消肿止痛。予五金汤合活络蠲痛汤加减。药用：金钱草15g、海金沙15g、鸡内金10g、金铃子10g、郁金5g、丹参6g、赤芍6g、白芍6g、乳香6g、没药6g、黄芪15g、桑寄生15g、带皮茯苓15g、赤小豆15g、油麻蒿15g、怀牛膝9g。水煎服，每天1剂。

二诊（10月6日）：服药5剂后，腰腹疼痛，面足浮肿显著减轻。今右侧腰、腿连及背、肩臂关节均酸痛，牙齿浮痛。舌苔、脉象如前。法当渗湿健脾，强健腰膝，理气止痛。拟予活络蠲痛汤合三妙散加味，并嘱以三金汤代茶饮服。药用：苍术6g、黄柏6g、牛膝6g、白术6g、厚朴5g、陈皮5g、丹参10g、当归6g、乳香5g、没药5g、赤芍10g、白芍10g。水煎服，每天1剂。另用四川大金钱草15g、海金沙15g、鸡内金10g，水煎代茶。

三诊（10月15日）：上述二方药各服5剂后，疼痛大减，惟全身浮肿，胃脘不舒，小溲短赤仍见。舌苔淡白微黄，脉细数。仍拟清热利湿、消肿化结、行气止痛为治，用麻黄连翘赤小豆汤加味，以三金汤代茶。药用：麻黄3g，连翘6g，赤小豆10g，桑白皮10g，地骨皮10g，白芍10g，甘草3g，川楝子10g，郁金6g。水煎服，每天1剂。另：三金汤照前量煎汤代茶服。

四诊（10月22日）：上述二方药各服5剂后，右侧偏身痹痛、腰痛明显好转，但口燥、脘腹胀满未除。舌苔、脉象同前。当以消肿、除胀、保津为主，拟予新方五皮饮，三金汤代茶。

五诊（11月18日）：上方各服5剂，肿胀基本消除，惟食欲不振。舌绛脉细数。拟养胃保津为主。药用：太子参15g，怀山药15g，薏苡仁15g，石斛15g，玉竹10g，赤小豆15g，怀牛膝10g，车前子10g（包），麦门冬15g，元参15g。水煎服。另：三金汤同前量，煎汤代茶，服5剂。

六诊：前后服药25剂，症状显著好转。后按病情酌予施治，并嘱常以三金汤代茶饮服。随访半年，未见复发。

〔按语〕俞氏研究认为，湿热蕴结下焦，煎熬尿液而导致的石淋，临床上以小便短频困难、腰腹疼痛为主症，故皆用经验方利湿通淋之三金汤，或化结止痛之五金汤为主加减。本例患者偏于脾虚湿胜，气滞肿胀，偏身痹痛，故合活络蠲痛汤、麻黄连翘赤小豆汤、五皮饮等加减化裁，以奏清热利湿、化结通淋、理气止痛、消肿除胀之功，后期考虑患者病程较长，恐渗利太过，有伤阴分，而拟养胃保津为治。因此，临床效果显著。

（选自《中国百年百名中医临床家丛书·俞慎初》）

李今庸医案

患者，男，36岁。1971年2月初诊：发病1年余，小便黄，次数多，排尿中断，尿中偶有细砂粒排出，小腹满，口渴，苔薄白，脉数。证属石淋或砂淋。治宜利水排石。方用五苓散加味。药用：炒白术10g，茯苓12g，猪苓10g，海金沙

30g, 泽泻 10g, 桂枝 10g, 金钱草 30g, 滑石 10g, 瞿麦 10g, 车前子 15g（包）。水煎服，每天 1 剂。

二诊：服药 6 剂，砂石出于尿道下端，能见而未出，茎端胀痛难忍，至某医院外科，以镊子夹出四五粒红豆或黄豆大砂石，病遂愈。

〔按语〕《素问·灵兰秘典论》说："三焦者，决渎之官，水道出焉。膀胱者，州都之官，津液藏焉，气化则能出矣。"三焦决渎失职，水道不利，而水蓄结于膀胱，阳气受阻，郁而化热，气化无能，症见小便黄，口渴而脉数。郁热煎熬水中滓质化为砂石，贮之膀胱，小便时膀胱砂石随尿而下，其细小砂粒则随尿排出体外，故尿中偶有细砂粒排出；稍大砂石随尿下至膀胱出口处则堵塞其尿窍，故小便常中断。因每次排尿皆不尽，故见小腹满而小便次数多。治用五苓散加味化气行水以排砂石，加金钱草、海金沙、车前子、滑石利水而排砂石，加瞿麦之利窍，更有助于砂石之排出。服药 6 剂，疗效显著。

（选自《李今庸临床经验辑要》）

梁贻俊医案

谭某，男，30 岁。1993 年 5 月 11 日初诊：右侧下腹部坠胀，疼痛月余，5 月 8 日在某医院行腹部 B 超示：右肾结石并积水，胆囊炎。现症见：右下腹坠胀，疼痛，右胁肋部发紧，伴有针刺样疼痛窜及后背，纳差，排气少，大便干而不畅，舌偏暗，苔薄白腻，脉沉滑细。证属砂石秽浊内停，水停致膀胱气化失宣，水道受阻。治宜温通行气，助膀胱气化，佐以化石疏理气机。药用：茯苓 30g, 桂枝 9g, 白术 15g, 甘草 6g, 泽泻 20g, 猪苓 20g, 柴胡 10g, 丹参 20g, 延胡索 15g, 川楝子 15g, 厚朴 20g, 枳实 20g, 姜黄 15g, 槟榔 20g, 鸡内金 20g, 海金沙 20g。每天 1 剂，水煎服。

二诊：患者服药 4 剂后，右下腹部坠胀疼痛减轻。继服 3 剂腹胀痛消失，大便通畅，右胁部疼痛尚间断发作。服药 12 剂后复查腹部 B 超提示：右肾盂肾盏积水已消失，未见原强光团。方改以疏肝理气，佐以益肾，调其胆囊疾患。

〔**按语**〕该病人出现右下腹部坠胀疼痛，经腹部 B 超示"右肾结石，肾盂肾盏积水"。辨证分析，参考 B 超所见，治以五苓散加化砂石理气之品，使膀胱得以气化，再加三金（鸡内金、金钱草、海金沙）化石，使结石消，水道得以温通，气化则水行，上下结合佐以疏理气机，只服 12 剂药结石排出、积水消失而病除。

（选自《梁贻俊临床经验辑要》）

李玉奇医案

病案一：陈某，男，52 岁。1984 年 4 月初诊：患者经 B 超和 X 线诊断为肾结石，结石大如黄豆粒，位于输尿管上端。病人自诉腰部针刺样痛难以忍受，午后轻微发热，尿短赤黄。现症见：面部轻微浮肿，舌体胖，苔白，脉来弦实有力。证属郁热于肾，结为砂石。治宜通淋利湿，化热疏导。药用：白茅根 25g，桑白皮 20g，海浮石 15g，黄柏 10g，当归 20g，海金沙 20g，萆薢 15g，甘草 15g。12 剂，水煎服，每天 1 剂。

二诊：病人自诉腰痛减轻，排尿较畅通，大便偏溏，胃纳渐进，精神状态比以前乐观。虽脉来稍和缓，仍按前方加味：大黄 5g，瞿麦 25g，灯心草 10g，檀香 10g。连服 12 剂。嘱其第 2 次服药后，再做 X 线检查。

三诊：从 X 线片看到结石下移，结石体积减小。病人自诉：过去的腰部刺痛转为腰酸，腹部下坠感，排尿短数，午后低热渐减。现诊可见：面部浮肿已消，舌苔渐退，脉来弦细。每天 1 剂，水煎服。嘱其连服 12 剂。

四诊：病人自诉腰部已不痛，惟腹胀明显，尿短，余无症状，四诊所见同前。仍按原方加味：生蒲黄 10g，石韦 15g，卷柏 15g，王不留行 15g。每天 1 剂，水煎服。连服 12 剂观察。

五诊：病人自诉尿短，下腹部胀痛明显，口渴，大便偏溏，气虚无力，四肢麻胀，舌质绛少苔，脉来弦细。证属结石下移，肾气受损，当益其气，迫使结石排出。重新调整方药：黄芪40g，党参25g，茯苓20g，桃仁15g，凤眼草20g，沉香10g，王不留行15g，卷柏15g，当归20g，木通10g，甘草20g，红豆蔻15g。每天1剂，水煎服。连服12剂观察。

随访：经过3个月的治疗，经X线检查，肾及输尿管已无结石。患者亦无症状而治愈。

病案二：孙某，男，51岁。患者经X线检查提示有肾结石，位于肾盏部位，结石大如扁豆。曾一度住院治疗，多次用破坚峻下之剂，结石不移，腰痛，午后微热，尿短而赤。现症见：面色灰垢，少华而浮肿，舌苔白腻，脉来细弱。证属气虚血瘀，若一味峻攻，必损肾气。治宜补益中气，以利血行，而兼以达到排石目的。药用：黄芪20g，熟地黄20g，砂仁15g，石决明20g，鸡内金15g，炮山甲10g，路路通10g，王不留行15g，石莲子20g，紫菀15g，石韦20g，鱼脑石10g，冬葵子15g。水煎服，每天1剂，连服20剂为1疗程。

二诊：患者自诉腰痛大减，排尿畅通，经X线提示结石下移，结石体积渐小，四诊如前。按前方加冬瓜仁20g，当归40g，木香10g，甘草20g。每天1剂，水煎服，连服20剂观察。

三诊：患者自诉其在排尿中注意过滤，筛出小如绿豆粒砂石12块，病已治愈。

〔按语〕治本病贵在辨证，虚证以补气为主，化郁次之；实证以化瘀通利为主，兼顾行气；虚实夹杂，输化行气，以逐结石下行，进入膀胱而排出。

（选自《中国百年百名中医临床家丛书·李玉奇》）

吕仁和医案

阮某，男，72岁。1975年7月2日初诊：右上腹绞痛，向右大腿内侧放射，伴小便淋沥刺痛。腹部平片及双肾B超提示：右肾盂输尿管交界处有1.2cm×0.8cm卵圆形结石阴影，伴右肾盂积水。现症见：年老体弱，面色㿠白，形寒肢冷，舌淡暗，苔白，脉沉细。证属气虚血瘀，结石阻滞。治宜益气活血，通淋排石。药用：生黄芪 60g，当归 15g，桃仁 10g，红花 10g，海金沙 10g，鸡内金 10g，金钱草 30g。10 剂，水煎服，每天 1 剂。嘱其配合走路加小跳运动。

二诊：X 线摄片提示：右肾盂结石下移至输尿管末端嵌顿于膀胱入口处。守上方加附子 10g，肉桂 6g，生鹿角片 20g，继服 7 剂。嘱运动疗法为平卧于床，做敲腿运动。治疗 3 天后，自觉下腹胀痛逐渐下移，大腿内侧先痛剧，后缓解，出现尿流中断，排尿困难伴尿痛，经腹部平片及膀胱 B 超提示：结石嵌顿于膀胱出口处，残余尿约 500ml。二诊基础上加行气缓解止痛之品：白芍 30g，甘草 6g，元胡 10g，川楝子 10g。继服 7 剂。嘱前方 4 剂停服，改运动疗法为臀部抬高，敲腿运动。7 月 28 日突然尿频，尿道刺痛，随即排出结石，诸症顿失。经腹部平片及 B 超复查结石阴影消失。

〔按语〕吕氏治疗泌尿系结石，常以通经活络、化瘀行气、利水排石、温阳反佐为组方。但根据病情变化随证化裁用药，并根据结石嵌顿部位不同，变动不同的体位。泌尿系结石嵌顿，做敲腿运动；结石在肾盂部位，做走路加小跳运动；结石在膀胱入口部位，平卧于床，做敲腿运动；结石在膀胱出口部位，臀部抬高，做敲腿运动。根据结石嵌顿部位不同，选用不同姿势的运动疗法，能更好地排石。

(选自《新中医》)

第十三章 肾结核

一、肾阴亏虚证

施今墨医案

徐某，女，30岁。患者血尿已4个月，时发时止，腰酸胀，少腹右侧时痛，小便频，量不多，头晕气短，倦怠无力，饮食睡眠尚可。经第二医院检查，诊断为：右肾结核、膀胱炎。拟手术摘除肾脏。患者不愿手术，要求中医治疗。现症见：舌苔薄白，脉细数。证属肾阴亏虚。因腰为肾之府，腰酸则为肾虚，虚则不固，下渗而为血尿；头晕气短，倦怠无力，均属体力不足之证。治宜滋肾阴，清虚热，利尿，止血。药用：鲜白茅根12g，鲜生地黄12g，川续断10g，川杜仲10g，山茱萸16g，仙鹤草25g，川石韦10g，白蒺藜10g，沙苑子10g，阿胶珠10g，龟甲12g，盐知母6g，盐黄柏6g，车前草10g，旱莲草10g，春砂仁3g，大熟地黄10g，炙甘草5g。水煎服，每天1剂。

二诊：服药甚效，遂连服11剂之多，头晕、气短已好，腰酸减轻，最近1星期小便色淡已无血，少腹疼痛尚未全止。药用：北柴胡5g，杭白芍10g，黑升麻3g，黑芥穗5g，炙黄芪12g，党参20g，当归10g，白术5g，川续断10g，川杜仲10g，春砂仁5g，生熟地黄各10g，川草薢10g，川石韦10g，益智仁5g，阿胶珠10g，山茱萸12g，炙甘草5g。水煎服，每天1剂。

三诊：前方又服10剂，除腰微酸胀及少腹时有疼痛之外，其他尚好，小便无血色已有半个多月，为近4个月以来未有之佳象。处方以前药方加五倍量蜜丸常服，以进行巩固治疗。

〔按语〕本案为肾结核兼有膀胱炎症，先用滋阴清热开拓道路，继用补中益气汤合萆薢分清饮加味治之，前后服 20 余剂，效果良好，而后改丸方常服，以达到巩固疗效的目的。

（选自《施今墨临床经验集》）

汤承祖医案

陈某，男，36 岁。1962 年 1 月 2 日初诊：原患两肺浸润型肺结核，反复咯血，1951 年曾在南通医学院附属医院肺科住院治疗，经用链霉素及其他抗结核药治疗后，病情逐渐稳定出院。1952 年劳累复现咯血，发热，再次在南通医学院附属医院治疗，1 月后咯血停止，继用油浸银杏叶治疗数月，症状消失。1959 年秋出现腰痛，夜间尤甚，尿频，尿急，严重时昼夜排尿达 50 次左右，头眩，乏力，胃纳差，形体消瘦，不能坚持工作。尿检查发现红细胞（＋＋），试用抗结核药治疗数月，疗效不著。1960 年春节腰痛剧增，尿频尿急，尿检查红细胞（＋＋＋），并发现结核杆菌。先后多次肾盂造影摄片，确诊为右肾结核，住入结核病疗养院疗养，服用黄连素片、谷氨酸片，并注射链霉素共 3 个月，病情仍不稳定。同年 10 月去苏州医学院附属医院住院治疗，经膀胱镜检查和肾盂造影摄片，除右肾结核外，发现左肾亦患结核，不能手术，嘱回原地治疗。经人介绍前来就诊。现症见：面色黧黑，消瘦，午后潮热，夜间盗汗，尿频尿急，一昼夜排尿 50 次左右，腰部疼痛，手掌红，失眠，眩晕，精神疲乏，纳差，大便秘结，腹部胀闷，舌质红绛无苔，脉细数无力。证属肾阴亏虚。治宜滋阴益肾为主。药用：生地黄 13g，熟地黄 13g，枸杞子 15g，炒白芍 12g，肉苁蓉 12g，嫩白薇 12g，炙百部 12g，糯稻根 30g，炙鳖甲 30g，粉丹皮 9g，煅人中白 9g。10 剂，水煎服，每天 1 剂。

二诊（1 月 12 日）：用上方 5 剂后，排尿一昼夜减为 30 次左右，潮热、盗汗减轻，睡眠明显好转，精神转佳。服完 10 剂后，尿频尿急、腰酸腹胀、潮热盗汗又有不同程度减轻，胃纳增，大便1~2天1行，干结难解。舌质红绛，舌苔薄，脉细。阴虚征象改善，消化功能渐复，再用膏剂徐图收功。药用：生熟地黄、炒白芍、肉苁蓉、桑椹子、山药各300g，生牡蛎360g，山茱萸150g，五味子75g，糯稻根750g，人中白480g，地骨皮、枸杞子、白薇各240g，炙甘草60g，夜交藤600g，金樱子、阿胶360g（另烊），龟甲胶120g。上药水浸一宿，煎3次，取汁去渣，再入阿胶、龟甲胶，以白蜜2斤炼制收膏。1天3次，每次1匙，开水冲服，约50天服完。另用海狗肾60g，黄狗肾90g，切片微焙后研细粉，1天3次，每次9g，开水送服。

三诊（3月22日）：服上药后，小便次数已接近正常，腰痛大减，潮热盗汗减轻，胃纳与精神均转佳，大便每天1次，已不干燥，舌质正常，苔薄白，脉细尺弱。尿常规检查数次均基本正常。病情逐渐趋佳，用药仍主前方，巩固疗效。原膏方中加陈皮90g，煎服法同前。患者自服完上方后，临床症状完全消失，多次尿检及结核杆菌检查均阴性，眠食、二便均正常，体重增加，重返工作岗位。随访10年未复发，身体健康。

〔按语〕本例患者肾结核，肾虚阴虚明显，药用滋阴益肾法，初诊10剂见小效，二诊、三诊均以药膏为治。服药3月余，临床症状消失，化验检查尿转为阴性。方中地黄、山茱萸、山药、白芍、枸杞、桑椹、五味子、肉苁蓉、阿胶、龟甲胶有养阴益肾之效，对由肾虚引起的小便频数、尿血等奏效尤良。金樱子治肾阴虚所致的遗精、遗尿、白浊、小便频数、妇人带下有良效。白薇功效颇多，方取其治虚热、止血作用。地骨皮能凉血，治虚热，泻肾有效。糯稻根用以敛汗。人中白有降火清瘀之功，对诸窍出血、咽喉口舌生疮和鼻息肉均有效。海狗肾治痼疾，补元阳，黄狗肾补肾壮阳，能在诸滋阴药中补阳益肾。三诊增陈皮一味，主要是防滋阴药碍胃之弊。总之，汤氏认为，中医辨证施治是针对患者临床证候，以着重调整患者机体功能，增强其抗病能力为主，并非仅为抑制结核杆菌。该病例疗效巩固，随访10年余并未复发。由此可见，中医的辨证施治整体观是有其指导意义的。

（选自《中医杂志》）

二、脾肾两虚证

邹云翔医案

叶某，女，27 岁。1965 年 11 月 19 日初诊：患者自幼体弱，1958 年觉腰痛，次年在某医院确诊为肾结核，同年 7 月施行左肾摘除术后，腰痛得已。1965 年 4 月结婚，同年 8 月又觉腰痛，难以转侧，又至某医院检查发现尿有大量结核杆菌（共查 3 次），确诊为右肾结核。使用抗结核药物，疗效不著，不能再施行摘除手术，乃来求治。现症见：面色萎黄，形体消瘦，右侧腰痛，难以转侧，头昏，精神疲乏，终日欲寐，纳谷呆顿，有时微有尿频，经行后期，舌淡苔白，脉象细而少力。患者先天不足，后天失调，肾虚脾弱，是病之本，证属虚劳。治宜益肾健脾，补气养血。药用：炙黄芪 12g，潞党参 9g，炒白芍 9g，洋当归 6g，冬虫夏草 6g，桑寄生 9g，南沙参 9g，云茯苓 9g，小红枣 5 个（切开）。5 剂，水煎服，每天 1 剂。另方：冬虫夏草 9～15g，同栗子入鸡腹内，炖熟后食之。连续服用 1～2 个月。

二诊（11 月 25 日）：服药 5 剂，并食冬虫夏草炖鸡，无不良反应，病情亦未见进退。原方加血肉有情之品紫河车 3g，并加芡实 12g，炙甘草 3g。水煎服，每天 1 剂。

三诊（12 月 2 日）：上方共服 13 剂，称腰痛、乏力、头昏等症状皆有所好转，纳谷亦稍振。治守原方。

四诊（12 月 15 日）：叠投益肾健脾、补气养血之品，颇合病机，纳谷增加，精神较振，小便如常，自觉症状已不甚明显，苔薄，脉细。效不更方，原方以续效。

五诊（12 月 30 日）：患者称 1 周来无明显不适感觉，精神好，饮食及二便、睡眠均佳。去某医院复查尿找结核杆菌 3

次，皆为阴性。原方以巩固治疗。

六诊（1966 年 1 月 8 日）：近来除略感纳谷欠香外，无明显自觉症状。苔色薄白微腻，脉细有力。再拟原方巩固疗效，并拟炒陈皮 3g，炒玉竹 3g，每日 1 剂，泡茶饮之，以化湿醒胃。

七诊：患者服煎剂和冬虫夏草同栗子炖鸡食用，治疗月余，自觉症状消失，尿找结核杆菌阴性。1966 年 3 月 4 日又复查 4 次，并导尿培养 1 次，皆为阴性。1969 年生一子。随访 13 年未见复发。

〔按语〕本例患者，自幼体弱，先后天不足。肾为先天之本，水火之脏，主骨生髓，藏精。脾为后天之本，主运化，输布水谷精微，升精降浊，为生化之源，五脏六腑、四肢百骸皆赖以养。先后天不足，亦即脾肾不足。"邪之所凑，其气必虚"，患者左肾因结核摘除后，调摄不善，劳累过度，右肾复感染结核，且拮抗结核西药，属先后天不足之虚劳。虚则补之，劳者温之。重用甘温补肾益精髓之冬虫夏草为君，以温中补虚佐之。紫河车、炒当归、枸杞子、桑寄生补肾之精血；参、芪、茯苓、芡实、红枣补气以健脾；炙甘草安五脏，调诸药。本方补而不腻，温而不燥，使肾能作强，脾可健运，本病得以痊愈。

（选自《中国现代名中医医案精华》第一集）

三、虚实夹杂证

叶景华医案

患者，女，27 岁。1980 年 1 月 8 日初诊：患者于 1979 年 3 月因肺结核而并发右肾结核，患者拒绝手术，且又未坚持抗结核治疗。化验：红细胞 1.8×10^{12}/L，白细胞 2.6×10^9/L，血沉 65mm/h；血肌酐 229μmol/L，尿素氮 30.3mmol/L，二氧化碳结合力 15.1mmol/L。尿化验：蛋白（＋＋），红细胞 3～

5 个/HP，白细胞 60 ~ 80 个/HP。确诊为：肾结核、膀胱结核、结核性腹膜炎、肺结核、继发性感染、氮质血症、酸中毒。因病情危重，以中西医结合治疗。用抗结核、抗感染及纠正酸中毒等处理，发热稍退，腹部仍胀满疼痛，予胃肠减压及服大黄苏打片后，大便解，矢气多，腹胀减，小便不通。用导尿管导出脓尿，并夹有血块。现症见：泛恶纳少，口干，舌淡红少苔，脉细数无力。证属湿浊内蕴，气阴两亏。治宜益气养阴而清解。药用：太子参 30g，川石斛 10g，天花粉 15g，半枝莲 30g，黄连 3g，制大黄 6g，毛冬青 30g，鹿衔草 30g，枳壳 10g，佛手 6g。水煎服，每天 1 剂。治疗旬日后，发热渐退，一般情况好转，血肌酐降至 150μmol/L，尿素氮降至 17.7mmol/L。

二诊（1 月 18 日）：导尿管拔除后又发热，烦躁，泛恶，小便不能自解，腹胀甚，大便不多，口腔查到霉菌，舌光，脉细数。于是再行导尿，导出小便混浊有腐烂组织。停用抗生素，继续用抗结核药。证属气阴不足，邪毒湿浊蕴阻。治以祛邪为主，通腑清解。药用：生大黄 6g，枳实 10g，槟榔 10g，蒲公英 30g，土茯苓 30g，萆薢 30g，龙葵 30g，黄连 5g，野蔷薇花 10g，广木香 5g，青皮 10g，陈皮 10g。水煎服，每天 1 剂。

三诊：服药后大便量增多，小便导出亦较多，腹胀减轻。上方再加益气养阴之品：太子参 30g，金石斛 10g。水煎服，每天 1 剂。

四诊（1 月 23 日）：腹胀又甚，烦躁，气促，肠蠕动音消失，经胃肠减压未见好转。乃给大黄片 10 片，消胀合剂（木香、砂仁、枳壳、槟榔、陈皮、生谷芽）100ml，从胃管中灌入。另用大黄片 20 片溶于 250ml 温开水中保留灌肠。上述处理后，排矢气 7 ~ 8 次，解大便腥臭稀薄量多，随即腹胀顿减，发热亦渐退，但血中尿素氮又升至 18.5mmol/L。证仍属邪盛正虚，继续给清解通腑、益气养阴之剂。另用皮尾参煎汤代茶。西药改用利福平。

　　五诊（2月4日）：口腔内有溃疡，伴有霉菌，一般情况较差，给予大蒜针剂静滴及支持疗法，中药仍用前法，病情日趋好转。经治疗月余，低热退，纳增，大便通畅，拔除导尿管后小便能自解，尿液变清，无腹胀。复查血肌酐 141μmol/L，尿素氮 11.4mmol/L。病情缓解。于1980年3月5日出院，继续以抗结核治疗和中药扶正调理。至1982年4月29日复查，一般情况良好，寐食均佳，体重增加。

　　〔按语〕本病例由于肾结核未能及时治疗而病变播散，导致多脏器结核病变，并有继发感染，出现肾功能衰竭。病变复杂而危重，经中西医结合抢救而病情缓解。西药以抗结核、抗感染及补液、输血等支持疗法；中药以扶正祛邪，一方面补养气阴，一方面清热解毒，通腑利小便，理气消胀。中西医结合取长补短收到了较好的效果。西医对病治疗，中医辨证投药，两者结合，对某些复杂而危重的病例，往往取得良效。

　　　　　　　　　　　　　　　　（选自《叶景华医技精选》）

第十四章　急性肾功能衰竭

一、浊毒内盛证

徐嵩年医案

王某，男，9岁。患儿2个月前因上唇人中处生一疖肿，伴有发热，经注射青霉素后治愈。但于2周后全身浮肿，日益加剧，并迅速出现肾功能衰竭，收住某人民医院儿科，经会诊，诊断为急进性肾炎，急性肾功能衰竭。入院后曾竭尽全力抢救，包括用潘生丁静脉滴注，利尿合剂，速尿1天总量达560mg，口服强的松，静脉滴注环磷酰胺，另作腹膜透析10余次。经上述治疗，病情还未见改善，邀请会诊。现症见：面色㿠白，精神萎顿，纳食甚少，恶心呕吐，皮肤瘙痒。证属正气已虚，邪毒内扰，脾胃升降失职。治宜温肾解毒，和胃泄浊。药用：紫苏30g，党参15g，黄连4.5g，半夏12g，熟附子9g（先煎），土大黄15g，半枝莲30g，地肤子30g，白鲜皮15g，生绿豆30g，六月雪30g，生姜皮9g。水煎服，每天1剂。另用生晒参4.5g，煎汁代茶。

二诊：上方加减连续服用20余天，症情日趋好转，恶心呕吐已除，皮肤瘙痒已止，复查肾功能一次比一次好转，已拔除腹膜透析管，腹部创口已经愈合，利尿剂也全部停止，并停用环磷酰胺，激素也在逐渐递减，患儿已能下床活动。2个半月后随访，患儿肾功能稳定在正常范围。

〔按语〕徐氏认为，肾功能衰竭阶段，从中医辨证来看，邪实是矛盾的主要方面，只有用解毒祛邪降浊之法，荡涤三焦壅塞之邪气，正气方能升降复常，祛邪为当务之急。但本例患者，西医药多种治疗措施不效，虽然邪实不除，却正气已虚，祛邪同时，兼顾扶正，毒邪祛，正气复，肾功恢复正常，病得以治愈。

（选自《当代名医临证精华·肾炎尿毒症专辑》）

张镜人医案

周某，男，64 岁。1985 年 5 月 6 日初诊：患者高热，泛恶呕吐二旬余，经治热退，但恶心呕吐未止，继而出现颜面浮肿，尿少，每天仍给庆大霉素 24 万单位。嗣后又出现腰酸，肉眼血尿，血沉 42mm/h，B 超提示：前列腺炎。遂来沪治疗。4 月 29 日市某医院拟诊为：肾功能不全，尿毒症。现症见：颜面晦滞，精神萎靡，口气秽臭，呕恶厌食，伴低热咽痛，夜寐不宁，舌苔黄厚而浊腻，质暗，脉形细滑。证属湿浊潴留，邪毒内盛。治宜和脾胃而化湿浊。药用：炒白术 9g，赤芍 9g，白芍各 9g，土茯苓 15g，六月雪 30g，黄连 3g，生甘草 3g，炒陈皮 6g，银柴胡 6g，连翘 9g，蚕砂 9g（包），黑大豆 30g，制半夏 6g，苡仁根 30g，石韦 15g，大蓟根 30g，白花蛇舌草 30g。水煎服，每天 1 剂。

二诊（5 月 13 日）：精神略振，呕恶亦止，但颜面发黄，纳谷呆滞。自诉曾口服透析药，因胃脘胀痛，泛酸难受而停用。5 天来仅进中药。诊脉细滑，察舌黄腻。盖湿遏热伏，气机失调，胆液不循常道，与胃之浊气共并，因而面见黄色。治宜和中化浊，清泄胆热。药用：炒白术 9g，赤白芍各 9g，黄连 3g，土茯苓 15g，六月雪 30g，茵陈蒿 30g，炒黄芩 15g，旋覆花 9g（包），代赭石 15g，制半夏 9g，苡仁根 30g，石韦 15g，大蓟根 30g，蚕砂 9g，黑大豆 30g，半枝莲 15g，白花蛇舌草 30g。30 剂，水煎服，每天 1 剂。

三诊（7 月 1 日）：迭进和中化浊，清泄胆热之剂，面黄已退，低热呕恶均除，纳谷转馨，小便通利，惟觉神疲乏力，舌苔薄腻，脉细。中州得运，淡浊渐化，少阳瘀热亦获得清泄。拟予健脾益肾，兼清湿浊余邪。药用：孩儿参 12g，生白术 9g，山药 9g，香扁豆 9g，女贞子 9g，旱莲草 30g，赤白芍各 9g，苡仁根 30g，石韦 15g，大蓟根 30g，制半夏 6g，蚕砂 9g（包），白花蛇舌草 30g，香谷芽 12g。水煎服，每天 1 剂。

四诊：患者在中药治疗期间曾经医院化验检查 3 次，最后 1 次复查（6 月 26 日）肾功能：肌酐 106μmol/L，尿素氮 5mmol/L。肝功能正常，临床症状亦逐步缓解，而获痊愈。

〔按语〕张氏认为急性肾功能不全其病机多由肾气本虚，复感外邪，湿热交遏互阻，影响脾的升降和肾气的开阖功能，渐致清浊相干，形成上格下关的重症。本例又因湿与热合，侵及中清之府，胆液渗溢，而见黄疸，病情复杂。考虑到脾主升清，胃主降浊，故欲冀清升浊降，必先除其湿热，和其脾胃。湿热除，脾胃和，则升降自调；三焦通利，肾气开阖有序，或可济困扶危于万一。即宗此旨，主用黄连配半夏、陈皮以除湿热；白术配芍药、甘草以和脾胃；更以《温病条辨》宣清导浊汤方意，增入蚕砂一味，以走下焦之浊邪。余药佐使，随证加减，亦无非清热利湿，藉奏协同之功耳。本例患者外感风热，内犯少阴，肾气受损，开阖失常，水湿潴留，邪毒内盛，充斥中焦以致清气不升，浊阴不降，形成关格重症，虽系一过性肾功能损害，此时治疗尤为关键。成则逆转，败则功能趋于恶化而最终肾功能衰竭。此患者病由外感，治疗失宜，内损脾肾，清不升而浊不降，浊邪迷漫而诸证蜂起。治疗从化浊泄浊为主，兼以清热解毒，使症情较快获得转机，转危为安。

（选自《中华名中医治病囊秘·张镜人卷》）

李修五医案

于某，女，46 岁。1976 年 6 月 23 日初诊：患者既往有高血压病史，于 3 月 24 日因发热、呕吐、咯痰带血、腰痛，近半个月来加重而至某医院就诊。体温 38℃，胸透心肺未见异常。给予解热药，发热见退，余症未减。3 月 27 日尿化验：蛋白（＋），红细胞（＋），上皮细胞（＋＋＋）。给予呋喃坦啶、安乃近等药治疗，病情不减。4 月 28 日尿化验：蛋白（＋），白细胞（＋），红细胞（＋）。治疗用药不详，病情日渐加重。6 月 21 日转某医院，当时已呕吐不能进食，低热，神志有时不清，呈半昏迷状态。尿化验：蛋白（＋＋），白细胞（＋），红细胞（＋），颗粒管型 1～2 个/HP。生化检查：非蛋白氮 54mmol/L。诊断为尿毒症。因不能住院而转中医治疗。家属代述：倦怠嗜睡，精神恍惚，形体消瘦，四肢不温，小便 1 日仅 1 次微量，大便 3 日未行。当时患者昏迷卧于车上，不能行动，舌质淡，苔白腻，脉沉细弱。血压 110/70mmHg。此因患者久病，脾肾阳虚，气化功能衰弱，湿浊壅滞中焦，正气不得升降，故呕吐而小便闭，是为危症。急宜扶阳降浊，镇逆止呕。药用：半夏 9g，陈皮 12g，茯苓 15g，藿香 12g，厚朴 9g，竹茹 12g，代赭石 24g，旋覆花 12g（包），附子 15g（先煎），党参 18g，白茅根 30g，大黄 15g（后下）。1 剂，急煎。服法：因患者水食不进而呕吐，在无其他条件服药的情况下，采取陆续少量，频频多次饮之，以防止呕吐，发挥药效。

二诊（6 月 24 日）：按上述方法服药后未呕，患者大便 1 次，尿量增多，神志较清，呕吐减轻，四肢已温，询问患者已能自述，对昨日诊病一事本人模糊不清，口干少津，舌苔黄，脉弦细。证属浊邪未尽，有阴虚症状。药用：半夏 9g，陈皮 12g，茯苓 15g，藿香 12g，佩兰 15g，代赭石 24g，旋覆花 12g（包），厚朴 9g，竹茹 12g，党参 18g，麦冬 18g，北沙参 18g，黄芩 9g。1 剂，水煎服。

三诊（6 月 26 日）：呕吐已止，小便通畅，已能进流质饮食，舌质红，脉细数。证属津伤阴虚症状突出。治宜加重育阴，仍佐清浊邪。药用：北沙参 30g，麦冬 18g，百合 30g，玉竹 24g，竹茹 12g，黄芩 9g，半夏 9g，佩兰 15g，陈皮 12g，茯苓 15g，代赭石 24g，旋覆花 12g（包），枳壳 9g，生姜 4 片，大枣 5 枚。1 剂，水煎服。

四诊（6 月 28 日）：患者精神良好，已下床步行，恶心呕吐已痊愈，能进饮食，食量尚差，体质尚弱，二便正常，舌质红，脉虚数。证属气阴不足，胃尚不和。治宜益气养阴和胃，清除浊邪。药用：党参 15g，茯苓 24g，麦冬 24g，百合 30g，玉竹 24g，北沙参 30g，半夏 9g，陈皮 15g，佩兰 15g，神曲 30g，麦芽 30g，白蔻 9g，生姜 4 片。3 剂，水煎服，每天 1 剂。

五诊（7 月 2 日）：患者身体大有恢复，饮食增加，并能干些家务。上方继服，少有增减，共服 18 剂，患者能上班参加劳动。停药后（7 月 29 日）复查：非蛋白氮正常。患者自服中药后，未服其他任何药至今已将近 10 年，现已退休，身体健康。

〔按语〕中医认为，肾脏疾患长期不愈，脾肾之阳损伤过甚，气化功能衰竭，不能分清泌浊和输化水精，致使清阳不升，浊阴不降，阴阳紊乱，浊气上逆而呕吐，且口中酸臭，浊阴不降而小便闭。此证本虚而标实，脾肾功能衰竭是本，浊邪阻滞是标。此本虚而标实的复杂情况，应从实际出发，不能有本病属于晚期多虚应补的成见，应急则治其标，缓则治其本，或标本同治。本病例镇逆降浊止呕以治标，扶阳益气以治本，随病情的转化而适当加减，因而取得较好效果。

（选自《名医奇方秘术》第一集）

何炎燊医案

袁某，男，7 岁。1996 年 1 月上旬初诊：患者因上感治疗 5 天后，外症解而见浮肿，少尿，病情日重，求何氏诊治。现症见：全身浮肿，面色苍白，疲乏，低热（38℃），神昏谵语，鼻衄，呕逆恶食，便秘，尿赤涩（日 200ml），舌苔黄腻浊，脉弦数。血化验：尿素氮 25mmol/L，二氧化碳结合力 15mmol/L。尿化验：蛋白（＋＋＋），颗粒管型（＋＋）。西医诊断为急进性肾炎，急性肾功能衰竭。中医证属风温邪毒，郁遏三焦，治节不行，水道不通，玄府闭塞。病情危重，予加味神芎导水汤。药用：川芎 10g，大黄 10g，牵牛子 10g，黄连 10g，滑石 30g，白茅根 30g，积雪草 50g，黄芩 15g，苏叶 15g，竹茹 15g，薄荷 5g。水煎服，每天 1 剂。

二诊：服药 1 剂无动静，2 剂泻下秽粪少许，尿量稍多，3 剂得畅下，热退神清，鼻衄、呕恶止，尿量增加（日 350ml），病势得挫，转方用展气通津、泄热祛风之枇杷叶煎加味。药用：枇杷叶 15g，苦杏仁 15g，栀子皮 15g，淡豆豉 10g，通草 10g，茯苓皮 20g，薏苡仁 20g，滑石 20g，崩大碗 30g，白茅根 30g，黄芩 12g。水煎服，每天 1 剂。

三诊：上方加减服用经月，肿消尿畅。化验室检查：尿素氮、二氧化碳结合力均正常。尿化验：蛋白（+）。改用清养肺胃和阴之剂，后用六味地黄加减善后，多次检查小便转阴，至今年余无复发。

〔按语〕急进性肾炎发病急骤，病情发展迅速，常导致急性肾功能衰竭，死亡率高。此例病因外感风温邪毒，化热最速，邪踞肺胃三焦，内迫营血，内闭甚则外脱立至。所幸患儿体质尚可，病程不长，正气未大伤，可用攻逐峻剂，顿挫病势，转危为安。中医治疗肾炎水肿，古有开鬼门（发汗）、洁净府（利尿）、去宛陈莝（攻下）三法，而刘河间之神芎导水丸则是三法并用，施于重症，每收良效。积雪草与苏叶合用，则有降血氮之功。仅服 3 剂，邪从下夺，则溺畅肿消，诸候亦随之而退。然余邪未净，仍留三焦，最易俟机复燃，此刻又不甚攻伐，乃用叶天士枇杷叶煎，肃肺化气，通调三焦水道，使邪无滞留之处。且方药轻清，服之匝月，而无克伐之弊。

（选自《中国百年百名中医临床家丛书·何炎燊》）

梁贻俊医案

芦某，男，40 岁。1976 年 8 月 25 日初诊：患者于 6 天前发热，继则面肢相继水肿，少尿，每天尿量小于 100ml，3 天前收住病房，经用西药多种措施治疗无效，尿量每天仍少于 100ml。血化验：非蛋白氮 50mmol/L。尿化验：蛋白（++++），红细胞 3~4 个/HP，白细胞 1~2 个/HP，颗粒管型（+）。诊断为急进性肾炎，肾功能衰竭。现症见：面部浮肿苍白，皮肤光亮，全身浮肿，呻吟不已，恶心，呕吐，不思饮食，心中不适，腹胀而痛，尿极少，虽用多种西药利尿剂，尿量仍不足100ml/d，大便量少，舌苔少而色白，脉沉而缓。中医证属外感风邪，肺气郁闭，失于宣降；浊阴中阻，清气不升，浊气上逆；下焦水道不通，膀胱气化失常，水湿溢于肌肤发为水肿。治宜：上疏风开肺气，中辛开降浊，下通调水道助膀胱气化。药用：炙麻黄15g，杏仁15g，桔梗10g，甘草10g，半夏15g，陈皮15g，木香15g，官桂10g，茯苓50g，猪苓20g，泽泻20g，防己25g，大腹皮15g。3剂，水煎服，每天1剂。

二诊（8月27日）：服上方2剂，排尿量增加至300ml/d，呕吐止，身肿有所消退，每天能进牛奶150ml，血压150/100mmHg。舌脉同前。继服上药3剂，水煎服，每天1剂。

三诊（8月30日）：患者尿量增多，多于400ml/d，身肿又有消退，整日皮肤有微汗，饮食量增加，精神好转，有时腹痛隐隐。舌苔微白，脉沉缓。上方减猪苓、大腹皮。继服3剂。已于8月29日停用西药利尿剂。

四诊（9月3日）：尿量已多于600ml/d，全身水肿尽消，精神好，饮食佳，已下床活动。舌苔少，脉沉稍缓。复查尿：蛋白（＋＋），红细胞8～10个/HP，白细胞3～4个/HP。上方减杏仁、半夏，加连翘、茅根以凉血解毒。每天1剂。

五诊（9月17日）：共进上方药15剂，水肿退尽，精神好，饮食佳，时感头晕。9月10日、14日2次尿常规正常。舌红少苔，脉弦细。参以脉症示有水去阴伤之象，改以滋阴清血热，少佐宣肺化瘀之品。药用：女贞子20g，旱莲草20g，枸杞子10g，连翘20g，白茅根50g，陈皮15g，山楂20g，杏仁15g，木香15g，夜交藤40g。5剂，水煎服，每天1剂。

随访：患者于9月25日病愈出院。出院后予肾气丸，2次/日，服药1个月，巩固疗效。追踪观察6年，病无复发，正常工作。

〔按语〕该患者发病急骤，病情发展迅速，少尿无尿达7日之久，用多种利尿药均无效。尿蛋白（＋＋＋＋），管型

（＋），高度水肿，迅速发展至肾功能衰竭，西医诊断符合急进性肾炎，预后极差。从中医分析，因外感风寒，上焦风邪郁闭，致肺失宣降，水湿不得下行于肾，肾阳蒸化功能失常，使膀胱气化无能，故尿量极少，浊阴不得外排，水湿内停不得化，溢于肌肤发为水肿。秽浊上泛于胃，中焦壅滞，胃气上逆而呕吐。治以三焦同开法，则奏效迅速，尿量恢复正常，则水肿消退，尿常规正常。为防其复发，嘱其服肾气丸1个月以固其肾气，防其病复，巩固疗效。

（选自《梁贻俊临床经验辑要》）

朱进忠医案

张某，男，2岁。患者高热（39.9℃）不退，尿少尿频，恶心呕吐1个月。确诊为左肾发育不全，右肾囊肿，肾盂肾炎，急性肾功能衰竭。予西药治疗20天后，又配合中药补气养血、活血利尿、清热解毒治疗10天，不但不效，反而加重。现症见：面色青黑，发热，尿少、尿急、尿频，恶心呕吐，腹满胀痛，按之更甚，舌质淡黯，舌苔黄白，脉弦紧滑数。综合脉证，思之：腹满胀痛，按之尤甚，其有积也；面色青黑者，肝肾湿热也；脉弦者，少阳或膜原之有邪也；紧脉者，寒也，积也。综合脉证，正合吴又可达原散证也。治拟宣透膜原法。药用：厚朴3g，草果3g，槟榔3g，黄芩3g，知母3g，苏叶3g，神曲3g，柴胡6g，菖蒲4g。水煎服，每天1剂。

二诊：服药2剂，发热、恶心呕吐等症稍减；继服4剂，体温下降，恶心呕吐消失；再服10剂，尿素氮、二氧化碳结合力、肌酐均恢复正常。

〔按语〕某医云：何用大剂抗生素与中药清热解毒剂而证不减？朱氏答曰：病邪在膜原耳。病既在膜原，又夹湿邪，岂寒凉冰伏所能治，此正犯湿热之禁忌法耳。可在治湿温法中求之。吴又可《温疫论》曾云："温疫初起，先憎寒而后发热，嗣后但热而不憎寒也。初得之二三日，其脉不浮不沉而数，昼夜发热，日晡益甚，头痛身痛，其时邪在伏脊之前，肠胃之后，虽有头痛身痛，此邪热浮越于经，不可认为伤寒表证，辄用麻黄桂枝之类，强发其汗，此邪不在经，汗之徒伤卫气，热亦不减；又不可下，此邪不在里，下之徒伤胃气，其渴愈甚，宜达原饮主之。""按槟榔能消磨，除伏邪，为疏利之药……厚朴破戾气所结，草果辛烈气雄，除伏邪盘踞。三味协力，直达其巢穴，使邪气溃散，速离膜原，是以名为达原散也。"邪入膜原，三焦俱病，斡旋不能，升降不利，反用寒凉，败胃闭邪，病势更甚。而治从宣透膜原之法，病情得以缓解，充分体现了中医博大精深辨证论治的真正内涵。

（选自《中医临证经验与方法》）

石景亮医案

柴某，女，38 岁。2002 年 11 月 24 日初诊：患者于 10 月 25 日在他院确诊为肾综出血热并急性肾衰，并经综合治疗及血液透析等措施，症状无明显改善，后求治于石氏。现症见：神志清，精神差，纳差，乏力，恶心，呕吐，24 小时尿量约 800ml，体温正常，贫血貌，睑唇苍白，爪甲不华，畏寒怯冷，腹部膨隆，腹水征阳性，双肾叩击痛，双下肢水肿，舌质淡，体胖大，苔白腻，脉沉细。血化验：血红蛋白 62g/L；尿素氮 16.6mmol/L，肌酐 799μmol/L。证属湿毒浸淫。治宜宣肺解毒，祛湿降浊，通阳利水。药用：伏龙肝 300g（先煎），荆芥 10g，防风 10g，苏叶 12g，石韦 20g，生地榆 20g，生槐花 15g，生大黄 10g（后下），大腹皮 30g，蒲公英 30g，地肤子 20g，五加皮 20g，海藻 10g，沉香 10g，车前子 30g（包），蝼蛄 10g，蝉蜕 10g，僵蚕 10g。水煎服，每天 1 剂。同时配以益肾降浊汤（制附子 12g，槐花 15g，煅牡蛎 30g，土茯苓 30g，蒲公英 30g，大黄 30g）早晚各 1 次，保留灌肠。

二诊：上方服用 7 剂，水肿消退，腹胀减轻，纳食较佳，每天尿量增至 2000ml。舌质淡，苔白腻，脉沉弱。复查尿常规阴性。肾功能：尿素氮 15.7mmol/L，肌酐 627μmol/L。辨析：小便已通，则邪有出路，然湿邪久羁，脾为湿困，运化乏力，治宜发散余邪，健脾化湿。方用经验方左金苏灵汤加味：苏叶15g，威灵仙15g，黄连6g，吴茱萸2g，荆芥10g，防风10g，槐花15g，丹参20g，生地榆30g，大腹皮15g，炒槟榔10g，豆豉10g，生大黄3g（后下），石韦15g，陈皮10g，白茅根30g，芦根30g。水煎服，每天1剂。

三诊：上方连进5剂，患者略感困倦乏力，余症皆消，每天尿量2500ml以上。复查肾功能：尿素氮7.9mmol/L，肌酐264μmol/L。证属邪去正衰，当以调理脾胃善后。方用六君子汤加味：陈皮12g，半夏30g（先煎1小时），白术10g，茯苓15g，黄连3g，党参15g，黄芩6g，干姜9g，炙甘草6g，生姜3片，大枣6枚。水煎服，每天1剂。

四诊：上方连服10剂后，自觉肢体活动较前有力。复查肾功能：尿素氮7.2mmol/L，肌酐103μmol/L。继上方加减调理半月，病情稳定后痊愈出院。随访1年，病情稳定无复发。

〔**按语**〕患者以肾病综合征出血热致急性肾衰而求医，经治疗后症状缓解，后因合并感染诱发二次肾衰，病情急转直下，常规血液透析及西医治疗收效甚微。其发病急骤，来势迅猛，弥漫三焦，贼害五脏，致上下格拒，闭拒不通，由于邪毒来势凶猛，正气早期严重受损，形成虚实夹杂之候，甚则表现为一派虚象。虽如此，早期仍不宜贸然进补，因外邪不祛，正气难安。石氏认为：本病的治疗，当本着"急则治其标，缓则治其本"的原则，有步骤、分层次地进行。盖疾病早期，外感引发伏邪，邪气充斥内外，当以祛邪为首务，以外散表邪，内祛浊毒，俾内外之邪，齐消自散，以复气机之升降，使清者自升，浊者自降。然脾胃为后天之本，气血生化之源，位居中州而统领四脏，湿邪壅盛，中焦被困，脾胃运化无力，后天乏源，四脏失养，则衰败之象立至，故在疾病后期，调理脾胃、固护胃气尤其重要。在遣方用药时，针对早期邪毒内外交固之势，治以发越郁结，祛浊排毒。方用荆芥、防风、苏叶疏散在表之邪气，复肺之宣降，通水之上源；石韦、大腹皮、生地榆、生大黄通腑降浊，利尿消肿；五加皮、蝼蛄活血通络，配以蝉蜕、僵蚕等以条达气机。诸药相伍，则内外之邪齐消共散，逆乱之气机复以恢复正常。中期，大邪已去，则以左金苏灵汤调理中焦，兼清余邪。方中苏叶、豆豉、槟榔以行气宽中；灵仙、丹参以通经活络；黄连、吴茱萸复胃和降之性；佐以荆芥表散余邪；槐花、地榆、大黄、白茅根内清浊毒，则中焦畅达，不健脾而脾自运。后期，余邪尽去，正气独虚，则以六君子汤善后调理。方中党参甘温益气，健脾和胃；白术苦温健脾燥湿，茯苓甘淡渗湿，参术相合，则健脾祛湿之功更著；陈皮、半夏同用，使补而不滞；炙甘草甘温，伍用生姜、大枣，同起益气和中之用。诸药相伍，共奏益气健脾而收功。如此，层层深入，环环相扣，水到渠成而疗效显著。

（石景亮教授亲增医案）

二、湿热蕴结证

吕承全医案

沙某，男，20 岁。住院号：17153。1983 年 1 月 24 日初诊：患者素嗜辛辣荤腻，16 天前因感风寒，发热恶寒，咽喉肿痛，继发全身水肿，腰胁及腹痛，头痛心烦，尿少不利。某医院诊断为：急性肾炎，尿毒症。经用抗生素及利尿剂等治疗不效。现症见：呕恶不止，心烦腹痛欲死，小便不通，大便已闭结 10 余日，呕血数口，精神萎靡，舌苔垢腻干燥，脉沉滑。化验检查：尿蛋白（＋＋），尿中白细胞 0～2 个/HP，红细胞 0～1 个/HP，上皮细胞 0～1 个/HP；血白细胞 15.0×10^9/L，中性粒细胞 0.83，淋巴细胞 0.14，嗜酸性细胞 0.02；血沉 78mm/h；二氧化碳结合力 15.6mmol/L；尿素氮 24.3mmol/L；胰淀粉酶 16 单位。证属内蕴积热，外感风寒，湿热互结，壅塞三焦，气化受阻。治宜通腑泻浊，清热利湿。方用解毒承气汤加味。药用：大黄 15g，槐花 30g，金银花 30g，蒲公英 30g，黄柏 10g，牡丹皮 10g，厚朴 10g，茯苓 30g，泽泻 15g，败酱草 30g，白芍 30g，滑石 30g，竹茹 6g。水煎服，每天 1 剂。

二诊（1 月 29 日）：服上方 2 剂，呕吐略减，能转矢气，大便仍未通。此属病重药轻。上方去白芍、厚朴、泽泻，加芒硝 10g，冲入。1 剂解下燥屎，腹痛呕吐缓解，但仍恶心。上方加砂仁 10g，继服 2 剂。大便每天 3～4 次，小便亦通利，腹胀减轻，能进饮食，精神渐安，舌质红，苔薄润，脉沉细有力。证属邪退正虚，治宜健脾和胃，清热利湿。药用：黄连 5g，黄柏 10g，大黄炭 10g，厚朴 10g，泽泻 15g，玉米须 30g，白术 10g，砂仁 10g，茯苓 30g，车前子 30g（包），山药 30g，陈皮 10g，甘草 10g。3 剂，水煎服，每天 1 剂。

三诊（2 月 1 日）：上方服后，饮食恢复，二便正常，诸证消失。尿常规：蛋白微量，红细胞少量。血化验：白细胞 $6.0 \times 10^9/L$，中性粒细胞 0.73，淋巴细胞 0.25，嗜酸性细胞 0.02；二氧化碳结合力 23mmol/L；尿素氮 4.1mmol/L。再拟健脾补肾之剂以善后。药用：生熟地黄各 20g，茯苓 30g，山药 30g，白术 10g，陈皮 10g，厚朴 10g，砂仁 10g，黄柏 10g，大黄炭 10g，甘草 10g，竹茹 6g。12 剂，水煎服，每天 1 剂。

四诊（2 月 12 日）：复查各项化验指标全部正常，病愈出院，于 10 月追访，患者已上班工作。

〔按语〕吕氏认为，急性肾功能衰竭其实者多属湿浊犯胃，升降失调，扰乱气机，阴阳失衡，三焦不得气化，湿浊内聚所致。若起病不久，正气尚不太虚，病势甚急时，不要失去时机，必须峻剂攻泻，始可挫其病势，阴霾消散，阳气自舒，则关格自除。其治常用通腑泻浊，清热利湿之法，应用经验方解毒承气汤，并随证加减，临证多有良效。

（选自《当代名老中医临证荟萃（一）》）

廖浚泉医案

郭某，男，14 岁。1964 年 8 月 13 日初诊：患者发热伴尿少、腰痛、颜面四肢水肿，经检查诊断为急性肾炎合并尿毒症。入院后应用抗生素、利尿、降压等方法治疗18天，病情无改善，故请中医会诊。现症见：壮热20余日，体温持续在38.5℃～39℃，颜面四肢俱肿，皮色光亮，腰痛，小便短少，色如酱汁，喘息鼻衄，泛恶呕吐，不思饮食，全身皮肤现红色疹点，瘙痒不休，大便秘结数日，舌苔白腻微黄，脉浮数有力近弦。证系风水夹热，三焦气道闭塞，决渎无权，湿浊阻滞，蕴于膀胱，郁久化热，病势危笃。治宜通调水道，清宣肺气，宽中化湿，利尿解毒。方用麻杏石甘汤加味。药用：麻黄3g，生石膏12g，半夏10g，厚朴6g，葶苈子6g，连翘10g，杏仁6g，薏苡仁24g，赤小豆12g，甘草1.5g，生姜3片，大枣3枚。水煎服，每天1剂。

二诊：服上方药2剂后，发热略减，微汗出，鼻衄，皮肤现红色疹点，此乃湿热郁火，木火上炎，邪气外达，阳络受伤。仍宗前法酌加平肝和降火之品。水煎服，每天1剂。

三诊：服上方药2剂后，鼻衄止，皮肤疹点消退，余症依旧。舌淡红苔黄腻，脉滑数。治用疏凿饮子加减。药用：羌活6g，秦艽6g，大腹皮6g，槟榔6g，茯苓皮12g，川椒目3g，木通10g，泽泻10g，商陆10g，赤小豆10g。水煎服，每天1剂。

四诊：服上方药2剂后，精神转佳，饮食增进，小便1日达1250ml，浮肿稍减。再以清热利湿，疏通水道之剂。药用：生石膏15g，知母10g，苡仁25g，益元散10g，黄芩6g，茵陈6g，地骨皮12g，桑皮10g，大腹皮10g，侧柏叶10g，连翘20g，厚朴6g，藕节4g，竹茹10g。水煎服，每天1剂。

五诊：随症加减服药5剂，下肢浮肿减轻，小便增多，尿色转红褐；尚潮热头痛，烦躁神疲，口干鼻衄，食少便秘，腹胀腰痛。舌苔薄白腻，脉弦数。治用育阴清化法。药用：青蒿10g，鳖甲15g，白薇5g，丹皮6g，生地黄15g，白茅根15g，薏苡仁24g，知母10g，秦艽10g，桑皮10g，大腹皮10g，竹茹1团。水煎服，每天1剂。

六诊：经用清宣利湿、育阴解毒诸法，水肿消去大半，小便通畅，呕吐腹胀腰痛均止，饮食增加。惟体温波动，头目眩晕，左耳痛，烦躁不安，口唇赤，咳嗽无痰，舌质红，脉弦细而数。血压 150/100mmHg。此余热不尽，营阴耗伤，虚阳上越，相火灼金。治宜育阴潜阳，滋水降火，佐渗利之剂。以黄连阿胶汤加味。

七诊：服上方药 2 剂后，继以益气养阴，清热利湿之品化裁，连进 10 余剂，诸恙大有好转，水肿十去八九，尚心慌气短，神倦消瘦，颜面潮红，肌肤不荣，大便秘。舌淡红，脉细数无力。久热不退，正气受伤，营血亏耗，阴不敛阳。治宜滋阴养血，益气和营为治。方以炙甘草汤化裁。

八诊：上方药服 2 剂后发热即平。再进药 2 剂，心慌烦躁诸症若失，神气好转，水肿全消。惟手足颤抖不能自主，头晕昏眩，口干唇红。舌淡红，脉细弦。继以滋肾养肝，益气健脾兼除湿之剂作善后调治。方用杞菊地黄汤、异功散加减，常用药物如女贞子、夏枯草、钩藤、黑芝麻、阿胶、龟甲、麦冬、莲子等。

九诊：调理 20 余日，诸症均愈。小便清长，肉眼未见血尿。尿化验：蛋白（＋），红细胞少许，白细胞（＋）。血压正常，未见浮肿复发，于 10 月 17 日出院。后门诊追踪观察 8 月余，一切良好。

〔按语〕此例病情复杂，病势较急，其辨证施治可分三个阶段。初期：表邪未解，水湿内蕴化热，水肿壅盛，以祛邪治标为主，采用开鬼门、洁净府兼清里热等法。方中麻黄、杏仁、苏叶等品，除能解表散邪外，且有疏宣开肺之效，此即属癃闭治法，取上窍得通、下窍始能开泄之意，故尿闭得以解除。中期：肿势渐退，但正气耗伤，出现阴虚阳亢、水不制火诸症，经施用育阴潜阳、滋阴降火，佐以渗利等标本兼顾之剂，取效甚捷。末期：水肿全部消除，而正气尚未恢复，临床表现为气阴两虚、肝木失调征象，以扶正治本为主，而用益气养阴、培补肝肾之剂调治而愈。由此可见，中医中药对本病的治疗确有效果。

关于商陆的运用：在肿症初期邪实胃气不衰的情况下可用，若邪实正虚用商陆，必须配用扶正健脾和胃之品。

（选自《中国现代名中医医案精华》第三集）

李今垣医案

赵某，男，54 岁。住院号：742376。1977 年 9 月 24 日初诊：患者既往有高血压病史 6～7 年，平素血压 160/100mmHg。患者于 8 月 17 日又患左眼痛伴视物不清。患者 9 月 6 日感冒，服用抗感冒药后，病情加重，9 月 11 日患者乏力显著，食欲不振，恶心呕吐，多汗，腰痛不能转侧，面部浮肿，尿少，请骨科会诊未见明显外科病情。9 月 12 日检查，双眼睑浮肿，尿蛋白（＋＋），红细胞（＋＋），有破碎管型。曾经对症治疗后病情恶化，会诊确诊为急性肾功能衰竭、多尿期，并发尿毒症。现症见：患者形体壮实，恶心呕吐，纳呆痞满，日餐不足 2 两，神识朦胧，舌红，苔黄白而厚且滑数，脉滑略数，尺小，右脉大于左脉。证属虚中夹实，先邪实而后正虚。故治宜苦辛通降为主。药用：半夏 10g，黄连 10g，瓜蒌 15g，竹茹 10g，丹皮 10g，枳壳 10g，莲须 10g。浓煎 150ml，早晚 2 次，连服 3 天。并用大黄 30g，槐实 30g，生牡蛎 30g，水煎保留灌肠，每天 1～2 次。

二诊（9 月 26 日）：服用中药已 3 天，恶心呕吐已止，嗜睡及朦胧状态消失，食欲增加，尿量减少，每日 2500ml 以下，尿比重 1.008～1.013。血压 120/80mmHg。咽不红，皮肤红疹已消退。舌苔黄厚腻明显减退，舌红也变浅，脉象如前，显示中焦较佳。化验血：非蛋白氮 67mmol/L，肌酐 548μmol/L，二氧化碳结合力 24mmol/L。治疗：中药原方加西洋参 3g，益智仁 10g。水煎服，每天 1 剂。灌肠药不变，继续应用。

三诊（10 月 17 日）：除腰部略痛外，已无任何不适。尿化验：尿糖（＋）；白细胞 1～2 个/HP，红细胞 0～2 个/HP，透明管型偶见，上皮细胞 1～3 个/HP。血糖、非蛋白氮、肌酐均示正常。舌苔转正常，脉象转六部相平。尿量日 2000ml

以内。实邪消退，转用扶正法。药用：山药30g，山萸肉15g，枸杞子10g，丹皮10g，沙苑子15g，川断10g，狗脊12g，鹿鞭粉15g（冲），西洋参10g，砂仁9g。水煎服，每天1剂，早晚各1次。停用保留灌肠。同时加灸关元、足三里、肾俞、涌泉日1次，连用1周。至1978年1月20日，症状、化验均恢复正常而出院。近日追访，患者3年前离休，体健如往。

〔按语〕急性肾功能衰竭每与中医肾虚证近似，常用补剂。本例患者病邪显在中上二焦，说明表邪内陷，湿热互结，脾失健运，肺失制节而通调不利，膀胱气化无权，湿热蒸腾，所以窍闭神昏，不能以"多尿为虚"为惯例观，当脉症合参。然其衰也，其虚也，有因邪实而虚者，有因心衰而虚者，该患者是属前者。因其属湿热阻遏，故采用清化法，苦降辛开，清升浊降，上下通达而愈。其中之妙在于坚持中医辨证施治的原则，非俗可比。明代医家喻嘉言强调辨证，反对"通套"或"格套"是极高明的。

（选自《名医奇方秘术》第一集）

何炎燊医案

病案一：邓某，男，15岁。1987年1月17日初诊：患者10天前因小腿碰伤而继发感染，后出现颜面浮肿，四肢远端肿胀，恶寒发热，经门诊治疗未效。血化验：白细胞12×10^9/L；尿素氮18.5mmol/L，二氧化碳结合力16mmol/L。西医诊断为急进性肾炎合并急性肾功能衰竭。因呕吐神烦，中医应用宣肺行水、清热解毒大剂治疗4天，浮肿消退，小便反转深黄带赤，神烦，心悸，纳呆，呕逆。23日晨突然眩晕跌仆，昏不知人，汗出。心电图显示：频发性室性早搏。经救治苏醒后，请何氏诊治。现症见：血尿如注，色纯红赤，溺时无痛感，舌质干红不华，苔薄黄而燥，脉结代缓大空豁。尿化验：蛋白（＋＋＋），红细胞（＋＋＋），白细胞（＋）；尿素氮20mmol/L。证属阳邪内陷，迫血妄行，心阴耗损。治宜益气养阴为主。方用大补阴丸、人参固本丸加减。药用：龟甲

25g，生地黄 30g，知母 15g，黄柏 15g，洋参 15g，麦冬 15g，天冬 15g，黄芪 20g，甘草 5g，旱莲草 20g，白茅根 30g，金银花炭 10g。水煎服，每天 1 剂。

二诊（1 月 24 日）：精神稍振，血尿如前。方中加阿胶 15g。水煎服，每天 1 剂。

三诊（1 月 26 日）：前方已服 3 剂，眩晕已止，脉结代亦渐减，溺红稍淡，转混浊，口秽，腹满，心烦，4 日未解大便。正气稍振，改用滋阴泻火通腑。药用：西洋参 15g，元参 25g，生地黄 30g，麦冬 15g，大黄 12g，滑石 25g，白茅根 30g，蒲黄 10g，栀子 13g，琥珀 10g，甘草 5g，露兜勒根 30g。水煎服，每天 1 剂。另用鲜崩大碗 500g 捣汁和服。

四诊：上方连进 3 剂，每日解坚粪数枚，第 3 日开始解溏粪，烦热大减，能进食，小便量亦增，脉之结代仍见于清晨时，尿素氮降至 14mmol/L。尿检：蛋白（＋＋），红细胞（＋＋＋），血红蛋白尿阴性。此时湿热之邪渐解，心肾之阴仍亏，再拟六味地黄合复脉法，以治其本。药用：西洋参 10g，阿胶 20g，麦冬 15g，白芍 25g，炙甘草 5g，生地黄 30g，怀山药 20g，茯苓 20g，山萸肉 15g，丹皮 15g，泽泻 25g，女贞子 20g，旱莲草 20g。水煎服，每天 1 剂。

五诊：此后悉本此法加减，治之匝月，诸恙悉蠲。3 月 3 日出院，出院时检查肾功能及二氧化碳结合力均正常，血常规化验正常，尿化验阴性。出院后常来门诊检查，健康良好。

〔按语〕此病例血尿素氮升高，血尿如注，眩晕失神，脉结代，心动悸，显示心肾功能皆受损害，而病能速愈者，关键在于权衡邪正消长之机。在湿热邪甚鸱张之际，猝然晕厥，血尿，脉结代，故急急益气、强心、育阴潜阳以止血，无暇顾及湿热。《伤寒论》177 条云："伤寒，脉结代，心动悸，炙甘草汤主之。"既曰"伤寒"，是知尚有邪气未解也，而脉结代，心动悸，则都城震撼，虽有邪气，而攻取之法亦无所施，先待里虚渐复，方可攻邪。何氏遵仲景之法，故先用参、芪、龟、地以匡其正，次用大黄、滑石、栀子、崩大碗以攻其邪，又于扶正剂中佐以凉血清火，祛邪方内，辅以益气养阴，此临证变化之妙也。

病案二：杨某，男，8岁。1976年9月11日初诊：患儿患肾炎水肿1年余，且8月底感受外邪，发热后浮肿加剧，中西药治疗无效。以急诊入院，诊断为慢性肾炎急性发作。经中西药物又治疗1天，仍然尿少。现症见：呕吐频频，呕出咖啡色带有血液物，并有鼻衄，神迷昏睡，腹胀有转移性浊音，舌质暗红，苔黄腻，脉沉弦。血压140/90mmHg。血化验：白细胞12×10^9/L，血红蛋白75g/L；非蛋白氮70mmol/L，二氧化碳结合力13mmol/L。尿化验：蛋白（＋＋＋），红细胞（＋），白细胞（＋＋），颗粒管型（＋＋）。诊断为尿毒症，病情危重。证属水湿内渍日久，加以风邪闭肺，气化失司，三焦隧道不通，水邪停潴日甚，郁而化火，横逆莫制，内迫营血。治宜攻逐实邪，方用神芎导水丸加减。药用：大黄12g，黑丑9g，黄芩9g，黄连9g，薄荷4.5g，滑石60g，白茅根30g，旱莲草24g，竹茹15g。水煎服，每天1剂。另用鲜崩大碗500g捣汁，频灌以加强清热解毒效果。

二诊：黎明前泻下黄秽大便约150ml，排小便250ml，呕吐止仍有鼻衄。12日继用前方1天，大便泻3次，约600ml，排小便约1000ml，吐衄止，神志渐清，知饥能食。乃去大黄、黑丑，重用白茅根至60g，加蝉蜕、冬瓜皮、萆薢等。水煎服，每天1剂。

三诊（11月15日）：化验非蛋白氮为30mmol/L，二氧化碳结合力21mmol/L。尿毒症已控制，调理5个月，小便连续5次化验阴性。1977年已上学，至今健康良好。

〔按语〕此病例病势虽急，幸而病程不长，并非肾衰晚期，故愈病迅速，且远期效果亦佳。尿毒症病机极为复杂，且非一经为病，而是几个脏腑受累，难以机械分型，只有精细辨证，"谨守病机，各司其属，有者求之，无者求之，盛者责之，虚者责之"，因人因证，灵活施治，才能提高疗效。

（选自《中国百年百名中医临床家丛书·何炎燊》）

朱进忠医案

何某，女，15 岁。患者 6 天前在长途拉练的过程中突患感冒，医予 APC 2 片进行治疗，当夜感冒症状不但没有减轻，反而更重，并出现浮肿尿少，医者未予注意，复与 APC 2 片、长效磺胺 2 片进行治疗，10 分钟后，病情更加严重，高热持续不退，时时少量鼻衄，全身紫斑片片出现，高度浮肿。急转县医院进行治疗，诊断为急性肾炎。予青霉素、中药清热解毒利尿剂等治疗 2 天后，不但浮肿更加严重，而且出现大片大片的紫斑，鼻衄齿衄，吐血咳血，尿血便血，时时烦躁不安，时或神昏谵语，恶心呕吐。再次转院治疗，诊为急性肾功能衰竭、心包炎。西医除予纠正水电解质紊乱和酸碱平衡失调、控制感染、对症处理外，并采用中医清热解毒利水消肿等中药治疗 3 天，仍然无明显效果。现症见：吐血、咳血、鼻衄、齿衄、便血、尿血、耳衄、崩漏，高度水肿，尿少尿闭，全身见大片大片的紫斑，烦躁不安，身热如炭，舌质红绛，脉滑数。辨证分析：此病虽非温病所致，然其证系热毒入于营血，故宜清营凉血治之。又思斑色紫点大者胃中热也，非单以清营凉血所能治，宜于清营凉血方中加清泻胃火之品。方用犀角地黄汤加味。药用：犀角 10g（现已禁用，常用水牛角代替），生地黄 30g，白芍 10g，丹皮 10g，大黄 6g，白茅根 30g，茜草 10g，小蓟炭 10g。水煎服，每天 1 剂。

二诊：服药 1 剂，衄血、吐血、便血、身热、神烦俱稍减，体温由 40.2℃降至 38.9℃，且小便微出。继服 1 剂，吐衄、便血大减，身热、烦躁亦减，体温降至 38.5℃，小便增多。再服上药 4 剂，吐衄俱止，尿量增加，饮食可进，病情缓解。

〔按语〕某医云：既见尿闭、呕吐何不利尿？朱氏答曰：辨证论治的一个核心问题是辨复杂问题中的主要问题，即在目前起主导作用的问题。前医不效的关键环节，就在于热入血分，反治气分，胶于西医病名，不知随证论治，故而其病日重。本病从脉、舌来看，热入营血和热在阳明是主要的问题，所以首先采用凉血活血、泻胃通腑的方法进行治疗，因此，能迅速使病情缓解。

（选自《中医临证经验与方法》）

三、阴虚邪壅证

邹云翔医案

王某，男，32岁。1958年10月12日初诊：患者于10月6日起发热39℃，头痛，全身酸痛，食欲不振，白细胞正常，某医院急诊室予服复方阿司匹林，体温不退，上升至40℃，并有轻度咳嗽，呕吐1次，全身症状加重，于10月10日住入某医院。入院后予输液、肌注青霉素等。翌日晨，体温退至36.7℃，此间呕吐8次之多，每次量为150～200ml，全为咖啡色，无小便，无尿意，膀胱不膨胀，注射部位及背部、腋下均出现出血点（10余年来，曾皮下出现紫斑和鼻出血多次）。血压不高，血尿素氮14.3mmol/L。10月12日上午8时导尿，得黄色尿液75ml，查得尿蛋白（＋＋＋＋），有红细胞、白细胞及颗粒管型。血尿素氮39mmol/L，二氧化碳结合力18mmol/L。体温上升至38.5℃，再次导尿仅得1.5ml。至此尿毒症现象已经十分显著，乃请中医会诊。现症见：面赤，口渴，小溲涓滴不通，舌尖红，中灰，诊脉右部数大，左手较细。证属升降气机窒塞，热毒内盛，肺胃阴虚。治宜镇逆清热，和养肺胃之阴。药用：白蒺藜9g，香青蒿12g，姜竹茹9g，紫苏0.9g，黄连0.9g，麦门冬12g，黑玄参9g，橘红、橘络各9g，制半夏6g，西洋参2.4g，海蛤粉9g，天花粉15g，鲜芦根3尺（去节），鲜藕5片（打）。水煎服，每天1剂。

二诊（10月13日）：服上方1剂，导尿得95ml，尿检仍有蛋白（＋＋＋＋），红细胞（＋＋＋＋）。眼睑浮肿甚著，鼻唇沟为之消失，一度意识朦胧。辨析：肺主气，肾主水，肺气不宣，肾气衰竭，通调必失其常，患者平日劳累过甚，既伤其气，又损其肾，肺肾之气内戕，猝然无尿，不为无因。今因小溲不通，水毒凌心犯胃，呕逆不适，神识似有昏糊之象。体发红紫瘀点，此毒逢内达外之兆。舌质红绛，肺胃之阴亦耗。故欲止其吐，当先和其胃，欲和其胃，必须降逆，待清升浊降，吐止尿通，方有生机，否则难许方治。方拟开泄肺气，清养胃阴，佐以芳香淡渗，俾上窍开，下窍或可启乎。药用：西洋参 12g，麦门冬 9g，甘草梢 6g，白桔梗 3g，枇杷叶 4 片（包），冬瓜子皮各 30g，石菖蒲 3g（后下），泽泻 9g，姜竹茹 6g，黄连 1.2g，车前子 30g（包），滑石 18g，川通草 1.5g。水煎服，每天 1 剂。另用蟋蟀干 3 只，血竭 3g，真麝香 0.09g，研末吞服。

三诊（10 月 14 日）：服上方后，意识较清楚，颜面浮肿消退，有尿意但仍难排出，导尿得 170ml。昨日下午起，腹痛，下腹部肌肉紧张，无压痛及反跳痛，无移动性浊音，白细胞 $16.65 \times 10^9/L$，中性 0.85，血非蛋白氮 96mmol/L，二氧化碳结合力 14.4mmol/L。昨天用开肺气，养胃阴，佐以渗利之法，药入仍稍呕逆，小溲仍未自解，呕吐时甚至有痰血之块，舌干绛，苔罩黄灰，唇色干裂，显属水毒化热，凌心犯胃，肺胃津液日渐干涸之象。脉来软弱，神识尚未清醒，昏糊欲脱。病情险恶，殊难挽救，姑再宣肺气，养胃阴，以冀肺气得以下降，肾气亦通利之机，未知能否暂时获效。药用：西洋参 12g，麦门冬 9g，鲜石斛 18g，黄连 1.5g，姜竹茹 6g，枇杷叶 4 片（包），鲜芦根 60g（去节），石菖蒲 3g（后下），郁金 6g，知母 6g，泽泻 9g，车前子 12g（包）。水煎服，每天 1 剂。

四诊（10 月 28 日）：服上方后翌日，有尿 532ml，黄红色，比重 1.012，蛋白（＋＋＋＋），红细胞满视野，白细胞 0 ~ 2 个/HP，管型未见。腹痛缓解，尿量逐渐增加，达 2210ml/d。至 10 月 19 日，血压上升至 150/96mmHg，一度出现神情烦躁不安，两目凝视，唤之不应，手足瘫痪，且有癫痫样发作，每次 1 分钟左右，1 日 5 ~ 6 次。血压升至 180/

110mmHg。脉细数（120 次/分）。医院予输液，注射硫酸镁，口服金霉素。躁动时注射安眠妥钠等，但入睡约 1 小时即醒，醒后烦躁依然。现症见：小溲已通利，继而腹胀，神志模糊，是浊气上攻所致，给以开窍养阴利湿之剂，诸恙悉解。迩来猝然抽风，两手瘫痪，牙关不利，神志不清，时而发狂，自哭不已，舌干无津，脉象细数，小便 1 日 3000ml，大便秘结。属津液偏渗，阴伤阳亢，肝风内动，筋脉失养使然。拟滋阴熄风，镇摄虚阳。药用：西洋参 12g（另煎入水药内，并另煎代茶服），麦门冬 9g，阿胶 12g（烊化冲入），鸡子黄 1 个（冲入），钩藤 12g，羚羊角 1.2g（磨汁冲入），生地黄 24g，龙齿 24g（先煎），血珀粉 0.9g（后下），鲍鱼干 15g。水煎服，每天 1 剂。

五诊（10 月 29 日）：昨日进参麦阿胶鸡子黄汤，幸能顺利服下，神志转清，手足舞动已平，半日内小便有 1400ml，大便经灌肠后亦已通，能进食少许，体温正常，时或自悲，或噫气，舌红尖干少津，左脉沉软数。虚阳未平，气阴大伤。再拟滋补肾阴，生津益气继进。药用：西洋参 9g，麦门冬 9g，生地黄 18g，五味子 3g，白芍 9g，黑大豆 12g，制黄精 6g，郁金 6g，炙远志 4.5g，陈橘皮 3g，合欢皮花各 12g。水煎服，每天 1 剂。

六诊：服上方后，二便通调，能进稀粥，以后转入调理培本养阴之治法，病情日趋佳境。10 月 31 日尿检：蛋白（±），红细胞偶见，白细胞 0～2 个/HP；血非蛋白氮 48mmol/L，二氧化碳结合力 32mmol/L。至 11 月 18 日症状完全消失，体力日趋恢复，尿常规检查完全正常，血化验检查也正常。1959 年 1 月 3 日出院。出院时西医诊断：急性肾小球肾炎，尿毒症，过敏性紫癜。

〔按语〕本例为中西医结合抢救成功的病例。其治疗过程可分为两个阶段：

第一阶段：西医诊断为急性肾炎合并肾功能衰竭，无尿四昼夜以上而形成尿毒症。中医认证为肺肾热结，不能生水，以致小便不通，浊气上逆。故治以清心宣肺以开上焦，清养胃阴以滋水液。1剂未知者，是病重而药力未达病所，况已三焦气化不利而无尿，亦非1剂所能愈。三诊中加大剂养阴清肺益肾之品，如是上焦既宣，肾能气化，水液得以下行而入膀胱，故小便遂自利矣。

第二阶段：西医认为，因尿毒症未根本缓解，血压又高，以致出现躁动不安、意识不清等神经系统症状。中医认为，由于水毒上攻，阴虚风动，筋脉失养，故致狂躁痫疯。经用镇静、降压等西药处理，未能获效，病渐加重。当时诊得两脉细数，舌干无津。此缘病经多日，肺燥不能生水，阴津消耗，经投养阴开肺，清润通阳之剂，小便自利，尿量持续增加。但阴液虚损于下未复，虚阳浮越，肝风随动，此时如不及时救阴息风，镇摄虚阳，则阴液势将涸竭，阴阳可能由此而离决。方用西洋参、麦门冬、生地黄、阿胶、鸡子黄养阴滋液；羚羊角、钩藤、龙齿、牡蛎息风镇肝；鲍鱼咸温润燥，滋而不腻；血珀通淋泄浊，宁心安神，且能引药下达入内，故获效甚捷。

（选自《邹云翔医案选》）

四、阳虚寒湿证

朱进忠医案

麻某，男，14岁。患者5个月前突然发现浮肿，某医院诊为急性肾炎。住院治疗2个多月，浮肿不但不减，反见加重。2个多月以前，又突然发现持续性高热不退，咳喘不得平卧，腹大水肿，尿闭，经过反复检查，确诊为肺炎、肺心病、心力衰竭、慢性肾炎急性发作、急性肾衰。先用西药治疗1个多月不见改善，继又配合中药补气养血，活血利水，清热解毒20余日，病情更加严重。现症见：高度浮肿，两眼因浮肿而不能露睛，腹大如鼓，滴尿全无，高热达40.1℃，烦躁不安，频频恶心呕吐，呼吸极度困难，口唇、面颊、手指均紫黯，舌质淡黯，舌苔黄白，脉浮紧数促涩。证属心肾阳虚，水饮积留心下，表里合邪，郁而化热。治宜温阳散寒，通利气机。方用麻黄附子细辛汤加味。药用：麻黄6g，附子6g（先煎），桂枝10g，细辛3g，生姜3片，大枣7个，甘草6g，防己10g，白茅根30g，大腹皮10g。水煎服，每天1剂。

二诊：服药1剂，咳喘、发热均减，体温降至39℃。继服2剂，呼吸困难明显好转，恶心呕吐消失，尿量增多，体温降到38℃。又用7剂，浮肿全消，体温37.1℃。除尿常规化验蛋白（＋＋＋＋），红细胞5~10个/HP外，尿素氮、二氧化碳结合力均正常，临床急性肾衰缓解。

〔按语〕此例患者证情复杂难辨，前医表里不分，脏腑不明，阴阳不清，但施解毒清热，胶于经验，病情加剧。朱氏观其脉证，脉浮紧数促涩，舌质淡黯，舌苔黄白，分析思之：浮紧而数者，紧为寒，数为热，是寒也，热也，仲景《伤寒论》有解云，"脉浮而数者，可发汗，宜麻黄汤"，言其主要为表寒闭郁耳。促脉者，《伤寒论》云，"脉促胸满者，桂枝去芍药汤主之"，言其阳虚，而白虎加人参汤之脉促则言其热也，今促与涩兼见者当为阳虚之极，非热极也。舌苔黄者，里热也。脉证相参，综而论之，当为阳虚有寒，留饮郁热，故而用麻黄附子细辛汤加味，表里同治，温阳解表，清泄里热积水，故而疗效显著，病情得以缓解。

（选自《中医临证经验与方法》）

五、阴阳两虚证

吕承全医案

李某，男，12岁。住院号：11775。1980年6月2日初诊：患儿4个月前因感冒发热，继发全身性水肿，肉眼血尿，尿少不利，恶心呕吐不止，在本地医院诊断为急性肾炎。经用青霉素、激素、环磷酰胺等治疗2个月余，发热已退，呕吐减轻，余症不减，转我院儿科治疗。经中西药治疗，于5月13日突然小便增多，口渴引饮，胸痛头晕，呕恶不止，四肢冰冷，尿量每天2500～7500ml之间。尿常规：蛋白（＋），白细胞少量，尿比重1.010。血非蛋白氮35mmol/L，血浆总蛋白46.5g/L。诊断为：急性肾炎合并急性肾功能衰竭（多尿期）。邀吕氏会诊。现症见：舌质淡红，苔灰白腻，脉沉细无力。证属湿热内结，下注伤肾，三焦气化受阻，水湿内停，湿浊积聚，阴盛阳微，肾失封藏则关门大开，水直下趋而为消，形成肾阴阳俱亏之重症。治宜补肾强肾，涩精固脱。应用经验方强肾固本汤加味。药用：生地黄20g，熟地黄20g，山萸肉15g，党参15g，黄芪20g，丹皮6g，泽泻9g，川牛膝10g，肉苁蓉10g，巴戟天10g，覆盆子15g，益智仁15g，五味子10g，鹿茸1g（冲服）。水煎服，每天1剂。

二诊（6月11日）：上方服9剂，呕吐已止，渴饮多尿、胃满诸症减轻，每天尿量2000ml左右，自觉心慌，心率96次/分。血沉48mm/h。尿常规：蛋白（＋＋），红细胞少许，白细胞少许，颗粒管型0～2个/HP。投药中的，效不更方，继服用21剂。水煎服，每天1剂。

三诊（6月30日）：四肢转温，口渴诸症大减，尿量每天1500～2000ml，舌质红，苔白薄润，脉沉细。此属肾阳渐复，肾阴亏虚之象。上方加鳖甲20g，生牡蛎20g，当归15g，玉米须30g。继服27剂，水煎服，每天1剂。

四诊（7月29日）：口渴多饮、多尿症状基本缓解，饮食增加，偶感恶心，下肢微肿，尿量每天1500ml左右，舌质淡红，苔薄润，脉沉数。尿常规：蛋白（＋），红细胞（＋），白细胞少许，尿比重1.010。二氧化碳结合力15mmol/L，非蛋白氮39.3mmol/L，胆固醇6.2mmol/L；总蛋白59g/L，白蛋白35g/L，球蛋白24g/L。再拟补肾填精、健脾和胃之剂以善其后。药用：生熟地各15g，丹皮6g，肉苁蓉10g，山药30g，玄参20g，枸杞子15g，巴戟天10g，当归15g，黄芪20g，白芍20g，麦冬10g，辽沙参20g，五味子10g，姜竹茹6g，白豆蔻6g。水煎服，每天1剂。加减服用28剂。

五诊（8月29日）：水肿全消，饮食正常，体质日渐恢复，舌质淡红，苔薄白润，脉沉细。尿常规：尿比重1.015，蛋白少量，红细胞少量，白细胞少量。病情近愈，带药出院回家服药。以后追访，已痊愈3年，体质健壮。

〔按语〕吕氏认为，急性肾功能不全者多因治不得法，或迁延不愈，耗伤正气，或虚损较重而导致阴阳两虚之证，多呈现肾阳衰微，真阴耗竭之表现。临证则可出现两类症状，一类是肾阳虚衰的表现，如尿少、水肿等症，另一类则可出现渴饮尿多的阴亏津少症，这均为肾中阴阳失衡，三焦气化无能，一是不能固涩而水津下趋，二是气化不及而现水肿或湿浊上犯之症。此例患者，阴阳俱衰，肾精亏虚，治从补肾强肾着手，辅以调理脾胃，使后天升降转枢有序则肾精可补到位矣，且只有先后天同治才能达到治愈本病之目的。

（选自《当代名老中医临证荟萃（一）》）

叶景华医案

陈某，女，30岁。1978年10月31日初诊：患者1周前起咽痛，发热，近2天出现面部及下肢浮肿。现患者面目浮肿，咽部充血，扁桃腺略肿大，两下肢轻度凹陷性浮肿，舌苔薄腻质红，脉数。体温38℃，血压140/90mmHg。血化验：白细胞$13 \times 10^9/L$，中性0.85。尿化验：蛋白（+++），红细胞20～30个/HP，白细胞5～6个/HP。血沉30mm/h；血肌酐196μmol/L，尿素氮11.6mmol/L。住院后确定为：急进性肾炎、急性肾功能衰竭。经治后进行性出现小便急剧减少，浮肿增剧，虽经西医综合治疗并作腹膜透析，但病情仍然进一步恶化，血尿素氮上升至35.7mmol/L。在腹透第7天请中医会诊。现症见：面部及下肢浮肿，精神萎，颧面赤，口干燥，纳少，小便短赤，大便溏薄，日行3次，舌苔薄腻质红，脉弦。证属肾阴肾阳不足，气化失常，湿热阻滞。治宜滋阴扶阳，清利湿热。药用：生地黄10g，肉桂3g（后下），黄柏10g，白茅根

30g，赤猪苓各 15g，泽泻 15g，车前子 15g（包），陈皮 10g，炒六曲 15g。水煎服，每天 1 剂。

二诊：服药 1 剂，小便量增多，24 小时尿量 735ml（用中药后未用利尿剂），大便正常，舌苔薄腻，质红转淡，脉象如前。前方去六曲，另加熟附块 6g，以增强温阳之力。水煎服，每天 1 剂。

三诊：服药 2 剂，日尿量增加至 1200ml，但尿素氮、肌酐仍高。继续用前方加制大黄 6g，六月雪 60g。水煎服，每天 1 剂。

四诊：服用 3 剂后，日尿量维持在 1500ml 左右。一般情况好转，肿渐消退，血中尿素氮降至 24.2mmol/L。前方再加黄芪 30g 以益气。水煎服，每天 1 剂。

五诊：2 剂后血中尿素氮降至正常，停腹膜透析。前方续进，但小便色红如血样，镜检红细胞满视野，伴低热，口干苦，不多饮，舌红较淡，少苔，脉弦。改为知柏地黄汤和小蓟饮子加减，水煎服，每天 1 剂。另予琥珀末吞服。

六诊：服药 1 月余，一般情况好，小便色淡，但镜检尚有红细胞。于 1979 年 1 月 5 日出院，继续门诊治疗，尿中红细胞渐消失。至 1980 年 7 月复查，情况良好，能参加劳动，尿化验正常。

〔按语〕在水液代谢中，肾开阖气化功能的正常进行，需要肾阴肾阳保持一定的平衡。如阴盛阳衰，或阴阳俱衰，则可使肾的开阖气化功能失常，致小便不利而水肿。治疗水肿虽然可以从肺治，从脾治，从肾治，但从肾治是根本的方法。特别是在其他治法无效时，更应考虑从肾治。从肾治要辨准阴阳盛衰，以确定益阴或扶阳，或阴阳并补，以冀阴阳趋于平衡，使肾的开阖气化功能恢复而水液代谢能正常进行。叶氏根据以上理论，本例采用益阴扶阳利水治法，以肾气丸、滋肾通关丸加减取得疗效。后一阶段出现血尿、低热，经辨证是由于肾阴不足，虚火内扰，迫血妄行，故治以滋阴清火、凉血止血之法而得以病愈。

（选自《叶景华医技精选》）

方药中医案

刘某，女，52 岁。1977 年 4 月 9 日初诊：患者 1977 年 3月 7 日经某医院诊断为子宫体腺瘤，于 4 月 8 日手术，手术中出血甚多，曾输血 3000ml。手术后小便点滴俱无，出现恶心呕吐，曾用西药速尿及甘露醇等，28 小时后小便仍点滴俱无。检查血二氧化碳结合力为 15.72mmol/L，非蛋白氮72.82mmol/L，诊断为急性肾功能衰竭、酸中毒，于 4 月 9 日下午急请会诊。现症见：急性病容，恶心呕吐，小便点滴俱无，汗多，舌胖嫩，稍青紫，苔薄白而润稍黏，脉沉细无力而数。证属脾肾气血两衰合并血瘀。治宜补脾益肾，益气养阴，佐以活血。方用参芪地黄汤、生脉散加减。药用：东北人参15g（另煎兑入），党参24g，黄芪30g，麦冬12g，五味子9g，生地黄30g，苍术12g，白术12g，白芍15g，丹皮12g，茯苓30g，泽泻12g，竹茹12g，川牛膝15g，怀牛膝15g，川芎9g，红花9g。上方嘱煎 3 剂，每剂煎250ml，共煎 750ml，每 1 ~2 小时服用 50ml，连续服。并嘱另用艾叶120g，食盐120g，混合炒热后温熨肾区。3 小时后开始服药，药后 2.5 小时即开始排尿，以后尿量逐渐增多，次日全日尿量为1500ml。

二诊（4 月 11 日）：患者精神转佳，小便正常，呕吐恶心消失，仍予前方去川怀牛膝。14 剂，水煎服，每天 1 剂。

三诊（4 月 14 日）：检查非蛋白氮下降至正常，二氧化碳结合力上升至正常。4 月 24 日再查，非蛋白氮正常，二氧化碳结合力正常，患者急性肾功能衰竭得以纠正。

〔按语〕方氏多年研究"辨证论治五步法"，其理论内涵是：第一步"定位"，即按脏腑经络辨析病位；第二步"定性"，即以阴阳、气血、虚实、表里、风寒、湿燥、火毒等十四项辨析疾病性质；第三步"必先五脏"，即全面分析疾病发生发展的全过程，找出原发、继发，从而判断起主导作用的病理机制；第四步"治病求本"，即在分析病机、对疾病作出明确诊断的基础上，提出治疗法则和相应的方药；第五步"治未病"，即在整体恒动、五脏一体的思想指导下，在充分考虑已病脏腑的同时，还要考虑脏腑之间的相互影响，特别是已病脏腑的所胜和所不胜之脏，通过调未病脏腑而达到治已病脏腑的目的。临床应用不仅确有实用价值，同时对于提高辨证论治的准确性具有较大的意义。应用于本病例分析，患者主要症状为小便点滴俱无和恶心呕吐。脾胃主运化、司受纳，肾主水，因此第一步定病位在脾肾。患者为 52 岁女性，是肾气衰败之龄，术前有阴道不规则出血，手术中又大量失血，诊脉时沉细无力而数，舌胖嫩，舌稍紫苔薄白而黏不干，且汗出淋漓，不但是气血两虚，而且有血瘀之象，因此第二步定性为气血两虚合并血瘀。分析患者发病过程，术前有不规则子宫出血，手术中有大失血，术后先有小便点滴俱无，恶心呕吐系继发于小便不通之后，明显提示原发病在肾，继发病在脾，血虚在先，气虚在后，因此第三步可以肯定其重点主要在于肾阴虚竭，其总的辨证则为肾脾虚衰，肾病及脾，证属气阴两虚合并血瘀。因此第四步治病求本，治疗应以补肾为主，和胃降逆，活血化瘀为辅，因此在第五步补肾的同时，还应合以助脾和胃养心。基于上述分析，以参芪地黄汤、生脉散为主方治疗。方药对症，恰符病机，用药后即效果显著，病人即有尿排出，最终得以治愈。

　　　　　　　　　　　　（选自《中国名中医医案精华》第三集）

第十五章　慢性肾功能衰竭

一、湿热蕴结，络脉瘀阻证

张琪医案

潘某，男，53岁。1998年2月初诊：近3个月来恶心不欲食，胃脘不适，经某医院按胃病治疗无效，进一步检查，化验血肌酐449μmol/L，尿素氮24mmol/L；二氧化碳结合力19mmol/L；尿常规化验：蛋白（＋），红细胞3~5个/HP；血红蛋白87g/L。确诊为慢性肾炎、慢性肾衰、氮质血症。现症见：面色不泽，头昏心烦，手足心热，大便秘结，周身乏力，恶心厌食，舌质紫暗，脉象弦数。证属湿热毒邪入侵血分，血络瘀阻。治宜活血解毒泄热。方用加味解毒活血汤。药用：连翘20g，桃仁15g，红花15g，当归15g，枳壳15g，葛根20g，赤芍15g，生地黄20g，丹皮15g，丹参20g，柴胡10g，甘草15g，大黄10g。水煎服，每天1剂。

二诊：经1个月治疗，血肌酐明显下降，舌红润薄苔，脉缓，诸症减轻。本年9月检查化验血肌酐170μmol/L，尿素氮9mmol/L；二氧化碳结合力25mmol/L；血红蛋白100g/L；尿化验：蛋白（＋）。病人一直上班工作，1999年3月复查血肌酐、尿素氮均在正常范围，病情缓解。

〔按语〕慢性肾衰多由肾病日久，由气及血，肾络痹阻致瘀，亦可因如唐容川所谓离经之血不散成瘀，初起常由蛋白尿、血尿不愈，逐渐出现肾功能恶化而无明显的征象，有的发病之初就可见到皮肤瘀点或瘀斑，舌体青紫，面色苍黑，肌肤甲错，脉象涩、紧、沉迟等，必须用化瘀活血治疗。张氏认为在诸多活血化瘀方剂中，以加味解毒活血汤（王清任）效果最佳。同时，张氏临床对本病的治疗不论用芳化湿浊或清热解毒，甚至补肝肾、益脾胃、补气血等，均辅活血祛瘀，确有良好的疗效。

（选自《中国百年百名中医临床家丛书·张琪》）

赵绍琴医案

病案一：褚某，男，35 岁。于 1992 年 4 月初诊：1982 年患急性肾炎，未得根治，尿蛋白经常（＋＋）～（＋＋＋），因其未至影响工作，故未重视治疗。1992 年初发现血肌酐为 274μmol/L，血尿素氮为 8.8mmol/L，又作 B 超检查，结果显示：双肾弥漫性病变，双肾萎缩，右肾萎缩更甚，其左肾为 9.2cm×4.1cm×3.7cm，右肾为 7.7cm×3.8cm×4.1cm。遂确诊为：慢性肾炎，继发慢性肾功能不全，氮质血症期。现症见：腰痛，乏力，恶心，纳呆，下肢浮肿。舌苔白且腻根厚，脉象濡滑数，按之有力。化验尿：蛋白（＋＋＋）。证属热入血分，络脉瘀阻，湿郁不化。先用凉血化瘀、疏风化湿方法。药用：荆芥 6g，防风 6g，白芷 6g，独活 6g，苏叶 6g，半夏 6g，陈皮 10g，生地榆 10g，赤芍 10g，丹参 10g，茜草 10g，焦三仙各 10g，水红花子 10g，茅芦根各 10g。7 剂，水煎服，每天 1 剂。并嘱其严格控制饮食，坚持进行走路锻炼，每日不少于 3 小时。

二诊：服药 1 周后，湿郁已开，呕恶已除，精神转佳，但尿蛋白未减，余症仍在。遂于上方减去白芷、独活、苏叶、半夏、陈皮，加入小蓟、大腹皮、槟榔等。再服 2 周，自觉症状皆减，身感有力，尿蛋白已降为（＋＋），尿素氮降至正常范围，为 5mmol/L，血肌酐降至 203μmol/L。患者喜出望外，信心倍增，后依法坚持治疗 1 年余，尿蛋白维持在（－）～（±），尿素氮和血肌酐也都维持在正常范围之内。最令人惊奇的是，复查 B 超发现，患者的双肾均较治疗前明显增大，其左肾为 9.2cm×4.9cm×3.7cm，右肾为 8.2cm×5.3cm×3.7cm。主检大夫对照前后两次 B 超结果，感到迷惑不解，因为本来已经萎缩了的肾脏竟又增大了，真令人不可思议。

〔**按语**〕按照现代医学的认识，其肾脏的病变将趋向于进行性恶化，并且是不可逆的。然而，经过赵氏的精心治疗，在患者的密切配合下，获得了理想的治疗效果。不但血肌酐和尿素氮降到了正常范围，而且原已萎缩了的肾脏也有所增大。说明在慢性肾功能衰竭阶段，其肾脏病变并非都是不可逆的。中医药辨证论治，配合控制饮食和运动锻炼，确实是治疗慢性肾病行之有效的方法。

病案二：孙某，男，47岁。1989年5月31日初诊：自1988年10月发现尿少、尿浊，下肢浮肿，未引起重视。于1989年1月7日突然晕倒昏迷，医院以一氧化碳中毒抢救10余天无效，后查尿素氮89.3mmol/L，血红蛋白40g/L，确诊为尿毒症，改血液透析疗法，每周2次至今。求赵氏诊治。现症见：患者面色褐浊，体质较差，口中秽浊较重，时恶心呕吐，皮肤作痒，大便干结，小便黄赤，周身乏力，腰酸嗜睡，下肢麻木，行走不利，舌红苔白厚腻，脉弦滑有力，血尿素氮39.3mmol/L，肌酐353.6μmol/L，尿蛋白（＋），血压140/90mmHg。证属湿热积滞互阻，湿阻气分，热郁血分，络脉瘀阻。治以清化湿热，消食导滞，活血化瘀，佐以通络。药用：荆芥6g，防风6g，生地榆10g，丹参10g，茜草10g，赤芍10g，藿香10g（后下），佩兰10g（后下），白芷6g，紫草10g，地丁草10g，白鲜皮10g，大黄2g。10剂，水煎服，每天1剂。

二诊：服上药后，症状见轻，皮肤痒止，以上方去白鲜皮、地丁草、紫草，加半夏10g，竹茹6g，灶心土30g，又服药10余剂，腰酸嗜睡好转，恶心呕吐未作，饮食二便正常，惟下肢麻木，舌红苔白，脉滑数。查尿素氮5.1mmol/L，肌酐97.24μmol/L，尿蛋白（－），改血透每周1次，治用清化湿热、益气活血通络法。药用：荆芥炭6g，防风6g，丹参10g，茜草10g，生地榆10g，炒槐花10g，赤芍10g，黄芪30g，丝瓜络10g，桑枝10g，大黄2g。水煎服，每天1剂。服药20余剂,无其他不适,停透析。停透析 1 个月后,查尿素氮 4.2mmol/L,肌酐 106.1μmol/L,血红蛋白 115g/L,尿蛋白(-),病情稳定。停透析半年后,复查肾功能、尿常规均在正常范围,未见复发,尿毒症痊愈,惟遗留透析后下肢麻木行动不利后遗症。

〔按语〕此患者尿毒症晚期,中毒症状较重,且已经透析,经赵氏治疗后,不但临床症状全部消失,而且停止血透后化验指标全部正常,而获痊愈。充分证明尿毒症并非不可逆转,肾功能衰竭者完全有可能恢复部分肾功能。但透析后的骨质疏松症而引起的下肢麻木等后遗症,则是今后有待解决的新课题。

病案三:李某,男,64 岁。1988 年 12 月 28 日初诊:患者于 2 个月前发现纳差,乏力,心慌,恶心呕吐时作,检查尿蛋白(++),某医院以慢性肾炎、肾功能不全收入住院。入院后查尿素氮 40mmol/L,肌酐 884μmol/L,血红蛋白 65g/L。诊断为:肾功能衰竭,尿毒症期,继发性贫血。经输液及中西医结合治疗 1 月余,疗效不明显,并渐增皮肤瘙痒,小便减少,浮肿,大便不畅,症状日益加重,检查尿素氮 44.27mmol/L,肌酐 1538μmol/L,血红蛋白 62g/L,且合并高血压、冠心病、心房纤颤,因而无法行血液透析疗法,西医束手无策,嘱其回家准备后事。其家属绝望,试求中医一治,邀请赵氏会诊。现症见:患者面色㿠白,周身浮肿较甚,呕吐频作,气喘吁吁,手足发冷,舌质红苔白厚腻,脉濡软且滑,沉取三五不调,按之有力。询问之,尽食膏粱厚味。全是湿热积滞互阻,三焦不畅之象。先以芳香化浊,疏调气机,清热凉血方法,并嘱其清淡饮食。药用:荆芥 2g,防风 6g,藿香 10g(后下),佩兰 10g(后下),黄连 2g,苏叶 10g(后下),生地榆 10g,茜草 10g,白鲜皮 10g,地肤子 10g,草河车 10g,灶心土 60g,大黄 3g。5 剂,水煎服,每天 1 剂。

二诊:服药 5 剂,呕吐减轻。又进 5 剂,病情大转,恶心呕吐、皮肤作痒皆止,浮肿见轻,略有食欲,精神转佳。

三诊（1989年1月9日）：又请会诊，舌红苔白且干，脉滑数，沉取不稳，虽有转机，仍中阳不足，病势较重，用清化湿热，凉血化瘀，佐以甘寒益气养阴之品。药用：荆芥炭6g，防风6g，白芷6g，大黄5g，生地榆10g，赤芍10g，丹参10g，茅芦根各10g，小蓟10g，沙参10g，西洋参3g（单煎另服），麦门冬10g。水煎服，每天1剂。服药10剂，复查尿素氮19.42mmol/L，肌酐574.6μmol/L，出院来门诊治疗。

四诊（3月8日）：因感冒咳嗽发热，而出现胸水，肺水肿，喘肿不能平卧，舌白苔腻，脉滑数。先用宣肃化痰方法。药用：苏叶子各10g，前胡6g，浙贝母10g，麻黄2g，荆芥穗6g，防风6g，白芷6g，生地榆10g，桑白皮10g，地骨皮10g，大黄2g。7剂，水煎服，每天1剂。

五诊（4月3日）：服药后，感冒愈，喘平咳嗽止。化验尿素氮16.53mmol/L，肌酐442μmol/L，血红蛋白96g/L，下肢浮肿见轻，饮食二便正常，仍以前方加减。药用：苏叶子各10g，浙贝母10g，荆芥6g，防风6g，白芷6g，生地榆10g，炒槐花10g，丹参10g，茜草10g，赤芍10g，大黄5g，焦三仙各10g，水红花子10g。以此方为主加减服药1月余，病情稳定，查尿素氮12.32mmol/L，肌酐406.6μmol/L。血红蛋白95g/L。家人很高兴，于5月初由其女婿陪同乘飞机去广州等地旅游2周，安全顺利返京，且未反复。

〔按语〕此患者系尿毒症晚期，浮肿、尿少、肤痒、呕吐频作，并合并冠心病、心房纤颤，不能透析，西医畏之。经赵氏治疗后，患者积极配合，清淡饮食，绝对禁蛋白，下地活动，仅服5剂，病状大减，又进5剂，病情大转。中途因感冒出现肺水肿、胸水，服药7剂很快平息。前后共治疗半年，已能外出旅游。尿素氮由44.27mmol/L降至12.32mmol/L，肌酐由1538μmol/L降至406.6μmol/L，血红蛋白由62g/L上升为95g/L。疗效满意。此病案充分证明，中医能够治疗尿毒症，而并非透析一途。其治疗方法，先以芳香化浊，清热凉血，湿浊已去，再以凉血清热，活血化瘀，佐以甘寒益气养阴而取效甚佳。

病案四：周某，男，75 岁。于 1989 年 6 月 28 日初诊：患慢性肾炎已 23 年，2 年前因全身浮肿、气喘、憋气等，某医院以尿毒症、心包积液入院抢救 1 次。1989 年 2 月又因感冒复发急诊入院抢救，现已好转，出院要求赵氏医治。现症见：全身浮肿，咳嗽有痰，头晕乏力，皮肤作痒，大便干结，面色苍白，舌红苔白厚腻，口中秽浊，脉弦滑且数。查血肌酐 707.2μmol/L，尿素氮 31.06mmol/L，血红蛋白 80g/L。尿化验：蛋白（＋＋＋）。血压 110/70mmHg。证属湿阻气分，热郁血分，湿热积滞互阻，三焦不畅，关格已成。治宜清利湿热，凉血化瘀。药用：荆芥炭 6g，防风 6g，白芷 6g，生地榆 10g，炒槐花 10g，赤芍 10g，茜草 10g，白鲜皮 10g，地丁草 10g，茅芦根各 10g，大腹皮 10g，槟榔 10g，大黄 6g。7 剂，水煎服，每天 1 剂。并嘱其清淡饮食，配合走路锻炼。

二诊：服上药后，症状减轻，尿蛋白（＋＋）。又以上方加减服药 20 余剂，查尿素氮 20.35mmol/L，肌酐 300.6μmol/L，尿蛋白（＋），浮肿消失，肤痒已止，咳嗽已愈。再以前方为基础加减服药近半年，于 1989 年 12 月 4 日复查，尿素氮 8.75mmol/L，肌酐 221μmol/L，血红蛋白 110g/L，血压 130/90mmHg。舌红苔腻，脉濡软且数，饮食二便正常，无其他不适。仍以前方改每周 3 剂。每日瘦肉 2 两，牛奶 1 磅（或鸡蛋 1 个）。又半年后，满面红润，精神较佳，从未感冒，病情稳定。

〔按语〕患者有 23 年慢性肾炎史，发展为尿毒症已 2 年，曾 2 次医院抢救。转诊赵氏治疗后，服中药月余，化验指标明显下降，症状消失，不足半年，化验检查均近正常值，未再反复，几年来尿素氮维持在 8.75mmol/L 左右，肌酐 221μmol/L 左右。一直按此方法坚持以服药为辅，以饮食调养为主，配合走路锻炼，病情非常稳定。

病案五：董某，男，47 岁。于 1993 年 3 月 15 日初诊：患慢性肾炎已经 9 年，自 1990 年开始肾功能不全，于 1991 年 12 月 8 日开始血液透析，每周 3 次至今。专程自老家来京求赵氏医治。现症见：浮肿，腰痛，尿少，心烦，恶心、呕吐时作，大便干结，舌苔黄厚腻，脉弦滑且数。尿素氮（透析前）19.6mmol/L，肌酐（透析前）486.2μmol/L，血红蛋白50g/L。尿化验：蛋白（＋＋）。血压180/120mmHg。证属湿热蕴郁，深入血分，络脉瘀阻。治宜清化湿热，凉血化瘀。药用：荆芥6g，防风6g，白芷6g，独活6g，丹参6g，茜草10g，生地榆10g，炒槐花10g，大腹皮10g，槟榔10g，半夏10g，黄连2g，灶心土30g，大黄3g。7剂，水煎服，每天1剂。

二诊：上方药连服4周，肿势减轻，呕吐未作，精神较佳，二便正常，查尿素氮13mmol/L，肌酐309μmol/L，血红蛋白82g/L，尿蛋白（＋）。继服前方，改透析为每周2次。于1993年9月12日，服中药治疗已近半年，复查尿素氮5.7mmol/L，肌酐141.4μmol/L，血红蛋白98g/L。透析已近2年，开始停止透析。

三诊：在停透析1个月时，因感冒而发生喘肿不能平卧，全身浮肿，先治其标邪，改用宣肺利湿平喘方法。药用：荆芥6g，防风6g，白芷6g，独活6g，葶苈子10g，桑白皮10g，地骨皮10g，大腹皮10g，槟榔10g，冬瓜皮30g，茯苓皮30g，焦三仙各10g，水红花子10g。水煎服，每天1剂。服7剂，肿消喘平，查尿素氮6.9mmol/L，肌酐186μmol/L，血红蛋白100g/L，尿蛋白（±）。大便略干，舌红苔白，脉濡细。以上方加黄芪60g，大黄4g，又服2周。

四诊：至11月28日，患者已停透析2月余，病情稳定，未复发，查尿素氮6.4mmol/L，肌酐177μmol/L，尿蛋白（±），B超双肾大小形态结构正常，无其他不适。此为尿毒症恢复期，治用凉血化瘀、益气养阴。药用：荆芥6g，防风6g，丹参6g，茜草10g，生地榆10g，凤尾草10g，鬼箭羽10g，黄芪80g，沙参10g，麦冬10g，大黄6g，焦三仙各10g，水红花子10g。水煎服，每天1剂。服7剂，感觉良好，又以此方带药30剂，回老家休养，以后每月来京复查带药1次，一直未复发。

〔按语〕此患者肾病已9年，发现慢性肾衰已近3年，并进行透析1年余。经赵氏治疗后，随症状改善而减透析，由每周3次递减为每周2次、1次，最后停止透析。停透析1月后，因感冒而反复1次，但很快平息。化验指标均降至正常范围，又以凉血化瘀、益气养阴为法以巩固疗效。

(选自《赵绍琴临证医案精选》)

洪子云医案

罗某，女，71岁。患者素有高血压、糖尿病、慢性胆石症、皮炎等多种慢性疾病，2月前因肾功能不全而住院。3天前，病人因饮食不慎，泄泻日十余行，肠鸣，曾呕吐数次，不能食，心下痞满，小便短赤量少，时欲解，口中有腐秽之气，表情淡漠，精神恍惚，面色苍白，舌质红，舌面两旁有黄腻苔，脉弦缓。尿素氮14.28mmol/L。西医诊为尿毒症，中医证属湿热壅滞，中焦升降失常。治宜辛开苦降，调理中焦，兼予温肾缩尿。方用生姜泻心汤合缩泉丸加减。药用：黄连6g，干姜6g，法半夏10g，鲜生姜10g，酒黄芩10g，党参10g，甘草10g，益智仁10g，乌药10g，茯苓10g，白蔻仁10g，山药15g，芦根24g。4剂，水煎服，每天1剂。

二诊：药后吐泻渐止，小便次数减少而量增多。原方续服3剂，服药后尿毒症缓解。

〔按语〕本例病人在其他多种慢性病的过程中，突然发生心下痞，腹泻，呕吐，小便频数量少，根据肾功能和尿素氮等诊为尿毒症。洪氏认为病人虽然久病体虚，病情复杂，但目前以呕和痞为主症，与生姜泻心汤证基本相符。故以生姜泻心汤辛开苦降，宣散水气，调和肠胃，合缩泉丸温肾缩尿，另加茯苓、芦根、白蔻仁和胃降浊，利湿悦脾。此例尿毒症虽有"关格"的表现，但以呕和痞为主症，故用泻心法治之收效。本病案的诊治充分显示出中医辨证论治极大的灵活性，与中医治疗标本结合的联系性。

(选自《名医治病》)

何炎燊医案

黄某，男，56 岁。1984 年 5 月 24 日初诊：患者有慢性肾炎病史 1 年余，经中西药物治疗无明显效果，1984 年 2 月入某医院，确诊为尿毒症，因不愿意透析而求治于中医。现症见：形神衰惫，面肿，色灰暗，唇绀，头目昏眩，心悸，呼吸深长，时作太息，中脘痞闷，哕呃频频，口秽喷人，带有氨味，不饥不渴，只进稀糜，多食则呕，便秘，溺少，闭目则神糊呓语，醒时了了。舌质紫晦，苔白厚浊，表面罩黄，脉细数，略有弦象。化验检查：血红蛋白 72g/L，非蛋白氮 70mmol/L，二氧化碳结合力 8mmol/L。尿化验：蛋白（＋），红细胞（＋），白细胞（＋）。证属水湿浊邪，蕴聚三焦，气机窒塞，久郁化火。治宜分消走泄，松解邪势。方用加减温胆汤。药用：半夏 15g，枳壳 15g，紫苏 30g，茯苓 30g，陈皮 5g，竹茹 20g，黄连 10g，郁金 10g，崩大碗 60g。水煎服，每天 1 剂。

二诊：服 5 剂后，睡眠好，呓语息，眩晕、呕哕稍减，小便量仍少，浮肿未消。乃去郁金，加杏仁 10g，枇杷叶 15g，轻苦微辛，以降肺气，以肺为水之上源也。服 7 剂，小便量稍增，仍灼热，胃纳略醒，舌苔退薄三四，脉仍细数。小便检查：蛋白（＋＋），红细胞（＋），白细胞（＋）。湿浊暂得松化，高年脉细数如此，肾阴亏损显然，似应于补肾阴中佐清火化湿。改用知柏八味汤加车前、萆薢、白茅根，嘱服 3 剂。

三诊（6 月 7 日）：自云服第 1 剂即脘痞纳差，心悸头眩。服第 2 剂更呕逆恶食，心烦懊侬，胸中隐痛。第 3 剂已不敢再服。视其舌苔厚腻如前，而脉之细数者如故也。复查非蛋白氮 80mmol/L，二氧化碳结合力 12mmol/L。盖湿热之邪未净，误用萸、地之腻补，于病有悖，以致反复，再用温胆汤加泻热化浊、和中消导之品。药用：半夏 15g，枳壳 15g，淡豆豉 15g，焦山栀 15g，山楂 15g，陈皮 5g，竹茹 20g，黄连 10g，崩大碗 100g，麦芽 30g，茯苓 30g，紫苏 30g。水煎服，每天 1 剂。

四诊：服第 1 剂即诸恙均减，服至第 6 剂后去山楂、麦芽，加苡仁 30g，滑石 25g。服至第 15 剂，复查非蛋白氮 59mmol/L，二氧化碳结合力 14mmol/L。此时病人每能进稀饭 3 碗，呕哕已止，大便 3 日 1 行，小便量中等，口中尚有氨味，胸脘仍有痞满，而气怯声低，神倦，肢体乏力，面肿未消。舌苔退薄将半，仍腻浊不净。病虽有转机，而虚实交错，投剂须慎。仍主温胆汤法，稍参扶正。药用：半夏 15g，麦冬 15g，枳壳 15g，太子参 15g，茯苓 30g，紫苏 30g，陈皮 5g，崩大碗 60g，竹茹 20g，北沙参 20g，萹蓄 20g。此方服后颇安，以后隔天 1 剂，连服 2 个月。

五诊（8 月 10 日）：因起居不慎，外感风邪，恶寒发热，头痛，咳嗽痰多，胸痞呕恶，便溏口渴。即投杏苏散加葛根、黄芩、豆卷，2 剂而寒热、头痛、便溏均止，惟咳嗽甚剧，气喘痰多，胸痞恶食，干呕嗳气，舌苔复厚。再进温胆汤加降气涤痰之品。药用：半夏 15g，枳壳 15g，苏子 15g，莱菔子 15g，瓜蒌仁 15g，陈皮 5g，茯苓 30g，竹茹 20g，苏梗 20g，崩大碗 60g，白芥子 10g，杏仁 10g。水煎服，每天 1 剂。

六诊（9 月 5 日）：服上方 5 剂，喘咳止，痰稀少，舌苔退薄。惟胃纳不佳，便溏失禁。再改用第四诊方药加木瓜消补并行，10 剂始泻止纳增。此时患者神气渐佳，能步行半小时，头目胸脘舒和，惟多食仍恶心气逆，入寐咽干，大便时溏时硬。改用温胆汤加补脾养胃药。药用：半夏 15g，枳壳 15g，白术 15g，麦冬 15g，茯苓 30g，崩大碗 30g，陈皮 5g，竹茹 20g，紫苏 20g，党参 20g，黄芪 20g，北沙参 20g，萹蓄 20g。水煎服，每天 1 剂。

随访：此方长期间歇服食，随证加一两味，至 1985 年初，浮肿消退八九，患者恢复工作，仍间歇服药（每周 1～2 剂），8 月初来院复查，健康一如常人。血化验：红细胞 3.4×10^{12}/L，血红蛋白 11.2g/L，非蛋白氮 33mmol/L，二氧化碳结合力 18mmol/L。尿化验：蛋白（+），红细胞、白细胞少许，尿比重 1.007。盖尿毒症控制经年，而肾功能尚未恢复，近期疗效尚称满意。

〔**按语**〕叶天士《温热论》云："……邪留三焦，亦如伤寒中之少阳病也。……此则分消上下之势，如温胆汤之走泄。"何氏师其义，温胆汤可广泛应用于"邪留三焦"之杂症，不独治温病也。此方主要作用，在于"走泄"二字。"走"者，辛宣流动，舒展气机也，如方中半夏、陈皮之属。"泄"则有两义，即泄降热邪与渗泄湿邪。前者如竹茹、枳实之寒，后者如茯苓之淡。因三焦乃决渎之官，水道出焉，又为元气之别使，身中气机上下出入之道路，且少阳相火，又流行三焦，故三焦有邪，多出现气滞、水停、热郁之病机，故叶氏用走泄之品以分消其上下之势也。何氏治此病，本虽虚而标实，病机亦是水湿郁热，壅遏三焦，故以温胆汤治之。始终不用甘草者，以甘能聚水，且中满者忌之。加崩大碗、紫苏者，崩大碗甘淡而寒，泄热除湿，与竹茹、枳实、茯苓配合，增强"泄"之作用，且能降非蛋白氮，本院用之已十余年，效果颇佳。紫苏味辛，叶能宣上，梗能运中，与陈、夏相伍，可增强"走"之作用，且自应用以来，用之解鱼虾蟹毒（异性蛋白），可能对氮质血症有一定作用。两药用量颇大，且久服经年，并无任何副作用。

在主方不变之基础上，又随症灵活加味，初诊时，湿浊蒙蔽膻中，故加黄连、郁金苦泄芳透；误进黄、地致变后，即加栀、豉、楂、麦，以泄郁热，祛陈腐，消腻滞；在大势已平，气液不足时，合薛氏参麦散甘凉清补；后因外邪引动伏饮，则加杏、蒌、三子以降气涤痰；至于善后方中，加入参、芪、术补脾，沙参、麦冬、萹蓄养胃，冀邪正消长之机，继续向有利于机体方面转化也。

（选自《中国百年百名中医临床家丛书·何炎燊》）

马光亚医案

刘某，女，38 岁。1991 年 6 月 4 日初诊：头晕身倦，行走乏力，足肿，小溲黄短，苔白上层黄，脉缓。曾去医院检查，尿中蛋白质甚多，尿素氮超过 50mmol/L，医院嘱其洗肾（血液透析），患者不愿意接受，求治于马氏。症状同上，证属湿热内蕴，下焦水蓄。治宜清热利湿。方用胃苓汤、三妙散加减。药用：藿香 9g，苍术 9g，苏梗 9g，厚朴 6g，黄柏 9g，薏苡仁 12g，白术 9g，茯苓 15g，泽泻 9g，猪苓 9g，姜夏 9g，杏仁 9g，车前子 9g（包），陈皮 9g，牛膝 9g。水煎服，每天 1 剂。

二诊（6 月 13 日）：服上方 7 剂，倦意减轻，小便较多，尿素氮降低，惟足仍肿。方用导水茯苓汤加减。药用：茯苓 15g，白术 12g，猪苓 9g，泽泻 9g，苏叶 9g，大腹皮 12g，木瓜 9g，木香 6g，防己 9g，砂仁 6g，桑白皮 9g，陈皮 6g，车前子 9g（包），地肤子 15g。水煎服，每天 1 剂。

三诊：服上方 14 剂，足肿全消，尿素氮化验在 30mmol/L 以下，患者坚持不作血液透析。以后，就诊多次，均以此方加减，最后，用参苓白术散扶其脾胃，以收全功。

〔按语〕肾为水脏，肾炎治肾，天经地义，然当分虚实。今之为医者，一闻病者诉症腰痛，动辄谓之肾虚，提笔便点杜仲、苁蓉之辈，殊不知肾肿腰痛，小溲短赤，或发热口渴，大便秘结，或湿热型肾结石，则为肾实证。此案例患者，病为湿热内盛，水蓄下焦，马氏初以清热利湿，即见成效，中以导水祛湿，末以扶持脾胃，而收全功，亦省去病者一笔昂贵透析支出。

（选自《中国百年百名中医临床家丛书·马光亚》）

贺志光医案

欧某，女，68 岁。1998 年 7 月 3 日初诊：患慢性肾炎 10 年，延及慢性肾衰。此次发作已 2 月。现症见：面色萎黄，头晕目眩，口苦咽干，不欲饮食，腹胀尿少（500ml/d），舌红苔黄厚，脉弦。血红蛋白 60g/L；尿素氮 25.5mmol/L，肌酐 623μmol/L。尿化验：蛋白（+）。证属邪客少阳，脾失健运，湿浊停滞。治宜疏利少阳，斡旋中运，通调经腑。方用小柴胡汤加味。药用：柴胡9g，黄芩10g，半夏3g，党参15g，砂仁9g，陈皮9g，茯苓12g，大黄3g，炙甘草3g，生姜3片，大枣5枚。水煎服，每天1剂。

二诊：服药10剂后，精神好转，恶心不显。又按上方调理3月余，病情逐渐好转，呕恶消失，纳谷渐增，小便恢复正常，口苦除。血红蛋白上升至90g/L；尿素氮17mmol/L，肌酐460μmol/L。随访1年，病情稳定。

〔按语〕慢性肾衰的病机特点为本虚标实，其标实产生的湿毒可使脏腑功能紊乱，阴阳失调，由于病程长，临床症状纷纭复杂，多为虚实夹杂。因此，贺氏采用疏利少阳法进行调节，则临床疗效显著。通过疏利少阳，斡旋中运，通调经腑，可达到泻浊解毒，缓解病情的目的，方用小柴胡汤加味，经多年临床观察疗效显著。

（选自《中医杂志》）

叶传蕙医案

牟某，男，33岁。2000年4月16日初诊：患者在5年前曾确诊为慢性肾炎，经中西药治疗后症状缓解，未作进一步的治疗。1周前，不慎感冒后，出现头痛、头晕，时有呕吐，全身浮肿，在本市某医院检查发现尿蛋白（＋＋＋），血尿（＋＋）；肾功能化验：尿素氮16mmol/L，肌酐379μmol/L；血红蛋白690g/L；B超报告：双肾缩小。确诊为慢性肾炎、慢性肾功能不全。建议其进行透析治疗。由于经济等原因，患者寻求中医诊治。现症见：神差，面色苍白，头晕，耳鸣，失眠健忘，乏力，心悸，恶心，纳呆，口苦，腰痛，舌质瘀暗苔黄腻，脉沉细。肾功能化验：尿素氮14.7mmol/L，肌酐381μmol/L；白细胞2.81×10^{12}/L，红细胞4.6×10^9/L，血红蛋白69g/L。证属湿热瘀阻，气血亏虚。治宜清热祛湿，活血养血。药用：藿香15g，白术15g，白蔻15g，苍术15g，栀子15g，佩兰15g，黄芩15g，川芎15g，桃仁15g，红花15g，半夏20g，益母草20g，地龙20g，蝉蜕20g，僵蚕20g，丹参

20g，炒谷芽20g，炒麦芽20g，黄连6g，酒大黄10g（后下）。水煎服，每天1剂。同时，以鹿角胶6g，阿胶12g，蒸服；冬虫夏草3~5g，浓煎服，最后将虫草吞服。

二诊：2个月后，病人症状大减，化验血红蛋白98g/L，肾功能也有好转。守方用药半年余，随访年余，病情稳定。

〔按语〕叶氏认为慢性肾衰湿、瘀、毒交夹是其病理特点。瘀血日久，新血当生而不生，乃致血愈瘀而愈虚，愈虚而愈瘀，互为因果，致使患者体内血虚与血瘀同时存在。湿、浊一可阻碍脾胃，致脾胃气机升降失常，气血生化更趋匮乏；一可阻塞经络，壅滞气血，气血运行不畅，进而加重瘀血。因此，叶氏认为单用健脾补肾、养血生血之法难奏佳效，非养血生血与活血除湿并举不足以收功，只有运用大量活血化瘀除湿之品，方可祛瘀血生新血。故此，叶氏每以活血化瘀之品配合健脾除湿，并加虫类药品，搜剔经络瘀毒，解痉通络，经络通畅，气血运行周身，五脏得养，全身功能状态才能改善，在此基础上加用血肉有情之品，独立组方蒸服，补养气血，与对症的中药汤剂配合，共奏活血化瘀、健脾除湿、养血生血之效，临床用之多有良效。

（选自《四川中医》）

二、浊毒弥漫，充斥三焦证

赵绍琴医案

病案一：包某，男，38岁。1993年4月初诊：1992年11月确诊为慢性肾功能衰竭，尿毒症期。1993年初来京医治，在某大医院作血液透析。后就诊于赵氏。当时患者每周血液透析3次，已连续进行了3个多月。透析前血肌酐592.3μmol/L，尿素氮19.3mmol/L，血红蛋白50g/L。现症见：面色苍黄晦浊，神疲乏力，恶心欲吐，皮肤瘙痒，下肢浮肿，小便短少，大便干结，舌质暗淡，舌苔垢厚且腻，脉象弦滑数，按之有力。证属邪蕴成毒，深入血分，络脉瘀阻，三焦不畅，将成关格。治宜凉血化瘀，清泄浊毒。药用：荆芥炭 6g，防风 6g，佩兰 10g，藿香 10g，生地榆 10g，炒槐花 10g，丹参 10g，茜草 10g，白鲜皮 10g，地肤子 10g，草河车 10g，大腹皮 10g，灶心土 30g，大黄 6g。水煎服，每天 1 剂，每次少量，多次分服以防其呕吐。并反复叮咛，一定要严格控制饮食，每天坚持走路锻炼 2~3 小时。

二诊：上方用后，呕恶即止，小便渐增，浮肿见消，大便通畅，患者自觉精神好转，气力有增。查血肌酐和尿素氮也有所下降。此后治疗，均以凉血化瘀、疏调三焦为基本大法，而随证灵活加减。在患者的密切配合下，治疗 2 周之后开始延长透析间隔时间，由开始治疗时的每周 3 次逐渐递减为每周 2 次，每周 1 次，直到 1993 年 9 月停止透析，完全用中药治疗。

三诊（1993 年 12 月）：患者已停透析 67 天，面色较润，精神爽适，知饥欲食，二便如常，自觉气力增加，每天散步 3~4 小时，不觉疲劳。近日化验血肌酐为 203.3μmol/L，尿素氮 9.6mmol/L，血红蛋白 103g/L。说明停透析后病情基本稳定，未出现反复。患者要求携方返里。根据其病情现状分析，如果能够按照既定的治疗方案进行综合调理，是可以逐渐好转的，于是为患者拟定下方：荆芥炭 6g，防风 6g，白芷 6g，独活 6g，生地榆 10g，炒槐花 10g，丹参 10g，茜草 10g，焦三仙各 10g，大腹皮 10g，槟榔 10g，大黄 6g。水煎服，每天 1 剂。并再三谆谆叮嘱，务必谨慎饮食。1994 年 3 月，该患者介绍其同乡前来就诊，告之包某回去后身体较前强壮，已能干些轻活，仍在依法治疗。

〔按语〕本例为慢性肾功能衰竭、尿毒症，且已进行血液透析 3 个多月。按一般规律推论，是不可能停止透析的。只能长期依赖透析，等待机会换肾而已。赵氏以凉血化瘀、清泄邪毒为法进行治疗，并严格控制其饮食，有效地降低了血肌酐和尿素氮。又根据化验指标的改善情况，适时地逐渐延长了透析的间隔时间。这期间，随着患者坚持治疗和适度的运动锻炼，其肾功能也渐渐得到了部分恢复，终于达到了完全停止透析的目的。从这个病例的治疗过程中我们可以看出，赵氏对慢性肾病的治疗是综合性的，中医药辨证论治、患者注意饮食控制和运动锻炼，这三个方面缺一不可。这就是赵氏治疗慢性肾病成功的秘诀。

病案二：沈某，男，80岁。患者长期患高血压、心脏病，已20余年，近几个月来逐渐加剧，住某医院治疗，经检查发现血肌酐565.7μmol/L，尿素氮23.2mmol/L，确诊为慢性肾功能衰竭、尿毒症期。拟进行血液透析治疗，但因其高血压、心脏病，心功能欠佳，不宜作血透，姑且保守治疗，并请本院中医专家会诊。因当时患者身体极度衰弱，严重贫血，血红蛋白仅为55g/L，会诊后中医专家认为其属脾肾阳虚，气血大亏，遂用温补脾肾，益气补血法，用药后反致病情加重，血肌酐上升至902μmol/L，尿素氮为35.7mmol/L，血红蛋白下降至41g/L。病情十分危重，医院连续两次发出病危通知。后求赵氏会诊治疗。现症见：恶心呕吐，皮肤瘙痒，鼻衄时作，小便短少，大便干结，4日未行，舌红苔黄垢厚，两脉弦滑而数，按之振指有力。证属湿热积滞，蕴积三焦，误服温补，热毒深入血分，尿毒重症。治用通腑泄热，凉血化瘀，冀其便通吐止。药用：大黄10g，黄芩10g，黄连3g，荆芥炭10g，防风6g，生地榆10g，炒槐花10g，丹参10g，茜草10g，茅芦根各10g，赤芍10g。5剂，水煎服，每天1剂。

二诊：服药后大便得下，鼻衄未作，呕恶稍减，肤痒亦轻。舌苔黄腻垢厚，脉仍弦浮滑有力。药既见效，病有转机，勿事更张，仍以前法。药用：荆芥炭10g，防风6g，生地榆10g，炒槐花10g，丹参10g，茜草10g，小蓟10g，茅芦根各10g，大黄6g。7剂，水煎服，每天1剂。

三诊：大便日2～3行，小溲较前增多，恶心呕吐已止，精神转佳，体力有增，已能下床活动。嘱其每日下床散步，以不疲劳为度，饮食素食为主，不得进食动物蛋白及植物高蛋白如豆制品，并不得进食补药及补品。治用凉血化瘀方法，兼以疏调三焦。药用：荆芥炭 10g，防风 6g，白芷 6g，生地榆 10g，丹参 10g，茜草 10g，赤芍 10g，焦三仙各 10g，水红花子 10g，大腹皮 10g，大黄 6g。7 剂，水煎服，每天 1 剂。

四诊：1 周来精力日渐增进，每日可散步 1 小时，并能步行出院前来门诊就医。近查血肌酐下降至 760μmol/L，尿素氮下降为 27.9mmol/L，血红蛋白上升至 56g/L。舌苔黄厚，脉仍弦滑数。郁热日久，不可掉以轻心，仍用前法进退。药用：荆芥炭 10g，防风 6g，白芷 6g，独活 6g，生地榆 10g，炒槐花 10g，丹参 10g，茜草 10g，茅芦根各 10g，小蓟 10g，焦三仙各 10g，大腹皮 10g，大黄 6g。7 剂，水煎服，每天 1 剂。

复诊：以后上方加减治疗 2 个月，肌酐降至 530μmol/L，尿素氮 15.4mmol/L，患者出院回家调养。

〔按语〕本案患者高龄久病，血红蛋白极低，面色苍白，口唇无华，心慌头晕，倦怠乏力，一派虚象，无怪乎前医认为气血双亏，而用峻补之剂。然而补之不效，病情陡然加重，呕恶作吐，鼻衄肤痒，二便不利，已成关格重病。是虚不受补乎？抑或补力不逮乎？二者皆非。盖此本非虚证，乃大实若羸之象。尿毒症乃血中蕴毒，不得排泄，故肌酐、尿素氮升高，其所伴贫血，乃肾性贫血，其血红蛋白之降低与肌酐尿素氮之升高呈负相关，其原因就在于血中毒素蓄积，也就是说种种虚弱的症候皆源于体内邪毒不能排泄。这就是古人所说的大实若羸状，种种羸状是标象，是假象，邪实深伏才是病本。如用补法，则如同火上加油。惟一的治法则是釜底抽薪，给邪以出路。虽患者年事已高，虚弱若甚，亦无所顾忌。盖邪盛之时，惟当攻邪，邪不去则正不复，邪去则正安。前贤张子和云："陈莝去而肠胃洁，癥瘕尽而营卫昌，不补之中有真补存焉。"在本案的治疗过程中，随着攻邪治法的应用，肌酐尿素氮稳步下降，血红蛋白随之上升，并且热毒症候迅速消退，虚弱症状也得以改善。患者由卧床不起到下床行走，并能坚持锻炼，终于转危为安，这是得益于正确地使用了攻邪治病的原则。赵氏认为，慢性肾病，包括慢性肾炎、慢性肾衰、尿毒症，其本质决非虚证，邪毒久留而不去，深入血分，蕴郁化热，以致脉络瘀阻，是慢性肾病的基本病机，因此治疗上大忌温补，必须以凉血化瘀为主，佐以疏风胜湿，疏调三焦之法，务使内外上下一齐通调，邪气外出有路，则可收邪去正安之效。

病案三：陈某，女，49岁。患者自述患慢性肾小球肾炎10年余，时轻时重，近2年发现肾功能不全，肌酐、尿素氮日渐增高。近半月来皮肤瘙痒严重，夜不能寐。伴有精神不振，嗜睡，一身疲乏，双下肢无力尤甚，心烦急躁，大便干结，小便短少，恶心欲吐。现症见：上症俱在，舌红苔黄垢厚，脉弦滑且数，按之有力。化验血肌酐654.2μmol/L，尿素氮29.3mmol/L。西医建议透析，患者畏惧，遂来就诊。证属湿热蕴郁成毒，深入血分，将成关格之证。治宜凉血化瘀解毒。药用：荆芥10g，防风6g，白芷6g，生地榆10g，炒槐花10g，丹参10g，茜草10g，焦三仙各10g，地肤子10g，白鲜皮10g，草河车10g，大黄3g。7剂，水煎服，每天1剂。

二诊：服药后大便通而未畅，皮肤瘙痒减轻，已能入眠，仍感梦多。舌红苔黄根厚，脉仍弦滑数。继用前法进退。药用：荆芥炭10g，防风6g，白芷6g，生地榆10g，炒槐花10g，丹参10g，茜草10g，赤芍10g，茅芦根各10g，地肤子10g，白鲜皮10g，草河车10g，大黄5g。7剂，水煎服，每天1剂。

三诊：服药后大便畅行，每日2~3次，腹部舒适，精神转佳，嗜睡消失，皮肤瘙痒显著减轻。舌红苔黄厚，脉仍弦滑。热郁虽减未清，仍用清化方法。饮食寒暖，诸宜小心，每日散步，不可懈怠。药用：荆芥炭10g，防风6g，白芷6g，生地榆10g，炒槐花10g，丹参10g，茜草10g，茅芦根各10g，地肤子10g，白鲜皮10g，草河车10g，大黄5g。7剂，水煎服，每天1剂。

四诊：皮肤瘙痒已愈，二便通畅，纳食有增，每日散步2~3小时而不觉疲劳。近日查血肌酐降至362.44μmol/L，尿素氮降为13.6mmol/L。舌红苔白，脉仍弦滑，按之略数。三焦虽畅，郁热未得全清，仍用凉血化瘀方法。药用：荆芥6g，防风 6g，白芷 6g，独活 6g，生地榆 10g，炒槐花 10g，丹参 10g，茜草 10g，茅芦根各 10g，焦三仙各 10g，水红花子 10g，大腹皮 10g，槟榔 10g，大黄 5g。7 剂，水煎服，每天 1 剂。后以此方加减治疗半年，血肌酐降为 265.2μmol/L，尿素氮降为 10.36mmol/L。临床症状基本消失，已能恢复半日工作。

〔**按语**〕本案患者属于典型的家族性发病，其姐妹共有 5 人患肾病。赵氏根据临床上慢性肾病家族性发病较为常见的事实，提出了慢性肾病可遗传的观点，并根据中医理论推断热毒深伏于髓是本病得自先天的基本特点。毒发于髓而表现为血分瘀热，故治疗当以凉血化瘀为主，大忌温补，并忌食高蛋白高热量和一切辛辣刺激性食物，目的就是为了防止由于饮食不慎而更增其热。同时本例以皮肤瘙痒为主要表现，是血分热毒聚于皮肤，故用清热解毒之品，以助药力。皮肤瘙痒乃为毒溢皮肤所致，治疗必通其大便，使热毒从大便排出，随得大便畅行，热毒得泄，而诸症向安。赵氏认为，凡治疗尿毒症，必令其大便通畅，得日二三行为最佳，此为要诀。

病案四：程某，女，50 岁。患者患慢性肾小球肾炎 10 年余，慢性肾功能衰竭发现半年余，血肌酐 592.3μmol/L，尿素氮 26.4mmol/L，血红蛋白 65g/L。经用包醛氧化淀粉，大便每日 2 次，诸症尚称平稳。近日因患感冒，自觉胸闷短气，渐至喘逆不能平卧。西医诊为肺部感染用青霉素 3 日，未见明显好转，经 X 光透视，发现胸腔积液中量。建议行血液透析，患者惧之，前来就诊。现症见：面色晦暗，端坐呼吸，喘逆不止，小便量少，大便不畅，舌白苔腻水滑，脉象弦滑数，按之振指。此尿毒重症，水饮射肺，先泻肺行水，以救其急，若不效，宜急性透析。药用：桑白皮 15g，地骨皮 15g，苏叶梗各 10g，前胡 6g，杏仁 10g，葶苈子 20g，生地榆 10g，赤芍 10g，茜草 10g，丹参 10g，大腹皮 15g，槟榔 10g，炒枳壳 6g，大黄 3g。3 剂，水煎服，每天 1 剂。

二诊：服药后大便畅行，小便增多，喘逆之势稍减，诊脉弦滑而数，舌白苔腻根厚。再以宣肃方法。药用：苏叶梗各

10g，前胡 6g，杏仁 10g，浙贝母 10g，桑白皮 15g，地骨皮15g，葶苈子 20g，生地榆 10g，炒槐花 10g，丹参 10g，茜草10g，大腹皮 10g，槟榔 10g，大黄 3g，冬瓜皮 30g，茯苓皮30g。3 剂，水煎服，每天 1 剂。

三诊：服药后小便明显增多，1 日夜可达 2500ml，喘逆之势渐减，舌白苔腻，脉仍弦滑。再以疏调三焦方法。药用：苏叶梗各 10g，前胡 6g，杏仁 10g，桑白皮 15g，枇杷叶 10g，葶苈子 15g，生地榆 10g，炒槐花 10g，丹参 10g，茜草 10g，焦三仙各 10g，水红花子 10g，大腹皮 10g，槟榔 10g，大黄3g。7 剂，水煎服，每天 1 剂。

四诊：喘逆已平，二便畅通，纳食亦香，舌白苔腻未变，脉仍弦滑有力。仍尿毒重症，未可掉以轻心，饮食寒暖，诸宜小心。再以凉血化瘀，疏调三焦方法。药用：苏叶梗各 10g，荆芥 6g，防风 6g，白芷 6g，生地榆 10g，炒槐花 10g，丹参10g，茜草 10g，茅芦根各 10g，焦三仙各 10g，大腹皮 10g，槟榔 10g，大黄 3g。7 剂，水煎服，每天 1 剂。

五诊：以后以上方加减治疗 3 个月，治疗期间辅以饮食控制，并令其逐步增加散步式运动锻炼，精神体力日见好转，肌酐下降至 353.6μmol/L，尿素氮稳定在 14.3mmol/L 以下。

〔按语〕慢性肾功能衰竭、尿毒症并发胸闷憋气、喘逆不得平卧，最为危急，往往是因胸腔积液较多，压迫肺泡所致，重者可有心包积液，缺氧症状明显。其症不同于一般喘咳，治疗亦颇为棘手。赵氏认为，此症乃水饮不得下输而逆射心肺，故治疗急当泻肺行水，用泻白散合葶苈大枣泻肺汤，不用大枣，加疏利三焦之品，务令大小便通畅，使水饮有泄越之途，从二便排出体外。其葶苈子宜重用，一般 15～30g，药后可见小便增多，喘逆势减，便有转机。

（选自《赵绍琴临证医案精选》）

张琪医案

赫某，男，65 岁。1997 年 4 月 10 日初诊：慢性肾炎病史

5 年余，近半年来，出现食欲减退，有时恶心，口中氨味，胃脘胀满，大便秘结，舌苔厚腻，干黄少津，脉弦滑。化验血肌酐 475μmol/L，尿素氮 25.4mmol/L；血红蛋白 100g/L；尿化验：蛋白（＋＋）。确诊为慢性肾炎、慢性肾衰、氮质血症期。证属湿邪犯胃上逆。治宜芳化湿浊，苦寒泻热。方用经验方化浊饮。药用：醋炙大黄 10g，黄芩 10g，黄连 10g，草果仁 15g，藿香 15g，苍术 10g，紫苏 10g，陈皮 15g，半夏 15g，茵陈 15g，甘草 10g，生姜 15g。水煎服，每天 1 剂。

二诊：服上方 10 剂，呕恶、脘胀等均减，大便日行 1～2 次，成形不溏。继以此方化裁，连续服药 3 个月，血肌酐及尿素氮明显下降，至本年 9 月 3 日复查血肌酐 200μmol/L，尿素氮 10mmol/L；血红蛋白 110g/L；血压 130/80mmHg。食欲增，精神尤好，全身有力，舌苔转薄，脉弦。病情稳定，远期疗效巩固。

〔按语〕慢性肾衰尿毒症期，张氏认为此时湿邪蕴结日久则化热，或体内脾胃素热，与湿相互蕴结则脾胃运化受阻，形成湿热痰浊中阻。因此治疗张氏常以芳化湿浊与苦寒泄热合用，多年研究应用化浊饮（药用同病案内），临床效果显著。张氏研究认为草果仁为本方要药，在辛开湿浊药中当属首选药物。该药辛温、燥烈，善除脾胃之寒湿。慢性肾衰氮质潴留湿毒内蕴，非此辛温燥烈之品不能除，然湿瘀化热又必须伍以大黄、黄连以泄热开痞。

（选自《中国百年百名中医临床家丛书·张琪》）

石景亮医案

王某，女，54 岁。于 2003 年 3 月 29 日初诊：患者既往有慢性肾炎病史 8 年余，未正规治疗过。20 天前出现纳差、乏力，双下肢疼痛伴喘闷，时有恶心、呕吐。现症见：面色晦暗，唇睑苍白，爪甲不华，颜面及双下肢不肿，24 小时尿量约 1500ml，大便日行 1 次，舌质暗红，苔薄黄，脉弦细略数。尿化验：蛋白（＋＋＋），比重 1.010。肾功能：尿素氮

32mmol/L，肌酐 517μmol/L。B 超示：左肾 66mm×48mm×
42mm，右肾 72mm×56mm×47mm。西医诊断：慢性肾炎、肾
功能不全、肾功能衰竭期。西医给予保护肾功能、降压、纠正
酸碱紊乱及钙磷失衡等治疗，症状无缓解，求治于石氏。证属
脾肾阳虚，兼内有湿热。治宜调理脾胃，复气机之升降，通腑
降浊，给邪以出路。方用左金苏灵汤（经验方）加减。药用：
黄连 6g，吴茱萸 2g，苏叶 12g，威灵仙 20g，荆芥 10g，防风
10g，连翘 15g，赤小豆 30g，白茅根 30g，石韦 20g，大腹皮
20g，槟榔 10g，焦三仙各 30g，半夏 15g，大黄 10g（后下）。
水煎服，每天 1 剂。同时给予祛浊排毒灌肠汤方〔大黄 30g，
制附片 15g（先煎），蒲公英 30g，槐花 30g，生牡蛎 50g〕煎
汤，每天 1 剂，保留灌肠。

　　二诊：服上方 5 剂后，患者诉喘咳减轻，仍有纳谷不香，
乏力，双下肢疼痛，舌暗质红，苔薄黄腻，脉沉弦。证属湿热
内阻，气机郁闭。治宜清热解郁，祛湿降浊。上方去赤小豆，
加苍术 15g，白术 15g，茜草 10g，槐花 20g，白芷 10g，郁金
15g，鸡内金 15g。水煎服，每天 1 剂。

　　三诊：上方连服 7 剂后，纳食转佳，下肢疼痛减轻，黄腻
苔明显消退，脉弦细。肾功能化验：尿素氮 9.8mmol/L，肌酐
217μmol/L。原方有效，守方用药，继续解郁降浊，理脾和
胃。上方略作加减：去茜草、白芷，加生薏仁 30g，车前子
10g（包），草果 10g，白蔻仁 10g。水煎服，每天 1 剂。

　　四诊：上方继服 7 剂，纳食转佳，下肢疼痛消失。复查尿
常规：蛋白（＋）。肾功能：尿素氮 7.4mmol/L，肌酐
180μmol/L。上方略作调整，继续服用 10 剂，病情稳定后
出院。

　　五诊：患者仍长期服用上方中药维持治疗，2003 年 10 月
复查 B 超，左肾 73mm×52mm×43mm，右肾 76mm×57mm×
44mm。双侧萎缩的双肾竟奇迹般地增大。

　　〔按语〕当前研究多认为，慢性肾衰的病机主要是本虚标
实、虚实夹杂，而治疗多以补虚为主。石氏十分推崇赵绍琴教

授"慢性肾病非虚论"的理论，并根据数十年的临证经验，认为邪毒内蕴才是慢性肾衰的真正病机所在。而邪毒多责之于水湿、浊毒、瘀血、湿热。故治疗时，当本着"给邪以出路"的原则，或发汗散邪，或通腑泻浊，或祛湿排毒，或活血化瘀，务使邪去正安，切勿因盲目进补而引起"闭门留寇"。然脾胃位居中州，为五脏之枢，统领四脏，脾胃生机旺盛，则四脏得水谷精微充养而生机不息；脾胃升降失常，则气血生化乏源，衰败之象立现。故石氏在临证之际，以调理脾胃为主，辅以祛邪排毒降浊。喜用自创经验方左金苏灵汤化裁。方中苏叶解表散邪，行气宽中；威灵仙其性走窜，善能通经活络；黄连、吴茱萸寒热相伍，使胃气和降，以防寒凉之弊。四药相合，使脾升胃降，中焦健运，其药性中正平和，既无祛邪伤正之虞，又无闭门留寇之弊，临证时佐以祛邪、降浊之品，屡建奇功。

（石景亮教授亲增医案）

刘渡舟医案

杨某，男，28 岁。1995 年 3 月 8 日初诊：患者于 3 年前患慢性肾炎，常因感冒、劳累使浮肿、腰痛反复发作，经多方治疗，效果不彰。现症见：近半月来，浮肿加剧，以下肢为甚，小便短少，腰区酸冷，纳差，腹胀，肢软，便溏，时有咽痒，咳嗽，面色晦暗不泽。舌苔厚腻，脉滑略弦。尿化验：蛋白（＋＋），红细胞 20 个/HP，白细胞少许，血红蛋白 80g/L。肾功能：尿素氮 19.5mmol/L，肌酐 335.5μmol/L，二氧化碳结合力 17.1mmol/L。证属三焦邪毒。治宜溃邪解毒，通利三焦。方用经验方荆防肾炎汤。药用：荆芥 6g，防风 6g，柴胡 10g，前胡 10g，羌活 4g，独活 4g，枳壳 10g，桔梗 10g，半枝莲 30g，白花蛇舌草 15g，生地榆 15g，炒槐花 12g，川芎 6g，茜草 12g，赤芍 10g，茯苓 30g。水煎服，每天 1 剂。

二诊：服用上方 14 剂后，浮肿明显消退，小便量增多，诸症减轻。肾功能：尿素氮 14.2mmol/L，肌酐 273.7μmol/L。

尿化验：蛋白（＋），红细胞少许。药已中的，再服21剂。

三诊：服药后，浮肿尽退，肾功能化验：尿素氮6.9mmol/L，肌酐167.8μmol/L，二氧化碳结合力24mmol/L。血红蛋白105g/L。尿化验：蛋白（±）。舌淡苔白微腻，脉软无力。此大邪已退，正气未复之象，以参苓白术散10剂将息，诸症皆瘥。

〔按语〕刘氏认为病至慢性肾衰尿毒症阶段，其证为湿毒壅滞三焦，肺脾肾功能俱损所致。湿毒壅滞，三焦气化不利，使肺失宣降，"水之标"遏；脾失健运，"水之制"溃；肾失蒸腾，"水之根"摇。表里升降出入之机弛废，邪毒泛滥全身。本证虽有虚候，然亦非正气本虚，实为邪盛伤正使然。于此之时，当行祛邪以扶正之法，以溃败三焦邪毒为主，自拟荆防肾炎汤（荆芥、防风、柴胡、前胡、羌活、独活、桔梗、枳壳、半枝莲、白花蛇舌草、生地榆、槐花、川芎、赤芍、茜草、茯苓）。本方为疏利三焦表里上下升降出入之代表方，可使三焦畅，气血和，表里通，上下达，"大气一转，其气乃散"，"人即安和"（《金匮要略》）。

（选自《中医杂志》）

刘茂甫医案

李某，男，58岁。患者因发热住院检查治疗，自觉咳嗽咽痛，胸闷不适，腹胀逐日加重，尿量减少，腰痛，下肢浮肿。尿化验：蛋白（＋＋），白细胞及管型均有。肾功能化验：二氧化碳结合力20mmol/L，尿素氮21.42mmol/L，肌酐265.2μmol/L。结合慢性肾炎病史，确诊为慢性肾功能衰竭、尿毒症期。给予抗感染、利尿和中药灌肠，咳嗽胸闷、咽痛均消失，血常规恢复正常，但肾功能无明显好转，且下肢浮肿明显，腹胀难忍，恶心呕吐，小便不利，皮肤瘙痒。病人谢绝透析而求治于刘氏。现症见：症状同前，舌苔白腻，脉沉而滑。证属脾肾两虚，水湿内蕴，湿郁成浊，湿滞三焦，升降失常。治宜燥湿健脾，泄浊通降。方用平胃散加味。药用：苍术

14g，陈皮 12g，厚朴 15g，枳壳 15g，泽泻 15g，牛膝 15g，土茯苓 30g，车前子 30g（包），藿梗 10g，桂枝 9g，大黄 6g（后下）。水煎服，每天 1 剂。

二诊：服药 3 剂，腹胀、恶心呕吐锐减，尿量明显增加。继服 4 剂，尿量正常，浮肿始消。上方入丹参 30g，红花 15g，桃仁 15g。水煎服，每天 1 剂。

三诊：服药 10 剂，腹胀、恶心呕吐消失，惟感腰困痛，下肢微肿。又以平胃散加味治疗月余，食纳、精神均恢复正常，浮肿消失。末以金匮肾气丸加减治疗收功。复查尿蛋白（±）。肾功能：尿素氮 8.21mmol/L，肌酐 15.0μmol/L。出院后 5 年未复发。

〔按语〕脾居中焦，有承下达上水液之功，治肾毋忘燥脾，祛湿不忘调肾。故刘氏治疗多种肾病及肾功能衰竭时，尤善用燥湿健脾、泄浊通降之法，故而获明显效果。

（选自《中医世家·刘茂甫经验辑要》）

马光亚医案

庄某，男，69 岁。1980 年 3 月 30 日初诊：病患尿毒症，发热昏迷，住在台大医院 2 楼 713 号病房。曾行腹部洗肾（透析）1 次，因患者形体丰腴，洗肾没有成功，于是在手腕作了小手术，准备从手上再次洗肾。求治于马氏。现症见：症状同上，二便极少，舌红浮粗白苔，脉甚数。证属尿毒过高，体温骤升而昏迷，病势已甚危急。治当急则治其标，宜以解毒清热。药用：忍冬藤 30g，玉米须 10g，黄荆根 30g，焦栀子 10g，生地黄 15g，六一散 15g，木通 6.5g，石菖蒲 10g，牛黄 0.6g（分次冲服）。水煎服，每天 1 剂。

二诊（4 月 1 日）：服上方 2 剂，热退，神志渐见清醒，惟西医检查有肺炎、胃出血、血管硬化、心脏扩大等并发症，其家属不断接到红色的病危通知。再次诊治，其脉象、胃气尚存，患有尿毒症及其他并发症，仍然予以抢救。于是更方如下。药用：忍冬藤 30g，焦栀子 10g，茯苓 10g，威灵仙 13g，生地黄13g，木通6.5g，炒蒲黄6.5g，六一散15g，石斛13g，五灵脂6.5g，石菖蒲13g，巴戟天6.5g。水煎服，每天1剂。

三诊：服上方2剂，每天尿量增加到2000ml，化验尿素氮为80mmol/L，认为肾可以不须再洗。证属标热未清，仍须着重清热解毒。更改处方如下。药用：生地黄15g，石菖蒲10g，忍冬藤30g，炒蒲黄6.5g，石斛10g，黄荆根30g，玉米须10g，六一散15g，焦栀子10g，牛黄0.6g（分2次冲服）。水煎服，每天1剂。

四诊（4月8日）：服上方2剂，病情日渐安定，又服用3剂。此时已能饮食睡眠，小便每天在2000ml以上，大便正常，惟见耳聋。更方从本治疗，以资生肾气丸加黄荆根和玉米须。服更方后，效果甚佳，小便趋向正常。然一日，因食水果引起腹泻，更方易五苓散加附子、炮姜。泻止之后，又将炮姜易为生姜，取真武汤意，咸有良效。

五诊（5月）：立法温补肾阳，以肾气丸、真武汤、巴戟丸为之出入。

六诊（6月10日）：患者自己来诊，要求带药回家服用。给予处方两张。一张为汤剂，药用：熟地黄10g，石斛10g，附子6.5g，巴戟天6.5g，茯苓12g，牛膝10g，山萸肉10g，石菖蒲6.5g，桂枝5g，白及6.5g，山药18g，丹皮6.5g，泽泻10g，车前子10g（包），黄荆根30g，玉米须10g。水煎服，每天1剂。一张为丸剂，药用：熟地黄90g，肉苁蓉60g，山萸肉60g，白及30g，泽泻60g，肉桂30g，石菖蒲21g，五味子15g，山药90g，丹皮45g，牛膝30g，车前子30g，麦冬60g，茯苓90g，石斛30g，附子30g。炼蜜为丸，每丸9g，早晚各1丸。先服汤剂，后用丸剂巩固治疗。

〔按语〕肾脏炎治疗不当，容易变生坏症，而尿毒症即为极凶险之坏症一种。其病因，马氏认为有二：一为患者肾脏本质上有缺陷，临床所见，尿毒症患者多先有肾萎缩之现象，或有他病，尿蛋白流失过多过久，肾脏功能基本上衰竭，无力排出尿中毒素；二为患者受了外来之病邪，或为湿热，或为寒湿，未能及时作适当的治疗，此病邪乘虚作祟，本有缺陷之肾脏当然不能招架，遂成为尿毒症。其论治，马氏主张要权衡轻重缓急，或先补虚，或先祛病，或两者同时兼顾，要斟酌患者身体情况及病势趋势来作决定。本例患者，"急则治其标"，先用解毒清热祛病为先，后则以桂附八味丸加味温补肾阳，"缓则治其本"，专图补肾也。

（选自《中国百年百名中医临床家丛书·马光亚》）

贺志光医案

陈某，男，52岁。1999年2月2日初诊：浮肿、少尿反复发作1年，曾在本院内科确诊为慢性肾炎、慢性肾功能不全，经利尿、对症治疗后症状稍有缓解，此后，每因劳累、受凉而发作。此次发作3日，且较以前加重，求治于贺氏。现症见：颜面浮肿，少气懒言，腹胀纳呆，恶心呕吐，小便点滴难出（200ml/d），大便溏，舌红苔白中厚，脉沉细。尿化验：蛋白（＋＋），红细胞0~2个/HP，白细胞2~4个/HP。血红蛋白7.5g/L。肾功能：尿素氮22.5mmol/L，肌酐525μmol/L。血浆蛋白均低于正常值。证属脾胃虚弱，夹有湿邪。治宜健脾益气，升清降浊。方用补中益气汤加减。药用：党参15g，黄芪15g，白术12g，茯苓20g，当归9g，陈皮9g，砂仁9g，升麻6g，柴胡9g，石韦30g，车前子12g（包），生薏苡仁30g，炙甘草6g。水煎服，每天1剂。

二诊：7剂后，尿量增至每天500ml，继服上方药15剂，尿量增至每天800ml，浮肿减轻，恶心除。

三诊：继续用上方出入治疗月余，尿化验：蛋白（＋）。血红蛋白9.5g/L。肾功能：尿素氮16mmol/L，肌酐387μmol/L。血浆白蛋白上升。随访半年，病情稳定。

〔按语〕贺氏研究认为，慢性肾衰其病机特点为脾肾衰败、升降失常、湿浊壅滞。且肾病日久，伤及于脾，脾胃虚损而生化不及，谷不生精，血失化源，而致阴阳俱损，气血两亏，诸脏失养，气机不调，升降失常，清者不升，浊者不降，湿浊潴留，水湿犯滥，变症丛生。故而，贺氏治疗抓住中焦脾胃之关键，且健脾益气可使升降之枢得复，气机通畅，则纳化常，出入调，清气升，浊气降，生化有源，从而改善其临床症状，提高消化吸收功能，促进有毒物质的排泄。临证贺氏对脾胃虚弱者常用补中益气汤加减，临床收效显著。

（选自《中医杂志》）

张秀琴医案

高某，男，43 岁。1978 年 8 月 3 日初诊：患者 5 ~6 天来头疼，呕恶，视物模糊，全身浮肿。近 3 天尿少，喘咳不能平卧。现症见：神疲，面部及全身高度水肿，舌苔垢厚，脉沉细。血压 160 ~170/80 ~100mmHg；双肺下方叩诊发浊，两下肺呼吸音弱，腹水征（±）；胸透发现双侧胸腔积液，以左为著，双肺中下野纹理增加模糊，心影向两侧轻度扩大。西医诊断为：慢性肾炎合并尿毒症，高血压合并心衰。证属脾虚水泛，水邪射肺，水湿内渍。治宜健脾利湿，泻肺平喘。方用五苓散合葶苈大枣泻肺汤加减。药用：茯苓 15g，白术 9g，泽泻 15g，桂枝 6g，葶苈子 9g，大枣 5 枚，车前子 15g（包），车前草 15g，桑白皮 12g，麻黄 6g，赤小豆 15g，陈皮 9g，生甘草 6g。6 剂，水煎服，每天 1 剂。

二诊（8 月 10 日）：服上方后，已能平卧，但仍头疼，稍呕吐，目胀，视物模糊，纳呆，大便少而干，尿短色深，面及上肢浮肿已消退，下肢浮肿仍甚，舌苔少黄而滑，脉沉滑。血压 140/100mmHg。仍宗前法，加益气行水、理气和胃之品。药用：黄芪 15g，防风 6g，茯苓 15g，泽泻 15g，白术 9g，桂枝 6g，葶苈子 9g，大枣 5 枚，远志 9g，厚朴 9g，炙麻黄 6g，车前子 12g（包），车前草 12g，白蔻 9g，焦神曲 9g，焦麦芽 9g。6 剂，水煎服，每天 1 剂。

三诊（8 月 17 日）：上方服后尿量增多，喘咳轻，喜安卧，腰不痛，惟近 2 天来发热，恶寒，流涕，咽痛，轻微咳嗽，头疼头晕加重，今晨起又恶心，尿肉眼观察呈现洗肉水样，大便干。血化验：尿素氮 9mmol/L。尿化验：外观呈血色，蛋白（＋＋＋＋），红细胞（＋＋＋＋），有颗粒管型。体温 38℃，血压 160/90mmHg。面部、后背部、两下肢均有中轻度浮肿，苔薄白，舌质淡，脉沉细。患者尿毒症已有好转，浮肿见消，但复感时邪，导致膀胱郁热之象尤存，标本均急，故改为标本兼顾之法，以解表清热、通利水湿为治，方用桑菊饮加五皮饮、五苓散加减。药用：桑叶 10g，桑白皮 10g，菊花 9g，竹茹 9g，生姜皮 6g，大腹皮 9g，茯苓 15g，泽泻 30g，炒白术 9g，桂枝 6g，陈皮 9g，车前子 15g（包），车前草 15g，荆芥穗 6g。3 剂，水煎服，每天 1 剂。

四诊（8 月 21 日）：经治疗后烧退，恶心已除，未吐，头已不疼，口已不渴，汗出，小便量增多，面部浮肿已消，但平卧时咳嗽加重，无痰，纳虽转佳，但食不甘味。大便 2 日 1 行，干燥。检查：面浮已消，舌质淡，苔稍黄，脉沉。此时邪已随汗而解，仍以前法健脾利水宣肺治本为主。药用：黄芪 30g，防风 9g，炒白术 12g，泽泻 30g，杏仁 9g，炙麻黄 5g，桑白皮 9g，炙前胡 9g，茯苓 15g，桂枝 6g，葶苈子 9g，大枣 5枚，生甘草 3g。3 剂，水煎服，每天 1 剂。

五诊（8 月 25 日）：服上方 3 剂加大利水药剂量后，头汗出，尿量增多，1 日 5 次，约 2000ml，尿色已不赤，无尿疼，精神较前好，能平卧，纳食已佳，日食 1 斤多主食，大便日 1行，成形便，胸不憋，咳嗽，口干不思饮。检查：神佳，面色萎黄，苔黄无泽，质淡，面及右下肢浮肿已消，左上下肢仍有浮肿，听诊心音不弱，双肺呼吸音稍粗。化验：血红蛋白80g/L，尿素氮 7.9mmol/L。尿化验：蛋白（＋＋＋＋），白细胞（＋＋），红细胞（＋＋），有颗粒管型。胸部拍片心脏呈普大型心，心脏向两侧扩大，双肺淤血，右下肺可见小片状阴影。心电图呈异常形。宗前法加益气养血之品。药用：黄芪 30g，防己 12g，猪苓 15g，茯苓 15g，白术 12g，泽泻 30g，桂枝 6g，党参 12g，当归 10g，远志 10g，赤小豆 15g，麻黄4g，甘草 6g。3 剂，水煎服，每天 1 剂。

六诊：服药后尿量增多，夜尿 7 次，浮肿渐消，仍咳嗽，卧床时左胸疼，纳佳。检查：除踝关节仍有浮肿外，其他部位均消，舌苔黄，脉沉略滑。依上方减赤小豆，加杏仁 9g，橘红 9g，全瓜蒌 12g。2 剂，服用 3 天。

七诊（9 月 2 日）：尿量增多，面及两上肢、胸部浮肿均消退，踝关节肿亦消，纳佳，大便日 1 行，不咳嗽，腰酸软，苔白稍黄，质略红，脉沉。化验尿：蛋白（＋＋＋＋），红白细胞阴性，有颗粒管型。证属脾虚水泛证已除，惟腰酸软肾虚之证尤存。治宜益肾利水，治本以善其后。药用：补骨脂 9g，覆盆子 9g，黄芪 30g，防己 12g，猪苓 15g，茯苓 15g，泽泻 30g，白术 12g，肉桂 6g，党参 12g，当归 9g，山药 12g，车前子 12g（包），车前草 12g，麻黄 5g，甘草 6g。水煎服，每天 1剂。

八诊（10 月 13 日）：患者共服药 24 剂，9 月 9 日停用西药，已无明显不适。全身无浮肿，饮食二便如常，体力较前恢复，精神较佳，面色已荣，苔少色黄略滑，脉沉缓。血压150/90mmHg。尿化验：蛋白（＋＋＋＋），红细胞（＋＋），白细胞 1～2 个/HP，管型 0～1 个/HP。心电图复查：心肌损害。尿素氮 6mmol/L；血红蛋白 12g/L。胸透拍片：双肺透亮度好，未见实变阴影，右上肺之斑影已消失，心脏主动脉弓稍弯曲，心影较 8 月 25 日明显缩小。近日血压又升高，血压160/100mmHg，故按 9 月 2 日方减补骨脂、覆盆子、肉桂，加桂枝 6g，女贞子 12g，旱莲草 12g，紫石英 15g，水煎继续服用，每天 1 剂。患者经治疗 2 月余，服药 24 剂，全身水肿消失，一般情况良好，要求回原籍。嘱续服上方，并嘱其避风寒、免劳累、忌郁怒、节饮食、慎房事，大病瘥后以防再复。患者遵医嘱执行，浮肿一直未再发，血压有时波动，尿蛋白完全消失。

九诊（1980 年 11 月 3 日）：已停药 1 年余，来京复查，尿蛋白（－），近 1 年来无明显不适，纳佳，每日进食 2 斤，已在农村从事正常农业劳动。检查：形色如常，苔白，脉沉。

血压 140/90mmHg，尿蛋白（－）。同年 12 月 15 日再次来京复查，所见同前，病已告愈。

〔**按语**〕此例患者属水肿气病，脾水证，西医诊断为"慢性肾炎合并尿毒症，高血压合并心衰"。从体征和理化检查以及脉症合参，属水邪内渍。水邪射肺则咳喘不能平卧，水邪外溢肌腠则面及四肢高度水肿。究其病机，肺脾肾气化功能失职，肺失通调，膀胱气化失职，脾虚不能运化水湿，肾失蒸化，以致膀胱气化功能失调。如《素问·水热穴论》云，"故其本在肾，其末在肺，皆积水也"，"肾者胃之关也，关门不利，故聚水而从其类也，上下溢于皮肤，故为胕肿，胕肿者，聚水而生病也"。纵观此患者病证及病机，治疗当以健脾宣肺、温阳化水、渗利水湿为主。故用防己黄芪汤、五苓散、葶苈大枣泻肺汤等化裁。先后来诊九次，在诊治过程中患者又外感时邪，病情随即加重，急以解表治标，汗出表解。之后仍以前法，加大利水药剂量，而全身高度水肿得以消退之后，正气已伤，气血两虚之候已见，故再以益气养血、益肾治本善后调养，经治 70 天病愈。经追访，已停药 1 年余，饮食起居如常。如此危急重证，始终宗仲景先圣治水气病原则，守法、守方，又根据病情变化而随证诊治，也就是常中有变，才能收到显著效果。先师施今墨先行主张辨证与辨病相结合，常常教诲我们说："对病人要细心听主诉，认真剖析病情，绝不能拼凑症状以命症，亦不可拘泥成方以治病。"张氏从实践中体会到，作为一个医生要细心耐心倾听病人主诉，然后四诊合参，剖析真伪，从一个个否定中，辨出其疾病的症结所在，依法处方，这就是理论的升华。

（选自《名医奇方秘术》第一集）

三、气血不足（肝肾两虚），浊毒内蕴证

邹云翔医案

赵某，男，38 岁。1966 年 9 月 16 日初诊：患者于 1958

年因浮肿乏力，某医院诊断为慢性肾炎，经治疗，病情稳定。1966 年 5 月，恶寒头痛，气短乏力，眼睑浮肿，腹胀便稀，结合化验检查诊断为慢性肾炎、尿毒症。入某医院后经治稳定而出院。现症见：头昏乏力，腰府酸痛，苔色淡嫩，脉弦细。血压 170/100mmHg。尿化验仍有蛋白、管型、红细胞、白细胞等。证属肾劳，气血不足，肝肾两虚。治宜标本兼顾。药用：沙苑子 9g，刺蒺藜 9g，枸杞子 12g，煅磁石 18g（先煎），牛膝 5g，当归 9g，黄芪 9g，党参 9g，炒红花 5g，狗脊 15g，胡桃肉 9g，炒菟丝子 12g，南沙参 9g，海蛤壳 9g（先煎）。水煎服，每天 1 剂。

二诊：服药后精神好转，至 10 月，尿常规检查阴性，时觉腹胀明显，甚则腹泻。此为脾肾阳虚之证，原方加胡芦巴、紫河车、佛手片，服后腹胀减轻，然头昏腰酸仍作。1967 年 4 月加服药酒方。药用：制狗脊 15g，炒巴戟天 15g，牛膝 5g，续断 15g，当归 24g，麦门冬 12g，党参 15g，熟地黄 9g，红花 9g，小红枣 7 个（切开），陈皮 9g，生薏苡仁 9g。用优质黄酒 2 斤半，浸 1 周后服用。用药酒后头昏好转，但停药后即发。配合汤剂持续服用。

三诊（1967 年 5 月）：纳少，便稀不能成形，矢气频频，从扶脾升阳，芳香化湿治疗。药用：午时茶 3g，炒山药 12g，炒扁豆 12g，炒党参 9g，茯苓 9g，焦六曲 9g，干荷叶 9g，藿香正气丸 5g（吞服）。服药后胃纳好转，大便成形。又服补益肝肾原方。于 1967 年上班，参加工厂轻工作。1969 年 8 月查血非蛋白氮 10.23mmol/L。1970 年起参加重体力劳动。

四诊（1971 年 6 月 23 日）：因工作忙累，腰酸头昏，口干便难，肢麻抽搐，脉细缓。尿检：蛋白（＋＋），红细胞（＋＋＋）。血压 110/90mmHg。仍宗补益肝脾肾着手，服用汤剂和药酒。汤剂药用：炙黄芪 18g，党参 18g，枸杞子 15g，石斛 12g，功劳叶 15g，牛膝 9g，磁石 9g（先煎），佛手 9g，杭白芍 12g，炒山药 12g，二至丸 9g（包）。水煎服，每天 1 剂。药酒药用：制狗脊 18g，巴戟天 18g，制何首乌 30g，枸杞子

46g, 熟地黄 24g, 党参 30g, 沙苑子 30g, 牛膝 30g, 续断 30g, 杭白芍 15g, 玄参 24g, 黄连 9g, 肉桂心 9g, 炒杜仲 24g, 当归 18g。黄酒 3 斤, 浸 1 周后服用。

五诊：上药服至 1971 年 7 月初, 头晕、肢麻、抽搐等症状好转, 服至 7 月底, 尿常规检查阴性, 已达临床治愈, 病情稳定而停服中药。1971 年 8 月, 患者到本院复查, 自觉无不适感, 体力充沛, 能参加重体力劳动, 已长期不服任何药物, 查尿素氮、肌酐均正常。

〔按语〕本例肾劳, 气血阴阳俱虚, 脾肾功能衰退, 木失涵养, 肝阳上亢, 故用气血双补、阴阳平调、健脾益肾以养肝木。但必须坚持长期服用, 方能获得如此效果。慢性肾炎病至尿毒症期, 邹氏认为多成脾肾虚损之证, 况先天有损, 后天不足, 生化之源不能升清降浊, 则气血生化乏源, 故而气血亦不足也。治从脾肾着手, 肝肾同调, 后天功能强健, 则中焦之枢清升浊降, 肝肾得以滋养, 药酒同服, 借酒性的温散之特点, 以助药力。治脾之关键重在祛湿, 滋补肝肾要在填精温肾; 后天健, 先天足, 则慢性肾衰尿毒症可延长生命矣。邹氏常用药酒方治疗肾功能不全, 多能取效。肾功能不全, 症见血脉不和, 肾络不通, 腰府酸痛, 血压升高, 用调补和血通络之品, 黄酒浸渍, 去渣取汁服, 其效较之丸散膏丹为佳。盖酒能行药性之滞, 通邪气之结, 逐隧道之涩, 开血脉之壅。药酒尚有能长久保存, 服用方便, 患者易于接受等优点。

(选自《邹云翔医案选》)

朱进忠医案

孙某, 女, 63 岁。患者 7~8 个月来, 疲乏无力, 食欲不振, 时见鼻衄。确诊为多囊肾、慢性肾炎、慢性肾衰。先用西药治疗不效, 后又配合中药健脾补肾、活血利水、清热解毒、降逆止呕、通利泄下等治疗 4 个多月仍不效。近 2 个月来, 更加疲乏无力, 神志时清时昧, 说话均感无力, 轻度浮肿, 且饮食入口甚或稍闻食味即恶心呕吐, 面色萎黄, 并见脘腹微满,舌质淡，舌苔黄白厚腻，脉弦紧滑数。证属寒热交结，痰积气滞，湿郁化热，三焦水道不通，凌犯脾胃。治宜理少阳，化湿浊，调脾胃。方用达原饮加减。药用：厚朴 10g，草果 10g，槟榔 10g，黄芩 10g，知母 10g，菖蒲 10g，甘草 6g，紫苏 6g，白芷 6g。水煎服，每天 1 剂。

二诊：服药 2 剂，恶心呕吐稍减，饮食稍进，舌质淡，舌苔白，脉沉弦细涩。证属中气不足，木邪犯土，气血大衰也。治宜健脾抑肝，补气养血。药用：黄芪 10g，当归 3g，桂枝 10g，白芍 20g，甘草 6g，生姜 3 片，大枣 7 个。水煎服，每天 1 剂。

三诊：服药 1 剂，精神好转，食欲增加，但服至第 2 剂时，诸症又加重，恶心呕吐，精神疲惫，口苦咽干，舌尖疼痛，心烦不安，舌苔黄白厚腻，脉虚大弦紧而数。证属气阴俱虚，寒热胶结，三焦不通，清升浊降失职。治用清暑益气汤加减。药用：黄芪 15g，当归 6g，人参 10g，麦冬 10g，五味子 10g，甘草 6g，陈皮 10g，神曲 10g，黄柏 10g，葛根 15g，青皮 10g，苍术 15g，白术 10g，升麻 10g，泽泻 10g。水煎服，每天 1 剂。

四诊：服药 4 剂，食欲明显好转，气短心悸、恶心呕吐、头晕头胀稍有改善，血压亦由 200/100mmHg 降至 180/90mmHg。继续服上方药 2 个多月，心包积液消失，二氧化碳结合力、尿素氮均恢复正常，临床病情缓解。

〔按语〕本例患者由于前医固执经验，胶于病名，不知随证，不知辨证，延误病期。朱氏临床善于抓住脉象的虚实寒热，辨别真假，在错综复杂的证情中，环环相扣，才能取效。初期脉证不符，虚实寒热俱见者，何从治之？李东垣《脾胃论》云："谷气通于脾，六经为川，脾胃为海，九窍为水注之气，九窍者五脏主之，五脏皆得胃气，乃能通利……凡十一脏皆取决于胆也。胆者少阳春升之气，春气升则万化安，故胆气春升则余脏从之。"治从中焦膜原着手，症情稍有改善。中期则补脾建中，冀想回天。然后来脉虚大弦紧而数，脉虚大者，气阴俱虚也；弦紧者，寒也，积也；滑者，痰也，积也，热也；数者，热也。稍予温药则火炽，稍予凉药则阳亡，稍予补药则壅邪，稍予泻药则正不支，实难措手施治。后朱氏乃用李东垣之清暑益气汤。处方则毕，某医云：此方能治尿毒症？此方能纠正电解质失衡？此方何以能降血压？朱氏答曰：本病既为脉虚大弦紧而数，那就应该从补虚泻实、升清降浊上入手。果然，步步改善，症情得以缓解。

（选自《中医临证经验与方法》）

马光亚医案

傅某，男，42岁。1987年7月14日初诊：患者1987年患肾炎，肾脏萎缩，医师检查，肾功能衰败，尿素氮过高，嘱其开刀接受血液透析。病者在医院服务，目睹尿毒症患者洗肾（透析）预后不良，自己决定不接受此法治疗，并认为生命前途已绝望，即时立好遗嘱，一切作了结安排。值此之际，一位牛女士劝其请马氏治疗。现症见：身体倦重，关节酸楚，小溲甚少，舌质红，苔白腻，上层微见黄色，脉濡。证属湿热内蕴，肾阴已虚，肾功能因之受损使然。治宜虚实兼顾。药用：藿香9g，苏梗9g，葛根9g，防风9g，荆芥9g，苍术9g，厚朴6g，陈皮6g，姜夏9g，茯苓12g，黄柏6g，黄连6g，砂仁4.5g，大黄4.5g，六味地黄丸6.0g（分次吞服）。水煎服，每天1剂。

二诊（11月21日）：病情大减，身倦体重之现象较轻，小溲增多，大便略溏。更方如下。药用：藿香9g，苏梗9g，葛根9g，防风9g，苍术9g，厚朴6g，陈皮6g，姜夏9g，茯苓12g，黄柏6g，白芷6g，砂仁4.5g，大黄4.5g，枳壳9g，桔梗9g，六味地黄丸6.0g（分次吞服）。水煎服，每天1剂。

三诊（12月5日）：服上方14剂，舌上白苔退去，舌质深红，小便仍短赤。湿邪减退，热尚留恋，更方如次。药用：连翘9g，金银花12g，红花6g，黄连6g，黄柏6g，黄芩6g，荆芥9g，防风9g，枳壳9g，桔梗9g，砂仁4.5g，大黄4.5g，六味地黄丸 6.0g（分次吞服）。水煎服，每天 1 剂。

四诊（12 月 10 日）：服上方 5 剂，小便仍不畅，舌红略降。热邪不易清除，功效仍待加强。易方荆芥连翘汤加减。药用：连翘 9g，金银花 12g，花粉 9g，黄柏 6g，黄芩 6g，栀子 6g，荆芥 9g，防风 9g，葛根 9g，枳壳 6g，桔梗 9g，红花 6g，大黄 3g，黄连 6g，六味地黄丸 6g（分次吞服）。水煎服，每天 1 剂。

五诊：服汤剂共 6 个月，隔 2 周更方 1 次，终于收效最为圆满，一切病象消失，归于痊愈。至 1988 年 8 月制药丸两料，巩固疗效。第 1 次药方如下：熟地黄、山萸肉、三七、巴戟天、茯苓、山药、仙茅、丹皮、当归、仙灵脾、防风、苍术、黄柏、知母、泽泻、枳壳、桔梗、陈皮、生大黄。第 2 次药方如下：熟地黄、首乌、防风、巴戟天、山药、丹皮、黄柏、知母、仙茅、茯苓、仙灵脾、当归、泽泻、羌活、山萸肉、牛膝、菊花、桔梗、枳壳。蜜丸如梧桐子大，早晚每服 50 丸，温开水送服。

〔按语〕尿毒症验之临床，马氏认为证夹有湿热者众多，斯时专补其虚，湿热不净，收效仍不会十分良好，因此治疗之要，多采用标本兼治，即以除病为先，兼以补虚。本案患者为肾阴亏虚，湿热内蕴之证，马氏运用标本兼施之法。方中六味地黄丸保护肾阴，贯穿始终，扶正治本。初起凭舌苔白腻，选藿香正气散祛湿为主，加黄柏、黄连辅以清热，继之，白苔退去，舌质微绛，即去藿、苏、夏、朴等味，加重清热之品，最后以黄连解毒汤加银、翘、荆、防、枳、桔，且每次咸用大黄，而收病愈疾瘥之效。其清利湿热，清除体内尿素氮之祛邪，却标旨趣，跃然纸上。

（选自《中国百年百名中医临床家丛书·马光亚》）

梁贻俊医案

张某，女，41 岁。1997 年 1 月 23 日初诊：患者曾确诊为慢性肾功能不全、尿毒症、肾性贫血。化验：尿素氮 20mmol/L，肌酐504μmol/L；血红蛋白6.7g/L；红细胞2.03×10^{12}/L；尿蛋白3g/d。现症见：面色苍白无华，颜面及双下肢凹性水肿，头晕，气短懒言，神疲乏力，腹部胀满，食后加剧，恶心呕吐，尿少，大便已5日未解。每日卧床20余小时，闭经2个月。舌质淡白，苔黄厚而腻，脉弦细。中医病属肾劳、水肿，证属湿浊秽毒内停，致手足阳明腑气失降，脾不健运；膀胱气化不利，水湿溢于肌肤。先治其标，和胃降逆，通腑解毒，佐以益气养血。药用：陈皮15g，半夏15g，生姜3片，竹茹15g，黄芩10g，黄连10g，鸡内金20g，枳实15g，厚朴20g，大黄15g（后下），茯苓30g，车前子30g（包），黄芪20g，党参20g，当归10g。水煎服，每天1剂。

二诊：服上药后二便增多，腹胀好转，呕吐减轻，可少许纳食。以上方为基础稍适加减，服药至2月底，小便通利，下肢水肿消退，眼睑水肿轻微，体力渐增。病情好转稳定，又依证调方，改以益气疏表透邪、降逆化浊、畅利下焦。药用：黄芪30g，党参20g，荆芥15g，蝉蜕10g，藿香15g，佩兰15g，黄连15g，半夏15g，鸡内金10g，苏梗叶各15g，竹茹10g，橘红15g，姜黄15g，泽泻20g，茯苓30g，大黄20g（后下），厚朴10g，大腹皮10g。水煎服，每天1剂。

三诊：上方服至3月底，颜面浮肿消退，大便通畅，呕吐止，晨起恶心。每日已可在室内活动8～9个小时。舌苔已变薄黄腻。复查肌酐283μmol/L，尿素氮16mmol/L。上方加减服至5月中旬，精神体力明显好转，尚乏力、思睡，时而心烦，巅顶部疼痛，手足麻木，大便又2～3日1行，舌质干淡红，苔薄白腻，脉弦细。血压145/105mmHg。继以上方加强通腑之力（改大黄22g，厚朴15g，加槟榔20g），并加入益肾潜阳之品（牛膝20g，决明子50g，菊花15g，桑叶15g）。水煎服，每天1剂。

四诊：上方服至6月中旬，血压120/90mmHg，上症悉除，已可独立上二楼，大便日1～2行。复查肌酐265μmol/L，尿素氮6mmol/L。继以上方加减调治，11月份月经来潮，量色正常，可承担家中轻体力劳动。1998 年 2 月，已每日外出散步 1 ~ 2 小时。汤药改为 2 日 1 剂，至 7 月底停汤药。至今已半年余，病情仍稳定。

〔按语〕梁氏认为本病病位在肾，为肾虚气化不利，秽浊内蓄所致，当属肾劳。其主要由于各种病因导致肾之开阖不利，秽浊不得外泄，积留体内，蕴结于血而发病。秽浊积久，病势加重，由实致虚，耗伤精血，损及脏腑，功能失职，气血逆乱，虚实夹杂是病进之机。虽然患者临床表现常虚多实少，但病至此阶段，因实致虚，本虚标实，实为矛盾的主要方面，亦为该病的病机关键，故治疗当以清除秽浊为主，扶正为辅，浊邪去则正易恢复，浊邪久积则病必难治。梁氏还认为治疗中佐以益肾扶正、活血化瘀，可延缓慢性肾衰的进展。本例的治疗就体现了梁氏的这种治疗观点与思想。

(选自《梁贻俊临床经验辑要》)

四、气阴两虚，湿热瘀毒证

时振声医案

崔某，女，46 岁。1991 年 4 月 16 日初诊：患者有肾功能衰竭病史 5 年。B 超示双肾萎缩弥漫性病变。血常规检查血红蛋白 76g/L，肌酐 503.88μmol/L，尿素氮 24.99mmol/L。现症见：腰痛，腰部怕冷，疲乏无力，恶心，纳差，下肢轻度浮肿，手足心热，口干喜饮，大便偏稀，尿不黄，舌体胖大，质黯红，苔薄白，脉弦细。西医诊断为慢性肾功能衰竭。证属气阴两虚，夹瘀夹湿热。治宜益气养阴，佐以活血清利。药用：党参 30g，丹参 30g，生黄芪 30g，车前子 30g（包），熟地黄 10g，山茱萸 10g，山药 10g，牡丹皮 10g，怀牛膝 10g，砂仁 10g，白蔻仁 10g，黄连 10g，竹茹 6g，茯苓 15g，泽泻 15g，狗脊 15g，葛根 15g。15 剂，水煎服，每天 1 剂。另用红参 3g，冬虫夏草 3g，共研末，每天分 2 次冲服。

二诊：服上药后腰痛大减，仍感恶心、乏力，胃脘部有烧灼感，畏寒，手心热，口干喜饮，二便调，舌脉同前。予原方去丹参、狗脊、葛根，加仙茅15g，淫羊藿15g，连服2个月。

三诊：服药后精神尚佳，胃纳、睡眠可，二便调。血常规检查血红蛋白95g/L，肌酐185.62μmol/L，尿素氮10.35mmol/L。症状消失，肾功能显著好转。继续守上方加减调理。随访至今，多次复查肾功能肌酐均在221μmol/L，尿素氮均在11.25mmol/L以下。症情稳定，继续工作。

〔按语〕慢性肾功能衰竭是指各种慢性肾脏病后期出现氮质代谢物潴留及机体代谢异常表现的一种临床综合征，病情常反复发作，至进入尿毒症晚期而危及生命。时氏认为本病主要是脾肾两虚引起，而以肾虚为主。由于脾肾气虚或脾胃阳虚必然阳损及阴，最终形成气阴两虚，同时又可波及肺、心、肝三脏，临床又有夹风热、夹湿浊、夹湿热、夹瘀血等邪实的一面，故而，时氏以益气养阴、化瘀清利为主法，同时佐以清利湿热、活血化瘀，并随证加味，守方用药，循序渐进，经治疗后绝大多数病人肾功能得到稳定和改善，部分病人肾功能基本恢复。

（选自《新中医》）

方药中医案

谭某，男，9岁。1977年1月8日初诊：患者于1岁9个月时突然发热、浮肿，当时诊为急性肾炎。以后曾到多所医院住院治疗，诊为慢性肾炎，曾用中西药物而疗效不显。后来家长失去信心，不再予以治疗。1976年12月底，患儿发热、咳嗽，以后再现嗜睡、鼻衄、恶心、呕吐、尿少，于1977年1月初急诊入院。入院时体检：明显消瘦，皮肤干燥，鼻翼煽动，呼吸困难，心律不齐。实验室检查：二氧化碳结合力5.5mmol/L，尿素氮77mmol/L，血色素58g/L。诊断为慢性肾炎、尿毒症、酸中毒、继发性贫血。入院后立即输液，纠正酸中毒及脱水，予抗生素和中药真武汤、生脉散加味方，症状稍有稳定，二氧化碳结合力上升至25mmol/L，但全身症状无大改善，仍处于嗜睡衰竭状态，同时有鼻衄、呕吐咖啡样物。1月6日血色素降至45g/L，当时曾予输血。1月7日患儿情况转重，不能饮食，恶心呕吐频频发作，服药亦十分困难，大便1日数次，呈柏油样便，并有呕血，呼吸慢而不整（14～18次/分），心率减至60～65次/分。当即予可拉明、洛贝林、生脉散注射液交替注射。1月8日，患儿继续呈嗜睡衰竭状态，面色晦暗，呼吸减慢，心率减慢至60次/分，大便仍为柏油便，情况越来越重，因急请会诊。会诊时症见：患儿呈嗜睡朦胧状态，时有恶心呕吐，呼吸深长而慢，舌嫩润齿痕微赤，苔薄白干中心微黄，脉沉细微弱无力而迟。基于方氏的辨证论治五步分析，患者证属气阴两竭。治宜益气养阴，方用参芪地黄汤加竹茹为治。药用：人参6g（另煎兑入），党参15g，黄芪15g，生地黄24g，苍白术各6g，五味子6g，丹皮6g，茯苓15g，泽泻6g，淡竹茹9g。1剂，水煎服。

二诊：服上方药1剂，症状即有好转，恶心呕吐基本控制，已有食欲，能进少量饮食。心率转为84次/分。继续服上方药3剂。

三诊（1月12日）：患儿出现发热、大便溏泄且有完谷不化现象，又请会诊。考虑此属饮食不节所致，前方加葛根9g，黄连1.5g，干姜1.5g。5剂，水煎服，每天1剂。病房同时给黄连素、青霉素、氯霉素、制霉菌素。

四诊（1月17日）：会诊时情况稳定，食纳增加，但大便仍为3～4次/日，体温仍在38℃。由于患儿情况好转，病房改病危为病重。仍予前方7剂，水煎服，每天1剂。

五诊（1月24日）：会诊时考虑患儿气虚现象已基本控制，当前以补肾阴为主，由于对肾虚患者应同时考虑胃乘心侮问题，因此改用麦味地黄汤合竹叶石膏汤，并建议病房停用所有抗生素。服药5剂后，体温逐渐下降至37.2℃～37.3℃。

六诊（2月3日）：为了加强补肾养肝作用，除仍用麦味地黄汤合竹叶石膏汤外，再加用三甲复脉汤。服药后2天，体温即完全正常。

七诊（2月9日）：由于体温正常，患儿近日饮食稍差，故去三甲复脉汤，改用麦味地黄汤合竹叶石膏汤、加味枳术丸。以后继续服本方多剂，患儿情况良好，精神、饮食、睡眠、大小便基本正常，无明显自觉症状，玩乐如常。用中药治疗过程中，除因患儿二氧化碳结合力在低值，常用碳酸氢钠纠正其酸中毒以外，未作特殊处理。由于患儿自觉症状已经消失，因此于3月6日要求出院。出院时实验室检查未恢复正常，二氧化碳结合力15.7mmol/L，尿素氮20mmol/L；血色素58g/L；尿化验蛋白（＋＋＋）。

八诊：出院后于3月31日来我院门诊，仍用参芪麦味地黄汤加竹茹、益母草、白茅根，嘱每日1剂，不用其他中西药物。4月21日门诊复查，血色素上升至95g/L，二氧化碳结合力12.6mmol/L，尿素氮23.6mmol/L。仍守前方不变。6月22日再来门诊复查，尿素氮下降为8.1mmol/L，二氧化碳结合力上升至21mmol/L，血色素上升为10g/L，尿化验蛋白为（＋＋）。由于患儿无任何症状，玩乐如常，因此上方改制为蜜丸常服。1978年4月4日再来门诊复查，血色素13g/L，尿素氮9.2mmol/L，二氧化碳结合力20mmol/L，尿蛋白痕迹。1978年9月患儿母亲来告，患儿再次复查，一切恢复正常，已恢复学习。尿蛋白亦转阴性。后经多年随访，患者病情无反复，慢性肾炎治愈。

〔按语〕方氏多年研究得出的"辨证论治五步法"（见本书471页），应用于本病例分析，患儿当时的症状主要呈恶心呕吐，进食困难，嗜睡半朦胧状态，呕血便血，证属脾胃败绝之象，因此第一步定位在脾胃。患儿呈嗜睡状，舌嫩齿痕微赤苔中心薄黄，脉沉细无力而迟，证属气阴两虚，结合患儿全身情况看应属气阴两竭，因此第二步定性为气阴两竭。分析患儿发病全过程，肾病已久一直未愈，当前主要症状系继发于原有肾病的基础，根据"必先五脏"的原则，原发病应在肾，因此第三步定为病在肾，波及脾兼及心肺。由于其原发病在肾，根据"治病求本"之原则，第四步应重点补肾，同时治其所胜及所不胜。第五步则应在补肾的同时，兼治其心脾。因此，本案病例，其益气养阴为主的基础贯穿于整个治疗的全过程，特别是守方用药，随证加减，都是能得以取效之关键，后学者不可不知。

（选自《中国现代名中医医案精华》第三集）

詹文涛医案

周某，男，48岁。2001年2月6日初诊：患者于2000年10月无明显诱因出现全身性乏力，纳呆，颜面及双下肢渐进性浮肿，尿少，间发性血尿。到某医院就诊，尿化验：蛋白（＋＋＋），红细胞（＋＋＋＋）。肾功能：肌酐325μmol/L，尿素氮23.77mmol/L。尿酸523mmol/L；血清DSDNA阳性，血清ANCA（抗中性粒细胞浆抗体）阳性。肾穿刺活检报告：原发性小血管炎（肾脏局限性）。经用免疫抑制剂及激素治疗症状曾一度好转，但副反应较重，患者不愿意继续用免疫抑制剂及激素，遂求诊于詹氏。现症见：患者精神萎靡，满月脸，水牛背，面色晦暗发黑，唇暗红，面浮肢肿，尿少而黄，并间发血尿，全身乏力，舌淡紫暗，并有大片瘀斑，苔白腻，脉沉细弱。西医诊断：原发性小血管炎并肾功能不全。证属肾气阴两衰，瘀血阻滞，水毒不化。治宜益气养阴滋肾，活血祛瘀，利水消肿。方用黄芪生脉饮、六味地黄丸、二至丸加味。药用：黄芪60g，太子参30g，麦冬15g，五味子10g，山药30g，山萸肉15g，熟地黄15g，茯苓15g，泽泻15g，丹皮10g，女贞子15g，旱莲草15g，益母草30g，白茅根90g，蝉蜕10g，苏叶10g，桑寄生15g，大黄5g，红花10g，蒲公英30g。6剂，水煎服，每天1剂。

二诊：用药6剂后，患者精神较佳，颜面及全身性水肿较前减轻，尿量增加。前方化裁再服用2个月后，患者浮肿基本消退，精神较前增加，纳可，尿量增加，尿色清亮，化验尿蛋白（＋＋），尿红细胞阴性，肾功能肌酐、尿素氮均有下降，继续守方治疗以巩固。

〔按语〕原发性小血管炎为一种全身性免疫性疾病，与系统性红斑狼疮相似，分为多种类型，确诊靠病理检查及 AN-CA，肾脏局限型的病理改变主要是受累节段肾小球系膜基质增多，毛细血管闭塞，球囊粘连，及相应肾小球萎缩，肾间质纤维化。该病起病隐匿，临床表现似急进性肾炎，常很快发生肾功能衰竭。詹氏认为，本病特征是本虚标实。虚主要是肾气阴两虚，肾气虚则水液气化失常，而出现全身浮肿，小便不利，且气虚不能推动血液运行而致血脉不畅，引起瘀血内停，故见舌质紫暗，有大片瘀斑，脉沉细弱。肾阴虚则生内热，而肾与膀胱相表里，虚火灼伤肾及膀胱血络，则血随尿而出。肾阴虚可致肾精不足而精神萎靡，全身乏力。方中黄芪生脉饮益气养阴；六味地黄丸及二至丸、桑寄生等滋补肾阴；大剂白茅根、益母草消肿利水，并促进血管内皮修复；蝉蜕、苏叶、蒲公英、大黄、白茅根等清热凉血止血；红花、丹参、益母草活血祛瘀；大黄通腑泻浊，推陈致新。诸药共奏益气养阴滋肾，活血祛瘀排毒，利水消肿祛浊之功效，故而能取得良效。

（选自《中医杂志》）

朱进忠医案

邱某，女，66岁。患多囊肾、慢性肾盂肾炎、慢性肾衰，经过西药治疗和血透治疗半年多以后，虽然症状已明显改善，但时至今日，仍然时而恶心呕吐，纳呆食减，疲乏无力，心悸气短，下肢浮肿，尿少尿频，身热，且血红蛋白、尿素氮、二氧化碳结合力、肌酐均一直异常。为此不得不采用西药配合中药补气养血、清热解毒、活血利水，以及大黄定期灌肠法进行治疗。然而治疗已近2个月，服药近50剂，不见效果。现症见：面色萎黄，疲乏无力，恶心呕吐，尿少尿热，下肢浮肿，心悸气短，舌苔白黄而稍腻，脉虚大弦紧数而时涩。证属气阴俱虚，湿热内蕴。治宜补气养阴以培本，燥湿清热以治标。药用：黄芪20g，当归6g，人参10g，麦冬10g，五味子10g，生地 10g，苍术 10g，茯苓 10g，泽泻 10g，丹皮 10g，防己 10g，黄连 10g。水煎服，每天 1 剂。

二诊：服药 6 剂，症不见减，且恶心呕吐，心烦心悸有加重之势。综合脉证分析：紧涩相合之脉必兼阳虚，前方补气养阴，燥湿清热虽尽皆备至，而未重视兼夹之微疾耳。乃于上方中加肉桂 10g。水煎服，每天 1 剂。

三诊：服药 6 剂，诸症均减，恶心呕吐不但消失，而且食欲亦明显增加。继服 2 个月，尿素氮、肌酐、二氧化碳结合力均正常。临床症情缓解出院。

〔按语〕某医云：加肉桂何有如此之效？朱氏答曰：加肉桂者，非仅因兼阳虚而加之，亦且为与黄连相合而交通心肾，与人参、黄连、防己相合化膈间支饮耳。本例患者只因为临床上仅注意辨证论治大的趋势，而没有注意兼夹的小问题，是久久难以解决的关键环节。

（选自《中医临证经验与方法》）

邵朝弟医案

秦某，男，50 岁。1999 年 10 月 15 日初诊：患者 10 年前曾出现双下肢浮肿，化验尿常规：红细胞（＋＋），蛋白（＋）。经治疗后浮肿消退，以后每因劳累或感冒后出现浮肿，未予系统治疗。近半月来浮肿加重，求治于邵氏。现症见：双下肢浮肿，面色无华，口干不欲饮，口苦，心烦失眠，小便涩痛，呈现洗肉水样，大便干结，舌红，苔根部黄腻，脉弦滑。血压 170/110mmHg。尿化验：蛋白（＋＋），红细胞（＋＋＋）。血化验：肌酐 296μmol/L，尿素氮 14.2mmol/L。西医确诊为：慢性肾炎、慢性肾功能不全。证属肝肾阴虚，湿热内蕴，本虚标实，虚实并重。治宜滋补肝肾，清热利湿。方用麦味地黄汤合八正散加减。药用：麦冬 15g，党参 15g，生地黄 15g，泽泻 15g，山药 15g，山茱萸 15g，瞿麦 15g，萹蓄 15g，车前子 15g（包），芡实 30g，杜仲 30g，小蓟 10g，丹皮 10g，蒲黄 10g，生大黄 6g。14 剂，水煎服，每天 1 剂。

二诊：服药后，患者症状减轻。继续服用上方药。

三诊：后又随病情加减用药治疗 1 个月，患者精神好转。尿化验：蛋白（±），红细胞（+）。肾功能化验：肌酐 127μmol/L，尿素氮 8.5mmol/L。嘱患者避风寒，定时复诊。后再复查尿常规阴性。

〔按语〕邵氏多年研究认为，慢性肾炎肝肾阴虚、湿热留恋证型非常多见，进入肾功能不全期，多呈现为气阴两虚证。同时，邵氏发现以气虚为主的证候，其肾功能损害程度较阴虚或气阴两虚程度轻，故其病机演变多为先伤气后伤阴，二者又可相互影响。因此，重视气阴两虚的辨证治疗，对于延缓肾衰有非常重要的意义。

（选自《新中医》）

贺志光医案

吴某，男，68 岁。1988 年 3 月 2 日初诊：患慢性肾炎 30 多年，拖延失治，病情有加。2 个月前头晕乏力，呕恶纳差，尿素氮 12.4mmol/L，肌酐 328μmol/L，确诊为慢性肾炎、慢性肾功能不全。收入本院肾内科病房，经对症治疗，效果不显，求治于贺氏。现症见：头晕乏力，夜尿频，腰膝酸软，双下肢浮肿，舌红苔黄，脉细数。证属脾肾虚衰，阴阳失调。治宜健脾益肾，平调阴阳。方用参芪地黄汤加味。药用：党参 15g，黄芪 12g，生地黄 12g，山药 12g，山茱萸 10g，泽泻 9g，茯苓 15g，丹皮 9g，车前子 12g（包），大黄 3g，炙甘草 9g。水煎服，每天 1 剂。

二诊：7 剂后，患者头晕好转，精神可，予以上方出入 2 月余，诸症好转。化验检查：尿素氮 8.5mmol/L，肌酐 278μmol/L。继予上方巩固治疗半月，病情稳定。

〔按语〕贺氏研究认为，慢性肾衰初期以脾肾气阴两虚为主，浊邪不很严重，治用益气养阴，平衡阴阳，即使兼见阳虚之症，亦应"善补阳者，必于阴中求阳，则阳得阴助而生化无穷"。方用参芪地黄汤加味而治，特别是加用小剂量大黄，导泻峻猛，且小剂量间断则有安五脏、补敛正气之功，一般用3～6g，保持大便日1～2次，使邪有出路则可。

（选自《中医杂志》）

五、脾肾衰败，浊毒蕴阻证

赵锡武医案

赵某，女，44岁。患者因反复浮肿，尿少4年，加重1个月住院。入院经各项检查诊断为慢性肾炎、肾性高血压、继发性贫血。患者入院后给予降压药、利尿剂以及激素治疗，输过血浆蛋白、冻干血浆等，亦用过环磷酰胺，病情无好转。出现尿毒症，意识朦胧，恶心，尿少，四肢高度浮肿，腹水明显，曾加用速尿60mg静注，尿量由每天400ml增至500～700ml，但3天后又复少尿。故由赵氏会诊加用中药，仍维持用氢化可的松每天30mg。现症见：患者头痛吐涎沫，腹胀大，小便短少，浮肿，心下逆满，无汗，舌苔薄白，脉沉细。尿量每天550ml。血常规检查：二氧化碳结合力10mmol/L，非蛋白氮37mmol/L，钾4.36mmol/L，钠132mmol/L，氯159mmol/L，白蛋白与球蛋白之比为0.67，血红蛋白62g/L。尿常规检查：蛋白（＋＋＋＋），白细胞3～4个/HP，颗粒管型1～2个/HP。血压170/110mmHg。脉症合参，证属清阳不升，遂致头痛呕吐。急则治其标，先宜降逆化浊止呕为法。方用吴茱萸汤合五苓散加味。药用：吴茱萸12g，猪苓12g，桂枝12g，车前子12g（包），甘草9g，白术9g，生姜15g，红参15g，大腹皮15g，茯苓30g，泽泻45g。3剂，水煎服，每天1剂。

二诊：头痛呕吐已减，肿胀未消，小便短少，尿量每天200～420ml，舌淡苔白，脉沉细。乃阳虚水不化气，拟温阳发汗利水之法。药用：甘草9g，麻黄9g，生姜9g，桂枝12g，知母12g，吴茱萸12g，附子15g（先煎），防己15g，牵牛子15g，细辛6g，大枣7枚（擘）。3剂，水煎服，每天1剂。

三诊：仍腹胀浮肿，小便短少，腹围 98cm，尿量 500～600ml，食少泛酸，苔白润，寸脉数，关尺脉沉无力。尿常规检查：蛋白（＋＋＋＋），白细胞 5～8 个/HP。血化验：二氧化碳结合力 11.8mmol/L，非蛋白氮 20mmol/L。血压 190/120mmHg。中医辨证乃下焦阳虚，肾气衰微，脾阳不振，水不化气。宜温阳补脾，化气利水。仍服去氢化可的松每天 30mg。中药用：生地黄 12g，熟地黄 12g，牡丹皮 12g，山茱萸 12g，制附子 12g（先煎），车前子 12g（包），当归 12g，山药 15g，白术 15g，泽泻 30g，瓜蒌 30g，茯苓 24g，牵牛子 24g，肉桂 9g（后下），黄芪 60g，党参 60g，黄连 4.5g。20 剂，水煎服，每天 1 剂。

四诊：尿量增加每天 1400～1900ml。血化验：非蛋白氮 16.6mmol/L，二氧化碳结合力 18.7mmol/L。尿常规：蛋白（＋＋），白细胞 5～6 个/HP，颗粒管型偶见。患者食欲增，仍头晕心慌，疲乏汗出，耳鸣齿松，苔白，脉弦细无力尺弱。血压 150/110mmHg。西药去氢化可的松减至每日 20mg。证乃血虚肾亏所致，宜壮阳补肾，益气补血。药用：黄芪 60g，党参 30g，菟丝子 30g，浮小麦 30g，沙苑子 30g，当归 15g，益智仁 15g，炙甘草 12g，巴戟天 12g，白术 12g，山茱萸 12g，熟地黄 24g，淫羊藿 18g，生牡蛎 18g，生山药 18g，肉桂 6g，沉香 6g，10 剂，水煎服，每天 1 剂。

五诊：心悸除，汗出止，体力增。血化验：二氧化碳结合力 22.7mmol/L，非蛋白氮 45.6mmol/L，钾 4.31mmol/L，氯 150mmol/L，钙 2.08mmol/L，血红蛋白 106g/L。尿常规：蛋白（＋）～（＋＋），白细胞 0～2 个/HP，红细胞 0～2 个/HP。继续服上方 82 剂，病情稳定，月经复来，腹水（－），尿量每天 1650ml，血压 120/80mmHg，停药出院。

〔按语〕赵氏对本例治疗分三个阶段。第一阶段用吴茱萸汤合苓桂术甘汤治其标。吴茱萸汤有温中补虚、降逆止呕之功，苓桂术甘汤有健脾渗湿之功，合用于治疗慢性肾炎尿毒症初期头眩、呕吐等症。第二阶段采用消水圣愈汤加减，以取温阳消水之功，用于慢性肾炎尿毒症之腹水、少尿等症。第三阶段采用桂附八味丸、春泽汤、当归补血汤化裁，以取温阳补肾、益气利水之功，以期恢复各项肾功能指标。值得提出的是，治疗过程中，观察到温阳药可增强并延长利尿剂的作用效果，且大剂量的黄芪对肾性高血压一样有降压作用。赵氏对慢性肾炎的治疗经验颇多，认为该病治疗应标本兼治，攻补兼施，后期以补为主，病在恢复期不宜用苦寒药，用温药亦宜减量，而当尿量增多时，利水药物也当减量。辨证过程中，若脾肾两虚者多用实脾饮合肾气丸，肾阳虚衰加沉香、肉桂、淫羊藿、巴戟天等；兼血虚者加用当归补血汤；病人若体质尚可而见腹水者，则可在温补药中加牵牛子等；对血浆蛋白低，或蛋白尿甚多者，则可加用黄芪、党参、白果、山药、粳米等，亦可用《千金方》鲤鱼汤。尿毒症时，赵氏则多用桂附八味丸治其本，以春泽汤、吴茱萸汤、苓桂术甘汤、温胆汤治其标。

（选自《名医治病》）

徐嵩年医案

宋某，女，55岁。1977年8月初诊：患者有慢性尿路感染史，发现肾功能衰竭已1年，症情日益加剧，不能进食，恶心呕吐甚剧，腹中痞满不舒，烦躁不安，又伴嗜睡不醒，精神极为委顿，由人搀扶而来就诊。现症见：面色萎黄，呈严重的贫血貌，舌苔腻，脉细。血肌酐高达990μmol/L，尿素氮44.6mmol/L，二氧化碳结合力11.23mmol/L。血压134/90mmHg。证属脾肾亏虚，邪浊上壅，蒙蔽清窍。治宜温肾解毒，泄浊开窍。药用：紫苏30g，党参15g，黄连4.5g，绿豆30g，生甘草6g，茯苓30g，半枝莲30g，熟附子9g（先煎），大黄15g，半夏12g，泽泻15g，灶心土30g（包）。水煎服，每天1剂。

二诊：服药后症情明显好转，神志转清醒，恶心呕吐也减，以后一直守原方加减，中间断续用白参及辅酶A。患者目前已能单独来就诊，精神尚佳，恶心呕吐消失，胃纳仍欠佳，下肢偶有抽筋现象，复查血红蛋白76g/L，肌酐下降至566μmol/L，尿素氮27mmol/L。随访1年半，患者症情仍稳定。

〔按语〕徐氏认为，肾功能衰竭阶段，从中医辨证来看，邪实是矛盾的主要方面，只有用解毒祛邪降浊之法，荡涤三焦壅塞之邪气，正气方能升降复常，祛邪为当务之急。温肾解毒汤之绿豆、紫苏、六月雪、黄连、土大黄等解毒药都是必不可少的，同时又防攻伐太过伤及正气，故以参、术、附子温阳益气，益肾健脾，这是属于辅助一面。祛邪为主，兼顾扶正，视症情各有侧重，循序渐进，守方用药，故而收效自成。

（选自《当代名医临证精华·肾炎尿毒症专辑》）

吕承全医案

崔某，男，33岁。1970年3月12日初诊：患者14个月前因劳累出汗当风，引起高热，全身水肿，小便不利，在当地某医院诊断为肾炎。经多方治疗，水肿仍反复发作，近20天病情恶化，呕恶不止，四肢冰冷。查体温36.2℃，心率92次/分，血压130/90mmHg。尿常规：蛋白（＋＋＋＋），红细胞0～2个/HP，白细胞0～3个/HP。血白细胞10.0×10^9/L，中性0.75，淋巴0.22，嗜酸性0.02；非蛋白氮40mmol/L，二氧化碳结合力22mmol/L。诊断为慢性肾炎尿毒症。因治疗无效，转我院求治。现症见：症状同上，查舌质淡，苔薄白腻，脉沉细无力。证属寒湿内聚，脾阳虚衰，三焦气化失司，湿浊阻塞所致。治宜健脾温肾，利水降浊，方用实脾饮加减。药用：党参15g，附片9g（先煎），上肉桂6g，玉米须30g，冬瓜皮15g，甘草5g，赤小豆30g，炒枣仁15g，生姜皮6g。水煎服，每天1剂。

二诊（3月30日）：服上方后，尿量从每天300ml增至1000ml。继服14剂，恶心呕吐消失，腹胀减轻，四肢转温。上方加黄芪15g，熟地黄18g，白茅根30g。水煎服，每天1剂。

三诊（5月5日）：服上方27剂，全身水肿渐消，饮食增加，头晕腰酸诸症均减轻，舌质淡，苔薄白。非蛋白氮35mmol/L，总蛋白54g/L，白蛋白31.5g/L，球蛋白22.5g/L。

证属脾阳亏损，肾阴不足。继用健脾补肾，温阳化湿之品，拟右归饮加减。药用：党参 21g，熟地黄 18g，山药 30g，黄芪 30g，蒸首乌 15g，肉苁蓉 12g，山萸肉 9g，肉桂 3g，鹿角 6g，茯苓皮 30g，泽泻 9g，玉米须 30g。水煎服，每天 1 剂。

四诊（10 月 24 日）：上方随症略有加减服用 80 余剂，水肿大部消退，饮食正常，仅感腰酸，舌质红，苔薄白。尿常规：蛋白（＋），白细胞少量，尿酸盐（＋＋＋）。上方去肉桂、鹿角、首乌，加入枸杞子 9g，陈皮 9g，半夏 9g，厚朴 9g。继服 60 剂，水肿全消。尿常规：蛋白微量，白细胞 0～1 个/HP，红细胞 0～1 个/HP。总蛋白 67.5g/L，白蛋白 49.5g/L，球蛋白 18g/L；总胆固醇 5.4mmol/L。继用上方加减巩固治疗，于 1971 年 3 月 6 日痊愈出院。1976 年信访，患者尿常规全部正常，身体健康，正常工作。

〔按语〕吕氏认为，慢性肾炎尿毒症其证有虚有实，但虚实夹杂证者多见，虚则多是正气衰败，标实常是湿浊壅盛泛滥。其病较缓者，以扶正为主，大剂参附复其元气，正气复，浊阴之邪可自化。治多从脾肾着手，偏脾阳虚者常以实脾饮为主，偏肾阳虚者，常用经验方强肾汤。此例患者，脾阳虚衰显著，故吕氏治用实脾饮化裁，循序渐进，守方用药，阴水缓图，随证加味，功到自然成也。

（选自《当代名老中医临证荟萃（一）》）

张琪医案

张某，男，46 岁。1996 年 12 月 21 日初诊：慢性肾炎、慢性肾衰、尿毒症。血清尿素氮 38.9mmol/L，肌酐 756μmol/L；血红蛋白 80g/L；尿蛋白（＋）～（＋＋），潜血（＋）。现症见：面㿠头昏，心烦恶心，倦怠乏力，腰酸膝软，大便秘结，口中氨味，舌质淡，苔厚腻，脉象沉滑。证属脾肾两虚，湿浊贮留。治宜补益脾肾，清泻湿浊，活血解毒。方用扶正化浊活血汤。药用：红参 15g，白术 15g，茯苓 15g，甘草 15g，菟丝子 20g，熟地黄 20g，黄连 10g，大黄 7g，草果仁 10g，半夏 15g，桃仁 15g，红花 15g，丹参 20g，赤芍 15g。水煎服，每天 1 剂。

二诊：以上方加减治疗 6 个月，血肌酐下降至 300μmol/L 左右，诸症俱除，上班工作。2 年来一直坚持服药，直至 1999 年 6 月，化验血清尿素氮 8.5mmol/L，肌酐 210μmol/L；血红蛋白 110g/L，血压 130/80mmHg。精神体力均好，病情获得缓解。

〔按语〕慢性肾衰肾功能不全失代偿期及肾功能衰竭期，此期体内毒素物质潴留增多。张氏多年研究认为，此期患者临床以脾肾两虚，阴阳俱伤，湿毒贮留，虚实夹杂出现者居多。因此，张氏治从补泻兼施，正邪兼顾，必以补脾肾、泻湿毒、解毒活血法，补与泻熔于一炉，扶正不留邪，祛邪不伤正。多年研究应用扶正化浊活血汤（红参、白术、茯苓、菟丝子、熟地黄、淫羊藿、黄连、大黄、草果仁、半夏、桃仁、红花、丹参、赤芍、甘草），临床收到了良好的疗效，在此基础上进行了实验研究，并开发肾衰颗粒剂，经临床观察效果满意。

（选自《中国百年百名中医临床家丛书·张琪》）

杜雨茂医案

岳某，男，31 岁。1991 年 11 月 15 日初诊：患者在 1986 年因全身浮肿，而被确诊为慢性肾炎，经多方治疗效果不佳，5 个月前在咸阳某市医院又确诊为慢性肾衰，给予中药治疗效果欠显，后求治于杜氏。现症见：面色萎黄不华，精神萎靡不振，恶心，呕吐频频而作，以食后为甚，口苦，纳差，腰痛，畏寒肢冷，头目昏眩而痛，大便质稀，日 3 次，小便量可色黄，小便时有灼热感，舌质淡，边尖红，中有瘀斑，舌体胖有齿痕，苔薄白，脉沉细而弦。近日化验尿常规：蛋白（＋＋＋），管型（＋）。血清尿素氮 37.4mmol/L，肌酐 477.4μmol/L。证属厥阴少阴俱病。治宜温阳散寒，和解少阳，兼清湿热。药用：附片 5g（先煎），白术 12g，党参 15g，猪苓 15g，泽泻 15g，柴胡 10g，黄芩 8g，姜半夏 10g，苏叶 9g，黄连 4g，益母草 30g，石韦 12g，桑寄生 12g，怀牛膝 12g，决明子 10g。水煎服，每天 1 剂。

二诊（11 月 27 日）：服上方 12 剂，精神明显好转，恶心减轻，已不呕吐，头昏头疼消失，偶感腰部夜间发凉，余症同前，舌淡红，苔薄白，脉沉细弦。尿素氮降至 18.2mmol/L，尿蛋白（＋＋），管型消失。前方去黄连，加虎杖 10g，炒杜仲 12g，附片改 6g（先煎）。水煎服，每天 1 剂。

三诊（12 月 8 日）：上方服 10 剂，已不再恶心，口苦消失，身痒亦减，畏寒、乏力明显改善，舌淡红中暗，苔薄白，脉细缓。继以上方加丹参 20g，泽兰 15g。水煎服，每天 1 剂。

四诊（12 月 15 日）：现病情稳定，生活可以自理，精神明显好转，惟有时微觉身痒，别无明显不适，舌红苔少，脉细弦。药用：西洋参 4g（另煎兑服），附片 8g（先煎），白术 12g，茯苓 12g，白芍 12g，泽泻 18g，虎杖 12g，苏叶 9g，怀牛膝 12g，草决明 12g，益母草 30g，石韦 15g，丹参 20g，半枝莲 25g。水煎服，每天 1 剂。

随访：上方加减变化继进 90 余剂，患者病情一直稳定，可做轻体力劳动。1992 年 4 月 2 日复查血清尿素氮 5.4mmol/L，肌酐 177μmol/L；尿化验：蛋白（＋）。嘱其慎起居，适寒暖，并处以上方间断服用，以防复发。

〔按语〕该患者患水肿日久，病邪侵及厥阴，致厥阴寒热错杂，真阳虚亏，浊毒内蕴，浊邪上犯，致胃气失和，肝风欲动，则皮肤瘙痒，阳虚失温，则畏寒肢冷、精神不振等。厥阴与少阳相表里，病邪互转，毒浊内郁，弥漫三焦，致少阳枢机不利，水道欠畅，故上焦不畅，见口苦、头目昏眩，中焦失和，呕恶频频，下焦失约，则精微外泄等，确系厥阴少阳俱病、寒热错杂、浊毒弥漫之证，治用脾肾双补，寒热共投，补泻一炉，且守方用药，故重病亦有良效。

（选自《杜雨茂肾病临床经验及实验研究》）

颜德馨医案

病案一：马某，男，60 岁。患者 3 年来颜面、下肢反复浮肿，伴腰酸，夜尿增多，劳累后加剧，诊断为慢性肾炎。近半年面色萎黄，肢倦乏力。1周前出现恶心呕吐，不能进食，食入即吐，日尿量少于200ml。尿化验：蛋白（＋＋＋），红细胞（＋＋）。血尿素氮46.3mmol/L，血肌酐807.8μmol/L。B超提示两肾偏小，弥漫性病变。经多方医治无效，后求治于颜氏。现症见：颜面浮肿而萎黄，精神倦怠，恶心呕吐，尿少，舌质淡胖，苔薄腻，脉沉细。证属关格重症，脾肾两亏，水湿内停。治宜温阳泄浊法，方用温脾汤。药用：附子9g（先煎），干姜3g，生半夏9g（先煎），党参30g，白术10g，猪苓15g，茯苓15g，泽泻15g，陈皮10g，生大黄10g（后下），益母草30g，丹参30g。7剂，水煎服，每天1剂。

二诊：尿量增多，每天约1200ml，呕吐减少，舌淡苔薄，脉细。复查血尿素氮37.04mmol/L，血清肌酐395μmol/L。方药合度，毋庸更张。上方药加生黄芪30g，红花10g，桃仁10g。7剂，水煎服，每天1剂。

三诊：日尿量已达1500ml，恶心呕吐消失，知饥思食，复查尿蛋白阴性，红细胞少量，血尿素氮4.07mmol/L，血肌酐60.5μmol/L，已属正常。嘱其服用金匮肾气丸善后。

〔**按语**〕慢性肾炎发展至尿毒症，为中医"关格"重证。《伤寒六书》云："关则不得小便，格则吐逆。"肾病日久，迁延不愈，致肾阳衰微，湿浊内停，"三焦相溷，内外不通"，为病渊薮，治疗当以温肾阳、调气化、泄浊毒为原则。方以附子、生黄芪、干姜、党参温阳益气助气化，半夏、茯苓、猪苓、泽泻、生大黄泄浊解毒止呕，其中尤以生大黄为降浊要药，使溺毒从大便而去，亦寓通后窍以利前阴之意，加丹参、桃仁、益母草等活血化瘀之品，以血水并治，故而疗效显著。

（选自《颜德馨临床经验辑要》）

病案二：钱某，男，29岁。患者有慢性肾炎病史10年，时头晕，泛恶，神倦，颜面下肢浮肿。近日来头晕、恶心呕吐加剧，肾功能检查血肌酐442μmol/L，尿素氮18mmol/L。尿化验：蛋白（＋）。已成氮质血症，请中医会诊。现症见：近日来眩晕加剧，恶心呕吐频作，腰酸肢软，颜面、下肢水肿，胃纳差，尿量少，舌淡苔薄，脉沉细。证属肺气失宣，脾失健运，肾阳衰微，气化失司，浊邪上逆，已成关格。治宜健脾助运，温阳泄浊，化瘀行水。药用：①附子9g（先煎），生大黄15g（后下），生半夏6g（先煎），党参12g，生姜3片，茯苓30g，姜竹茹6g，陈皮4.5g，六月雪60g，川牛膝9g，莪术9g，赤芍9g，桃仁9g，苏木9g。10剂，水煎服，每天1剂。②灌肠方：生大黄30g，六月雪30g，黑大豆30g。14剂，每日灌肠。

二诊：用药月余，诸症悉退，实验室指标逐渐恢复正常。嘱以金匮肾气丸善后。

〔按语〕慢性肾炎发展至尿毒症，为中医"关格"重证。《伤寒六书》云："关则不得小便，格则吐逆。"肾病日久，迁延不愈，致肾阳衰微，湿浊内停，"三焦相溷，内外不通"，为病渊薮，治疗当以温肾阳、调气化、泄溺毒为原则。方以附子、生芪、干姜、党参温阳益气助气化，半夏、茯苓、生大黄、六月雪泄浊解毒止呕，其中尤以生大黄为降浊要药，使溺毒从大便而去，亦寓通后窍以利前阴之意，加丹参、桃仁、莪术等活血化瘀之品，以血水并治。此外，用生大黄、六月雪、黑大豆灌肠在尿毒症治疗中具有重要作用。尿毒症治法在攻补之间，世多争议。本案取温脾汤加活血驱水，以小半夏加茯苓汤和胃泄浊，中病即止，并以金匮肾气丸（或煎汤药）善后，邪去而后扶正，扶正勿忘祛邪，且治则中多参祛瘀，皆心得之笔。

（选自《中华名中医治病秘囊·颜德馨卷》）

章真如医案

罗某，女，24岁。1992年7月18日初诊：患慢性肾炎有3年之久，头面四肢均肿，按之凹陷不起，便溏，尿少，食欲不振，形寒怯冷，舌质淡，舌体胖嫩，苔白，脉沉细。肾功能检查尿素氮21.4mmol/L，二氧化碳结合力13.5mmol/L，血压

127/85mmHg。证属肺脾肾三经皆为邪困，隧道不通，水液泛滥。治宜温肾助阳，扶正利水。药用：桂枝 6g，附片 8g（先煎），熟地黄 15g，山萸肉 10g，山药 15g，丹皮 10g，泽泻 10g，茯苓 10g，黄芪 15g，赤小豆 30g，薏苡仁 30g，广木香 10g。5 剂，水煎服，每天 1 剂。

二诊：服前方后，小便微通，全身较温，脉沉细无力。原方再进 5 剂。

三诊：小便逐步增多，精神有好转，饮食得增。病机已转，效不更方，再进 5 剂。

四诊：每日尿量最多可达 2000～3000ml，水肿大减，患者如释重负，食欲增加，脉亦由弱转为有力。仍守原方再进。

五诊：治疗 1 月，服药 30 余剂，水肿基本消退，精神好转，食纳增加。血压 139/90mmHg。尿检查：蛋白（＋＋＋），红细胞（＋），管型（＋）。脉沉细有力。坚持从肾论治，更方药用：桂枝 8g，附片 10g（先煎），熟地黄 15g，萸肉 10g，山药 15g，丹皮 10g，云茯苓 10g，泽泻 10g，仙茅 10g，淫羊藿 10g，黄芪 15g，木香 10g。水煎服，每天 1 剂。以上方加减持续治疗半年，服药近 200 剂，水肿与肿胖现象全部消失，精神饮食正常，月经停行半年，现已按时来潮，舌淡红，脉沉细有力。血压 105/78mmHg。小便检查：蛋白微量，余正常。肾功能检查：尿素氮 3.75mmol/L，二氧化碳结合力 26.9 mmol/L。一切恢复正常，曾 2 次感冒，并未发病，为了巩固疗效，按前方配成丸剂口服。

〔按语〕本例为重症肾炎并发尿毒症，病情危笃，但坚持从肾论治，终于转危为安。盖水为至阴，其本在肾也。

（选自《中国百年百名中医临床家丛书·章真如》）

张镜人医案

病案一：陈某，男，62 岁。1980 年 1 月 31 日初诊：患者 4 年来发现尿次、尿量较多，未予重视。2 年前发现高血压。1978 年底因头晕加重、腰酸、心悸、面色苍白而检查，发现肾功能不全。今年初症状再次加重，头晕，下肢轻度浮肿，恶心呕吐，腰酸痛，心悸，气短乏力，因此而入院。入院后病情继续发展，肾功能继续恶化，出现昏沉、嗜睡而请会诊。现症见：患者舌苔薄黄少润，质偏淡，脉虚弦。血压 200/96mmHg。血化验：血红蛋白 45g/L；血肌酐 990μmol/L，血尿素氮 50mmol/L。诊断：慢性肾炎，慢性肾功能衰竭，肾性贫血，肾性高血压，关格。证属脾肾两亏，气血暗耗，湿浊内停，胃失和降。治宜益气养营，祛湿化浊，清热开窍。药用：炒白术 9g，丹参 9g，黑大豆 30g，赤芍 9g，白芍 9g，黄连 3g，制半夏 5g，炒陈皮 5g，炒竹茹 5g，炒枳壳 5g，苎仁根 30g，晚蚕砂 9g（包），六月雪 30g，徐长卿 15g，香谷芽 12g，罗布麻叶 15g（后下）。7 剂，水煎服，每天 1 剂。

二诊（2 月 7 日）：泛恶已减，口苦，口气秽浊，嗜睡，苔薄黄，质偏淡，脉虚弦。证属脾肾气虚，营血不足，湿浊中阻，清阳不展。仍守前法。药用：上方减赤白芍，加干菖蒲 9g，水炙远志 5g。7 剂，水煎服，每天 1 剂。

三诊（2 月 14 日）：面浮，口气秽浊，昏沉嗜睡，口干，略有泛恶，舌苔黄腻，质色转红，少润泽，脉虚弦数。证属脾肾气阴亏损，营血不足，痰热中阻，胃浊上泛。治拟益气阴，清湿热，化痰浊，和胃气。药用：皮尾参 9g（先煎），丹参 9g，生白术 9g，黑大豆 30g，黄连 3g，干菖蒲 9g，炙远志 5g，制半夏 5g，炒陈皮 5g，炒竹茹 5g，炒枳壳 5g，六月雪 30g，徐长卿 15g，扦扦活 15g，广郁金 9g，香谷芽 12g。14 剂，水煎服，每天 1 剂。

四诊（2 月 28 日）：精神较振，泛恶及口气秽浊均减，胃纳尚可，溲时尿道隐痛，苔厚黄腻，质淡红，脉虚弦数。证属脾肾两虚，气血亏损，三焦气化失调，湿浊中阻。治仍拟益气血，化湿浊。药用：上方去郁金，加苍术 5g，甘草梢 3g，泽泻 12g。水煎服，每天 1 剂。

五诊：患者因不愿透析治疗，而以服中药为主，辅以中药灌肠（生牡蛎 30g，生大黄 9g，六月雪 30g，皂荚子 9g，徐长

卿 15g），治疗月余症状逐步减轻，神志好转而出院。在门诊
继续治疗，病情稳定，血色素上升，肌酐、尿素氮有所下降。

随访：直至 1981 年底，因饮食不慎而发作，且合并肺炎
未能及时控制，病情变化而死亡。

〔**按语**〕本案病程迁移已久而成关格重症。此时脏腑亏损
已极，气营不足，痰湿瘀浊互结，阴阳乖乱，现痰浊上蒙心
神，已成险症。故急以化痰开窍，祛湿泄浊以达邪，兼以益气
和营顾本，并配合中药灌肠，使病情获得改善。实践体会，本
病采用中药为主的综合治疗，对于延缓肾功能不全的恶化有一
定疗效。

（选自《中华名中医治病秘囊·张镜人卷》）

病案二：周某，男，64 岁。1985 年 5 月 6 日初诊：患者
主诉高热泛恶呕吐二旬余，经治热退，但恶心呕吐未止，继而
颜面浮肿，尿少，仍给庆大霉素 24 万单位/日。嗣后又出现腰
酸，肉眼血尿，血沉 42mm/h，B 型超声波示：前列腺炎。遂
来沪治疗。4 月 29 日市某医院拟诊为：肾功能不全、尿毒症。
现症见：颜面灰滞，精神萎靡，口气秽臭，呕恶厌食，伴低热
咽痛，夜寐不宁。舌苔黄厚而浊腻，质暗，脉形细滑。辨证分
析：此外感风热之邪，内犯少阴，肾气受损，开阖失常，水湿
潴留，邪毒内盛，充斥中焦，以致清气不升，浊阴不降，形成
关格重症。治宜和脾胃，化湿浊。药用：炒白术 9g，赤白芍
各 9g，土茯苓 15g，六月雪 30g，黄连 3g，生甘草 3g，炒陈皮
6g，银柴胡 6g，连翘 9g，晚蚕砂 9g（包），黑大豆 30g，制半
夏 6g，苡仁根 30g，石韦 15g，大蓟根 30g，白花蛇舌草 30g。
6 剂，水煎服，每天 1 剂。

二诊（5 月 13 日）：精神略振，呕恶亦止，但颜面发黄，
纳谷呆滞，自诉曾口服透析药，因胃脘胀痛，泛酸难受而停
用。5 天来仅进中药。察舌黄腻，诊脉细滑带数。证属湿遏热
伏，气机失调，胆液不循常道，与胃之浊气共并。治宜和中化
浊，清泄胆热。药用：炒白术 9g，赤白芍各 9g，黄连 3g，土
茯苓 15g，六月雪 30g，茵陈 30g，炒黄芩 9g，旋覆花 9g

（包），代赭石 15g，制半夏 9g，苡仁根 30g，石韦 15g，大蓟根 30g，晚蚕砂 9g，黑大豆 30g，半枝莲 15g，白花蛇舌草 30g。6 剂，水煎服，每天 1 剂。

三诊（7 月 1 日）：迭进和中化浊、清泄胆热之剂，面黄已退，低热呕恶均除，纳谷转馨，小便通利，惟觉神疲乏力，舌苔薄腻，脉细。中州得运，湿浊渐化，少阳瘀热亦获清泄。治宜健脾益肾，兼清湿浊余邪。药用：孩儿参 12g，白术 9g，怀山药 9g，扁豆 9g，女贞子 9g，旱莲草 15g，黑大豆 30g，赤白芍各 9g，苡仁根 30g，石韦 15g，大蓟根 30g，制半夏 6g，晚蚕砂 9g（包），白花蛇舌草 30g，香谷芽 12g。患者在中药治疗期间曾经医院实验室检查 3 次，最后 1 次复查（6 月 26 日）：肾功能肌酐、尿素氮正常，肝功能正常。临床症状亦逐步缓解，而获痊愈。

〔按语〕《证治汇补·关格》曰："关应下而小便闭，格应上而生呕吐，阴阳闭绝，一日即死，最为危候。"从肾功能不全的临床表现分析，应属中医"关格"的范畴。其病机多由少阴肾气本虚，复感外邪，湿热交遏互阻，影响脾胃的升降和肾气的开阖功能，渐至清浊相干，形成上格下关的重症。本例患者又因湿与热合，侵及中清之府，胆液渗溢，而见黄疸，病情更为复杂。张氏考虑到脾主升清，胃主降浊，故欲冀清升浊降，必先除其湿热，和其脾胃。湿热除，脾胃和，则升降自调；三焦通利，肾气开阖有序，或可济困扶危于万一。即宗此旨，主用川连配半夏、陈皮以除湿热；白术配芍药、甘草以和脾胃；更参《温病条辨》宣清导浊汤方意，增入晚蚕砂一味，以走下焦之浊邪；余药佐使，随证加减，亦无非清热利湿，藉奏协同之功耳。

（选自《中国现代名中医医案精华》第二集）

周仲瑛医案

赵某，女，50 岁。1996 年 2 月 2 日初诊：患者于 1995 年 1 月因膀胱癌行手术治疗，术后出现肾盂积水，导致肾功能损害。西医对症处理，难以改善，颇感棘手，故来求助中医。现症见：头昏痛，晨起恶心欲吐，食不知味，腿软乏力，小便量少，尿意不畅，背有寒意，下肢清冷。舌质黯红，苔薄黄，脉细。X线摄片见两侧肾盂肾盏明显扩张增大，提示双肾盂积水；血查尿素氮12.1mmol/L，肌酐168μmol/L。此乃肿瘤术后，肾虚不复，脾胃虚弱，水饮内停，胃气上逆所致。治宜和胃降逆，通阳利水。药用：旋覆花6g，苍术6g，代赭石20g，法半夏15g，猪苓15g，茯苓15g，党参10g，炒枳实10g，炙桂枝10g，焦白术10g，泽兰10g，泽泻10g，黄连3g，淡干姜3g，沉香3g（后下），吴茱萸2g。水煎服，每天1剂。

二诊（3月1日）：服药后恶心、背冷有减，但仍头昏头痛，自觉两肾区酸痛，并有火热感，尿少色黄，多泡沫，尿意欠畅，两腿酸软。舌质黯红，苔薄，脉细。证属脾肾两虚，湿热内蕴，气化失司，血瘀水停，水饮上逆。治从脾肾着手治疗。药用：炙桂枝10g，泽兰10g，焦白术10g，乌药10g，黄柏10g，生地黄10g，怀牛膝10g，肉桂3g（后下），沉香3g（后下），猪苓20g，茯苓20g，泽泻15g，党参15g，生黄芪15g，知母6g，续断12g。水煎服，每天1剂。

三诊（4月5日）：头昏恶心间作，时有背冷，小便量少不畅，尿泡沫不多。舌质紫，苔薄，脉细。证属肾虚不复，气化失司，血瘀水停，水饮上逆。治宜温肾助阳，化瘀利水。药用：制附片5g，肉桂3g（后下），猪苓20g，茯苓20g，生黄芪20g，泽泻15g，泽兰10g，熟地黄10g，焦白术10g，乌药10g，肉苁蓉10g，仙灵脾10g，怀牛膝10g，山萸肉6g，丹参10g。水煎服，每天1剂。

四诊（4月11日）：近日来精神转佳，恶心不著，尿量增多，偶有腰酸。舌质紫，苔薄，脉细。血查尿素氮7.2mmol/L，肌酐133μmol/L。前法有效，原方加炒杜仲12g继服，每天1剂。

五诊（5月21日）：症情改善，背冷消失，尿量基本正常。复查肾功能恢复正常，B超提示肾盂积水有改善。然此属内伤难症，仍宜长期调治，守前法巩固。

〔按语〕此例病情复杂，据症细辨，先从饮证论治，水饮上逆，则恶心欲吐，食不知味，头昏头痛，此时以标实为急，故投旋覆代赭汤以和胃降逆，复入五苓散通阳利水，先治其标。继则仿肾气丸合五苓散意出入治其本，故收效甚捷。

(选自《周仲瑛临床经验辑要》)

陈苏生医案

朱某，女，46岁。患者确诊为慢性肾炎、肾功能不全已7年，伴有高血压 160/100mmHg，尿蛋白定性（＋）~（＋＋），尿中红细胞5~6个/HP，有管型。现症见：面浮肢肿，面色㿠白无华，小溲频数失约，纳、寐尚可，口干，腰酸，带多，神疲，舌有红点，苔薄腻，脉濡。中西医久治不效。肾病既久，渗利过频，肾阳困惫，肾阴亦耗竭，最后终有不克胜任之时。治宜葆真泄浊。方用强肾泄浊煎加味。药用：桑寄生12g，续断12g，狗脊12g，鹿衔草12g，土茯苓30g，忍冬藤24g，连翘9g，白薇9g，知母9g，甘草4.5g，苍术9g，白术9g，黄柏9g，柴胡9g，生牡蛎30g（先煎），香附9g，乌药9g，鸡冠花12g，椿根皮9g，黄精9g，楮实子9g，菟丝子9g。水煎服，每周6剂，停药1天，以苏胃困。

二诊：守方加减服5个月，病情稳定，腰痛大减，血压相对稳定。原方去鸡冠花、椿根皮、知母、甘草，加蚕茧壳、山萸肉、破故纸各9g，黑大豆15g。水煎服，每天1剂。

三诊：续服上方药3个月，面浮肢肿消退，面色亦略复红润，腰酸神疲带多等症大减。自述过去蛋白尿7年未断，并伴有或高或低之血压波动，自服药后管型基本未再出现，虽尿检蛋白仍偶有出现，但血压基本稳定，自己很满足，乃携方去外地疗养。

〔按语〕治疗慢性肾病，陈氏多年研究认为其关键在于"葆真泄浊"。所谓"葆真泄浊"，包含了"培本"与"祛邪"两方面的内容。葆真就是培补、保养肾脏，使受到病邪侵害之肾脏增强御邪之能力，发挥其填髓生精、强筋壮骨之生理功能，使不该流失的肾之真元得以封固而不致外泄。泄浊就是将人体罹病以后累积潴留于体内的、代谢过程所产生的废残物质以及多余的水分等，通过二便或皮肤排出体外。且陈氏认为，本病既有正虚的一面，又有邪实的一面，故纯虚纯实、纯寒纯热者较少见。特别是肾功能不全者，虽本质是虚，但致虚之原因，总是肾脏遭受邪毒所致，此是"因病致虚"，病在先，虚在后，病去则虚自复。且陈氏总是从整体着想，首先要为"病肾"创造有利之内环境，不宜追求赫赫之功，但冀潜移默化，为自疗机制创造良好之条件，此便是标本兼顾之道。为此，多年研究应用经验方强肾泄浊煎，用于治疗多种慢性肾炎、肾功能不全临床疗效显著。特别是临床随证加减用药，对于每个病人来讲都是非常重要的。

（选自《中国百年百名中医临床家丛书·陈苏生》）

叶景华医案

傅某，男，33 岁。1995 年 2 月 28 日初诊：患者在 2 周前因受寒鼻塞流涕咽痛，稍有咳嗽。5 天前发现右眼视物模糊，血压升高至 203/135mmHg。现症见：面部、眼睑稍肿，咽部充血，舌苔腻微黄，脉弦细。体温 36.5℃，血压 165/105mmHg。尿化验：蛋白（＋＋＋），红细胞（＋＋），24 小时尿蛋白定量 5.1g。B 超提示：双肾为慢性肾炎。血肌酐 266μmol/L，尿素氮 8.4mmol/L。确诊为：慢性肾炎、肾功能衰竭。辨证属本虚标实，先以治标，辛凉清解以祛除外邪。药用：金银花 30g，连翘 15g，桑叶 15g，甘菊花 10g，牛蒡子 10g，射干 10g，前胡 10g，桔梗 6g，白花蛇舌草 30g，蒲公英 30g，制大黄 10g，土茯苓 30g，留行子 30g，徐长卿 30g。14 剂，水煎服，每天 1 剂。

二诊：服药 2 周，咳嗽、鼻塞、咽痛消失，一般情况好转，血压降至 128/83mmHg。复查尿蛋白和红细胞有所减少，但肌酐上升至 342.6μmol/L，尿素氮 7.8mmol/L。改进益肾化瘀，解毒泄浊利湿之剂。药用：鹿衔草30g，金雀根30g，生大黄10g（后下），土茯苓30g，留行子30g，徐长卿30g，猫爪草30g，荠菜花30g，白花蛇舌草30g，甘草3g。14剂，水煎服，每天1剂。另用生大黄10g，生牡蛎60g，煎汤作保留灌肠。并以肾衰膏脐疗，肾衰酊擦肾区。

三诊：治疗2周后，一般情况好转。复查血肌酐下降至220μmol/L，尿素氮7.6mmol/L，肌酐清除率及血红蛋白上升；24小时尿蛋白定量下降至3.9g。按原方案继续治疗。隔2周复查血肌酐、尿素氮保持原来水平。出院门诊随访。

〔按语〕该慢性肾炎、慢性肾功能衰竭病例因感受外邪而病情发展，经中医药内服外治1月半，不仅一般情况好转，且肌酐清除率上升，说明所用的治法方药当根据标本的不同而有所变化，方能切合病情，取得疗效。

（选自《叶景华医技精选》）

任继学医案

赵某，男，39岁。1972年3月17日初诊：患者1959年患急性肾炎，后曾反复发作，今年3月初又复发，腰疼，尿少，色黄赤，全身乏力，恶心呕吐，大便干，咳嗽气短，经当地医院诊为慢性肾炎，治疗无效而来我院住院治疗。现症见：面色晦黄无泽，眼睑浮肿，下肢轻度浮肿，指压痕（＋＋）。舌红苔白腻，脉沉迟。血压130/90mmHg。化验检查：非蛋白氮29.3mmol/L，二氧化碳结合力14.8mmol/L，血浆蛋白40g/L；尿检查：蛋白（＋＋＋），红细胞30~50个/HP，白细胞5~6个/HP，颗粒管型1~2个/HP；血常规正常。西医诊断为慢性肾炎、尿毒症。中医属于慢性肾风、水毒证。此由肾阴受损，久而不复，以致脾肺肾三脏功能紊乱，致使清阳不升，浊阴不降而成。治宜滋阴益肾，升清降浊。药用：炙附子15g（先煎），仙茅10g，枸杞子15g，女贞子20g，海马粉10g（分3次冲），土茯苓200g，泽泻25g，白豆蔻10g，桑椹子25g。4剂，水煎服，每天1剂。

二诊：服药 4 剂后，恶心呕吐及气短减轻，二氧化碳结合力上升至正常。药用：党参 2g，土茯苓 200g，白茅根 100g，泽泻 3g，枸杞子 5g，肉苁蓉 3g，桑椹子 3g，炙附子 2g。每天 1 剂。守此方加减服 12 剂后，非蛋白氮降到正常，二氧化碳结合力正常；尿化验：蛋白（＋），红细胞 3～6 个/HP，白细胞 4～6 个/HP。自觉症状消失。原方药又服 4 剂，蛋白尿（±），余化验正常，5 月 29 日临床治愈出院。

〔**按语**〕肾风日久不愈，水邪蓄积化为腐浊，伤及脾肺肾，进而清者不升，浊者不降而上逆。故用滋阴益肾、升清降浊之剂，病情始见好转。但水为阴邪，阳虚是本，标急已解，本象必现，故以温肾之剂缓图其本。

（选自《中国现代名中医医案精华》第三集）

谢昌仁医案

申某，男，48 岁。患慢性肾炎 10 年，近年面色萎黄，时浮肿。3 天来神志恍惚，恶心厌食，舌苔浊腻，脉弦。体查贫血面容，心率 108 次/分，心律整，未闻及杂音，肺底部闻及细湿罗音，腹平软，肝肋下 2cm，质软，脾未触及，下肢凹陷性浮肿，血压 180/110mmHg。尿常规检查：尿色淡，比重 1.012，蛋白（＋），红细胞 0～1 个/HP，颗粒管型 0～2 个/HP；血化验：非蛋白氮 54.2mmol/L，二氧化碳结合力 16mmol/L。西医诊断为早期尿毒症。证属肾气衰败，湿毒上逆。治宜温肾泄浊。药用：制附子 10g（先煎），生大黄 10g，姜半夏 10g，猪苓 10g，郁金 10g，吴茱萸 2g，陈皮 6g，远志 6g，石菖蒲 5g，车前子 15g（包），滋肾丸 12g（包）。水煎服，每天 1 剂。

二诊：服药 3 剂，神志转清，恶心减轻，苔仍浊腻，非蛋白氮 42mmol/L，二氧化碳结合力 19mmol/L。守方再服 10 剂。

三诊：恶心消失，知饥思食，苔转薄腻，尿量明显增多，浮肿亦消，非蛋白氮 28.5mmol/L，乃改方调治。

〔**按语**〕谢氏治疗尿毒症，痰浊蒙扰型先治其标，以导痰汤豁痰升清；或佐石决明、地龙、全蝎平肝镇痉；或配合苏合香丸化痰醒脑。浊阴毒邪上逆型，则温阳泄浊，降逆和中，以大黄附子汤加减。本例患者，虽然肾气衰败，但患者浊毒上逆症状显著，故治时重点降逆治标，兼顾治本，故而疗效显著。

（选自《名医治病》）

何汝湛医案

刘某，女，47岁。患者9个月前见面目及双下肢浮肿，在当地医院检查发现肾功能损害，诊断为慢性肾炎合并肾功能不全。曾用强的松、环磷酰胺及中药治疗，病情好转。就诊前1个月起出现频频呕吐，神志不清，血压下降，当地医院诊为慢性肾炎尿毒症，经治疗症状稍好转而送我院治疗。血检查：尿素氮 26.78mmol/L，肌酐 919.35μmol/L；尿化验：尿蛋白（＋＋＋＋）。现症见：全身浮肿明显，乏力，腹胀，尿少，恶心呕吐，舌淡，苔白，脉细。证属脾虚气滞，水浊停留。治宜行气利水。药用：党参20g，茯苓20g，猪苓30g，大腹皮24g，枳壳12g，厚朴12g，生姜10g。水煎服，每天1剂。

二诊：服药4剂，浮肿及诸症均减。原方再服4剂，尿素氮降至 15.6mmol/L，肌酐 742.56μmol/L。患者略有恶心欲呕，双脚稍浮肿，腹胀，舌淡暗，苔白，脉细。治以健脾行气，活血利水。药用：茯苓20g，猪苓30g，金钱草30g，益母草30g，佛手15g，边条参12g，枳壳12g，法半夏12g。水煎服，每天1剂。后守方加减治疗2个多月，诸症消失，尿素氮降至 7.14mmol/L，肌酐 389.84μmol/L。尿化验：蛋白（＋＋）。病情稳定出院。半年后随访，尿素氮稳定在 7.14mmol/L以下，尿蛋白（＋）～（＋＋）。

〔按语〕何氏善用行气利水法治疗尿毒症。他认为本病多表现为本虚标实。疾病后期，五脏功能不足，脾肾虚衰，气化无权，此为本虚；水液不化，湿浊积蓄，尿毒潴留，此为标实。浊邪内蕴，气机受阻，则水毒不能外泄，因虚致实，虚实夹杂是本病难以论治的关键。本病晚期，久病入络，除水湿邪毒停滞外，多有三焦络脉瘀阻，瘀血内停。肾主水，为气之根，主气化；脾主运，为气机升降出入之枢。若脾肾衰败，气化无权，开阖失司，肺气虚弱，水湿不行，三脏功能障碍，必致尿毒不能排泄，祛除尿毒实为治疗之关键。所贵流通，故利水须先治气，气行则水行，气滞则水滞。治疗必先分清标本主次，在温补脾肾基础上，治以行气利水，酌加活血化瘀之药，水血并治，疏通三焦，被动除湿浊。临床中行气利水大致分二类，一是运行中气，行气利水；二是调畅肝气，理气利水。本例病案，健脾行气活血利水，守方治疗，标本兼治，故而疗效显著。

（选自《名医治病》）

王国三医案

病案一：张某，男，56 岁。1989 年 5 月 8 日初诊：患者有慢性肾炎病史 10 余年，去年春季在某医院诊断为尿毒症。经中西药治疗效不显，病情日渐加重。现症见：面苍神萎，口唇、齿龈、甲床苍白，头发稀疏欠光泽，自感恶心，时时呕吐，影响进食，疲乏无力，畏寒喜暖，阳事不举，日间尿量 500ml 左右，夜间尿频多，每夜约 200ml，大便溏，双下肢呈凹陷性水肿。舌淡白，苔灰厚而滑，脉沉迟。血化验：血红蛋白 36g/L，血尿素氮 45mmol/L，肌酐 976μmol/L；尿化验：蛋白（＋＋），并可见颗粒管型，尿比重 1.008；肾图报告提示：双肾重度损伤。中医诊为关格，证属脾肾阳虚，水毒湿浊泛滥。治宜温阳泄浊。药用：制附子 10g（先煎），白术 10g，法半夏 10g，当归 10g，陈皮 6g，炙甘草 6g，茯苓 20g，黄芪 24g。水煎服，每剂煎汁 100ml，少量频服。另用大黄 15g，黄芪 18g，水煎取汁 80ml，每晚保留灌肠 1 次。

二诊：上法治疗 7 天后，呕吐止，稍有恶心，能进半流质饮食，大便已成形。守方加减续服 20 剂，精神食欲好，诸症大为缓解，肿消。复查血红蛋白 45g/L，血尿素氮 10mmol/L，肌酐 265μmol/L。尿化验：蛋白（＋），尿比重 1.010。追访半年，病情稳定，血尿素氮维持在 10～13mmol/L。

〔按语〕王氏认为尿毒症病位在肾与中焦，定性为正虚邪实。正虚者主要是脾肾阳虚，邪实者即水毒湿浊上泛中焦留而不行。盖本病的发生和发展在于水液代谢失常，水液代谢不外乎肺脾肾三焦。治疗上应是标本同治，自拟复肾汤（附子、白术、茯苓、半夏、陈皮、炙甘草）临床疗效显著。若水毒湿邪使胃气上逆而呕吐重者，配以大黄、黄芪煎汤保留灌肠通腑泄浊，对于提高临床疗效有良好的促进作用。

（选自《名医治病》）

病案二：袁某，男，44 岁。1990 年 12 月 2 日初诊：发病 4 年，面色萎黄，消瘦，恶心，呕吐，颜面及两下肢浮肿，尿少，便溏，舌淡体胖，苔白腻，脉虚缓无力。血化验：血红蛋白 75g/L，红细胞 2.42×10^{12}/L，白细胞 7.2×10^9/L；尿素氮 15mmol/L，血肌酐 397.8μmol/L；总蛋白 54g/L，白蛋白 20g/L，球蛋白 20g/L。尿化验：蛋白（＋＋＋），红细胞（＋），白细胞（＋）。西医诊断：尿毒症，肾功能Ⅱ级。证属肾气损伤，肺脾虚败，三脏受损，水液运化失司，长期滞留体内，化为水毒浊邪，侵害机体。治宜补气健脾，温阳化水，消除浊毒。方用经验方复肾汤。药用：红参 10g，黄芪 15g，茯苓 10g，白术 15g，熟附子 10g（先煎），白芍 10g，防己 30g。每天 1 剂，水煎取 200ml，分 3 次早、午、晚服。除内服药之外，并配用保留灌肠方。药用：大黄 10g，白术 30g，黄芪 30g，防己 50g。每天 1 剂，水煎取 100ml，每晚灌肠，保留 1～2 小时，然后排出。

二诊：上方内服及保留灌肠 30 天，恶心、呕吐缓解，尿量渐增，浮肿渐消。尿中蛋白（＋），白细胞消失，血尿素氮 10mmol/L，血肌酐 318.2μmol/L，血常规及蛋白比值无变化。舌质淡红，苔转白润，脉仍缓，渐有力。食欲仍不振。病情好转，效不更方。内服药，方中加焦三仙各 9g，水煎服，每天 1 剂。保留灌肠药续用，略加调整，30 天后再诊。

三诊：复查血常规：血红蛋白 95g/L，红细胞 4.61×10^{12}/L，白细胞 7.2×10^9/L。尿常规：蛋白（±）。血尿素氮 7mmol/L，

血肌酐168μmol/L。诸症缓解，神态已佳，食欲渐振，二便正常，浮肿消失，舌渐红润，苔转薄白，脉渐有力。至此，病已向愈，嘱出院。为巩固疗效，继用上药内服，保留灌肠3个月，然后停药观察。追踪2年，未见复发。

〔按语〕王氏认为肾功能衰竭病本在肾，而且以阳虚为多，间亦有阳损及阴者。肾阳既虚，温化无能，水气停留，湿浊泛滥，脾为湿困，又无肾阳的温煦，不能运化水湿，以致水停三焦，久而变证丛生。故而，王氏创用复肾汤（人参、熟附子、白术、云苓、白芍、防己、生姜）的主旨在于温养脾肾之阳，补气健脾，运化水湿，清除浊毒。全方共达温阳益气，健脾除湿之功。由于脾阳虚衰，肺气虚损，三脏受挫，使水液不能正常代谢，长期滞留体内，成为水毒浊邪，散漫机体各部，影响脏器功能，久而由局部发展成全身中毒病变。治疗之法，除内服药之外，弥漫于胃肠的水毒浊邪，宗"六腑以通为用"之旨，用大剂量灌肠方药（黄芪、白术、大黄、防己），荡涤水毒浊邪而不伤正，厚肠胃而不留湿。通补兼施，恰合病机，因而疗效卓著。

（选自《中国百年百名中医临床家丛书·王国三》）

李寿山医案

张某，男，41岁。1980年6月10日初诊：有慢性肾炎病史，日前因感冒诱发水肿、腰痛，住某医院，经各方治疗，病未缓解，水势日增。现症见：全身高度水肿，按之没指，小便短赤，每天排出量100～150ml，大便不调，伴有眩晕耳鸣，胸闷短气，倦怠乏力，恶心呕吐，不能进食，神识昏朦，舌淡苔腻而燥，脉弦滑。尿化验：蛋白（＋＋＋），红细胞0～5个/HP，白细胞0～3个/HP，颗粒管型0～2个/HP。血肌酐530μmol/L，非蛋白氮26mmol/L；血浆总蛋白42g/L；血胆固醇7mmol/L。确诊为慢性肾衰、尿毒症。证属脾肾已衰，湿浊瘀毒，清浊相干。治宜泄浊降逆，解毒开闭以救急。由于水毒上逆，进药困难，先用中药保留灌肠以缓呕逆之势，继进清开降浊汤泄浊降逆。灌肠方药用：生大黄18g，炮附子12g（先煎），党参18g，白花蛇舌草18g，黄柏9g。水煎2次，去渣取汁200ml，适温36℃以下，用吊瓶缓慢注入肠内，保留2小时以上，每天1次。内服方药用：生大黄9g，炮附子9g（先煎），党参9g，姜半夏9g，石菖蒲3.4g，郁金3.4g，白花蛇舌草18g，石韦18g，生姜2片。水煎服，徐徐饮下，每天1剂。

二诊（6月14日）：内外合治3天后，病情好转。神清吐止，尿量增多，日排出量为1200～1500ml，大便通畅。照法又治3天，病情日渐好转，纳开能食，二便通畅，水肿消退。内服药去石菖蒲、郁金，加黄芪18g，减大黄量为6g，灌肠法同前。

三诊（6月30日）：前法治疗2周后，病情日渐好转而稳定。精神振作，体力见壮，日进主食3～4两，二便通畅，水肿全消。舌转红润，脉来弱滑。尿化验：蛋白（＋），红细胞0～1个/HP，白细胞0～2个/HP，颗粒管型阴性。血肌酐177μmol/L，尿素氮3.2mmol/L。血压正常，病情缓解而出院。嘱其常服黄芪大枣粥、健脾益肾药，以巩固疗效。随访半年，一切良好，已恢复轻体力工作。

〔按语〕久病肾衰，关门不利，水浊上逆而成关格，病情十分危急。运用内外结合、泄浊降逆、荡涤肠胃之法以除湿毒瘀滞之邪。炮附子温扶脾肾之阳，增强气化温运之力；菖蒲、郁金通窍开闭，避秽解毒；石韦、白花蛇舌草清利湿热，排除水毒；伍党参补中益气，扶正固本；佐半夏、生姜化痰降逆止呕；神清纳开后去菖蒲、郁金，减大黄量，加黄芪补气建中扶正。灌肠法在水毒上逆呕吐严重时，是一种有效的导泄水毒法，能使病情缓解，呕吐减轻，为内服药创造有利的条件。

（选自《中国百年百名中医临床家丛书·李寿山》）

张云鹏医案

李某，男，58岁。住院号：16721。患者慢性肾炎已10

年余，因头痛发热、浮肿，尿蛋白（＋＋＋），血非蛋白氮107mmol/L，确诊为尿毒症。除西药治疗外，求治于张氏。现症见：浮肿尿少，腹胀腰酸，头晕颇甚，心慌气急，肢冷纳差，食后呕吐，舌质紫暗，苔白腻，脉弦滑。证属阳虚血瘀，浊阴上逆。治宜温阳降浊，活血攻下。方用桃仁承气汤合温脾汤加减。药用：制附子30g（先煎），生大黄9g，当归15g，桂枝6g，白术9g，茯苓9g，猪苓9g，干姜9，泽泻9g，党参15g，黄芪15g，姜半夏15g，陈皮6g。水煎服，每天1剂。连续服半月，非蛋白氮降至32mmol/L，尿量增多，肢肿消退，头晕明显好转而出院。

〔按语〕在肾病后期，由于脾肾衰败，湿浊凝聚，郁阻中焦，胃气不降，浊阴上逆，经脉瘀阻，多年研究应用活血温阳、攻下降逆而收效。张氏认为本方生大黄为关键用药，取以荡涤浊阴之邪下降；大黄得桂枝、桃仁，有桃仁承气汤之意，取活血逐瘀，疏通经络之功；大黄得附子、干姜、党参，又有千金温脾汤之意，取温阳祛寒，健脾益气之效。病至后期，务必多项、多层次、多方向进行辨证论治。

（选自《中国百年百名中医临床家丛书·张云鹏》）

黄保中医案

张某，女，49岁。1997年9月5日初诊：患者有慢性肾炎病史5年，半年前因恶心、呕吐、纳差、乏困等曾在某医院诊断为慢性肾衰，经住院治疗近2个月，病情好转出院。近2周来又出现恶心加重，伴呕吐较频，求治于黄氏。现症见：恶心、呕吐，食后为甚，伴纳差腹胀，便溏，夜尿多，色清，头晕，乏困，畏寒肢冷，面色晦滞，舌质淡胖而暗，苔白腻而厚，脉濡细。尿化验：蛋白（＋＋）。血化验：血红蛋白61g/L；尿素氮18mmol/L，肌酐406μmol/L。证属脾肾虚损，湿浊困阻脾胃。治宜调理脾胃。方以小半夏加茯苓汤合吴茱萸汤加减。药用：姜半夏10g，陈皮10g，生姜9g，苏叶9g，茯苓15g，吴茱萸6g，竹茹6g。水煎服，每天1剂。同时配合灌肠方（附子、生大黄、煅牡蛎、益母草各 30g）保留灌肠，每天 1 次。

二诊：治疗 7 天后，呕吐、恶心完全消失，已能进食，乏力、头晕改善。遂改为温补脾肾、化湿降浊、活血化瘀法，方用济生肾气汤加减。药用：炮附子 10g（先煎），山茱萸 10g，丹皮 12g，陈皮 12g，熟地黄 12g，泽泻 12g，干姜 9g，菟丝子 15g，山药 15g，茯苓 15g，牛膝 15g，车前子 15g（包），党参 15g，黄芪 20g，益母草 30g，生大黄 6g。水煎服，每天 1 剂。

三诊：上方共治疗 3 个月，症状基本消失。肾功能化验：尿素氮 11mmol/L，肌酐 305μmol/L。尿蛋白（±）。后以此方加减又服用治疗半年，患者一般情况良好，并已能下地劳动。复查肾功能：尿素氮 8mmol/L，肌酐 198μmol/L。

〔按语〕黄氏多年研究认为，慢性肾衰患者早期往往标实较为突出，遵循《证治准绳·关格》提出的"治主当缓，治客当急"的原则，首先调理脾胃，化浊降逆，如此，则呕恶可除，胃气恢复，饮食渐进，从而为进一步治疗本虚奠定了基础。待患者胃气来复，就应转为治本为主，治本又重在健脾补肾为主，偏脾虚为主者以温脾汤加味而治，偏肾虚则以济生肾气汤加味为主，藉以恢复脾肾之气化功能。由于慢性肾衰之时多伴有水湿与瘀血之证，因此黄氏在治疗时常用利湿活血药物。为了加强治疗效果，黄氏还采用中药灌肠方法，经多年临床观察，效果良好。

（选自《新中医》）

六、阴阳两虚，浊毒内蕴证

张琪医案

吴某，男，39 岁。1998 年 12 月 25 日初诊：慢性肾炎，慢性肾衰，氮质血症。尿化验：蛋白（＋＋）～（＋＋＋），颗粒管型 1～3 个/HP，潜血（＋）。血肌酐 445μmol/L，尿素氮 27.9mmol/L；血红蛋白 70g/L。血压 170/95mmHg。现症见：面色㿠白，肢体轻度浮肿，脘腹胀，不思饮食，大便每天4～5次，腰痛膝软，畏寒，夜尿频多，舌淡胖，脉沉细。证属脾肾阳虚，湿邪不化，耗伤气血。治宜温补脾肾以助化源，少佐活血化湿浊之品。方用经验方脾肾双补方。药用：黄芪30g，党参20g，白术20g，当归20g，首乌20g，菟丝子20g，补骨脂15g，女贞子15g，山萸肉20g，淫羊藿15g，山药20g，炮姜20g，白蔻15g，肉桂9g，丹参15g，红花15g，益母草30g。水煎服，每天1剂。

二诊：以上方加减治疗6个月，大便日1次成形，全身有力，食欲增进，脘腹胀满俱除，腰仍稍痛，便较治疗前大减，无畏寒现象，舌润，脉沉滑。化验尿蛋白（＋）；血肌酐230μmol/L，尿素氮8.5mmol/L。精神体力俱如常人，已上班。

〔按语〕临床上无明显慢性肾衰湿浊毒邪留滞的症状，可能仅表现为腰酸腰痛、乏力倦怠、夜尿频多、畏寒肢冷以及原发肾病高血压、水肿等症。张氏认为此期一般是以扶正治本为其原则，以补脾益肾为主，再结合他证兼以利湿消肿、活血化瘀等。此期重在恢复正气，扶正祛邪，使肾功能得以恢复，多年研究应用经验方脾肾双补方（黄芪、党参、白术、当归、远志、首乌、五味子、熟地黄、菟丝子、女贞子、山萸肉、淫羊藿、仙茅、枸杞子、丹参、山楂、益母草、山药）治疗，临床疗效显著。张氏认为此方主要适用于肾功能不全代偿期，患者正气已虚，而无明显湿浊、瘀血、毒邪等表现者，应用该方从调整阴阳平衡入手，增强机体抗病能力，从而使残存的肾脏功能得到保护，以延缓慢性肾衰的病情进展。但值得重视的是，本例患者大便次数较多，故张氏在原方基础上进行加减用药，因而才完全符合证情，守方用药循序渐进，才能达到从量变到质变的过程，因此临床疗效显著。

（选自《中国百年百名中医临床家丛书·张琪》）

姚树锦医案

孟某，男，70岁。1997年7月15日初诊：患者2型糖尿病 10 年，高血压病 20 年，并发慢性肾功能不全、尿毒症期，维持血液透析 4 个月。现症见：头昏心慌，恶心纳少，脘腹胀满，手足抽搐，下肢浮肿，大便偏干，神疲乏力，面色萎暗无华，消瘦，舌红，苔白厚燥，脉沉细无力。每日尿量 800ml。尿素氮 27.4mmol/L，肌酐 568μmol/L；血红蛋白 70g/L。证属久病伤正，精气内亏，瘀浊化毒，升降失序。治宜益气养阴，助阳温通，化瘀解毒，补脏通腑。药用：西洋参 60g，石斛10g，冬虫夏草 30g，制附片 10g，川牛膝 15g，沉香 10g，三七10g，西红花 10g，枳实 10g，厚朴 15g，龟甲 15g，鳖甲 15g，砂仁 10g，鸡内金 30g，牛黄 0.5g，羚羊角 3g，玳瑁 3g，珍珠5g，青黛 15g，芦荟 1.5g，生大黄 15g，海金沙 15g，滑石10g，赤芍 15g，丹皮 10g，紫草 10g，土茯苓 30g，生薏仁30g，车前子 15g（包），泽泻 15g。共为细末，每次 5g，日 3次，冲服。

二诊（1998 年 1 月 8 日）：来电告知，上方服至今，精神好转，尿量增至每天 1000ml 左右，大便通畅，日行 1 次，头昏、心慌、浮肿等均好转。已 3 个月未透析。日常生活尚自理。上方去冬虫夏草、海金沙、滑石、泽泻、车前子，加白花蛇舌草 10g，半枝莲 10g，半边莲 10g，重楼 10g，山慈菇 10g，山楂 15g。研末，用法同前，白茅根汤冲服。

三诊（2 月 25 日）：精神好转，大便日行 2 次不成形，停止透析已 4 月余，下肢轻度浮肿，全日尿量 1200ml，仍神疲易乏，腰酸膝软。查二氧化碳结合力 17mmol/L，尿素氮18.2mmol/L，肌酐 442μmol/L。上方加冬虫夏草 30g，研末，服法同前。

四诊（5 月 15 日）：服上方 1 剂，已 9 个月未透析。因某种原因未能坚持治疗。

〔按语〕姚氏认为，病情进入此阶段，气血阴阳俱损，瘀血湿浊血毒内生，正虚而标实。正愈虚则邪愈实，邪愈实而使正愈虚，虚虚实实，病情恶化。本例治疗从扶正祛邪补脏通腑着手，益气助阳推动脏腑功能，养阴和胃增加脏腑之精，旨在扶正；化瘀生新，清透血毒，通腑泻浊，淡渗利湿，重在清解血毒，使邪有出路。扶正祛邪并举，以平为期，使体内达到一种新的平衡状态。后因某种原因未能继续治疗，实属惋惜，但借此得以启发，补脏通腑不失为一条值得探索的治疗途径。

（选自《中医世家·姚树锦经验辑要》）

马光亚医案

曹某，男，40 岁。1979 年 8 月 14 日初诊：患肾功能衰竭经年，现有尿潴留，小溲不多，失眠，全身倦怠，步履无力，须人搀扶。西医要为他洗肾（血液透析），患者不接受，求治于马氏。现症见：症状同上，望舌淡苔白，切脉弱无力。证属气血两亏。治宜益气养血，健脾宁心。药用：党参 10g、熟地黄 13g、白术 10g、白芍 13g、茯苓 10g、五味子 3g、黄芪 13g、陈皮 5g、远志 5g、炙甘草 3g、当归 10g、生姜 2 片、大枣 3枚。水煎服，每天 1 剂。

二诊（8 月 16 日）：服药 2 剂，夜间能眠 5 小时，惟脘闷气胀。治宜归脾汤加味。药用：党参 10g、当归 10g、白术10g、黄芪 15g、茯神 13g、陈皮 5g、木香 5g、炒枣仁 15g、远志 5g、炙甘草 3g、砂仁 3g、龙眼肉 3g、生姜 2 片、大枣 3 枚。水煎服，每天 1 剂。

三诊（8 月 18 日）：精力增进甚多，步行比较有力，然睡眠时间仍短，脉大而软。治应专图补肾，以河间地黄饮子加减，补水中之火。药用：熟地黄 15g、山萸肉 13g、麦冬 10g、肉苁蓉 10g、巴戟天 6.5g、五味子 3g、山药 13g、茯苓 10g、泽泻 6.5g、石斛 10g、远志 5g、附子 5g（先煎）、肉桂 3g（研粉冲服）。水煎服，每天 1 剂。

四诊（8 月 20 日）：睡眠较好，小便量增多。上方减泽泻加砂仁 5g。水煎服，每天 1 剂。

五诊（8 月 23 日）：按上方继续服。

六诊（8 月 28 日）：悉用地黄饮子加减，精力日有增进，按原方继服。

七诊（9月15日）：因外感引起咳嗽，服解表药3剂，寒热已解而咳嗽缠绵，遂从《张氏医通·痹门》取法，以肾沥汤、巴戟丸加减。药用：生地黄10g，远志5g，炒枣仁15g，石斛10g，细辛3.4g，肉苁蓉6.5g，桑螵蛸6.5g，巴戟天6.5g，枸杞子10g，浙贝母10g，山萸肉6.5g，附子5g（先煎），肉桂3g（研粉冲服），桑白皮10g，阿胶10g，紫菀6.5g。水煎服，每天1剂。

八诊：服方6剂，往医院检查，尿毒已降低，咳嗽亦渐愈。以后以此方加减服了2个月，健康日见恢复，至服药6个月后，已恢复日常工作，时感精神不足，以人参养荣汤、归脾汤相继煎服，即恢复正常。

〔按语〕肾功能衰竭，专图补肾，堪为的对之法，然马氏对本例患者，初期似置肾虚于一旁不顾，而立气血双补，健脾宁心，殊不知马氏旨在恢复气血精神，令其他脏腑复健，必将各自的脏腑之气充养于肾，此即寓补肾于补他脏之中也。自三诊起，精力增进，专图补肾，而用河间地黄饮子补水中之火，虽其间横生外感枝节，而补肾坚定不移。至若调理之方，又回到初期之法，意再次显示补他脏即为补肾之义。

（选自《中国百年百名中医临床家丛书·马光亚》）

李昌源医案

盛某，男，53岁。患慢性肾炎6年，1月前因尿少、眩晕、贫血、呕吐、心衰等症，被诊为慢性肾功能衰竭而入院治疗。经作血液透析等治疗后病情有所缓解。现症见：少尿（日尿量600ml左右），面白神疲，眩晕心悸，双下肢浮肿，厌食口臭，便干溲黄，恶心欲呕，舌红苔黄腻，脉沉细。血压221/118mmHg。血常规检查：血红蛋白66g/L，尿素氮46.9mmol/L，肌酐1143.7μmol/L，二氧化碳结合力16mmol/L。证属阴阳失和。治宜酸甘化阴，辛温通阳。药用：栀子10g，竹茹10g，附子10g（先煎），乌梅10g，五味子10g，甘草10g，麦冬20g，沙参20g，玉竹20g，白芍20g，酸枣仁20g，当归1.5g，生姜3

片。每天 1 剂，水煎服。另以黄芪 40g，大黄 20g，煎水 200ml，分早、晚 2 次保留灌肠。

二诊：经服上方 10 剂并结合血透、灌肠后，心悸眩晕明显减轻，纳食增加，无恶心感，大便通畅，下肢浮肿亦减，尿量增至每天 900～1100ml。守方继服 15 剂，灌肠减至每天 1 次。

三诊：经上治疗后，心衰之象除，下肢浮肿消，尿量每天 1600ml 以上，故 1 周前已停止血透。复查血压 150/94mmHg。血检查：血红蛋白 85g/L，内生肌酐清除率 $1.5ml \cdot s^{-1}/1.73m^2$，尿素氮 15mmol/L，肌酐 613.4μmol/L，二氧化碳结合力 18mmol/L。停用灌肠，以初诊方去竹茹、乌梅、酸枣仁，加肉桂 6g，山茱萸 10g，车前子 15g（包），牛膝 15g。再服 10 剂以资巩固。

〔按语〕本案采用酸甘化阴为主、辛温通阳为辅的治则，配合灌肠通腑降浊以扶正祛邪，与一般治疗本病健脾温中、温肾利水降浊等法迥然有别。"目前有不少学者亦提出应用酸甘化阴法或阴阳兼顾的法则，从临床报道看，比单纯应用温补肾阳法或单纯应用滋阴补肾法效果较好"（《实用中医内科学》，上海科技出版社，1986 年 2 月版，298 页），可作为使用本法的最好脚注。李氏认为慢性肾衰的病因病机，脾肾阴阳衰竭是本，浊阴内聚是标，在病理上的表现是正虚邪实，因此，在治疗上李氏重在调燮阴阳，临床效果显著。

（选自《名医治病》）

参考文献

1. 北京中医医院．赵炳南临床经验集．北京：人民卫生出版社，1975.

2. 中医研究院．蒲辅周医疗经验．北京：人民卫生出版社，1976.

3. 中医研究院．岳美中医案集．北京：人民卫生出版社，1978.

4. 瘳伯筠．瘳浚泉儿科医案．昆明：云南人民出版社，1979.

5. 陈可冀，等．岳美中医话集．北京：中医古籍出版社，1981.

6. 邹燕勤，等．邹云翔医案选．南京：江苏科学技术出版社，1981.

7. 黄新吾，邹燕勤，苏明哲，等．邹云翔医案选．南京：江苏科学技术出版社，1981.

8. 祝谌予．施今墨临床经验集．北京：人民卫生出版社，1982.

9. 史宇广，单书健．当代名医临证精华·淋证专辑．北京：中医古籍出版社，1988.

10. 史宇广，单书健．当代名医临证精华·肾炎尿毒症专辑．北京：中医古籍出版社，1988.

11. 李宝顺．名医名方录．北京：华艺出版社，1990.

12. 董建华．中国现代名中医医案精华（第一集）．北京：北京出版社，1990.

13. 董建华．中国现代名中医医案精华（第二集）．北京：北京出版社，1990.

14. 董建华．中国现代名中医医案精华（第三集）．北京：北京出版社，1990.

15. 卢祥之．中国名医名方．北京：中国医药科技出版社，1991.

16. 陈镜合，陈沛坚，程方，等．当代名老中医临证荟萃（一）．广州：广东科技出版社，1991.

17. 阎洪臣．名医奇方秘术（第一集）．北京：中国医药科技出版社，1991.

18. 史宇广，单书健．当代名医临证精华·淋证专辑．北京：中医古籍出版社，1992.

19. 陈可冀．中医药学临床验案范例．北京：新世纪外文出版社，1994.

20. 李湘云．祛风药治疗顽症（李浚川临证经验举隅）．北京：中医古籍出版社，1994.

21. 王发渭，于有山，薛长连．高辉远临证验案精选．北京：学苑出版社，1995.

22. 彭建中，杨连柱．赵绍琴临证验案精选．北京：学苑出版社，1996.

23. 董振华，秀元，范爱平．祝谌予临床验案精华．北京：学苑出版社，1996.

24. 时振声．时氏中医肾脏病学．北京：中国医药科技出版社，1997.

25. 叶进，朱雪萍，王莉珍，等．叶景华医技精选．上海：上海中医药大学出版社，1997.

26. 张喜奎，杜治琴，杜治宏，等．杜雨茂肾病临床经验及实验研究．西安：世界图书出版公司西安公司，1997.

27. 张琪．张琪临床经验辑要．北京：中国医药科技出版社，1998.

28. 乔振钢．乔保钧医案．北京：北京科学技术出版社，1998.

29. 刘石坚，等．双乐室医集——何炎燊临床经验．广州：广东高等教育出版社，1998.

30. 邓铁涛．邓铁涛临床经验辑要．北京：中国医药科技出版社，1998.

31. 周仲瑛．周仲瑛临床经验辑要．北京：中国医药科技出版社，1998.

32. 李今庸．李今庸临床经验辑要．北京：中国医药科技出版社，1998.

33. 赵国祥，赵国芳．赵清理心得验案辑．西安：世界图书出版公司西安公司，1998.

34. 单书健，陈子华，石志超．古今名医临证金鉴·淋证癃闭卷．北京：中国中医药出版社，1999.

35. 单书健，陈子华，石志超．古今名医临证金鉴·水肿关格卷（上）．北京：中国中医药出版社，1999.

36. 曾德环，程方，吴艳华，等．名医治病．广州：广东科技出版社，1999.

37. 颜德馨．中华名中医治病秘囊·颜德馨卷．上海：文汇出版社，1999.

38. 张镜人. 中华名中医治病秘囊·张镜人卷. 上海：文汇出版社，1999.

39. 颜德馨. 颜德馨临床经验辑要. 北京：中国医药科技出版社，2000.

40. 张问渠. 现代著名老中医临床诊治荟萃. 北京：科学技术文献出版社，2000.

41. 朱步先，何绍奇，朱胜华，等. 朱良春用药经验集. 长沙：湖南科学技术出版社，2000.

42. 黄春林，杨霓芝. 心肾疾病证治. 广州：广东人民出版社，2000.

43. 单兆伟. 中医临证与方药应用心得. 北京：人民卫生出版社，2000.

44. 徐梦斌. 名师垂教. 长春：吉林科学技术出版社，2000.

45. 梁贻俊. 梁贻俊临床经验辑要. 北京：中国医药科技出版社，2001.

46. 于作洋. 中国百年百名中医临床家丛书·刘弼臣. 北京：中国中医药出版社，2001.

47. 丁光迪. 中国百年百名中医临床家丛书·丁光迪. 北京：中国中医药出版社，2001.

48. 陈熠. 中国百年百名中医临床家丛书·陈苏生. 北京：中国中医药出版社，2001.

49. 欧阳剑虹. 中国百年百名中医临床家丛书·欧阳锜. 北京：中国中医药出版社，2001.

50. 钟嘉熙，林培政. 中国百年百名中医临床家丛书·刘仕昌. 北京：中国中医药出版社，2001.

51. 郑翔，章汉明，韩乐兵. 中国百年百名中医临床家丛书·章真如. 北京：中国中医药出版社，2001.

52. 邓铁涛. 中国百年百名中医临床家丛书·邓铁涛. 北京：中国中医药出版社，2001.

53. 张镜人. 中国百年百名中医临床家丛书·张镜人. 北京：中国中医药出版社，2001.

54. 刘炳凡. 中国百年百名中医临床家丛书·刘炳凡. 北京：中国中医药出版社，2001.

55. 杨进，孟静仪，马健，等. 中国百年百名中医临床家丛书·孟澍江．北京：中国中医药出版社，2001.

56. 刘德荣，俞鼎芳．中国百年百名中医临床家丛书·俞慎初．北京：中国中医药出版社，2001.

57. 盛增秀，潘毓仁，施仁潮，等．中国百年百名中医临床家丛书·潘澄濂．北京：中国中医药出版社，2001.

58. 宋文芳，李建．中国百年百名中医临床家丛书·宋祚民．北京：中国中医药出版社，2001.

59. 马凤彬．中国百年百名中医临床家丛书·何炎燊．北京：中国中医药出版社，2001.

60. 王永炎，杜怀棠，田德录．中国百年百名中医临床家丛书·董建华．北京：中国中医药出版社，2001.

61. 李玉奇．中国百年百名中医临床家丛书·李玉奇．北京：中国中医药出版社，2001.

62. 施小墨，陆寿康．中国百年百名中医临床家丛书·施今墨．北京：中国中医药出版社，2001.

63. 史奎钧，吕直，吴美倩．中国百年百名中医临床家丛书·史沛棠．北京：中国中医药出版社，2001.

64. 焦树德．焦树德临床经验辑要．北京：中国医药科技出版社，2001.

65. 朱良春．中国百年百名中医临床家丛书·朱良春．北京：中国中医药出版社，2001.

66. 何若苹．中国百年百名中医临床家丛书·何任．北京：中国中医药出版社，2001.

67. 张士卿，邓沂，于善哉，等．中国百年百名中医临床家丛书·于己百．北京：中国中医药出版社，2001.

68. 王宏毅，王怀英．中国百年百名中医临床家丛书·王任之．北京：中国中医药出版社，2001.

69. 梁明达．中国百年百名中医临床家丛书·马光亚．北京：中国中医药出版社，2001.

70. 王长荣．中国百年百名中医临床家丛书·盛国荣．北京：中国中医药出版社，2002.

71. 李寿山．中国百年百名中医临床家丛书·李寿山．北京：中国中医药出版社，2002.

72. 张云鹏．中国百年百名中医临床家丛书·张云鹏．北京：中国中医药出版社，2002.

73. 王维英．中医世家·姚树锦经验辑要．西安：陕西科学技术出版社，2002.

74. 刘永惠．中医世家·刘茂甫经验辑要．西安：陕西科学技术出版社，2002.

75. 傅文录．专科专病名医诊治经验丛书·肾脏病．北京：人民卫生出版社，2002.

76. 张家骏，顾宏平．内科名家董漱六学术经验集．上海：上海中医药大学出版社，2002.

77. 万友生．中国百年百名中医临床家丛书·万友生．北京：中国中医药出版社，2003.

78. 张佩青，朱永志，迟继铭，等．中国百年百名中医临床家丛书·张琪．北京：中国中医药出版社，2003.

79. 尹远平，查杰．中国百年百名中医临床家丛书·查玉明．北京：中国中医药出版社，2003.

80. 邹燕勤，王纲．中国百年百名中医临床家丛书·邹云翔．北京：中国中医药出版社，2003.

81. 杜雨茂．中国百年百名中医临床家丛书·杜雨茂．北京：中国中医药出版社，2003.

82. 朱进忠．中医临证经验与方法．北京：人民卫生出版社，2003.

83. 陈瑞春．陈瑞春论伤寒．长沙：湖南科学技术出版社，2003.

84. 陈以平．肾病的辨证与辨病治疗．北京：人民卫生出版社，2003.

85. 任凤兰，等．中国百年百名中医临床家丛书·王国三．北京：中国中医药出版社，2004.

86. 汤承祖．中医药治愈双肾结核一例．中医杂志，1980，(11)：44.

87. 董建华．发热医案二则．江西中医药，1981，(4)：34.

88. 郭维一，等．中医药治疗肾炎经验琐谈．陕西中医，1991，12(1)：1.

89. 彭建中．赵绍琴教授辨治慢性肾病的学术思想．北京中医药大学学报，1994，17 (5)：39.

90. 林华伟，刘宏伟．时振声教授治疗肾病经验举隅．新中医，1994，26 (4)：1.

91. 蔡以生．孔昭遐教授治疗紫癜性肾炎经验介绍．新中医，1995，27（4）：2.

92. 倪青．时振声治疗血尿隐匿性肾炎的经验．辽宁中医杂志，1996，（2）：52.

93. 邹燕勤．补气清利治疗肾炎．中国中医药报，1996 - 9 - 11（4）．

94. 倪青，等．时振声教授治疗痛风性肾病的经验．江苏中医，1997，18（1）：5.

95. 王兴娟．沈自尹在撤减激素中应用补肾药的经验．中医杂志，1999，40（10）：588.

96. 胡艳，柳静，裴学文．小儿难治性肾病 12 例辨证论治疗效分析．中医杂志，1999，40（4）：229.

97. 张福产．张志坚运用升降散验案 4 例．中医杂志，1999，40（4）：213.

98. 刘长青．徐宜厚治疗系统性红斑性狼疮经验．中医杂志，2000，41（8）：463.

99. 雷成阳，赵华．黄保中老师治疗慢性肾功能衰竭经验拾萃．新中医，2000，32（9）：12.

100. 骆常义，姚冶．龚去非主任医师辨治慢性肾病经验介绍．中国临床医生，2000，28（11）：20.

101. 邓铁涛．医案 2 则．新中医，2001，33（4）：13

102. 赵晓珍，邵朝弟．邵朝弟教授辨治肾炎经验介绍．新中医，2001，33（4）：9.

103. 易岚，王钢．邹燕勤教授从肝论治慢性肾炎的经验．国医论坛，2001，16（3）：18.

104. 郭立中，刘玉宁，王红梅．叶传惠对肾炎蛋白尿的治疗经验．中医杂志，2001，42（3）：140.

105. 杨彦，魏明刚，何玉华，等．叶传惠教授治疗肾性贫血经验．四川中医，2001，19（4）：1.

106. 杨彦，魏明刚，何玉华，等．叶传惠教授诊治肾性蛋白尿经验．四川中医，2001，19（5）：4.

107. 师晶丽．贺志光治疗慢性肾功能衰竭经验．中医杂志，2001，42（2）：80.

108. 王安新．聂莉芳教授治疗 IgA 肾病的经验．四川中医，2001，

19（4）：4.

109. 杜兰屏. 陈以平中药治疗 IgA 肾病经验. 辽宁中医杂志，2001，28（4）：204.

110. 刘毅，莎马. 管竞环诊治慢性肾炎血尿的经验. 辽宁中医杂志，2001，28（1）：14.

111. 陈艳林，等. 肾病激素撤减阶段病案. 中医杂志，2001，42（6）：362.

112. 刘毅，马利，王芳. 管竞环诊治水肿的经验. 中医杂志，2002，43（2）：101.

113. 杜新，王敬卿. 周仲瑛治疗狼疮性肾炎经验. 中医杂志，2002，43（11）：814.

114. 贺学林，李夏玉，邓跃毅. 陈以平膏方验案举要. 中医杂志，2002，43（8）：818.

115. 陈明. 刘渡舟辨治慢性肾小球肾炎经验. 中医杂志，2002，43（10）：740.

116. 董兴刚. 膜性肾病验案 3 则（陈以平）. 中国中西医结合肾病杂志，2002，3（6）：358.

117. 陶夏平. 周仲瑛诊治疑难肾病 3 则. 中医杂志，2002，43（5）：341.

118. 张虹. 吕仁和教授治疗泌尿系结石嵌顿验案 2 则. 新中医，2002，34（11）：64.

119. 朱富华. 龚惠芬治疗小儿疑难杂症验案. 中医杂志，2002，43（1）：19.

120. 朱红俊，万毅刚. 消渴病水肿糖尿病肾病（DN）·病案分析. 国医论坛，2002，17（1）：11.

121. 刘红姣. 钟嘉熙治疗系统性红斑狼疮经验. 中医杂志，2002，43（2）：103.

122. 琚坚，李青. 詹文涛辨证论治疑难病举隅. 中医杂志，2002，43（4）：257.

123. 孙元莹，姜德友，王远红. 著名老中医张琪治疗肾结石临证举隅. 中国社区医师，2002，18（2）：10.

124. 张彤. 叶景华治疗糖尿病肾病经验. 中医杂志，2003，44（10）：734.

125. 杨倩春. 杨霓芝治疗肾病综合征经验. 中医杂志，2003，44

(5)：335.

126. 宁为民，詹利霞．何世东治疗顽固性原发性肾病综合征经验．疑难病杂志，2003，2（5）：309.

127. 杨爱国．郑平东治疗慢性肾炎蛋白尿经验．山东中医杂志，2003，22（6）：368.

128. 谌洁．吕仁和辨证论治隐匿性肾炎经验．中医杂志，2004，45（1）：16.